Orthopaedics diseases
Visual Book

整形外科疾患ビジュアルブック
第2版

Gakken

■監修
落合慈之　NTT東日本関東病院　名誉院長

■編集
下出 真法　NTT東日本関東病院整形外科　顧問

■著者（敬称略・執筆項目順）

梅山剛成	NTT東日本関東病院整形外科 部長	村上元昭	関東中央病院リハビリテーション科　部長
山田高嗣	NTT東日本関東病院整形外科 医長，脊椎・脊髄病センター長	星野雄志	昭和大学江東豊洲病院整形外科　講師
大江隆史	NTT東日本関東病院　手術部長	飯島卓夫	独立行政法人地域医療機能推進機構東京山手メディカルセンター　リハビリテーション部　部長
田尻康人	東京都立広尾病院　副院長	宮本恵成	国立国際医療研究センター第二整形外科　医長
早川謙太郎	NTT東日本関東病院整形外科	塩野寛大	白金整形外科病院整形外科
安部洋一郎	NTT東日本関東病院ペインクリニック科　部長	伊沢直広	JCHO湯河原病院リウマチ科　医長
鈴木誠也	NTT東日本関東病院整形外科　主任医長	永井隆士	昭和大学医学部整形外科学講座　講師
仲田紀彦	松前病院　院長	松林嘉孝	東京大学医学部附属病院整形外科・脊椎外科　助教
徳山直人	NTT東日本関東病院整形外科	角田俊治	佐久市立国保浅間総合病院整形外科・救急医療部　部長
中澤良太	茨城県立中央病院整形外科	熊野　洋	独立行政法人国立病院機構相模原病院整形外科　医長
稲川利光	カマチグループ関東本部リハビリテーション関東統括本部長／医療法人社団東京巨樹の会 東京品川病院 リハビリテーション科専門医・指導医　前・NTT東日本関東病院リハビリテーション科 部長・医師	阿久根 徹	国立障害者リハビリテーションセンター病院　副院長
		東 成一	さいたま赤十字病院整形外科　部長
		下出真法	前掲
挿井　隆	東芝病院整形外科　部長	工藤理史	昭和大学医学部整形外科学講座　講師
白旗敏之	昭和大学医学部整形外科学講座　講師	北川知明	帝京大学医学部附属病院整形外科　准教授
滝川一晴	静岡県立こども病院整形外科　医長		

■カバー・表紙・本文デザイン：野村里香
■本文イラスト：青木　隆，日本グラフィックス

はじめに

　本書の初版が刊行されてから約6年が経過した．初版編集時は，EBM（evidence based medicine）の普及により各種疾患のガイドラインが次々と作成され，それに伴い医師向けの多くの教科書が改訂される状況の中，看護師，薬剤師，理学療法士，作業療法士，診療放射線技師，臨床検査技師等の医療従事者向けの新しい教科書，参考書として企画された．

　そして，その構成は，広範な内容について図版を多用することにより理解されやすいものとなることを期した，新しいタイプの教科書，参考書であった．内容はかなり専門的なものも含めたが，図版を主とした理解されやすいものに出来上がったため，多くの方々に利用され好評を得たことは非常に幸いであった．

　初版出版以降，多くの方々からいろいろな指摘や疑問が寄せられ，その反響はうれしい限りではあったが，記載や図の不備のほか，誤った理解をされやすい記載や図版，記載内容と図版との不一致など，気になる部分がいくつか浮き上がってきていたのも事実であった．そのようなとき，改訂の企画が持ち込まれ，これを機にさらに内容の充実したものとすることができると喜んで改訂を承諾した．

　ただ，この6年間，医療を取り巻く環境は大きく変化してきた．整形外科領域でも，高齢者の急増による疾病構造の変化だけでなく，社会全体の健康志向への急傾によるスポーツ障害の急増，予防医学知識の普及による運動生理学分野での新知見の累積など，著しい変化と進歩が見られている．

　今回の改訂では，これらの変化と進歩に見合ったものとなるよう，基礎領域では最新の知見を盛り込むことのほか，とくに運動生理学，神経生理学領域の拡充を図り，臨床領域ではこの6年間で変更のあった各種疾患の診断基準，ガイドラインなどはもれなく改訂したことのほか，スポーツ医学領域の充実と整理，ロコモティブシンドロームや運動器リハビリテーションなどの予防医学領域の項の充実を図った．運動器全般を扱う広範な整形外科領域の医療に関係するいろいろな医療従事者の方々の日常診療の助けになる本，医療関連の国家試験を目指している学生の方々に正しい理解の助けになる本，そのほか運動器に興味を持たれるすべての方々に運動器の正しい理解，誤った医療知識の見極めに役に立つ本として利用されることを期待する次第である．

　初版からの改訂への労を惜しまれなかった先生方，改訂に際して新たに執筆の労を執っていただいた先生方には，その知識と執筆の労に対し，心からの敬意を持ってお礼申し上げる．また，学研メディカル秀潤社の黒田周作氏を中心とした編集の皆様には，初版制作以来，今回の改訂作業でも多くの資料の収集と適切なイラストの作成などに携わっていただき，この本の大きな特徴を作り上げていただいた．ここに深謝の意を表します．

2018年1月吉日

監修・編者を代表して
下出真法

本書の読み方

Step 1 総論で基礎をおさえる
各部位の解剖生理と機能を学習する.

Step 2 治療までの流れをおさえる
疾患の原因から治療までの要点を把握する.

ICD-10(国際疾病・傷害および死因統計分類)に基づいたコードを示しています.

Review 臨床から基礎を確認

疾患概念
各論については, 各疾患の概念を簡潔に解説しています.

Summary Map
各論では各疾患の誘因・原因, 病態, 症状・臨床所見, 検査・診断・分類, 治療までの流れをフローチャート形式のマップで示しています. 重要で覚えるべき内容や用語については, 赤字で示しています.

用語解説
難解または重要な用語について, 本文中に＊印をつけ, ここで解説しています.

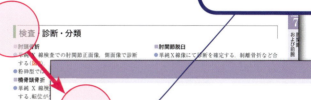

本文解説
イラストや表の理解を助ける解説で，学習すべき要点を簡潔に箇条書きして示しています．

ピットホール
見落としやすい点や臨床において重要な点であることをアイコンで示しています．

小タイトル
項目の内容とおさえるべきポイントを示しています．

Step 3 疾患への理解を深める
簡潔な文章と，豊富なイラスト・表・写真を利用する．

イラスト
学習すべきポイントとなる図，表，写真を随所に入れて，理解が深まるようにしています．

略語
本文中で使用されている主な略語を和文と英文のフルスペルとともに示しています．

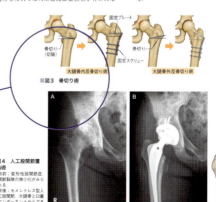

整形外科疾患ビジュアルブック Contents

第2版

Part1　運動器の基礎知識

Chapter 1　骨の構造と機能

■骨組織　（梅山剛成）2
- 骨の構造…2　●骨の構成成分…2

■骨組織の細胞とその機能　（梅山剛成）4
- 骨組織の細胞…4　●骨の吸収と形成…5　●骨代謝マーカー…5

■骨組織の形成と修復　（梅山剛成）6
- 骨の発生と成長…6　●モデリングとリモデリング…6　●骨とカルシウム代謝…7

Chapter 2　関節の構造と機能

■軟骨の構造と機能　（山田高嗣）8
- 代表的な軟骨の構造と機能…8　●関節の補助構造としての軟骨…9
- 脊柱内の軟骨…9

■関節の構造と機能　（山田高嗣）10
- 不動性の関節…10　●可動性の関節…10

Chapter 3　筋肉・腱・靱帯の構造と機能

■筋の構造と機能　（大江隆史）12
- 筋線維と筋…12　●骨格筋…13

■腱の構造と機能　（大江隆史）14
- 腱の構造…14　●腱と骨，骨と筋の結合…14　●損傷した腱の修復機序…15

■靱帯の構造と機能　（大江隆史）16
- 靱帯の構造と機能…16　●損傷靱帯の修復機序…16

Chapter 4　神経の構造と機能

■中枢神経と末梢神経　（田尻康人）18
- 遠心性線維（efferent fibers）と求心性線維（afferent fibers）…18
- 自律神経線維…19

■末梢神経の構造と機能　（田尻康人）20
- 末梢神経の構造…20　●末梢神経の機能…21　●神経筋接合部の構造と機能…22

■脊髄の構造と機能　（早川謙太郎）23
- 脊髄の構造…23　●脊髄の血行…25

■痛みの神経機構　（安部洋一郎）27
- 痛みの分類…27　●慢性疼痛…28

Chapter 5　運動学

■正常歩行　（早川謙太郎）29
- 歩行周期…29　●歩行と関節角度…30　●歩行と筋活動…30

■運動の解析　（早川謙太郎）31
- 歩行解析…31　●筋電図動作学…31

Part2　症状と検査

Chapter 1　身体所見

■身体所見　（鈴木誠也）34
- 視診…34　●触診…35　●身体の計測…35

■関節機能の異常　（鈴木誠也）38
- 関節可動域の制限と疼痛…38　●関節拘縮（articular contracture）…39　●関節強直（ankylosis）…39　●動揺関節（flail joint）…39　●関節可動域と測定方法…40

■異常歩行，跛行　（仲田紀彦）44
- 歩行障害の原因と分類…44

Chapter 2　検査

■神経学的検査　（仲田紀彦）45
運動麻痺　●運動麻痺の神経学的所見…46／感覚障害　●感覚障害の神経学的所見…52／反射　●反射とは…53　●反射の神経学的所見…54

■痛みの評価　（安部洋一郎）56
- 痛みの量的評価…56　●痛みの質的評価…57

■一般画像検査　（徳山直人）60
単純X線（X-ray photography）…60　●各種X線計測…61／CT（computed tomography）…62／MRI（magnetic resonance imaging）…63／エコー（echography）…64

■造影検査　（徳山直人）65
関節造影（arthography）…65／脊髄造影（myelography）…65／血管造影（angiography）…66／造影CT，MRI（contrast enhanced CT, MRI）…66

■シンチグラフィ　（中澤良太）68

■関節鏡検査　（中澤良太）69

■骨密度測定　（中澤良太）70

■電気生理学的検査　（田尻康人）71
- 神経幹伝達試験（NCT）と針筋電図（needle EMG）…71　●神経伝導速度検査（MCV, SCV）…71

Part3 治療法

Chapter 1 保存療法

- **安静** （徳山直人） 74
- **薬物療法** （徳山直人） 75
  - ●消炎鎮痛薬…75　●その他…76
- **運動器リハビリテーション** （稲川利光） 77

  理学療法(運動療法)　●関節可動域の維持・改善　生活動作への援助に向けて…77　●リスク管理…79　●筋力の低下とその増強　筋力低下について…80　●筋力低下の原因…80　●視診・触診…80　●徒手筋力検査(MMT)…80／筋力の増強について…82　●筋力増強運動…82　●作業療法…83　●物理療法…85／疾患別リハビリテーションの概要　骨折…86／関節脱臼…87／変形性膝関節症…88／関節リウマチ…88／腰痛症…89／体幹安定化運動…89／切断　下肢切断…89／術前理学療法…89／術後理学療法…89／断端マネジメント…90／断端の管理について…90／義足異常歩行の観察…93　●リスク管理…94／上肢切断…95／脊髄損傷　●機能障害の評価…95　●急性期のリハビリテーション…97　●回復期のリハビリテーション…98　●リスク管理…100
  Column：簡単で効果的な上肢の関節可動域運動…78／肩関節の運動には要注意！…78

- **徒手整復と徒手矯正** （徳山直人） 101
  - ●徒手整復…101　●徒手矯正…101
- **牽引療法** （徳山直人） 102
  - ●直達牽引…102　●介達牽引…103　●徒手牽引…103
- **固定法** （徳山直人） 104
  - ●固定法の種類…104　●ギプス固定…104　●装具による固定…105
- **義肢装具療法** （早川謙太郎） 107
  - ●装具とは…107／上肢装具…107　●総論…107／下肢装具…108　●総論…108／体幹装具…109　●総論…109／義手義足…110　●総論…110　●義手…111　●義足…111
- **神経ブロック** （安部洋一郎） 112
  - 神経ブロックとは…112／後頭神経ブロック…112　●星状神経節ブロック…112　●腕神経叢ブロック…113　●肩甲上神経ブロック…113　●硬膜外ブロック…114　●神経根ブロック…114　●椎間関節ブロック…115　●坐骨神経ブロック…115　●トリガーポイント注射…115

Chapter 2 手術療法

- **皮膚の手術** （揖井 隆） 116
  - ●皮膚縫合…116　●皮膚移植術(skin grafting)…117
- **腱の手術** （揖井 隆） 119
  - ●腱縫合術…119　●腱移植術，腱移行術…120　●アキレス腱縫合術…120
- **靭帯の手術** （中澤良太） 121
  - ●靭帯縫合術…121　●靭帯再建術…121
- **関節の手術** （鈴木誠也） 122
  - ●主な関節の手術…122
- **骨の手術** （梅山剛成） 123
  - ●主な骨の手術…123　●骨接合術…123　●骨移植術…124　●骨切り術…124
- **神経の手術** （田尻康人） 125
- **脊椎の手術** （白旗敏之） 126
  - ●頸椎の手術…126　●胸椎の手術…127　●腰椎の手術…127
- **脊髄の手術** （白旗敏之） 130
  - ●脊髄腫瘍…130　●脊髄空洞症…130

Part4 運動器疾患総論

Chapter 1 四肢脊椎の先天奇形

- **四肢脊椎の先天奇形** （滝川一晴） 132

Chapter 2 骨系統疾患

- **骨系統疾患** （滝川一晴） 134

Chapter 3 骨・関節・筋肉の感染症

- **骨の感染症** （村上元昭） 137
  - Summary Map…137／誘因・原因…138／症状・臨床所見…138／検査・診断・分類…139／治療…139
- **関節の感染症** （村上元昭） 140
  - Summary Map…140／誘因・原因…140／症状・臨床所見…141／検査・診断・分類…141／治療…142／結核性関節炎…142
  - Supplement：人工関節置換術後の感染(村上元昭)…143
- **脊椎の感染症（化膿性脊椎炎）** （星野雄志） 144
  - Summary Map…144／誘因・原因…145／症状・臨床所見…145／検査・診断・分類…145　●検査・診断…145　●分類…146／治療…147／化膿性椎間板炎…147
- **筋肉の感染症** （村上元昭） 148
  - 誘因・原因…148／症状・臨床所見…148／検査・診断・分類…148／治療…148
- **蜂窩織炎** （村上元昭） 149
  - 誘因・原因…149／症状・臨床所見…149／検査・診断・分類…149／治療…149

Chapter 4 骨・軟部腫瘍

- **良性骨腫瘍** （飯島卓夫） 150
  - Summary Map…150／誘因・原因…150／症状・臨床所見…150／検査・診断・分類…151／治療…151

■ 悪性骨腫瘍　　　　　　　　　　（飯島卓夫）152
　Summary Map…152／誘因・原因…152／症状・臨床所見…153／検査・診断・分類…153／治療…153

■ 転移性骨腫瘍　　　　　　　　　（飯島卓夫）155
　Summary Map…155／誘因・原因…155／症状・臨床所見…155／検査・診断・分類…156／治療…156

■ 良性軟部腫瘍　　　　　　　　　（飯島卓夫）157
　Summary Map…157／誘因・原因…157／症状・臨床所見…157／検査・診断・分類…158／治療…158

■ 悪性軟部腫瘍　　　　　　　　　（飯島卓夫）159
　Summary Map…159／誘因・原因…159／症状・臨床所見…159／検査・診断・分類…160／治療…160

■ 脊髄腫瘍　　　　　　　　　　　（塩野寛大）161
　Summary Map…161／誘因・原因…161／症状・臨床所見…161／検査・診断・分類…162／治療…162

■ 脊椎腫瘍　　　　　　　　　　　（塩野寛大）163
　Summary Map…163／誘因・原因…164／症状・臨床所見…164／検査・診断・分類…165／治療…165

Chapter 5　慢性関節疾患（退行性・代謝性）

■ 変形性関節症　　　　　　　　　（梅山剛成）166
　Summary Map…166／誘因・原因…166／症状・臨床所見…167／検査・診断・分類…167／治療…168

■ 痛風・偽痛風　　　　　　　　　（徳山直人）169
　誘因・原因…169／症状・臨床所見…169／検査・診断・分類…170／治療…170

■ 特発性骨壊死　　　　　　　　　（梅山剛成）171
　Summary Map…171／誘因・原因…171／症状・臨床所見…172／検査・診断・分類…172／治療…172
　Column：キーンベック病（月状骨軟化症）…172

■ 神経病性関節症　　　　　　　　（徳山直人）173
　誘因・原因…173／症状・臨床所見…173／検査・診断・分類…173／治療…173
　Supplement：血友病性関節症（徳山直人）…173／血液透析における骨・関節障害（伊沢直広）…174

Chapter 6　関節リウマチと類縁疾患

■ 関節リウマチ　　　　　　　　　（山田高嗣）175
　Summary Map…175／誘因・原因…176／症状・臨床所見…176　●病態…176　●症状…176／検査・診断・分類…177／治療…179

■ 強直性脊椎炎　　　　　　　　　（山田高嗣）180
　Summary Map…180／誘因・原因…181／症状・臨床所見…181／検査・診断・分類…181／治療…182

■ 膠原病　　　　　　　　　　　　（山田高嗣）183
　●膠原病と診断される疾患・症候群…183／全身性エリテマトーデス（SLE）　概念・誘因・原因…183／症状・臨床所見…183／検査・診断…184／治療…184／強皮症（scleroderma）　概念・誘因・原因…185／症状・臨床所見…185／検査・診断…185／治療…185／多発性筋炎／皮膚筋炎（PM/DM）　概念・誘因・原因…185／症状・臨床所見…185／検査・診断…185／治療…185／混合性結合組織病（MCTD）　概念・誘因・原因…186／症状・臨床所見…186／検査・診断…186／治療…186／シェーグレン症候群（Sjögren syndrome）　概念・誘因・原因…187／症状・臨床所見…187／検査・診断…187／治療…187

■ その他のリウマチ性疾患　　　　（山田高嗣）188
　悪性関節リウマチ（MRA）　概念・誘因・原因…188／症状・臨床所見…188／検査・診断…188／治療…188／Felty（フェルティ）症候群（Felty syndrome）　概念・誘因・原因…189／症状・臨床所見…189／検査・診断…189／治療…189／若年性特発性関節炎（JIA）　概念・誘因・原因…189／症状・臨床所見…189／検査・診断…190／治療…190／成人Still病（ASD）　概念・誘因・原因…190／症状・臨床所見…190／検査・診断…190／治療…190／反応性関節炎（reactive arthritis）　概念・誘因・原因…190／症状・臨床所見…191／検査・診断…191／治療…191／乾癬性関節炎（psoriatic arthritis）　概念・誘因・原因…191／症状・臨床所見…191／検査・診断…191／治療…191

Chapter 7　代謝性骨疾患

■ 骨粗鬆症　　　　　　　　　　　（永井隆士）192
　Summary Map…192／誘因・原因…192／症状・臨床所見…193／検査・診断・分類…193／治療…195

■ くる病／骨軟化症　　　　　　　（永井隆士）197
　誘因・原因…197／症状・臨床所見…197／検査・診断・分類…198／治療…198

■ 副甲状腺（上皮小体）機能亢進症（永井隆士）199
　誘因・原因…199／症状・臨床所見…199／検査・診断・分類…199／治療…200

Chapter 8　神経・筋疾患

■ 脳性麻痺　　　　　　　　　　　（田尻康人）201
　誘因・原因…201／症状・臨床所見…201／検査・診断・分類…201　●分類…201　●障害部位による分類…202　●診断…202／治療…202

■ 急性脊髄性前角炎（急性灰白髄炎症・ポリオ）（田尻康人）203
　誘因・原因…203／病態…203／症状・臨床所見…203　●病型…203／治療…203　●ポストポリオシンドローム…203

■ 末梢神経障害　　　　　　　　　（田尻康人）205
　症状・臨床所見…205／治療…205／絞扼性神経障害（トンネル症候群）…205
　Supplement：主な絞扼性神経障害（田尻康人）…206／主な圧迫性神経障害（田尻康人）…212

■ 多発性神経炎　　　　　　　　　（田尻康人）215
　誘因・原因…215／症状・臨床所見…215／病態…215／治療…215
　Supplement：ギラン・バレー症候群（田尻康人）…216

■ 筋萎縮性側索硬化症（ALS）　　　（田尻康人）217
　誘因・原因…217／症状・臨床所見…217／検査・診断・分類…218／治療…218

■ 進行性筋ジストロフィー　　　　（田尻康人）219
　誘因・原因…219／症状・臨床所見…219／検査・診断・分類…219／治療…219

- カウザルギー・反射性交感神経性ジストロフィー（田尻康人）220
  誘因・原因…220／症状・臨床所見…220／検査・診断・分類…220／治療…220

- 深部静脈血栓症 （松林嘉孝）225
  Summary Map…225／誘因・原因…225／症状・臨床所見…226／検査・診断・分類…226／治療…227

Chapter 9 四肢循環障害

- 閉塞性動脈硬化症 （松林嘉孝）221
  Summary Map…221／誘因・原因…221／症状・臨床所見…221／検査・診断・分類…222／治療…222

- バージャー病 （松林嘉孝）223
  Summary Map…223／誘因・原因…223／症状・臨床所見…223／検査・診断・分類…224／治療…224

Chapter 10 腱・腱鞘の疾患

- 腱鞘炎・滑液包炎 （徳山直人）229
  誘因・原因…229／症状・臨床所見…229／検査・診断・分類…230／治療…230

- ガングリオン （徳山直人）231
  誘因・原因…231／症状・臨床所見…231／検査・診断・分類…231／治療…231

Part5 運動器の外傷

Chapter 1 骨折・脱臼

- 総論 （角田俊治）234
  ●骨折・脱臼とは…234　●骨折・脱臼の種類…234　●骨折の治癒過程…234　●骨折・脱臼の臨床症状…236　●画像検査…236　●骨折の分類…237　●骨折治療…238　●開放骨折の治療…240　●外傷性脱臼の治療…240

Chapter 2 骨折の合併症

- 骨折の合併症 （徳山直人）241
  誘因・原因…241／症状・臨床所見…242／検査・診断・分類…242／治療…243

Chapter 3 捻挫・打撲

- 捻挫・打撲 （伊沢直広）244
  誘因・原因…244／症状・臨床所見…244／検査・診断・分類…244／治療…244

Chapter 4 血管損傷，区画症候群

- 血管損傷，区画（コンパートメント）症候群 （角田俊治）245
  ●血管損傷…245　●区画症候群（コンパートメント症候群）…246

Chapter 5 皮膚損傷，筋損傷，挫滅症候群

- 皮膚損傷，筋損傷，挫滅症候群 （角田俊治）247
  ●皮膚損傷…247　●筋損傷…247　●挫滅症候群…248

Chapter 6 四肢(指)切断

- 四肢(指)切断 （伊沢直広）249
  誘因・原因…249／症状・臨床所見…249／検査・診断・分類…249／治療…249

Chapter 7 腱・靱帯損傷

- 腱・靱帯損傷 （徳山直人）251
  誘因・原因…251／症状・臨床所見…251／検査・診断・分類…251／治療…252

Chapter 8 スポーツ障害

- スポーツ外傷・障害 （中澤良太）253
  誘因・原因…253／症状・臨床所見…253／検査・診断・分類…253／治療…253　●主なスポーツ損傷…253

Chapter 9 末梢神経損傷

- 末梢神経損傷 （田尻康人）256
  ●外傷の種類による治療方針の判断…256　●治療…258　●術式…258

Chapter 10 脊椎・脊髄損傷

- 脊椎・脊髄損傷 （早川謙太郎）259
  誘因・原因…259　●脊椎損傷…259　●脊髄損傷…259／症状・臨床所見…259　●脊椎損傷…259　●脊髄損傷…259／検査・診断・分類…260／治療…261　●初期治療…261　●慢性期治療…262

Part6 部位別疾患各論

Chapter 1 胸郭

- 鎖骨骨折・脱臼(肩鎖関節，胸鎖関節) （熊野洋）264
  誘因・原因…264／症状・臨床所見…264／検査・診断・分類…265／治療…266

- 肋骨骨折(血気胸) （熊野洋）267
  誘因・原因…267／症状・臨床所見…267／検査・診断・分類…267／治療…267

- ■ 胸郭出口症候群　　　　　　　（熊野　洋）268
  - 誘因・原因…268／症状・臨床所見…268／検査・診断・分類…268／治療…269
- ■ 胸部の変形（漏斗胸）　　　　　（熊野　洋）270
  - 誘因・原因…270／症状・臨床所見…270／検査・診断・分類…270／治療…270

Chapter 2　頸椎・脊椎

- ■ 脊椎の構造と機能　　　　　　　（阿久根　徹）271
  - ●脊椎の構造と機能…271　●椎間板，脊椎結合の靱帯および脊柱管…271
- ■ 頸椎の構造と機能　　　　　　　（阿久根　徹）273
  - ●環椎と軸椎…273　●第3頸椎以下…274　●神経根・椎骨動脈…274　●頸椎椎体間…274
- ■ 頸椎の先天異常　　　　　　　　（東　成一）275
  - 誘因・原因…275／症状・臨床所見…275／検査・診断・分類…275／治療…275／環軸椎脱臼・亜脱臼　誘因・原因…276／症状・臨床所見…276／検査・診断・分類…276／治療…276
- ■ 変形性頸椎症　　　　　　　　　（東　成一）277
  - Summary Map…277／誘因・原因…277／症状・臨床所見…278／検査・診断・分類…278／治療…278
- ■ 頸部脊椎症性脊髄症・神経根症　（東　成一）279
  - Summary Map…279／誘因・原因…280／症状・臨床所見…281／検査・診断・分類…282／治療…282
- ■ 頸椎後縦靱帯骨化症　　　　　　（東　成一）284
  - Summary Map…284／誘因・原因…284／症状・臨床所見…285／検査・診断・分類…285／治療…286
- ■ 頸椎椎間板ヘルニア　　　　　　（東　成一）287
  - Summary Map…287／誘因・原因…288／症状・臨床所見…288／検査・診断・分類…288／治療…289
- ■ 頸椎の感染症　　　　　　　　　（星野雄志）290
  - 誘因・原因…290／症状・臨床所見…290／検査・診断・分類…290／治療…290
- ■ 頸椎腫瘍　　　　　　　　　　　（塩野寛大）291
  - 誘因・原因…291／症状・臨床所見…291／検査・診断・分類…291／治療…291
- ■ 頸髄腫瘍　　　　　　　　　　　（塩野寛大）292
  - 誘因・原因…292／症状・臨床所見…292／検査・診断・分類…292／治療…292
- ■ 頸椎損傷・頸髄損傷　　　　　　（星野雄志）293
  - 誘因・原因…293／症状・臨床所見…293／検査・診断・分類…293／治療…294
  - Supplement：むち打ち症（東　成一）…296／頸肩腕症候群（東　成一）…296
- ■ リウマチ性脊椎症　　　　　　　（下出真法）297
  - 誘因・原因…297／症状・臨床所見…297／検査・診断・分類…297／治療…297
  - Supplement：透析脊椎症（伊沢直広）…299
- ■ 斜頸　　　　　　　　　　　　　（東　成一）300
  - Summary Map…300／誘因・原因…301／症状・臨床所見…301／検査・診断・分類…301／治療…302

Chapter 3　胸椎

- ■ 胸椎の構造と機能　　　　　　　（阿久根　徹）303
- ■ 胸椎椎間板ヘルニア　　　　　　（白旗敏之）304
  - Summary Map…304／誘因・原因…305／症状・臨床所見…305／検査・診断・分類…305／治療…305
- ■ 胸椎後縦靱帯骨化症，黄色靱帯骨化症　（白旗敏之）306
  - Summary Map…306／誘因・原因…306／症状・臨床所見…306／検査・診断・分類…307／治療…307
- ■ 胸椎の感染症（結核性脊椎炎）　（星野雄志）308
  - 誘因・原因…308／症状・臨床所見…308／検査・診断・分類…308／治療…309
- ■ 胸椎の腫瘍　　　　　　　　　　（塩野寛大）310
  - 誘因・原因…310／症状・臨床所見…310／検査・診断・分類…310／治療…310
- ■ 胸髄の腫瘍　　　　　　　　　　（塩野寛大）311
  - 誘因・原因…311／症状・臨床所見…311／検査・診断・分類…311／治療…311
- ■ 胸椎損傷，胸髄損傷　　　　　　（星野雄志）312
  - 誘因・原因…312／症状・臨床所見…312／検査・診断・分類…312／治療…313

Chapter 4　腰椎

- ■ 腰椎の構造と機能　　　　　　　（阿久根　徹）314
- ■ 腰椎椎間板ヘルニア　　　　　　（早川謙太郎）315
  - Summary Map…315／誘因・原因…315／症状・臨床所見…316／検査・診断・分類…316／治療…318　●保存療法…318　●手術療法…318
- ■ 変形性腰椎症　　　　　　　　　（早川謙太郎）319
  - 誘因・原因…319／症状・臨床所見…319／検査・診断・分類…319／治療…319
  - Supplement：腰痛症（早川謙太郎）…320
- ■ 腰部脊柱管狭窄症　　　　　　　（早川謙太郎）321
  - Summary Map…321／誘因・原因…321／症状・臨床所見…322／検査・診断・分類…323／治療…324
  - Supplement：広範囲脊柱菅狭窄症（早川謙太郎）…324
- ■ 腰椎変性すべり症　　　　　　　（早川謙太郎）325
  - Summary Map…325／誘因・原因…325／症状・臨床所見…325／検査・診断・分類…326／治療…326
- ■ 腰椎分離症・腰椎分離すべり症　（早川謙太郎）327
  - Summary Map…327／誘因・原因…327／症状・臨床所見…328／検査・診断・分類…328／治療…329
- ■ 腰椎の感染症（腸腰筋膿瘍）　　（星野雄志）330
  - 誘因・原因…330／症状・臨床所見…330／検査・診断・分類…330／治療…330
- ■ 腰椎の腫瘍　　　　　　　　　　（塩野寛大）331
  - 誘因・原因…331／症状・臨床所見…331／検査・診断・分類…331／治療…332

- ■ 円錐および馬尾神経腫瘍　　　　　　（塩野寛大）333
  - 誘因・原因…333／症状・臨床所見…333／検査・診断・分類…333／治療…333
- ■ 腰椎損傷，馬尾神経損傷　　　　　　（星野雄志）334
  - 誘因・原因…334／症状・臨床所見…334／検査・診断・分類…334／治療…335
  - Supplement：二分脊椎（工藤理史）…336／馬尾症候群（工藤理史）…337

Chapter 5　脊柱変形（脊柱側彎症）

- ■ 脊柱の構造と機能：総論　　　　　　（北川知明）338
- ■ 特発性側彎症　　　　　　　　　　　（北川知明）339
  - Summary Map…339／誘因・原因…339／症状・臨床所見…339／検査・診断・分類…340／治療…340
- ■ 先天性脊柱変形　　　　　　　　　　（北川知明）341
  - Summary Map…341／誘因・原因…341／症状・臨床所見…341／検査・診断・分類…342／治療…342
- ■ その他の脊柱変形　　　　　　　　　（北川知明）343
  - ●神経線維腫症（neurofibromatosis）…343　●マルファン症候群（Marfan syndrome）…344　●神経筋原性脊柱変形（neuromuscular spine deformity）…344

Chapter 6　肩関節および上腕

- ■ 肩関節および上腕の構造と機能　　　（中澤良太）345
  - ●肩関節の構造…345　●肩関節の筋群…346　●肩の運動…347　●肩の運動に関係する末梢神経…348
- ■ 肩関節部の骨折・脱臼　　　　　　　（中澤良太）349
  - Summary Map…349／誘因・原因…350／症状・臨床所見…350／検査・診断・分類…350／治療…350
- ■ 反復性肩関節脱臼　　　　　　　　　（中澤良太）353
  - Summary Map…353／誘因・原因…353／症状・臨床所見…354／検査・診断・分類…354／治療…354
- ■ 肩関節周囲炎（五十肩）　　　　　　（中澤良太）355
  - 誘因・原因…355／症状・臨床所見…355／検査・診断・分類…355／治療…355
- ■ 腱板断裂　　　　　　　　　　　　　（中澤良太）356
  - 誘因・原因…356／症状・臨床所見…356／検査・診断・分類…357／治療…357
- ■ 上腕骨骨幹部の骨折　　　　　　　　（中澤良太）358
  - Summary Map…358／誘因・原因…358／症状・臨床所見…358／検査・診断・分類…358／治療…359
- ■ 橈骨神経麻痺　　　　　　　　　　　（仲田紀彦）360
  - Summary Map…360／誘因・原因…360／症状・臨床所見…361／検査・診断・分類…361／治療…361

Chapter 7　肘関節および前腕

- ■ 肘関節および前腕の構造と機能　　　（徳山直人）362
- ■ 上腕骨遠位端骨折　　　　　　　　　（徳山直人）364
  - Summary Map…364／誘因・原因…364／症状・臨床所見…366／検査・診断・分類…366／治療…367
  - Supplement：フォルクマン拘縮（徳山直人）…368／内反肘，外反肘（徳山直人）…369
- ■ 肘関節部の骨折・脱臼　　　　　　　（徳山直人）370
  - 誘因・原因…370／症状・臨床所見…370／検査・診断・分類…371／治療…371
  - Supplement：肘内障（徳山直人）…372
- ■ 尺骨神経麻痺　　　　　　　　　　　（仲田紀彦）373
- ■ 上腕骨外側／内側上顆炎（テニス肘，外側型野球肘／内側型野球肘）（徳山直人）374
  - Summary Map…374／誘因・原因…374／症状・臨床所見…374／検査・診断・分類…375／治療…375
- ■ 前腕部の骨折（モンテジア骨折）　　（徳山直人）376
  - 誘因・原因…376／症状・臨床所見…376／検査・診断・分類…376／治療…376

Chapter 8　手関節および手指

- ■ 手の構造と機能　　　　　　　　　　（揖井　隆）377
  - ●骨・関節の構造…377　●手根管…378　●皮膚…379　●筋肉，腱…379　●神経…380　●血管…380　●手の皮線，ランドマーク…381
- ■ 手関節部の骨折　　　　　　　　　　（揖井　隆）382
  - Summary Map…382／誘因・原因…383／症状・臨床所見…383／検査・診断・分類…384／治療…385
- ■ 手指の骨折・脱臼　　　　　　　　　（揖井　隆）388
  - Summary Map…388／誘因・原因…388／症状・臨床所見…388／検査・診断・分類…388／治療…388
- ■ 腱損傷　　　　　　　　　　　　　　（揖井　隆）392
  - Summary Map…392／誘因・原因…392／症状・臨床所見…392／検査・診断・分類…392／治療…393
  - Supplement：手指の拘縮（揖井　隆）…394
- ■ 手根管症候群　　　　　　　　　　　（揖井　隆）395
  - Summary Map…395／誘因・原因…395／症状・臨床所見…395／検査・診断・分類…396／治療…396
- ■ 狭窄性腱鞘炎（ドケルバン病，ばね指）（揖井　隆）397
  - Summary Map…397／誘因・原因…397／症状・臨床所見…397／検査・診断・分類…398／治療…398
- ■ 手の先天異常　　　　　　　　　　　（揖井　隆）399
  - 誘因・原因…399／症状・臨床所見・治療…399

Chapter 9　骨盤

- ■ 骨盤の構造と機能　　　　　　　　　（工藤理史）401
  - ●骨盤の構造…401　●骨盤腔の神経…402　●骨盤腔の血管…402　●骨盤の機能…402
- ■ 骨盤腫瘍　　　　　　　　　　　　　（工藤理史）403
  - 誘因・原因…403／症状・臨床所見…403／検査・診断・分類…403／治療…403
- ■ 骨盤骨折　　　　　　　　　　　　　（工藤理史）404
  - Summary Map…404／誘因・原因…404／症状・臨床所見…404／検査・診断・分類…405／治療…405

Supplement：仙腸関節炎（工藤理史）…406

Chapter 10 股関節および大腿

■ 股関節・大腿の構造と機能 （梅山剛成） 407
●股関節と大腿骨の構造…407 ●股関節を動かす主な筋…408 ●股関節の可動域…408 ●股関節の障害による異常歩行…408
Supplement：内反股・外反股（徳山直人）…409

■ 変形性股関節症 （梅山剛成） 410
Summary Map…410 ／誘因・原因…411 ／症状・臨床所見…411 ／検査・診断・分類…411 ／治療…412 ●保存治療…412 ●手術治療…412

■ 特発性大腿骨頭壊死 （梅山剛成） 413
Summary Map…413 ／誘因・原因…414 ／症状・臨床所見…414 ／検査・診断・分類…414 ／治療…415

■ 発育性股関節形成不全（先天性股関節脱臼） （梅山剛成） 416
Summary Map…416 ／誘因・原因…417 ／症状・臨床所見…417 ／検査・診断・分類…418 ／治療…418

■ ペルテス病 （梅山剛成） 419
誘因・原因…419 ／症状・臨床所見…419 ／治療…419

■ 大腿骨頭すべり症 （梅山剛成） 420
誘因・原因…420 ／症状・臨床所見…420 ／検査・診断・分類…420 ／治療…420

■ 股関節脱臼 （徳山直人） 421
誘因・原因…421 ／症状・臨床所見…421 ／検査・診断・分類…421 ／治療…422

■ 大腿骨近位部骨折 （徳山直人） 423
Summary Map…423 ／誘因・原因…423 ／症状・臨床所見…424 ／検査・診断・分類…424 ／治療…425

■ 大腿骨骨幹部骨折 （徳山直人） 426
Summary Map…426 ／誘因・原因…426 ／症状・臨床所見…426 ／検査・診断・分類…427 ／治療…427

■ 坐骨神経麻痺 （仲田紀彦） 428
Supplement：梨状筋症候群（仲田紀彦）…428

Chapter 11 膝関節および下腿

■ 膝関節および下腿の構造と機能 （鈴木誠也） 429
●膝関節の構造…429 ●膝関節の機能…429 ●膝関節周辺の靱帯と腱の構造…430 ●膝関節周辺の靱帯と腱の機能…430 ●膝関節の障害とADLの関係…430

■ 変形性膝関節症 （鈴木誠也） 431
Summary Map…431 ／誘因・原因…431 ／症状・臨床所見…431 ／検査・診断・分類…432 ／治療…432

■ 特発性大腿骨顆部壊死 （鈴木誠也） 433
誘因・原因…433 ／症状・臨床所見…433 ／検査・診断・分類…433 ／治療…433
Supplement：ロコモティブシンドローム（大江隆史）…434

■ 靱帯損傷 （鈴木誠也） 436
Summary Map…436 ／誘因・原因…437 ／症状・臨床所見…437 ／検査・診断・分類…437

■ 半月板損傷 （中澤良太） 438
誘因・原因…438 ／症状・臨床所見…439 ／検査・診断・分類…439 ／治療…440
Supplement：膝内障（鈴木誠也）…441

■ 膝蓋大腿関節障害 （鈴木誠也） 442
誘因・原因…442 ／症状・臨床所見…442 ／検査・診断・分類…442 ／治療…442

■ 膝関節内遊離体（膝関節ねずみ） （鈴木誠也） 443
誘因・原因…443 ／症状・臨床所見…443 ／検査・診断・分類…443 ／治療…443
Supplement：色素性絨毛結節性滑膜炎（鈴木誠也）…443

■ 膝関節部の骨折・脱臼 （徳山直人） 444
誘因・原因…444 ／症状・臨床所見…444 ／検査・診断・分類…445 ／治療…445

■ 下腿骨骨幹部骨折 （徳山直人） 446
Summary Map…446 ／誘因・原因…446 ／症状・臨床所見…447 ／検査・診断・分類…447 ／治療…447

■ 腓骨神経麻痺 （仲田紀彦） 448
Summary Map…448 ／誘因・原因…448 ／症状・臨床所見…448 ／検査・診断・分類…449 ／治療…449
Supplement：膝関節近傍骨腫瘍（飯島卓夫）…450

Chapter 12 足関節および足

■ 足部・足関節の構造と機能 （宮本恵成） 451
●足部…451 ●足関節…453

■ 先天性内反足 （滝川一晴） 454
Summary Map…454 ／誘因・原因…454 ／症状・臨床所見…454 ／検査・診断・分類…454 ／治療…455

■ 扁平足 （宮本恵成） 456
誘因・原因…456 ／症状・臨床所見…456 ／検査・診断・分類…456 ／治療…456

■ 外反母趾 （宮本恵成） 457
Summary Map…457 ／誘因・原因…457 ／症状・臨床所見…458 ／検査・診断・分類…458 ／治療…458
Supplement：足部の変形（宮本恵成）…459 ／足底部痛（宮本恵成）…460

■ 足関節部の骨折・脱臼 （中澤良太） 461
誘因・原因…461 ／症状・臨床所見…461 ／検査・診断・分類…461 ／治療…462

■ 足部の骨折・脱臼 （中澤良太） 463
誘因・原因…463 ／症状・臨床所見…463 ／検査・診断・分類…464 ／治療…465

APPENDIX

■ 引用文献・参考文献一覧 466

■ 索引 469

Part 1
運動器の基礎知識

Chapter1　骨の構造と機能
Chapter2　関節の構造と機能
Chapter3　筋肉・腱・靱帯の構造と機能
Chapter4　神経の構造と機能
Chapter5　運動学

骨の構造と機能

骨組織
bone tissue

骨の構造

■骨の形態
- 骨はその形態によって長管骨，短骨，扁平骨，種子骨に分類される．
- 長管骨は大腿骨，上腕骨など四肢の棒状の骨である．中央の管状の部分は骨幹部，辺縁の部分は骨端部，骨幹部から骨端部に径が広がっていく部分は骨幹端部とよばれる（図1A）．骨端の表面は関節軟骨に覆われていて関節面を形成する．
- 短骨は手根骨，足根骨などの短い骨である．すべての方向において同じような長さをもつ．
- 扁平骨は頭蓋骨，肩甲骨，腸骨などの扁平な形態をもつ骨である．
- 成長期の骨端部と骨幹端部のあいだには成長軟骨板があり（図1B），長軸方向の成長をつかさどる．骨の成長が停止すると，成長軟骨板は薄い板状の骨に置き換わる．

■皮質骨と海綿骨
- 骨は外側の硬い殻の部分である皮質骨と，皮質骨で囲まれた内側の網目状の海綿骨から成る（図1C）．
- 皮質骨は緻密な構造体で，とくに長軸方向の大きな力を支えることができる．
- 海綿骨は複雑な3次元構造をもっていて，衝撃を吸収する働きがある．網目状の骨の柱は骨梁とよばれる．海綿骨のすき間は骨髄腔を形成し，造血系細胞を含む未分化な細胞が存在する．
- 皮質骨の外側は，薄い結合組織の膜で覆われていて骨膜とよばれる．骨膜には骨新生の起源となる細胞があり，骨折が起きると骨芽細胞に分化し治癒過程で重要な働きをする．
- 長管骨では骨幹部は厚い皮質骨と少ない海綿骨から成り，骨幹端は薄い皮質骨と緻密な海綿骨から成る．
- 骨の構造単位は皮質骨ではオステオン，海綿骨ではパケットとよばれる．
- オステオンは神経，血管が通るハバース管を中心として，骨が同心円状に配列した柱状の構造をしている．オステオンとオステオンのあいだには介在層板がある．
- フォルクマン管は隣接するオステオンのハバース管を横方向に連結している．

骨の構成成分（図2）

- 骨組織は，細胞成分と細胞外基質から構成されている．
- 骨の細胞成分は，骨芽細胞，骨細胞，破骨細胞から成る．これらの細胞が協調して，骨を形成し維持する働きをしている．
- 骨の細胞外基質はⅠ型コラーゲンが最も多く90%以上を占める．Ⅰ型コラーゲンはプロテオグリカンなどの糖タンパク分子と骨の基本的な枠組みをつくっている．そのほかにオステオカルシン，オステオポンチン，オステオネクチンなどのタンパク質が存在する．
- Ⅰ型コラーゲンは2本のα1鎖と1本のα2鎖から成る3本鎖が，らせん構造をとる．
- Ⅰ型コラーゲン遺伝子の変異は高度の易骨折性を呈することが特徴である骨形成不全症の原因になる．
- 骨の細胞外成分の無機物の主成分は，水酸化リン酸カルシウムである．結晶化しているもの（結晶性）と結晶化していないもの（非結晶性）があり，結晶成分はハイドロキシアパタイトとして存在する．
- Ⅰ型コラーゲンを中心とする基質タンパク質は，類骨とよばれる非石灰化基質を形成する．その後，類骨にハイドロキシアパタイトが沈着して骨基質の石灰化がおこる．

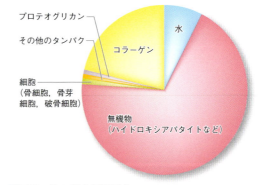

■図2　骨の構成（重量比）
(Frank C, et al, ed：General Orthopaedics. p.40, McGraw-Hill, 1996をもとに作成)

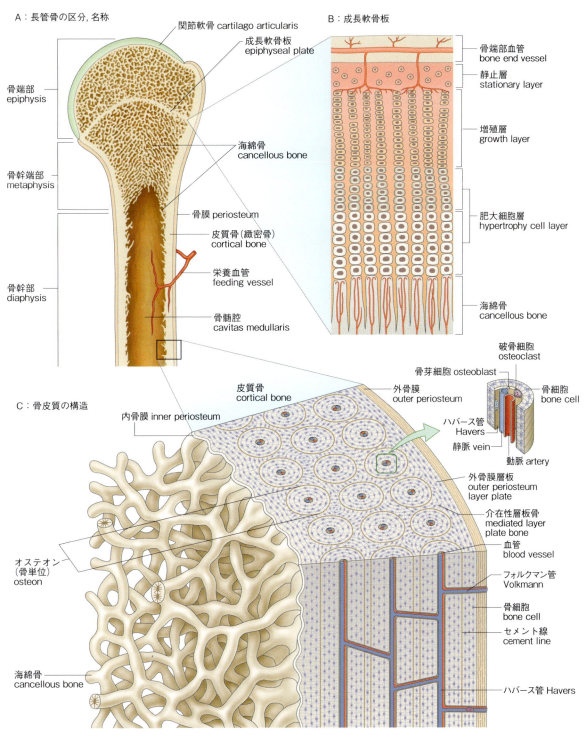

■図1　長管骨の構造

骨の構造と機能

骨組織の細胞とその機能

cell and function of the bone tissue

● 骨には骨芽細胞，骨細胞，破骨細胞があり，骨髄と骨膜に前駆細胞と幹細胞がある（図1）．

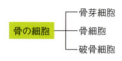

■ 図1　骨の細胞の種類

骨組織の細胞

■骨芽細胞
● 未分化の間葉系細胞から分化する．
● 刺激を受けると骨の基質タンパクをつくり，基質の石灰化を調節する働きがある．活動的なものは類円形の細胞で，粗面小胞体，ゴルジ体が発達し，分泌顆粒を認める．
● 基質を合成する働きを終えると，骨表面に残って扁平な細胞（lining cell）となるか，骨基質にとりこまれて骨細胞になる．

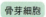 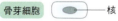

・コラーゲンなどの骨基質を分泌する．
・形成された骨基質に埋め込まれて骨細胞となる．

■骨細胞
● 骨細胞は骨芽細胞が分化した細胞であり，成熟した骨の細胞成分の90％以上を占める．
● 骨内の骨小腔といわれる小さな空隙に存在する．
● 骨細胞はお互いの細胞突起でギャップ結合によってつながっている（図2）．この骨細胞のネットワークには，骨にかかる機械的な負荷を感知する働きが想定されている．

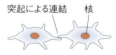

・骨内に存在している．
・突起を伸ばして細胞間で連結している．
・血管ともつながっている．

■破骨細胞
● 破骨細胞は造血系細胞由来の多核巨細胞で，骨の吸収を行っている．ミトコンドリアと滑面小胞体に富む．
● 破骨細胞は酸を分泌して骨ミネラルを溶かし，酵素を分泌して基質タンパク質を分解し，刷子縁から細胞内に取り込んで消化することによって骨を吸収する．

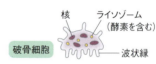

・骨吸収を担う多核巨細胞
・骨の有機・無機成分を溶解・吸収する．
・副甲状腺ホルモン（PTH）が持続的に作用すると，骨吸収が亢進する．

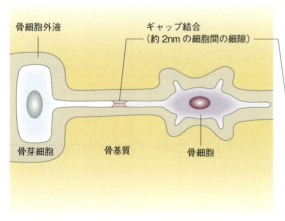

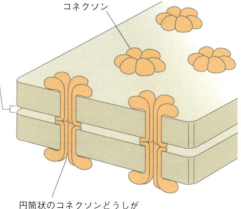

■ 図2　ギャップ結合
約2nmの細線のある細胞間を，円筒状の2つのコネクソン（connexon）によって結びつけた構造をいう．コネクソンは，6つのタンパクが環状に並んだタンパク複合体である．

骨の吸収と形成（図3）

- 骨は常に緩やかな新陳代謝が行われ，古い骨が新しい骨に置き換わっている．
- 正常な状態では骨の吸収と形成はバランスがとれているので，骨はその形態と強度を長年にわたって維持することができる．
- 骨吸収性のシグナルは骨芽細胞のRANKL（receptor activator of NF-κB ligand）の発現を誘導する．RANKLが破骨細胞前駆細胞にあるRANK（receptor activator of NF-κB）と結合することによって，破骨細胞前駆細胞は破骨細胞に分化する．
- 新たに形成された破骨細胞が骨を吸収し，破骨細胞が死滅すると骨芽細胞が新たな骨を形成する．骨芽細胞は基質タンパク質を産生し，骨基質にリン酸カルシウムを主成分とするハイドロキシアパタイトが沈着し石灰化が進行する．
- 骨吸収から骨形成にいたる一連の過程は吸収－形成連関（カップリング）とよばれる．
- 骨吸収が骨形成に対して優位になると骨粗鬆化が生じ，骨形成が骨吸収に対して優位になると骨硬化が生じる．

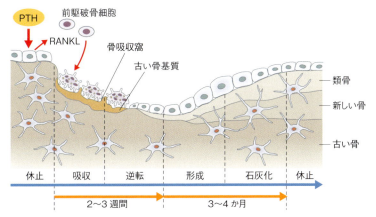

- 休止：骨表面に休止状態の骨芽細胞が配列している．
- 吸収：破骨細胞が古い骨基質を吸収する．浸食された部分を骨吸収窩という．
- 逆転：破骨細胞の活動は骨基質中の抑制因子により低下する．一方，骨吸収部分に骨芽細胞が誘導されて骨基質成分を分泌し，骨形成が骨吸収を逆転する．
- 形成：骨芽細胞は類骨の形成を促し，類骨へ自身を埋め込む．
- 石灰化：骨芽細胞により類骨の石灰化が誘導される．
- RANKL：破骨細胞を活性化させるタンパク．

■図3　骨のリモデリング

骨代謝マーカー（図4）

- 骨代謝の状態を反映する臨床的な指標が開発され，骨代謝マーカーとよばれている．
- 骨代謝マーカーは，骨生検などの侵襲的な方法によらないで，骨代謝の動的状態を知ることができる．
- 骨代謝マーカーは，骨粗鬆症の治療薬を選択したり，治療効果を判定したりするのに用いられる．
- 骨形成マーカーには，骨型アルカリホスファターゼ（BAP），Ⅰ型プロコラーゲン－N－プロペプチド（P1NP）などがある．
- 骨吸収マーカーには，ジニトロフェニル（DNP），N末端テロペプチド（NTX），C末端テロペプチド（CTX），酒石酸抵抗性酸性ホスファターゼ－5b（TRACP-5b）などがある．
- 骨吸収の亢進がある場合はビスホスホネートなどの骨吸収阻害薬を用いた積極的治療を行う．

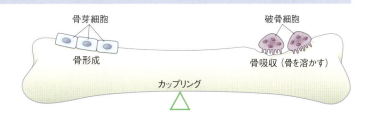

■図4　骨代謝マーカー

骨型アルカリホスファターゼ（BAP）：bone specific alkaline phosphatase ｜ C末端テロペプチド（CTX）：C-terminal telopeptide ｜ ジニトロフェニル（DNP）：dinitrophenyl ｜ N末端テロペプチド（NTX）：N-terminal telopeptide ｜ Ⅰ型プロコラーゲン－N－プロペプチド（P1NP）：type Ⅰ procollagen N-terminal propeptide ｜ 酒石酸抵抗性酸性ホスファターゼ－5b（TRACP-5b）：tartrate resistant acid phosphatase 5b

骨組織の形成と修復

formation of and repair bone tissue

骨の発生と成長

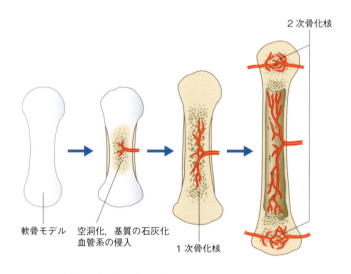

■図1　長管骨の軟骨内骨化の過程

- 骨の発生の様式には結合組織内骨化と軟骨内骨化（図1）がある．
- 結合組織内骨化は濃縮した未分化間葉系細胞が骨芽細胞に分化し，直接骨が発生する様式である．頭蓋の扁平骨，顔面骨，鎖骨の一部などの発生でみられる．
- 軟骨内骨化はいったん硝子軟骨が形成され，その軟骨が骨に置換される発生様式である．初めに軟骨モデルが形成され，中央部が石灰化し1次骨化核が形成される．軟骨モデルの両端には，出生前または出生後に2次骨化核が形成される．その後，骨幹端とのあいだに成長軟骨板が形成され，軸方向の成長が続く．この骨化様式は四肢の長管骨や脊椎など骨格の大部分でみられる．
- 成長軟骨板では軟骨細胞が柱状に配列していて，静止層，増殖層，肥大細胞層に分かれる．増殖層では軟骨細胞はさかんに分裂し，肥大細胞層では基質の石灰化が始まる．骨の成長が停止すると，成長軟骨板は薄い板状の骨に置き換わる．

モデリングとリモデリング

- 骨はその全体的な形が変わらないまま成長する．これは骨の長径成長に合わせて形状の修正が常に行われているためで，モデリング（図2）とよばれる．
- 骨は成長を終えた後も，骨吸収と骨形成を繰り返している．この代謝回転の機構をリモデリングという．骨の微小な損傷を修復したり，骨からのミネラルを放出したりする役割が考えられている．
- 骨組織は負荷のかかる部分に骨が形成され，負荷のかからない部分の骨は吸収される性質がある．このように骨組織が力学的負荷に応じてその形態を変化させていくことをリモデリングとよぶことがある〔ウォルフ（Wolff）の法則〕．

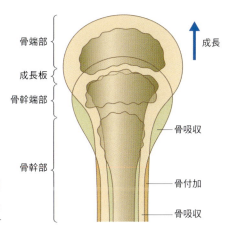

■図2　骨幹端部でのモデリングの模式図
骨が付加，吸収され一定の形状を保ったまま成長することをモデリングといい，骨吸収と骨形成を繰り返し一定の骨量と骨質を維持していることをリモデリングという．

骨とカルシウム代謝

- 骨はカルシウム（Ca）の貯蔵庫として，血清カルシウム値の維持に重要な働きをしている．
- 骨代謝にかかわるホルモンとして，上皮小体（副甲状腺）ホルモン（PTH），ビタミンD，性ホルモンなどがある（図3）．

■上皮小体（副甲状腺）ホルモン（PTH）

- PTHは血中カルシウム値が低下すると副甲状腺から分泌される．
- PTHは腎ではビタミンDを活性化し，尿細管からカルシウムの再吸収を促進する．
- PTHは骨では骨芽細胞にRANKLの発現を誘導し破骨細胞を活性化して，骨吸収によって血中へのカルシウム放出を促す．

■ビタミンD

- ビタミンDは脂溶性ビタミンの1つである．
- 皮膚で紫外線を受けることによって合成されるか，食物から摂取されたビタミンDは肝臓と腎で代謝され，活性型の$1\alpha,25(OH)_2D_3$に代謝される．
- $1\alpha,25(OH)_2D_3$は小腸からのカルシウムの吸収を増加させ，PTHの腎からのカルシウムの再吸収を促進する．
- 骨では骨芽細胞を通じて破骨細胞を活性化して，血中へのカルシウム放出を促す．

■エストロゲン

- エストロゲンは骨吸収を抑制する作用がある．
- 閉経や卵巣摘出手術によってエストロゲンが欠乏すると，骨の代謝回転が亢進し，骨量が減少する．
- 骨芽細胞にはアンドロゲン受容体があり，骨形成を促進する働きがある．

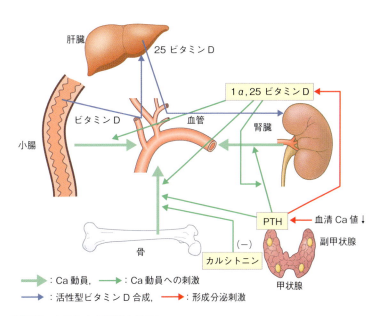

■図3　カルシウム調整ホルモン
（神宮司誠也：神中整形外科学上巻23版〔岩本幸英編〕，p.329，南山堂，2013）

上皮小体（副甲状腺）ホルモン（PTH）：parathyroid hormone

軟骨の構造と機能

structure and function of cartilage

代表的な軟骨の構造と機能

■骨端軟骨（epiphyseal cartilage）
- 骨幹部と骨端部を隔てる軟骨層で，成長軟骨板ともよばれ，骨の成長に重要な働きをしている．骨端軟骨の骨端側では，軟骨細胞が柱状に積み重なり，細胞分裂・増殖が活発に行われる（図1）．
- 一方骨幹側では，軟骨細胞は肥大化・アポトーシスの果てに死滅し，そこに骨芽細胞が入り込んで骨を形成していく．
- 成長期には，この骨端軟骨で行われる軟骨内骨化によって骨が伸びていくが，成長期を過ぎると骨端軟骨は次第に薄くなり，最終的に完全に石灰化され，骨端閉鎖に至る．

■関節軟骨（articular cartilage）
- 骨の関節面を覆う硝子軟骨である．圧迫によって変形するために，接触面の摩擦を減らし，衝撃を吸収する働きがある．
- 関節軟骨は血管をもたず，滑液によって酸素と栄養が供給される．

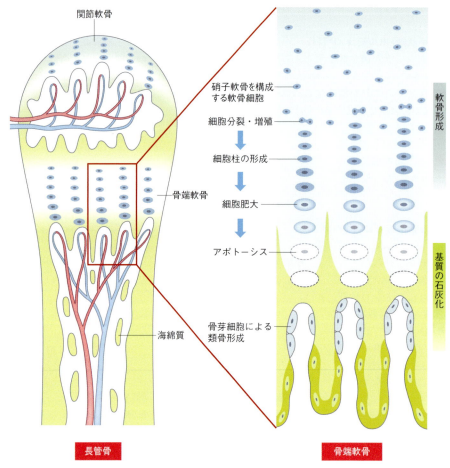

■図1　成長期の長管骨
（坂井建雄ほか：改訂第3版カラー図解人体の正常構造と機能．p.753，日本医事新報社，2017を改変）

関節の補助構造としての軟骨

■関節唇（acetabular labrum）（図2a）
- 肩関節や股関節のように，関節頭に比べ関節窩が小さく不安定な場合，関節窩の縁から軟骨性の関節唇が張り出して関節面を広げている．

■関節半月（meniscus）（図2b）
- 関節腔を不完全に二分する線維軟骨の小板で，膝関節にみられる．内側半月と外側半月があり，外縁で関節包に付着している．関節の接触面を広げ，関節軟骨にかかる荷重を分散させる働きをする．

■関節円板（articular disc）（図2c）
- 関節腔を完全に二分する線維軟骨の小板で，周縁で関節包に付着する．顎関節や胸鎖関節などにみられ，関節面の適合性と可動性を高める．

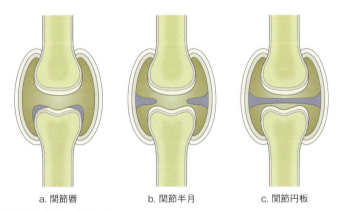

a. 関節唇　　b. 関節半月　　c. 関節円板

■図2　関節の補助構造
（坂井建雄ほか：改訂第3版カラー図解人体の正常構造と機能．p.754，日本医事新報社，2017を改変）

脊柱内の軟骨

■椎間板（intervertebral disc）
- 椎体間にある円盤状の線維軟骨で，上下の椎体を連結し，クッションの役割を果たしている（図3）．
- 椎間板は外周部の線維輪と中心部の髄核から成る．線維輪は線維軟骨の層板が同心円状に配列したもので，適度な弾性をもち，椎体間の安定的な連結と可動性とを両立させている．髄核はゼラチン組織で多量の水分を含み，椎体間に加わる荷重を分散する．

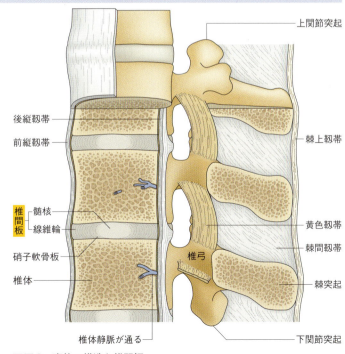

■図3　脊柱の構造と椎間板

関節の構造と機能

関節の構造と機能

structure and function of the joint

- 体の206個の骨はさまざまな様式で連結し，骨格を作り上げるが，相対する2つあるいはそれ以上の骨を連結する構造体を関節とよぶ．
- 関節は主に，関節腔をもたない不動性の関節と，関節腔をもつ可動性の関節に大別される．

不動性の関節

- 可動性が全くないか，ごくわずかの可動性しかもたない関節をいい，相対する骨を連結する組織の種類によって以下の3つに分類される．
  ①線維性結合
    骨が線維性の結合組織で結合されているもの．頭蓋骨の縫合や遠位脛腓関節（脛腓靱帯結合）などがある．
  ②軟骨結合
    骨が線維軟骨や硝子軟骨で結合されているもの．椎間板や恥骨結合，肋軟骨などがある．
  ③骨結合
    発生期の個別の骨が融合して単一の骨になったもの．寛骨（腸骨＋恥骨＋坐骨），仙骨（5個の仙椎）などがある．

可動性の関節

- 可動性を有する関節で，四肢の関節の大多数がこれに属する．滑膜関節ともよばれ，狭義の関節を意味する．
- 相対する骨の端は硝子軟骨である関節軟骨で覆われ，関節包とよばれる線維性の袋に包まれる．関節包の内部の空隙は関節腔とよばれ，滑液が存在する（図1）．
- 関節包は内外2層からなり，外層は密な結合組織からなる丈夫な膜で，線維膜とよばれ，関節をはさむ両骨の骨膜に付着する．
- 内層は血管に富む特殊な結合組織の膜で，滑液を分泌することから滑膜とよばれる．
- 滑膜の表面には，滑液成分を合成・分泌する線維芽細胞様の細胞と，滑液中の異物を処理するマクロファージ様の細胞が存在する．
- 一部の関節では，さらに，関節を補助する構造物として，靱帯（関節をはさむ両骨をつなぐ密なコラーゲン線維束で，関節を補強するとともに，運動の方向や範囲を制限して，過剰な運動を防ぐ働きをする），関節唇，関節半月，関節円板などが存在する．
- 関節運動の軸と方向は，主に関節の形状によって規定される．
- 関節の形状は，多軸性の球関節（肩関節・股関節），二軸性の楕円関節（橈骨手根関節・顎関節）や鞍関節（母指の手根中手関節・胸鎖関節），一軸性の蝶番関節（腕尺関節・指節間関節）や車軸関節（橈尺関節・正中環軸関節），運動軸のない平面関節（椎間関節・足根中足関節）などに分類される（図2）．

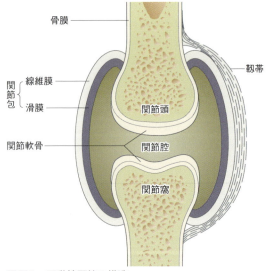

■図1　可動性関節の構造
（坂井建雄ほか：改訂第3版カラー図解人体の正常構造と機能．p.754，日本医事新報社，2017を改変）

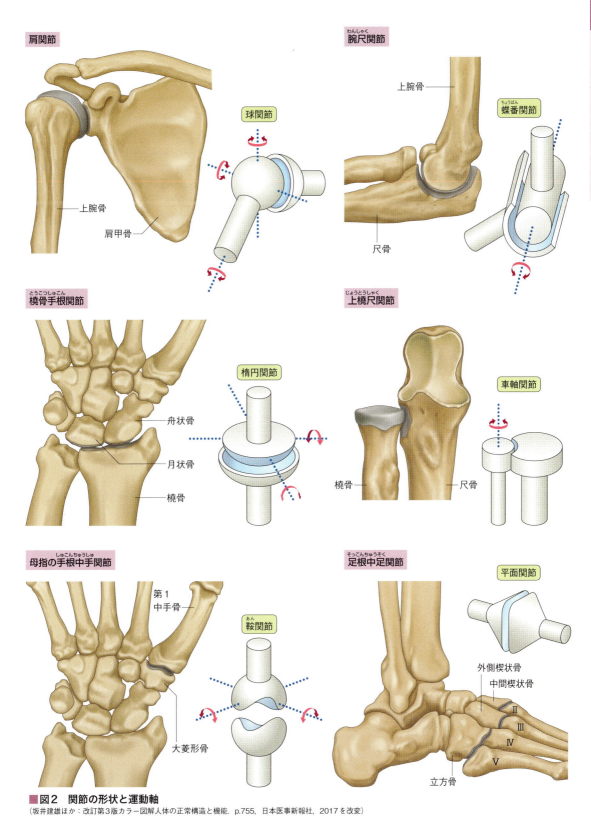

■ 図2　関節の形状と運動軸
（坂井建雄ほか：改訂第3版カラー図解人体の正常構造と機能. p.755, 日本医事新報社, 2017を改変）

筋肉・腱・靱帯の構造と機能

筋の構造と機能

structure and function of muscle

筋線維と筋

- 筋線維（muscle fiber）は，太さ約10〜80μm，長さ約数mm〜数cmの生体内で最大の多核細胞である．
- 筋線維はニューロンという神経細胞による神経支配を受け，その神経細胞と筋の接合部で，軸索とシナプスを形成する．
- 筋原線維の集合が筋線維で，筋線維の集合が筋線維束，筋線維束の集合が筋上膜で覆われた筋肉である（図1）．

筋線維の微細構造と収縮機構

- 各筋線維は数百から数千の筋原線維（myofibril）で構成されている．
- 筋原線維は筋収縮に重要なミオシンフィラメントとアクチンフィラメントを内包した細胞内の小器官であり，2つのZ板の間の筋収縮の最小単位である筋節（サルコメア，sarcomere）（図2）の繰り返しによって形成されている．
- サルコメアは，筋収縮に重要なタンパク質であるアクチン重鎖とミオシン重鎖が部分的に重なり合って平行に存在している．
- 細いアクチン重鎖と太いミオシン重鎖が，一定の長さを保ったまま滑り合うことで収縮する．
- アクチンとミオシンが規則正しく並んでいるものが横紋としてみられるため組織学的に横紋筋とよばれる．

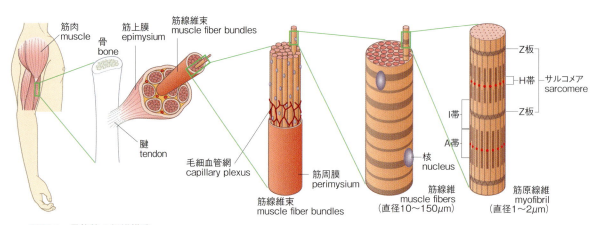

■ 図1　骨格筋の組織構造

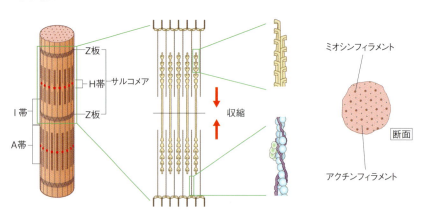

■ 図2　サルコメア
A帯：アクチンフィラメントとミオシンフィラメントが平行に配列
I帯：アクチンフィラメントのみ
（上下とも落合慈之監：整形外科疾患ビジュアルブック．p.10，学研メディカル秀潤社，2012より改変）

■筋線維の種類

- ヒトの筋線維はそれを構成するミオシン重鎖のタイプからⅠ型とⅡA型，ⅡB型に分類される（表1）．ⅡA型の比率はヒトでは低い．
- ヒトの筋ではこれらは混在して存在する．たとえばヒラメ筋ではⅠ型が多く，腓腹筋ではⅡ型が多いが，純粋に1つの型のみから成る筋はない．
- 筋を構成する筋線維のタイプの比率により，持久力に優れるか瞬発力に優れるかが決まる．この構成比率は個人によって異なり，運動負荷によっても変化する．
- Ⅰ型を多く含む筋は赤筋（red muscle）または遅筋（slow muscle）とよばれ，ⅡB型を多く含む筋は白筋（white muscle）または速筋（fast muscle）とよばれる．

■ 表1　筋線維の種類

ミオシン重鎖（染色性）	Ⅰ型	ⅡA型	ⅡB型
収縮速度	遅い	やや速い	速い
収縮力	弱い	中間	強い
持久力	高い	中間	低い
ATP分解酵素活性	低い	中間	高い
ミトコンドリア	多い	多い	少ない
ミオグロビン	多い	多い	少ない
酸素酵素活性	高い	高い	低い
解糖系酵素活性	低い	高い	高い

骨格筋

- 骨格（skeletal）に付着して動きをもたらす筋を骨格筋（skeletal muscle）という．組織学的には横紋筋から成り身体支持や随意運動のための器官である．
- 骨格筋のほとんどで末端は腱によって付着し，末梢神経中の運動神経の作用により収縮して骨を動かす．
- 骨格筋の基本構造は，筋線維の配列から，紡錘状筋と羽状筋の2つに大別される．紡錘状筋は，太く丸い筋腹から両端にいくにつれ細くなっていく紡錘形で，平行筋ともいう．羽状筋は，筋線維束が羽根のような形状の筋をいう．各骨格筋の筋型を図3にあげる．
- 同じ容積の筋を比較すると，羽状筋は筋線維が斜走して短く運動範囲は小さい．しかし，筋線維の数が多く筋力が高い．

■ 図3　骨格筋の筋型

筋線維の配列により，筋の構造と形状は決まる．
紡錘状筋：効率がよいが，力の弱い運動しかできない．上腕二頭筋などに代表される．
羽状筋：長い貫通腱の両側に筋線維がある．
半羽状筋：長い貫通腱に短い腱が付着し，比較的強い筋力がある．
収束状筋：複数の付着点の筋線維が一点に集約していく形状で，複雑な動きに向いている．
方形筋：筋の四辺の長さが等しい．
輪筋，括約筋：眼，口，肛門など身体の開閉部分を形づくる筋．
二頭筋：上腕二頭筋など，2つの筋頭をもっている．三頭筋や筋腹が2つ以上ある多腹筋もある．

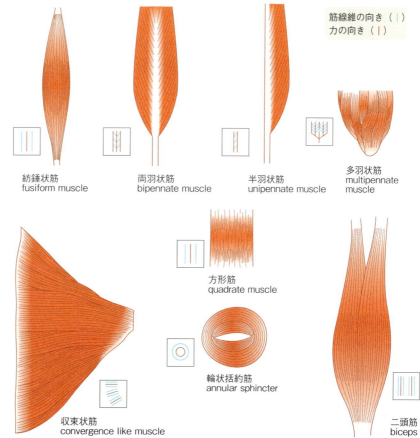

紡錘状筋 fusiform muscle
両羽状筋 bipennate muscle
半羽状筋 unipennate muscle
多羽状筋 multipennate muscle
方形筋 quadrate muscle
輪状括約筋 annular sphincter
収束状筋 convergence like muscle
二頭筋 biceps

筋線維の向き（｜）
力の向き（｜）

（落合慈之監：整形外科疾患ビジュアルブック．p.11，学研メディカル秀潤社，2012）

筋肉・腱・靱帯の構造と機能

腱の構造と機能

structure and function of the tendon

腱の構造

- 腱は筋の収縮力を骨に伝えるための構造物である.
- 腱はⅠ型コラーゲンを主成分とする腱原線維から成り, これらが集まって第1次腱束となる.
- 第1次腱束が集まった第2次腱束は腱内膜で覆われ, これが集まって腱となりその表面を腱上膜（epitenon）が覆う（図1）.

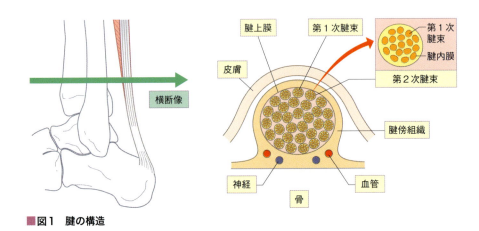

■図1　腱の構造

腱と骨, 骨と筋の結合

- アキレス腱など直線的に走行する腱では腱上膜の周囲を腱傍組織（paratenon）に包まれ, ここに腱を栄養する血管や神経が存在する（図1）. さらにその周囲は脂肪などの軟部組織で覆われている.
- 指の屈筋腱など途中で走行が変わり, 長い距離を滑動する必要のある腱では, 関節など走行の変わる部位に滑車となる靱帯性腱鞘とよばれる強靱な組織があり, 腱の浮き上がりを防止し, 効率よく力を伝達する（図2）.
- 指にはおのおの2本の屈筋腱があり, 深指屈筋腱が浅指屈筋腱の中をくぐり抜けるので, 両者はこの部位で癒着しやすい（図3）. これらの腱は滑車部での摩擦を低減し, その滑動を潤滑に行うために滑液包に包まれている.
- 腱を覆う臓側滑膜と腱鞘側の滑膜の折り返しの部分からは腱を栄養する血管や神経が存在する. この部分が腱ひもとよばれる（図4）.

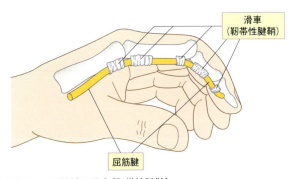

■図2　屈筋腱と滑車（靱帯性腱鞘）

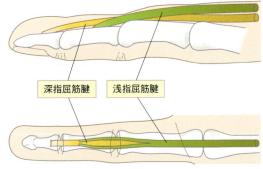

■図3　2本の屈筋腱の関係

損傷した腱の修復機序

- 指の屈筋腱など滑液包と靱帯性腱鞘に包まれた腱とアキレス腱などでは創傷治癒に関する視点を変えなければならない．
- 両者に共通することは，修復には創傷治癒に共通する過程が生じ，縫合による損傷部の強度が一時期低下し，創傷治癒過程の進展とともに強度が回復する点である．縫合による初期強度とその低下分を考慮した負荷量を考慮すべきである．
- 屈筋腱など滑液包と靱帯性腱鞘に包まれた腱では，腱に治癒機転が働くには周囲の組織と一体となる必要がある（1つの創は一塊の瘢痕となる）と考えられてきた（図5）．
- しかし，腱の損傷部が癒合する際，周囲の軟部組織と一緒になって癒合すると周囲に対する腱の癒着が生じ，腱の滑動が妨げられる．腱の機能を保つには，腱と周囲の組織が別々に癒合する（図6）必要があることがわかった．
- その後，腱には滑液の中で自ら治癒する能力があることが示され，癒着の少ない治癒を目指す研究が進歩した．
- その要点は，損傷部の周囲に新たな外傷が生じにくい丁寧な手技，腱を強固に把持しその治癒能力を妨げない縫合法，早期に運動を開始する術後療法などである．

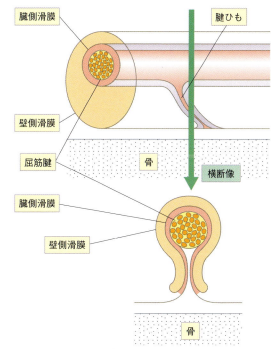

■ 図4　屈筋腱の横断像

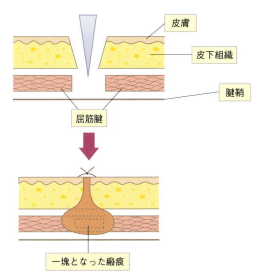

■ 図5　周囲と一塊になった腱の治癒形式

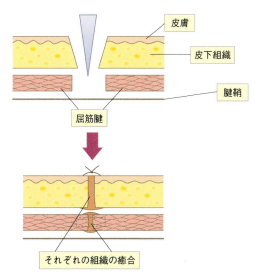

■ 図6　組織ごとに治癒した腱の治癒形式

筋肉・腱・靱帯の構造と機能

靱帯の構造と機能

structure and function of the ligament

靱帯の構造と機能

- 靱帯は，コラーゲン線維から成る結合組織で，骨と骨とを結合させ関節を形成している．関節ごとに複数の靱帯が関与することで，固有の動きができるようになっている．
- 組織学的には，平行に並んだコラーゲン線維束の間に線維芽細胞が散在する形態を示している．
- 肘関節の靱帯の構造を図1-1, 1-2に示す．

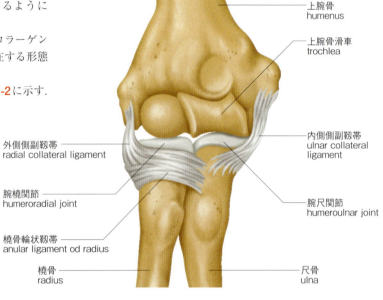

■図1-1　肘関節の靱帯の構造

損傷靱帯の修復機序

- 膝の内側側副靱帯や手関節の三角線維軟骨複合体（TFCC）など靱帯部分が関節（滑液包）の外にある靱帯と，膝の前十字靱帯や手根部の舟状月状靱帯などの関節（滑液包）の中にある靱帯では修復機序が異なる（図2）．
- 前者では損傷靱帯の修復には創傷治癒に共通する過程が生じ，周囲の組織からの豊富な血流や細胞への遊走によって進行する．修復の途中で断面積あたりの強度はいったん低下し回復には6か月以上を要するが，縫合された靱帯の場合，その断面積が増加し強度の低下を補う．修復靱帯の破断強度は12週間で正常に戻る．
- 関節の中にある靱帯損傷の修復に必要な代謝は靱帯内の血流と滑液からの拡散によるが，損傷靱帯では周囲の滑膜の損傷や靱帯内の血行の障害を生じ，十分な治癒過程が生じにくい．そのためこれらの靱帯の修復には主に靱帯再建術が行われている．

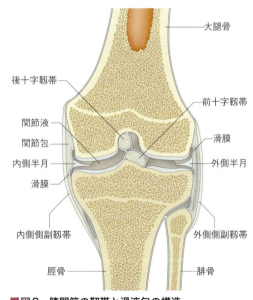

■図2　膝関節の靱帯と滑液包の構造

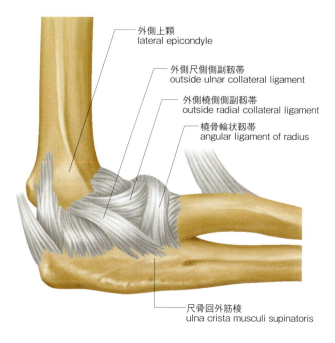

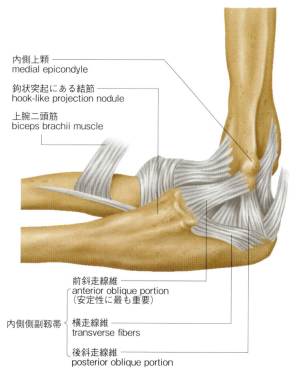

■図1-2　肘関節の靱帯の構造

三角線維軟骨複合体（TFCC）：triangular fibrocartilage complex

神経の構造と機能

中枢神経と末梢神経

central nerve and peripheral nerve

- 神経系組織は，大別すると中枢神経と末梢神経に分けられる（図1）．

■ 中枢神経
- 中枢神経は，最終器官である筋・知覚受容体などに対する制御（出力）を行い，それらの器官からの情報（入力）を受け取り，処理を行っている．
- 大脳・小脳・脳幹・脊髄がそれに相当し，運動や感覚機能のみならず，生命活動に必要な呼吸や反射・体温調節，意思や情緒，記憶といった精神活動などあらゆることをコントロールしている．

■ 末梢神経
- 中枢神経と身体の器官との間を機能的に連結し，情報交換を可能にしている組織が末梢神経である．
- 末梢神経は運動線維・知覚線維・自律神経線維から構成される．

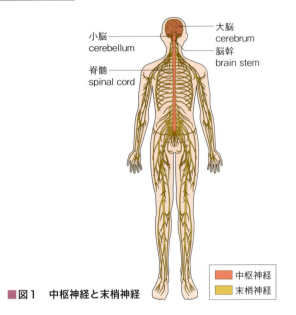

■ 図1　中枢神経と末梢神経

遠心性線維（efferent fibers）と求心性線維（afferent fibers）

- 中枢神経には，大脳皮質運動野の運動神経細胞からの刺激を伝達する運動（遠心性）線維と，皮膚や組織の固有感覚からの刺激を伝達する感覚（求心性）線維がある（図2）．
- 遠心性線維である皮質脊髄路（錐体路）は，大脳皮質に起こり延髄で交叉し対側の脊髄を下行し，赤核脊髄路とともに前角内で運動神経の細胞体である前角細胞（運動ニューロン）のうち遠位筋の背側運動ニューロンを支配する随意運動に関与する．
- 残りの錐体外路系（前庭脊髄路，網様体脊髄路，視蓋脊髄路）は，体幹筋や近位筋を支配する腹内側運動ニューロンを支配し，無意識下の運動調整にかかわる．これらは脊髄の前根となり，身体（筋）に分布する．
- 一方，感覚神経の細胞体は後根神経節にあり，四肢の受容体から入った情報は後根を経由して脊髄に入力されるが，受容体の種類によって部位が異なる．
- 温度覚，痛覚情報を伝達する脊髄視床路は脊髄で交叉し，反対側の脊髄視床路を上行し視床に投射する．
- 触覚，振動覚，固有感覚などは後索・内側毛帯系とよばれ，同側の後索（薄束・楔状束）を上行し，延髄で交差し，内側毛帯を形成し，視床後腹側核でシナプスを形成する．

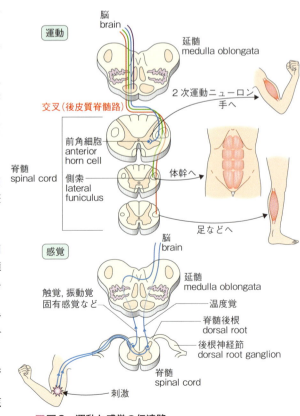

■ 図2　運動と感覚の伝達路

自律神経線維

● 自分の意志に関係なく体の働きのために機能している神経を自律神経系といい，循環，呼吸，消化，発汗，体温調節，内分泌機能，生殖機能，代謝などを司っている．自律神経系は内分泌系と協調しながら身体の恒常性（ホメオスターシス）を維持している（図3）．

● 自律神経には交感神経と副交感神経があり，それぞれの神経活動により逆の働きをする．身体の状況に応じて神経の活動が調節され，身体の機能がコントロールされている．

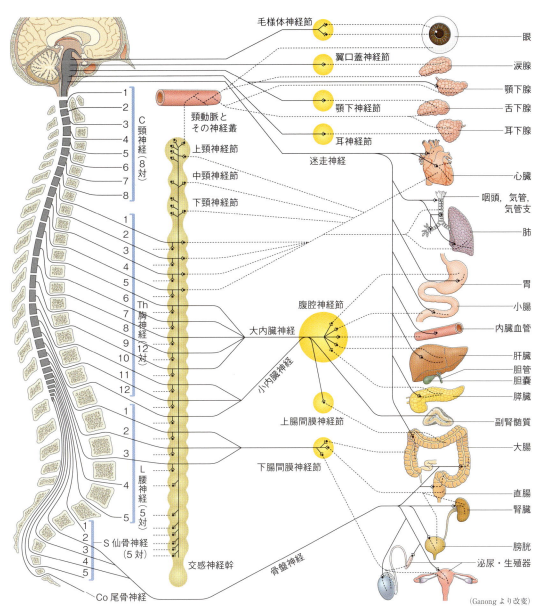

■ 図3　自律神経とその支配

(Ganong より改変)

神経の構造と機能

末梢神経の構造と機能

structure and function of peripheral nerve

末梢神経の構造

- 末梢神経とは，中枢神経である脳・脊髄と，最終器官である筋・知覚受容体などとの間を機能的に連結している組織で，運動・知覚・交感神経線維から成る（図1）．
- 神経線維（nerve fiber）は，神経内膜・周膜・上膜から成る結合組織に包まれ外力から保護されている．
- 解剖学的に「…神経」と名づけられている肉眼的に見える神経は，実際には直径数～数10μmの神経線維が何千本も集まった集合体である．個々の神経線維は，それぞれが1つの神経として独立して働く．
- 有髄線維では，神経線維の中心には軸索（axon）とよばれる「芯」があり，その周りをシュワン細胞（Schwann cell）と髄鞘（ミエリン鞘：myelin sheath）から成る「鞘（さや）」が取り巻いている（図2）．
- 軸索は電気的興奮を伝える性質をもち，神経線維の本体ともいえる．一方，鞘には絶縁性があり，周囲に電気を漏らさない役割を果たす．
- このように，神経の構造は電線に酷似しているが，決定的に異なる点は，神経が構造を維持するために神経細胞からの物質供給を必要とすること，血液からの栄養供給を必要とすることである．
- 一方，無髄線維（図2）では軸索はシュワン細胞に周囲を取り囲まれるが，髄鞘は形成されない．

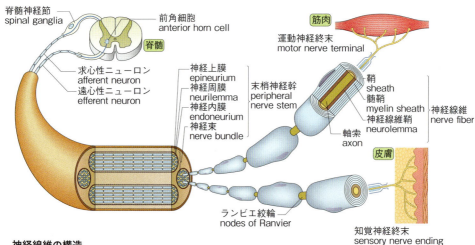

■図1　神経線維の構造

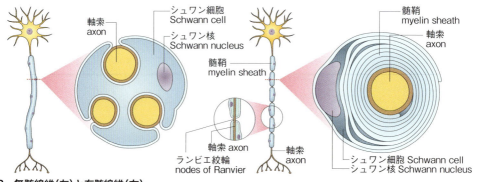

■図2　無髄線維（左）と有髄線維（右）

末梢神経の機能

- 軸索はそれ自体が細胞本体ではなく，神経細胞から細長く伸びた突起にすぎない．神経細胞は，脊髄の中かその近傍に存在するので，下肢の神経など長いものでは1m以上も突起を伸ばしていることになる．
- 軸索の性質を理解するうえで，軸索を植物の茎に例えるとわかりやすい．軸索を維持するために必要な物質は，神経細胞で作られ軸索の中を流れるように輸送される(軸索流：axonal flow)．もし軸索が切れれば，切れた部位より先の軸索は自らの構造を維持できなくなり壊れてしまう．この変化を，ワーラー(Waller)変性とよぶ．植物を維持するのに必要な水が茎を通して末梢へ運ばれること，茎を切るとそこから先が枯れてしまう現象と似ている．
- 軸索が切れても神経細胞が生きていれば，軸索の断端から新しい軸索が芽を出し(sprout)，伸びてくる(再生：regeneration)．これも植物の発芽，成長とよく似た現象である．
- 軸索の再生時には，断端から多数の再生芽とよばれる発芽が生じ，末梢側の神経管(もとの軸索があった抜け殻の管)に入り込み膜に沿って伸びていく．

■末梢神経線維の種類

- 末梢神経線維の種類を**表1**に示す．
- Erlanger-Gasserによる分類(A，B，C)とLloyd-Huntによる分類(I～IV群)が併用される．

■終末機関(受容体)の種類と働き(図3, 4)

- ファーター・パチニ小体(Aβ線維)
  1mm程度の大きさがあり，急な変化に応答する迅速適応受容体で圧変化や振動を知知する．
- マイスナー小体(Aβ線維)：被包性の無髄神経終末で手掌等の皮膚状に広く分布する．触覚，とくに軽い刺激にも早い応答をする．
- ルッフィニ小体(Aβ線維)：遅順応性のメカノレセプターで，圧を感知し，位置感覚や皮膚が物と接触する感覚を感知する．
- クラウゼ小体(Aδ線維)：直径約0.1mmの卵～球状小体で，冷覚を司る．
- メルケル盤(Aβ線維)：神経終末部がメルケル終盤とよばれる円盤状の触覚盤を形成した遅順応性受容器で，手掌や足底など無毛皮膚の表皮に分布する．持続的な圧迫などを感知する．
- 自由神経終末(無髄C線維，Aδ線維)：皮膚の温痛覚に関与しており，Aδ線維は部位が比較的明瞭な皮膚の温痛覚を，無髄C線維はいわゆる侵害受容器(ポリモーダル受容器)としての皮膚の漠然とした温痛覚を司っている．
- 筋紡錘：骨格筋の中にある2～3mmの構造で筋線維と並列に存在する．中央に受容器が存在し，周囲に錘内筋線維がつながっていてAγ運動線維の支配を受けている．筋の伸長に伴い，早い動的反応にはIa群線維(Aα線維)，筋の緊張に対する静的反応にはII群線維(Aβ線維)を介して刺激を伝える．
- 腱紡錘(ゴルジ腱装置)：筋腱移行部で筋線維に直列でつながって存在する受容器で，腱の緊張によりIb群線維(Aα線維)を介して刺激が伝達され，Aα運動線維の活動を抑制する働きをもつ．

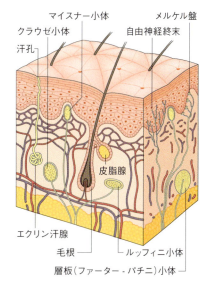

■図3　皮膚の受容体

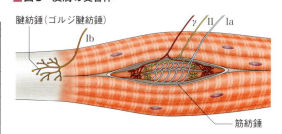

■図4　筋肉の受容体

■表1　末梢神経線維の種類

分類	直径(μm)	速度(m/s)	機能	
Aα(有髄)	15～20	70～120	求心性	筋紡錘(Ia線維)，腱装置(Ib線維)
			遠心性	骨格筋(α線維)
Aβ(有髄)	8～9	40～70	求心性	触圧覚(II線維)
Aγ(有髄)	4～8	15～40	遠心性	錘内筋(γ線維)
Aδ(有髄)	1～4	5～15	求心性	体性温痛覚(III線維)
B(有髄)	1～3	3～14	自律性	交感神経節前線維
C(無髄)	0.2～1	0.2～2	求心性	内臓性温痛覚(IV線維)
			自律性	交感神経節後線維

神経筋接合部の構造と機能

- 運動神経線維と終末器官である筋線維との接合する部分の特殊な構造を神経筋接合部という．有髄線維である運動神経線維の末節部は髄鞘がなくなり，分枝して筋の細胞膜に対して終末足とよばれる先端の膨らんだ構造をとり，一方，筋側は多数のひだを形成（シナプス後膜）している．
- 神経終末側にはアセチルコリンを含む小包が蓄えられ，刺激が伝達されるとカルシウムの流入が生じて，小包から神経伝達物質であるアセチルコリンが放出され，筋線維膜側の受容体に結合することにより膜の脱分極（終板電位）が生じ，さらに筋線維へ活動電位が伝搬され筋収縮が生じる．

■ 末梢神経損傷の分類

- 末梢神経損傷時の変化を考えるうえでも，軸索と同様に電線や植物の茎を例にするとわかりやすい．
- 芯と鞘のいずれが壊れても神経の機能は障害される．電線の芯が壊れるものを軸索変性（axonal degeneration），鞘が壊れるものを脱髄（demyelination）とよぶ．
- 神経への血行が一時的に断たれれば，神経の構造は正常であっても機能は停止する．血行が再開されれば，機能もすみやかに回復する．
- 構造の変化を伴わない一過性の機能障害もある．
- 病態に応じて治療を行う必要があるため，病態に応じた神経損傷の分類が用いられ，セドン（Seddon）の分類（図5）が最もよく用いられている．

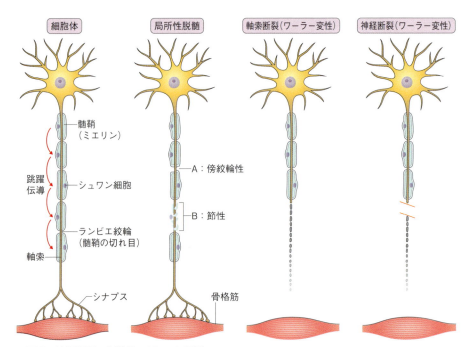

■ 図5　神経損傷の分類（Seddonの分類）

[局所性脱髄，一過性神経不働化（neurapraxia）]
・髄鞘のみが局所的に障害されている病型で，電線の一部分のみ絶縁体がはがれた状態である．軸索，神経内膜・周膜・外膜は正常．
・運動障害は高度であるが筋萎縮はなく，知覚障害は軽い．神経幹伝導試験が診断に有用である．

[軸索断裂（axonotmesis）]
・神経の電線部である軸索は断裂しているが，神経内膜・周膜・外膜は温存されている．損傷部より末梢側にはワーラー変性を生じ，神経構造が壊れる．
・運動・知覚麻痺となり筋萎縮を生じる．膜が連続しているので，発芽した軸索が徐々に末梢へ伸びる．
・軸索の伸長は1日1～2mmのスピードで起こる．

[神経断裂（neurotmesis）]
・神経が断裂し連続性を失った状態で，末梢側にはワーラー変性を生じ，神経構造が壊れる．
・軸索が伸びるには神経の連続性が必要であるため，そのままでは回復は起こらず，神経修復を要する．このように，軸索断裂と神経断裂とでは治療方針は全く異なるが，どちらもワーラー変性を生じる点では同じであり，検査などでも体表上からの判別は困難である．
・実際の神経損傷では，一過性神経不働化や軸索断裂のように異なる病態が混在していることが多い．

神経の構造と機能

脊髄の構造と機能

structure and function of the spinal cord

脊髄の構造

- 脊髄は中枢神経系（CNS）の一部であり，身体と脳の間の伝導回路である．
- 側面から見た脊椎と脊髄を図1に示す．脊髄は脊柱管の上方2/3の部分に位置し，脊椎各高位で左右1対の神経根を分岐させながら，脳幹部の延髄から尾側に脊髄円錐部まで延びている（図2）．
- 個人差はあるが，成人では脊髄円錐部の位置は第1～第2腰椎に達しており，その下端のレベルは第1～第3腰椎の間に位置する．新生児では，脊髄円錐部は第3腰椎レベルにあるが，人によって第4腰椎の高さにあることもある．
- 脊椎には31対の脊椎神経があり，通過する椎骨の高さによって8対の頸神経（C1～C8），12対の胸神経（T1～T12），5対の腰神経（L1～L5），5対の仙骨神経（S1～S5），1対の尾骨神経（CO1）がある．頸椎は7個あり，第1～第7頸神経は各頸椎の頭側から，第8神経は第7頸椎の尾側の椎間孔から出ている．第1～第12胸神経は各胸椎の，第1～第5腰神経は各腰椎の尾側の椎間孔から出ている．各高位の神経根から出た末梢神経の知覚支配領域を図1に示す．

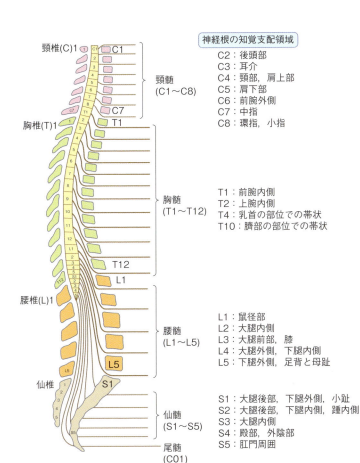

神経根の知覚支配領域
- C2：後頭部
- C3：耳介
- C4：頸部，肩上部
- C5：肩下部
- C6：前腕外側
- C7：中指
- C8：環指，小指

- T1：前腕内側
- T2：上腕内側
- T4：乳首の部位での帯状
- T10：臍部の部位での帯状

- L1：鼠径部
- L2：大腿内側
- L3：大腿前部，膝
- L4：大腿外側，下腿内側
- L5：下腿外側，足背と母趾

- S1：大腿後部，下腿外側，小趾
- S2：大腿後部，下腿内側，踵内側
- S3：大腿内側
- S4：殿部，外陰部
- S5：肛門周囲

■図1　脊椎・脊髄と神経根の高位，知覚支配領域
（図1,2とも落合慈之監：整形外科疾患ビジュアルブック．p.31，学研メディカル秀潤社，2012）

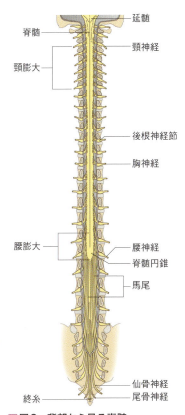

■図2　背部から見る脊髄

- 脊髄の長さが脊柱の長さよりも短いため，脊髄から脊髄神経が出る高さと対応する椎骨の高さの差は下位へ行くほど大きくなる．脊髄下端より下位部分は，腰神経，仙骨神経，尾骨神経の神経線維が脊柱管の中を下行しており，馬尾と呼ばれている．腰椎や仙椎の各高位から，左右1対の神経根を分岐させている（図3）．
- 脊髄の太さは一様ではない．上肢を支配する頸髄と下肢を支配する腰髄は神経細胞が多く，脊髄が膨大（頸膨大，腰膨大）している（図3）．
- また脊髄は円筒形で，中心に脊髄中心管が通っている．脳脊髄液（CSF）とともに硬膜や硬膜の内側に接しているクモ膜に包まれたクモ膜下腔に存在している．灰白質は神経細胞から成り，白質は神経線維から成る．
- 各脊髄神経は，脊髄の前面から出ている前根と脊髄の後面から出ている後根とによって脊髄につながっている．馬尾とともに脊柱管内を走行してきた前根と後根の線維は，腰椎各高位の椎間孔付近で合流して，左右1本ずつ脊髄神経（腰神経）を形成する．各脊髄神経は，椎間孔から出た後，後枝と前枝に分かれる．また同様に後根は，椎間孔内で脊髄神経節（後根神経節）を形成している．前根は運動機能を，後根は知覚機能を司る（図4）．

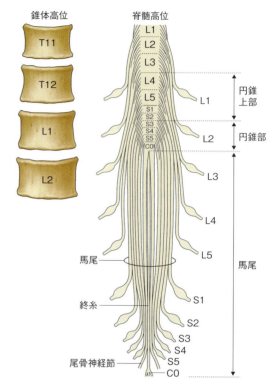

■図3　円錐上部・円錐部・馬尾高位の関係
（落合慈之監：整形外科疾患ビジュアルブック．p.32，学研メディカル秀潤社，2012）

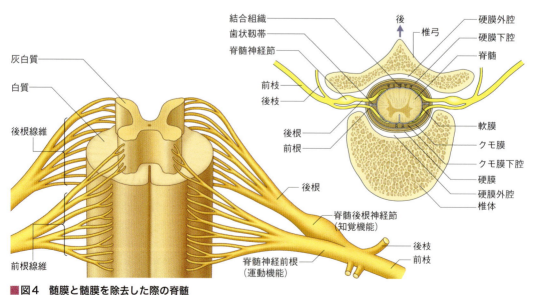

■図4　髄膜と髄膜を除去した際の脊髄

脊髄の血行

- 脊髄を栄養する血液は，前脊髄動脈と後外側脊髄動脈の2つの動脈の枝とこれらを横方向に連結する不規則な動脈網により供給されている(図5)．この動脈は左右の椎骨動脈から分岐して合流し，頸髄の前面を下行する(図6)．脊髄の前方中央部には，前脊髄動脈が走行し脊髄の前方約2/3の領域を，脊髄後方には後外側脊髄動脈が左右1本ずつ走行し，脊髄の後方約1/3の領域を栄養している．

- 静脈は前根後根に沿って走る静脈から，硬膜嚢を取り囲む静脈叢に入る(図7)．

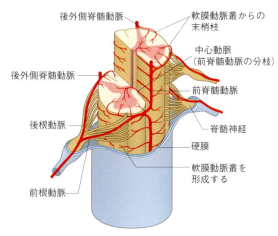

■図5 脊髄の動脈系

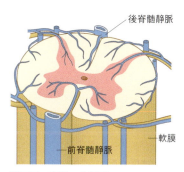

■図7 脊髄の静脈系

脊髄の機能

■錐体路の走行

- 1次運動ニューロンは大脳運動野から出ており，延髄で交差して錐体路(外側皮質脊髄路)として下行後，同側脊髄前角にある2次運動ニューロンとシナプス結合する．この2次運動ニューロンが脊髄を出て脊髄神経に合流し，運動神経を司る(図8)．

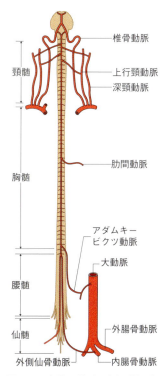

■図6 脊髄の動脈の走行(前面)

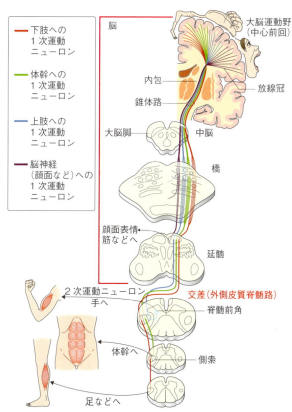

■図8 錐体路
(落合慈之監：整形外科疾患ビジュアルブック. p.33, 学研メディカル秀潤社, 2012)

■ 感覚伝導路
- 一方，後根神経節に細胞核をもつ知覚神経は，温覚・痛覚・触覚などの表在感覚を司る．後根を通じて脊髄後角内で2次知覚ニューロンとシナプス結合する．その後，脊髄の反対側に行き脊髄視床路（前脊髄視床路・外側脊髄視床路）として上行する(図8).
- 深部感覚を司る神経（振動覚・位置覚・立体識別覚など）は，後根を通じて脊髄後索に入り，後索を上行して深部感覚を伝える(図9).
- このように脊髄には上行・下行する長経路と，高位ごとの髄節がある．

■ 膀胱・尿道の神経支配
- 膀胱の排尿機能を司る神経も脊髄の中を走行している．脳の排尿中枢から，脊髄を下行して胸腰髄（T11～L2）や仙髄（S2～3）の神経核とシナプス結合する．その後，末梢神経と連絡し，膀胱機能を調節している(図10).

■ 蓄尿のメカニズム
- 膀胱に尿が貯留して伸展する→その情報が骨盤内臓神経から仙髄に入る→陰部神経核が刺激される→続いて神経核から遠心性に陰部神経に伝達される→外尿道括約筋が収縮する．
- あわせて骨盤内臓神経からの刺激が脊髄を上行する→胸腰部交感神経核が刺激される→下腹神経を経由して交感神経α作用で膀胱頸部の緊張が増大される→β作用で膀胱排尿筋を弛緩させる→蓄尿が維持される．

■ 排尿のメカニズム
- 橋にある排尿中枢が刺激される→下行性に仙髄副交感神経核を刺激する→遠心性に骨盤内臓神経を介して膀胱を収縮させる．→さらに排尿中枢からの刺激が仙髄の陰部神経核を抑制することで陰部神経の活動を抑制する→外尿道括約筋が弛緩する．

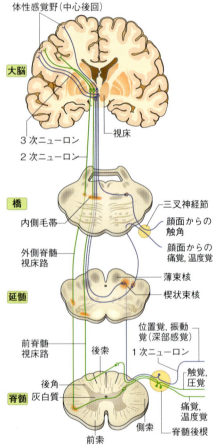

■ 図9　感覚伝導路

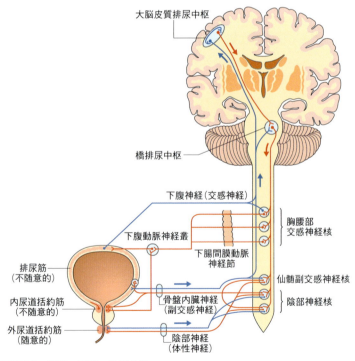

■ 図10　膀胱・尿道の神経支配
(落合慈之監：腎・泌尿器疾患ビジュアルブック第2版，p.15，学研メディカル秀潤社，2012)

中枢神経系（CNS）：central nervous system　｜　脳脊髄液（CSF）：cerebrospinal fluid

神経の構造と機能

痛みの神経機構

the nerve mechanism of pain

痛みの分類

- 痛みは出現時期，痛みの箇所，痛みの成分（機序）などで分類できる．
- 治療には薬物が用いられることが多い．近年，鎮痛薬は多種多様であり，痛みの機序を知らなければ，適切に使用できない．したがって，現在は痛みの成分（機序）による分類が重要である．
- 外傷などを起点とした急激に起こる急性疼痛と長期（約3か月以上）にわたって持続する慢性疼痛に分類できる．
- 脊髄から椎間孔を経て体表面に分布する痛みを体性神経痛，内臓神経に由来する痛みを内臓神経痛とよぶ．
- 痛みの神経伝達を図1に示す．
- 一般的に痛みはその成分（機序）から，侵害受容性疼痛，神経障害性疼痛，心因性疼痛の3つに分類できる．

■侵害受容性疼痛（nociceptive pain）
- 外傷，感染，腫瘍などに起因する組織の炎症で生じる痛みである．神経経路に障害はない．ヒスタミン，プロスタグランジン，ブラジキニンなどの発痛物質が痛覚受容体を刺激することで生じる．
- 通常，神経周辺の発痛物質を除去することで治療できる．非ステロイド性抗炎症薬（NSAIDs）が有効な痛み止めである．

■神経障害性疼痛（neuropathic pain）
- 神経系のどこかに障害があり，組織の炎症が存在しないにもかかわらず生じる持続痛である．また，通常痛みと思わない程度の軽度の接触で痛みが出現する場合はアロディニアとよばれ，神経障害性疼痛の典型例である．NSAIDsは無効か非常に効きが悪い．

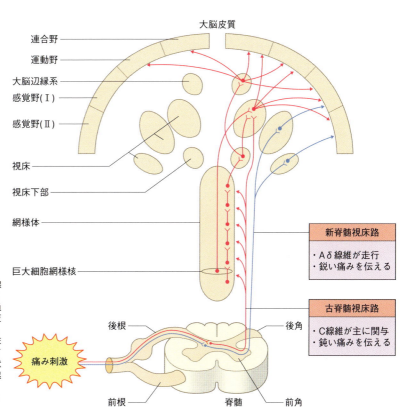

■図1 痛みの神経伝達
一般に刺すような強い痛みはAδ線維を経由し，焼けるような長く続く鈍い痛みはC線維を経て，後根を通り脊髄に伝達される．脊髄内では灰白質の後角でシナプスに接続する．その後，対側の前角にある脊髄視床路を上行し，大脳辺縁系を刺激して血圧上昇，冷汗などの自律神経症状や恐怖や不安といった感情変化を起こす．
（落合慈之監：整形外科疾患ビジュアルブック，p.50,学研メディカル秀潤社，2012）

- カルシウム拮抗薬（CCB）や抗うつ薬，抗てんかん薬などを用いるが，難治性である．帯状疱疹後神経痛や腰椎術後症候群などで多く見受けられる．日本ペインクリニック学会による「神経障害性疼痛薬物療法ガイドライン」がある．
- 神経障害性疼痛が難治性であるのはさまざまな痛みの増幅機序が働くためである．痛みが持続することで痛みを抑制している下降疼痛抑制系が機能不全となり痛みの情報が脳に多く伝わり，脊髄後角で知覚と触覚の混線が起こり，通常痛みを感じない程度の刺激でも痛みと認識されてしまうようになる（図2）．

■ 心因性疼痛
- 器質的に疼痛の原因がないにもかかわらず生ずる慢性の痛みである．
- 向精神薬の使用や臨床心理士などの介入を要することが多い．

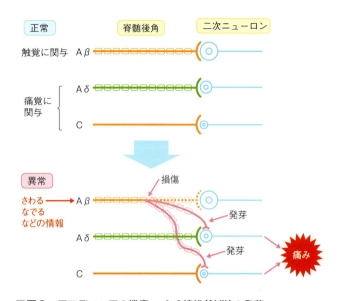

■ 図2 アロディニアの機序 －Aβ線維（触覚）の発芽－
（戸田一雄：求心路遮断痛発生のメカニズム，ペインクリニック 29（Supple）：16, 2008 を改変）

慢性疼痛

- 実際の慢性痛患者は上記の侵害受容性疼痛，神経障害性疼痛，心因性疼痛が混合したものである（混合性疼痛）（図3）．また，病悩期間が長くなるほど，神経障害性疼痛や心因性疼痛の割合が多くなり，難治性となることが多い（図4）．
- 慢性疼痛患者は，高齢化社会では世界的に増加している．わが国においても20歳以上の国民における慢性疼痛有病率は2009年の松平らの報告によれば，22.9％と高い数値が示されている[1]．

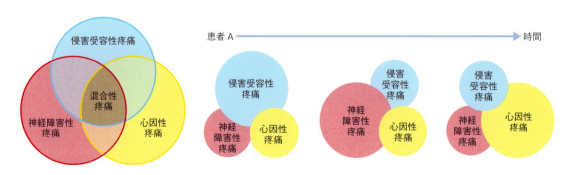

■ 図3 臨床的疼痛の構成　　■ 図4 慢性疼痛の病態
慢性疼痛の病態は複雑であり，同一の患者でも時間経過で痛みの成分が変化している．一般に時間が経過するほど神経障害性疼痛や心因性疼痛の割合が増加する．

カルシウム拮抗薬（CCB）：calcium channel blocker　｜　非ステロイド性抗炎症薬（NSAIDs）：nonsteroidal anti-inflammatory drugs

運動学

正常歩行

normal walking

歩行周期

- 片側の踵が接地し，次に対側の踵が接地するまでの動作を1歩(step)といい，その距離を歩幅(step length)という．
- 進行方向と足底の長軸方向のなす角を足角(foot angle)といい，両足の間隔を歩隔(step width)という．
- 片側の踵が接地してから，次に同側の踵が接地するまでの動作を重複歩(stride)，この期間の一連の動作を歩行周期(gait cycle)もしくは1歩行周期といい，歩行の基本単位となる(図1)．
- 歩行周期は，接地している立脚期(stance phase)と接地していない遊脚期(swing phase)に分けられる．
- 正常歩行において，立脚期は歩行周期の約60%，遊脚期は約40%である．遊脚期の前後には両脚支持期があり，それぞれ歩行周期の約10%(合計20%)を占める．

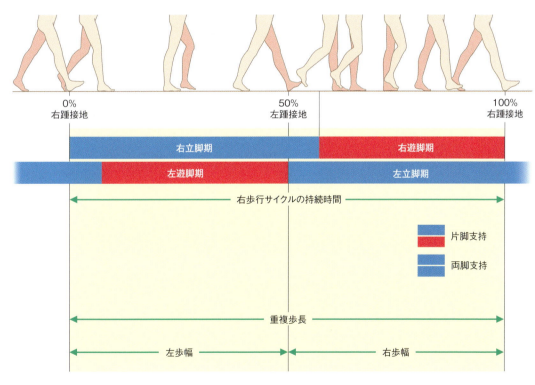

■図1　歩行周期
(Murray MP：Gait as a total pattern of movement. Am J Phys Med 46: 290-333, 1967)

歩行と関節角度

- 股・膝・足関節は歩行周期の各相でそれぞれ屈曲－伸展運動を行い，正常歩行では定型的なパターンを示す(図2)．
- 股関節は1歩行周期で伸展－屈曲を1回行う．膝関節は1歩行周期で屈曲－伸展－屈曲－伸展を2回ずつ行い，これを二重膝作用(double knee action)という．足関節は底屈－背屈を2回行う．

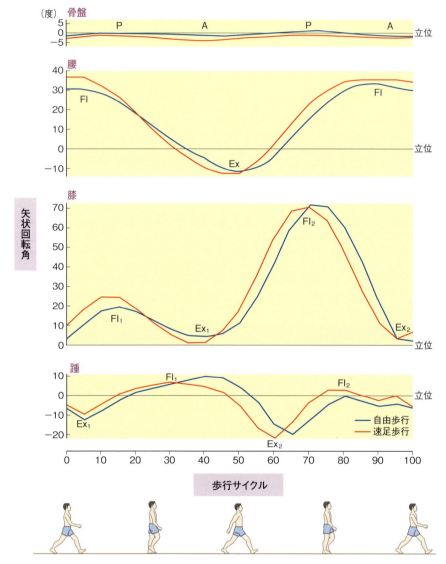

図2　健常男性の自由歩行と早歩きの比較
(Murray MP et al : A comparison of free and fast speed walking patterns of normal men. Am J Phys Med 45：24, 1966)

歩行と筋活動

- 自然歩行時において，下肢の筋活動の多くは歩行周期の中でパターンに沿ってなされる．
- 脊柱起立筋と前脛骨筋は全周期を通じて活動している．下腿三頭筋は立脚相全般に活動するが，特に最後の蹴り出し時期の活動が強く，推進と加速に働く．
- 大腿四頭筋，ハムストリングス，股関節外転筋群は立脚相で活動し，下肢の安定筋(stabilizer)として働く．

運動学

運動の解析

kinematic analysis

- 身体運動の定量的分析法には，運動学的分析と運動力学的分析がある．
- 運動学(kinematics)とは，基本的に位置の移動とその時間変化を対応させて考える学問であり，歩行における運動学的分析では身体代表点の三次元的な位置変化から関節角度の変化などを計測する．例えば歩行中の膝関節屈曲角度や骨盤傾斜の変化などである．
- これに対し運動力学(kinetics)とは，力や質量などを考慮するもので，歩行分析においては床反力(ground reaction force)を計測したり，これを運動学的データと合わせたりすることにより関節モーメントなどを算出することができる．

歩行解析

- 種々の機器を用いた分析を日常的に行うことは困難で，臨床的には肉眼による観察と簡単な計測による．
- 歩容の観察には衣服は軽装にして関節運動が制約されないようにし，体幹・四肢の運動がよく見えるようにする．素足で自然歩行させ，前後・左右から観察する．距離は10 m以上，できれば8字軌跡を歩かせると左右の回転も観察できる．
- 観察に際して注意すべき点は，
  ①歩行速度，歩行率
  ②歩幅，重複歩の距離
  ③歩角・足角
  ④左右の対称性
  ⑤運動の円滑性(よろめき，転倒があればその方向)
  ⑥上肢の振り(減少，過剰，タイミング)
  ⑦頭部と体幹(上肢帯，下肢帯)の動き(前後・左右への揺れ，体幹の回旋)
  ⑧下肢の各関節の連続的な角度変化と水平移動中の上下方向への動き
  などである．
- 臨床で日常的に用いることはほぼないが，運動学的分析のツールとして，角変位を測定する電気角度計や，運動を記録する．

筋電図動作学

- 筋電図を運動研究に応用する分野を筋電図動作学という．筋電図による動作解析には，非侵襲的であり，したがって複数の筋活動を同時に長時間記録できる表面筋電図(EMG)が用いられる(図1)．
- EMGは筋が収縮する際に発生する活動電位を電気的信号として記録したものであり，振幅，時間，周波数の情報を含んでいる．筋活動パターンやタイミング，筋活動の程度，運動前反応時間など，肉眼的な観察では知り得ない情報を得ることができる．
- 表面電極により導出される筋電気活動は10 mV以下であり，増幅器で増幅し，記録される．記録された筋電活動は必要に応じて，①整流(全波整流)，②平滑化，③平均値，④積分，⑤2乗平方根，など種々の電算処理が行われる．
- また，EMGの質的評価として周波数解析が用いられる．通常EMGは横軸が時間軸で，縦軸が振幅の信号波形として記録される．この横軸の時間領域での信号を周波数領域の信号へ変換し，その周波数情報から測定時の運動単位の活動様式を推測することが可能である．

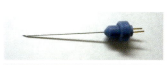
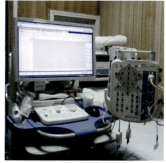

■図1　筋電図検査装置と記録電極(同芯型)

表面筋電図(EMG)：surface electromyography

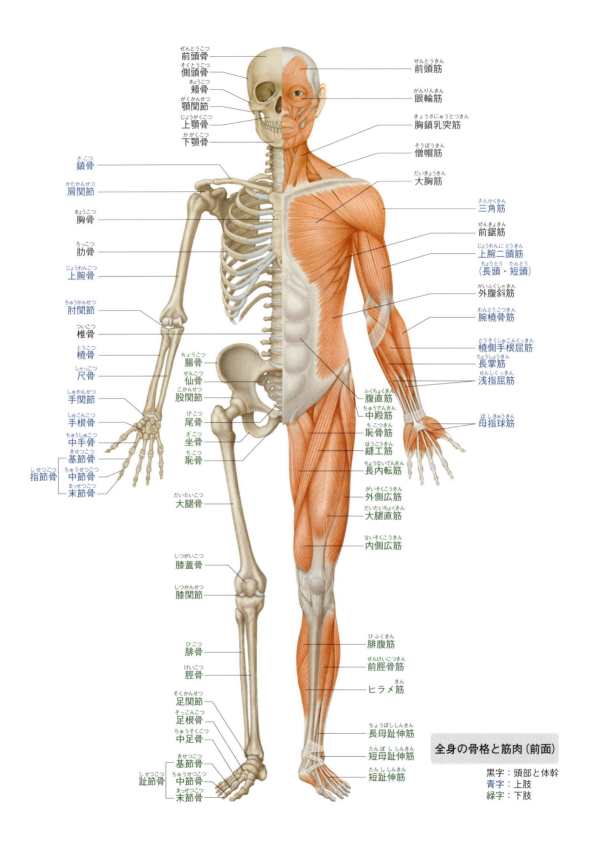

Part 2
症状と検査

Chapter 1 　身体所見
Chapter 2 　検査

身体所見

physical examination

視診

- 整形外科領域では，視診はとくに重要である．患部はもちろんのこと，体型・姿勢から動作や表情まで，全身の観察が欠かせない（表1，図1）．
- 視診の際は，正確な診断のために診察衣を着用してもらう．
- 異常の有無だけでなく，左右差やバランスを観察することが大切である．
- 歩行可能ならば歩いてもらい，歩容（歩き方），関節の異常な動きや麻痺の有無を観察する．診察室に入ってくるときの動作や表情も観察しておく．
- 腫脹，筋萎縮，関節拘縮の有無を確認する．同時に外傷や手術痕，発赤や皮膚着色の有無などを確認する．

表1 視診で異常がみられる整形外科領域の代表的な疾患

体型の異常	骨形成不全症，軟骨無形成症，多発性骨端異形成症，脊椎骨異形成症など
姿勢の異常	脊柱側彎症，骨粗鬆症，脊椎カリエス，脊椎すべり症など
肢位の異常	関節脱臼，末梢神経麻痺，関節拘縮，骨盤傾斜など
四肢の変型	変形性関節症，関節リウマチ，内反足，内反肘など
皮膚の異常	関節炎，血行障害，褥瘡，末梢神経麻痺，二分脊椎など
腫脹・腫瘤	関節炎，内出血，関節水腫，関節血腫，痛風結節，軟部腫瘍など
創・瘢痕	開放骨折，褥瘡，熱傷，外傷など

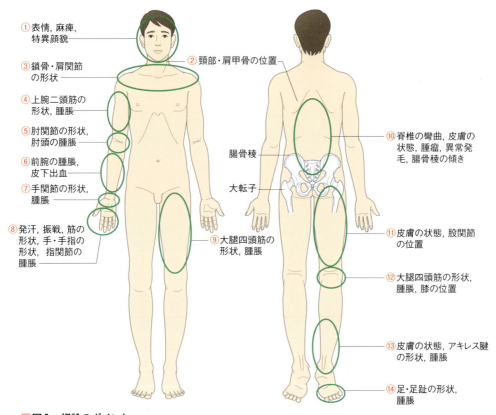

■ 図1　視診のポイント
（岡崎裕司：視診，整形外科外来勤務ハンドブック〔織田弘美編〕，p.11，2007，南江堂より許諾を得て改変し転載）

触診

- 視診である程度，異常部位の見当がついたら患部を触診する．皮膚・筋肉の状態だけでなく，骨や関節の状態も触診でわかることが非常に多い(表2)．その後，疑われる疾患を念頭において各種の徒手診断手技や画像検査などを行う．

■皮膚温
- 触知する際は両側を比較する．局所的な熱感は，その部位に炎症や腫瘍があることを示している．冷感がある場合は，麻痺や血行障害が疑われる．

■腫脹
- 硬さ・形・皮膚の表面の状態，皮膚や皮下組織との癒着の有無などを触知し，骨性か軟部組織性のものかを判断する．
- 関節部の腫脹は関節液や血液の貯留が原因であることが多い．腫脹している部分を圧迫すると，ほかの関節包に液が移動する(波動)．この波動を触知できれば液の貯留である．また，膝関節の場合は膝蓋骨の上部に液が貯留するため，そこを圧迫すると膝蓋骨の跳動(膝蓋跳動)を確認できる(図2)．

■圧痛
- 静止状態では痛みがないが，指で局所を押すと痛みがみられる場合がある(圧痛)．とくに関節の病変部位，骨折の部位を特定するために有効である．
- 圧痛がある場合は，その部位を丁寧に触知することで，ある程度，病変部位がわかる．
- 指で局所を叩くと痛みがみられる場合がある(叩打痛)．四肢の骨折部位の遠位を叩打すると骨折部位に痛みを訴える．股関節炎では大転子を叩打すると痛む．
- 末梢神経損傷では，損傷部位を叩打するとその神経の支配領域にしびれ感(放散痛)が生じる．これをティネル徴候(Tinel's sign)という(p.257)．

■表2 触診のポイント

皮膚	乾燥・湿潤，発汗，熱感・冷感
筋肉	緊張度，硬結
腱	走向，腫脹，腱鞘の肥厚，連続性，圧痛
関節	アライメント*，関節面の位置，腫脹，関節液貯留，圧痛
骨	彎曲，肥厚，隆起，欠損，腫脹，連続性，圧痛

＊頭・体幹・四肢の体軸や関節の位置関係

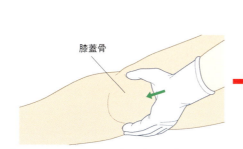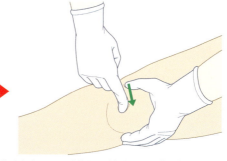

①膝蓋上包にたまった液を，手掌と指で下に押しやる．

②貯留液があると膝蓋骨は浮上するので，指で押してみると膝蓋骨が浮き沈みする膝蓋跳動を指で感じることができる．

■図2 触診のポイント

身体の計測

■四肢長の計測(図3)
- 上肢長は肩峰から橈骨茎状突起までの長さである．
- 下肢長は上前腸から脛骨内果までの長さである．仰臥位で計測する．
- 下肢長は棘果長(上前腸骨棘～内果)，転子果長(大転子～外果)の長さである．
- 上肢で左右差が問題になることは少ないが，下肢長の左右差は障害や疾患と密接に関係していることが多い．変形性膝関節症や関節リウマチなどの関節破壊，骨折の変形治癒などでしばしばみられる．骨盤傾斜による見かけ上の左右差は，計測で明らかにできる．
- 小児では，骨折や炎症などの影響で骨の短縮や過成長をきたすことがある．

■周囲径の計測
- 四肢周囲径の計測は，筋力や筋萎縮の評価に必要になる．
- 上腕周径，前腕周径，下腿周径はそれぞれの最も太い部位で計測する．大腿周径は膝蓋骨上縁から10cmなどと距離を決めて計測する．
- 必ず左右両側を計測する．

■ **関節可動域の測定**
● 関節の動きを制限している因子を発見し，障害の程度を把握するために実施する．同時に関節を動かしたときの痛みの有無・程度も把握する．
● 関節を患者自身が動かし（自動），次いで検者が徒手で動かし（他動），それぞれの測定値を記録する．2種類の測定値の差は重要な診断ポイントとなる．
● 必ず左右両側を計測する．左右差も重要な診断・評価ポイントである．
● 正確に測定するためには，脱衣あるいは診察衣に着替えて行うことが望ましい．また，患者に測定方法と目的を説明し，指示された運動だけをする，余計な力を入れないなどの協力を得て実施する．
● 実施前に患者の状態を把握しておく．骨粗鬆症，骨折，炎症などでは，無理に関節を動かすと症状を悪化させることがある．
● 他動的に測定する際は，ゆっくりと無理のない範囲で動かす．強い力を加えてはならない．

● 関節可動域の測定方法はp.40 〜 43「関節可動域表示ならびに測定方法」の表2を参照のこと．

■ **関節穿刺**
● 関節液の検査は関節穿刺により，性状と成分の分析を行う．肉眼的に色調，量，混濁の有無，粘稠度の確認を行う．さらに必要があれば白血球数，白血球分画，結晶の同定，塗抹検査や培養検査による感染の確認を行う（**表3**）．
● 関節穿刺の刺入部位（**図4**）と刺入方法を示す．
・肩関節前方：18 〜 22Gのカテラン針にて，少し外転外旋位にして，小結節と烏口突起の間に刺入する．
・肩関節後方：同様に肩峰角の2 〜 3cm遠位から刺入する．
・肘関節：22 〜 23Gの注射針にて，軽く屈曲させて，肘頭の外側から内側下方に刺入する．
・股関節：22Gのカテラン針にて，大腿神経や動静脈を損傷しないように，大腿骨頭をスカルパ三角部で

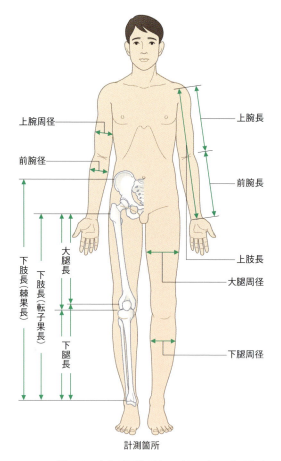

計測箇所

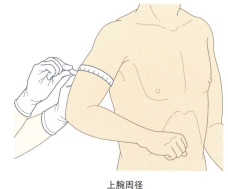

上腕周径

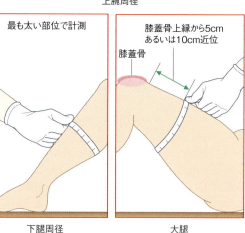

下腿周径　　大腿

■ **図3　主な計測箇所と四肢周囲径の計測方法**

触知し大腿を軽度内旋する．そのうえで股動脈を触知し2横指外側から関節包に向かって刺入する．
・膝関節：18Gの注射針にて，膝蓋骨の近位外縁から穿刺する．
・手関節：22〜23Gの注射針にて，背側の橈骨茎状突起で手関節裂隙に刺入する．
・足関節：22Gの注射針にて，外果と伸筋腱の間の関節裂隙に刺入する．

■ 表3 関節液の性状

	正常	非炎症性 (変形性関節症など)	炎症性(関節リウマチ，結晶性関節炎など)	感染性	血性
量(膝の場合)	ほとんど吸引不可	数mL	数mL〜数十mL	数mL〜数十mL	さまざま
色調	無色〜淡黄色	淡黄色	黄色	黄白色〜膿性	赤色〜暗赤色
透明度	透明	透明	半透明〜混濁	混濁	不透明
粘稠度	とても高い	高い	低い	低い	該当せず
白血球数(/mm^3)	<200	200〜2,000	3,000〜50,000	>10,000〜100,000	該当せず
好中球分画	<25%	<25%	>50%	>75%	該当せず
培養検査	陰性	陰性	陰性	陽性	陽性
結晶	—	時に散見	ピロリン酸カルシウム(偽痛風)，尿酸ナトリウム(痛風)など	時に散見	—

(木村友厚：関節穿刺法と関節液検査．今日の整形外科治療指針第7版〔土屋弘行ほか編〕，p4，医学書院，2016)

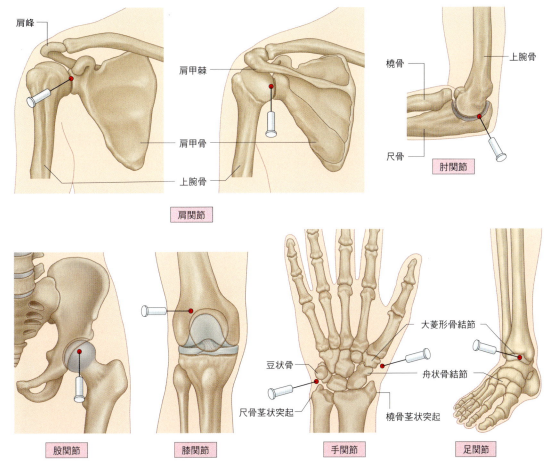

■ 図4 関節穿刺部位

身体所見

関節機能の異常

abnormalities of joint function

関節可動域の制限と疼痛

- 各関節には，関節面の形状，関節包・靱帯・腱の伸縮性，筋力などによって個人差はあるが，それぞれにほぼ一定の可動域がある〔表2（p.40〜43）〕．
- 関節機能に異常が起こると，さまざまな程度で関節可動域制限と疼痛が生じる．
- 関節可動域の制限は，関節を動かすときの違和感や引っかかり感程度のものから，本来の可動域が狭まるもの，あるいは全く動かなくなるものまで幅広い．また，本来の可動域を超えて関節が動くものもある（動揺関節）．
- 疼痛は，関節を動かすあるいは患部を圧すと痛みが生じるもの，常時痛みのあるもの，炎症・腫れを伴うものなどがある．
- 関節の機能が障害される原因は，外傷，感染症，神経系疾患，内分泌系疾患，自己免疫疾患など多岐にわたる．これらのなかで整形外科の治療対象となるのは，主に骨折（図1）・脱臼・靱帯損傷・腱損傷などの外傷，関節の酷使や感染による炎症，変形性関節症（図2）などの骨や軟骨の変性・変形疾患である．
- 中高年以上で，特別の原因がなく関節が曲げ伸ばしにくくなった場合は，変形性関節症が疑われる．
- 炎症性疾患では，関節リウマチや化膿性の関節炎を疑うことがある．
- 小児では，成長に伴う関節痛が生じることがある．また，まれに内軟骨腫など腫瘍（図3）が原因で起こることもある．

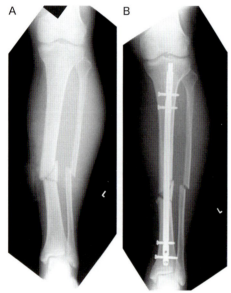

■図1　下腿両骨折のX線像
Aは受傷時，Bは同じ症例の骨接合術後．

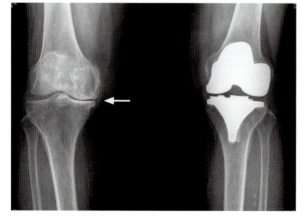

■図2　変形性膝関節症のX線像
右肢は関節裂隙狭小化，骨棘形成，大腿および下腿の骨変形がみられる．
左肢は人工膝関節置換術後．

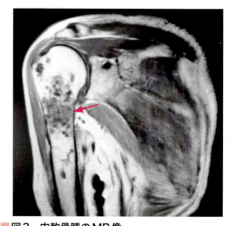

■図3　内軟骨腫のMR像
右肩から上腕部にかけての内軟骨腫（矢印）．肩関節痛と肩可動域制限で受診し，X線検査では異常がみられなかった症例．

関節拘縮（articular contracture）

- 関節の軟部組織の収縮性変化によって関節可動域の制限が起きたものをいう．
- 関節部分の皮膚・皮下組織・靱帯・関節包などの軟部組織が萎縮・癒着・肥厚するなどして，関節の運動を妨げる状態である．関節拘縮の原因を図4に，原因と考えられる疾患を表1にあげる．
- 原因は，熱傷や創の瘢痕化，関節包や靱帯・腱の炎症後の変性などがあげられる．
- 二次的に関節強直を引き起こすことがある．

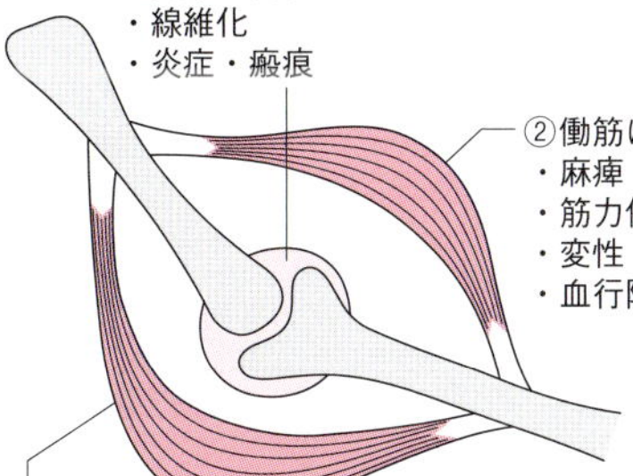

表1　関節拘縮の分類と主な原因疾患

分類		主な原因疾患
先天性関節拘縮		先天性多発性関節拘縮症，先天性内反足，先天性反張膝など
後天性	皮膚性拘縮	熱傷瘢痕，外傷性創瘢痕，強皮症など
	結合組織性拘縮	炎症・外傷などによる皮下組織・靱帯・腱の収縮
	筋性拘縮	炎症・外傷などによる筋の収縮
	神経性拘縮	痙性麻痺など
	関節性拘縮	炎症・外傷などによる滑膜・関節包・靱帯の収縮

①関節の構造に問題がある
・変形・変性
・線維化
・炎症・瘢痕

②働筋に問題がある
・麻痺
・筋力低下
・変性
・血行障害

③拮抗筋に問題がある
・筋緊張（痙性・固縮）
・血行障害・変性
・短縮

図4　関節拘縮の原因
（稲川利光：関節拘縮の理解と予防・改善のポイント．臨床老年看護13(5)：20，2006）

関節強直（ankylosis）

- 関節内の骨や軟骨が癒着し，関節がまったく，あるいはほとんど動かない状態になったものをいう．
- 線維性強直と骨性強直に大別される．線維性強直は関節面が結合組織で癒着しているものをいい，骨性強直は骨または軟骨が結合しているものをいう．
- 原因は外傷・化膿性関節炎・関節リウマチ・変形性関節症などが多い．

動揺関節（flail joint）

- 関節は筋・靱帯・関節包・関節面形態により安定性を保っている．これらが障害され，本来の可動域を超えた異常な可動性を生じた状態を動揺関節という（図5）．
- 動揺関節では脱臼・亜脱臼を起こしやすい．脱臼を繰り返すと，変形性関節症に移行することもある．関節の痛み，脱臼に対する不安感を訴えることが多い．
- 原因としては，靱帯や関節包の弛緩，靱帯断裂，骨の欠損などがあげられる．先天性の要因によるものと，外傷・疾患などで後天的に起こるものとがある．
- 肩・肘・膝・足・指関節などでみられるが，とくに膝関節に多い．

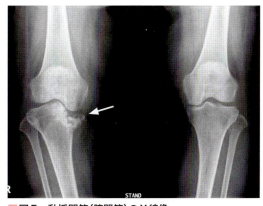

図5　動揺関節（膝関節）のX線像
肩関節痛と右膝関節の脛骨が骨壊死により陥没し，内反変形して動揺性が生じている（矢印）．左膝関節は正常．

関節可動域と測定方法

- 各関節の関節可動域とその測定方法を**表2**に示す

■ 表2 関節可動域表示ならびに測定方法
A. 上肢

部位名	運動方向	参考可動域角度	基本軸	移動軸	測定部位および注意点	参考図
肩甲帯	屈曲	20	両側の肩峰を結ぶ線	頭頂と肩峰を結ぶ線		
	伸展	20				
	挙上	20	両側の肩峰を結ぶ線	肩峰と胸骨上縁を結ぶ線	背面から測定する	
	引き下げ（下制）	10				
肩（肩甲帯の動きを含む）	屈曲（前方挙上）	180	肩峰を通る床への垂直線（立位または坐位）	上腕骨	前腕は中間位とする 体幹が動かないように固定する 脊柱が前後屈しないように注意する	
	伸展（後方挙上）	50				
	外転（側方挙上）	180	肩峰を通る床への垂直線（立位または坐位）	上腕骨	体幹の側屈が起こらないように，90°以上になったら前腕を回外することを原則とする →[その他の部位]参照	
	内転	0				
	外旋	60	肘を通る全額面への垂直線	尺骨	上腕を体幹に接して，肘関節を前方90°に屈曲した肢位で行う 前腕は中間位とする →[その他の部位]参照	
	内旋	80				
	水平屈曲	135	肩峰を通る矢状面への垂直線	上腕骨	肩関節を外転位とする	
	水平伸展	30				
肘	屈曲	145	上腕骨	橈骨	前腕は回外位とする	
	伸展	5				
前腕	回内	90	床への垂直線	手指を進展した手掌面	肩の回旋が入らないように肘を90°に屈曲する	
	回外	90				
手	屈曲（掌屈）	90	橈骨	第2中手骨	前腕は中間位とする	
	伸展（背屈）	70				
	橈屈	25	前腕の中央線	第3中手骨	前腕を回内位で行う	
	尺屈	55				

表2 関節可動域表示ならびに測定方法(つづき)
B. 手指

部位名	運動方向	参考可動域角度	基本軸	移動軸	測定部位および注意点	参考図
母指	橈側外転	60	示指(橈骨の延長線上)	母指	運動は手掌面とする 以下の手指の運動は,原則として手指の背側に角度計を当てる	
母指	尺側内転	0	示指(橈骨の延長線上)	母指		
母指	掌側外転	90	示指(橈骨の延長線上)	母指	運動は手掌面に直角な面とする	
母指	掌側内転	0	示指(橈骨の延長線上)	母指		
母指	屈曲(MCP)	60	第1中手骨	第1基節骨		
母指	伸展(MCP)	10	第1中手骨	第1基節骨		
母指	屈曲(IP)	80	第1基節骨	第1末節骨		
母指	伸展(IP)	10	第1基節骨	第1末節骨		
指	屈曲(MCP)	90	第2〜5中手骨	第2〜5基節骨	→[その他の部位]参照	
指	伸展(MCP)	45	第2〜5中手骨	第2〜5基節骨		
指	屈曲(PIP)	100	第2〜5基節骨	第2〜5中節骨		
指	伸展(PIP)	0	第2〜5基節骨	第2〜5中節骨		
指	屈曲(DIP)	80	第2〜5中節骨	第2〜5末節骨	DIPは10の過伸展を取りうる	
指	伸展(DIP)	0	第2〜5中節骨	第2〜5末節骨		
指	外転		第3中手骨延長線	第2, 4, 5指軸	中指の運動は橈側外転,尺側が移転とする →[その他の部位]参照	
指	内転		第3中手骨延長線	第2, 4, 5指軸		

*ここでは,中手指節関節(metacarpophalangeal joint)をMCPと略し,中足指節関節(metatarsophalangeal joint:MTP)と区別している.

■ 表2 関節可動域表示ならびに測定方法（つづき）

C. 下肢

部位名	運動方向	参考可動域角度	基本軸	移動軸	測定部位および注意点	参考図
股	屈曲	125	体幹と平行な線	大腿骨（大転子と大腿骨外顆の中心を結ぶ線）	骨盤と脊柱を十分に固定する 屈曲は背臥位，膝屈曲位で行う 進展は腹臥位，膝伸展位で行う	
	伸展	15				
	外転	45	両側の上前腸骨棘を結ぶ線への垂直線	大腿中央線（上前腸骨棘より膝蓋骨中心を結ぶ線）	背臥位で骨盤を固定する 下肢は外旋しないようにする 内転の場合は，反対側の下肢を屈曲挙上してその下を通して内転させる	
	内転	20				
	外旋	45	膝蓋骨より下ろした垂直線	腓骨（腓骨頭と外果を結ぶ線）	背臥位で，股関節と膝関節を90°屈曲位にして行う．骨盤の代償を少なくする	
	内旋	45				
膝	屈曲	130	大腿骨	腓骨（腓骨頭と外果を結ぶ線）	股関節を屈曲位で行う	
	伸展	0				
足	屈曲（底屈）	45	腓骨への垂直線	第5中足骨	膝関節を屈曲位で行う	
	伸展（背屈）	20				
足部	外がえし	20	下腿軸への垂直線	足底面	足関節を屈曲位で行う	
	内がえし	30				
	外転	10	第1，第2中足骨の間の中央線	同左	足底で足の外縁または内縁で行うこともある	
	内転	20				
母指（趾）	屈曲（MTP）	35	第1中足骨	第1基節骨		
	伸展（MTP）	60				
	屈曲（IP）	60	第1基節骨	第1末節骨		
	伸展（IP）	0				
足指	屈曲（MTP）	35	第2〜5中足骨	第2〜5基節骨		
	伸展（MTP）	40				
	屈曲（PIP）	35	第2〜5基節骨	第2〜5中節骨		
	伸展（PIP）	0				
	屈曲（DIP）	50	第2〜5中節骨	第2〜5末節骨		
	伸展（DIP）	0				

表2 関節可動域表示ならびに測定方法（つづき）

D. 体幹

部位名	運動方向		参考可動域角度	基本軸	移動軸	測定部位および注意点	参考図
頸部	屈曲（前屈）		60	肩峰を通る床への垂直線	外耳孔と頭頂を結ぶ線	頭部体幹の側面で行う 原則として腰掛け坐位とする	
	伸展（後屈）		50				
	回旋	左回旋	60	両側の肩峰を結ぶ線への垂直線	鼻梁と後頭結節を結ぶ線	腰かけ坐位で行う	
		右回旋	60				
	側屈	左側屈	50	第7頸椎棘突起と第1仙椎の棘突起を結ぶ線	頭頂と第7頸椎棘突起を結ぶ線	体幹の背面で行う 腰かけ坐位とする	
		右側屈	50				
胸腰部	屈曲（前屈）		45	仙骨後面	第1胸椎棘突起と第5腰椎棘突起を結ぶ線	体幹側面より行う 立位，腰かけ坐位，側臥位で行う 股関節の運動が入らないように行う →[その他の部位]参照	
	伸展（後屈）		30				
	回旋	左回旋	40	両側の後上腸骨棘を結ぶ線	両側の肩峰を結ぶ線	坐位で骨盤を固定して行う	
		右回旋	40				
	側屈	左回旋	50	ヤコビー線の中点に立てた垂直線	第1胸椎棘突起と第5腰椎棘突起を結ぶ線	体幹の背面で行う 腰かけ坐位または立位で行う	
		右回旋	50				

E. その他の部位

部位名	運動方向	参考可動域角度	基本軸	移動軸	測定部位および注意点	参考図
肩（肩甲骨の動きを含む）	外旋	90	肘を通る前額面への垂直線	尺骨	前腕は中間位とする 肩関節は90°外転し，かつ肘関節は90°屈曲した肢位で行う	
	内旋	70				
	内転	75	肩峰を通る床への垂直線	上腕骨	20または45°肩関節屈曲位で行う 立位で行う	
母指	対立				母指先端と小指基部（または先端）との距離（cm）で表示する	
指	外転		第3中手骨延長線	第2, 4, 5指軸	中指先端と第2, 4, 5指先端との距離（cm）で表示する	
	内転					
	屈曲				指尖と近位手掌皮線または遠位手掌皮線との距離（cm）で表示する	
胸腰部	屈曲				最大屈曲は，指先と床の間の距離（cm）で表示する	

F. 顎関節

顎関節	・開口位で上顎の正中線で，上歯と下歯の先端とのあいだの距離（cm）で表示する ・左右偏位は上顎の正中線を軸として下歯列の動きの距離を左右ともcmで表示する ・参考値は上下第1切歯列対向縁線間の距離5.0cm，左右偏位は1.0cmである

表は日本整形外科学会および日本リハビリテーション医学会により決定された「関節可動域表示ならびに測定方法」

身体所見

異常歩行，跛行

abnormal gait, limp

歩行障害の原因と分類

- 歩行の障害（異常歩行，跛行）は，神経，血管，筋肉，関節の異常などさまざまな要因で生じうる．
- 要因による異常歩行の分類を図1に示す．
- 病態を把握するにあたって，まず患者の歩行について問診，観察することは診断上きわめて重要である．

■観察項目
- 歩行の安定性：よろけたり，つまずいたりしないか．
- 歩容（歩き方）：足が上がっているか，きちんと着地しているか，足の運び方はしっかりしているか，腕が振れているかなど．
- 歩行の協調性：直線上を歩けるか，つぎ足歩行ができるか，体の向きを変える（回れ右）ができるか．

異常歩行		原因，歩容など
痙性片麻痺歩行		脳血管障害などによる片麻痺のある患者にみられる．麻痺側の下肢は伸展位で，外側に股関節を中心に半円を描くような歩容．
痙性対麻痺歩行		痙性脊髄麻痺などによる対麻痺のある患者にみられる．膝関節伸展，足関節内反尖足位でアヒルのように腰から歩く．
失調性歩行		小脳疾患などで思った場所に下肢を着地できないため，通常の歩容では不安定となり，代償性に両足を開き歩行する．発症初期段階では，直線上を歩けない，つぎ足歩行ができない程度のこともある．
墜下性跛行	①軟性墜下性跛行	先天性股関節脱臼などで荷重時に大腿骨頭が殿筋内を上方に移動することで脚長差が生じ，跛行を呈する．トレンデレンブルグ徴候が現れる歩行である．
	②硬性墜下性跛行	脚長不同が存在する場合，短縮側の骨盤を下降させて歩行する．
逃避性跛行		痛みを避けるため，患側の立脚期を短くして体重をなるべくかけないようにしている歩行．外傷，坐骨神経痛など下肢に疼痛がある場合にみられる．
間歇性跛行		歩行するに従って徐々に一側もしくは両側の下肢に痛み，疲労感，しびれが出現し，歩行継続困難となるが，休息すると再びある程度の距離が歩けるようになることを繰り返す．下肢動脈の慢性閉塞性病変で生ずる**血管性**のものと，神経の圧迫により生じる**神経性**のものに分けられる．

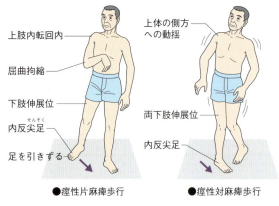
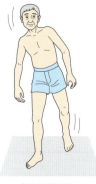
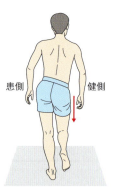

■図1　異常歩行の分類

（落合慈之監：脳神経疾患ビジュアルブック．p.53，学研メディカル秀潤社，2009を改変）

検査

神経学的検査

neurologic examination

運動麻痺

- 運動麻痺は，脳の運動中枢から末端の筋線維までの経路がどこかで障害され，十分な随意運動が発揮できない状態である．
- 脳，脊髄など中枢神経領域での障害を上位運動ニューロン障害（核上性麻痺）といい，脊髄前角細胞から末端の筋線維までの末梢神経領域での障害を下位運動ニューロン障害（核下性麻痺）という（図1）．
- 上位（1次）運動ニューロン障害：錐体路障害では痙性麻痺，錐体外路障害では不随意運動（振戦，チックなど）が生じ，小脳経路障害では協調運動がスムーズに行われなくなる．
- 下位（2次）運動ニューロン障害：弛緩性麻痺を起こして筋収縮力の低下・消失，筋緊張の減弱・消失，筋萎縮，筋伸張反射の低下・消失などが起こる．
- 上位（1次）運動ニューロン障害と下位（2次）運動ニューロン障害の鑑別点を表1に示す．

表1　上位運動ニューロン障害と下位運動ニューロン障害の鑑別点

上位	下位
筋緊張は亢進し，spasticity（痙縮）がある．腱反射は亢進	筋緊張は低下し，flaccidity（弛緩性）がある．腱反射は減衰ないし消失
筋萎縮はない．あっても廃用性筋萎縮	筋萎縮著明
バビンスキー反射（+）	足底筋反射は正常，または消失
線維束性収縮（-）	線維束性収縮（+）
侵される筋群はびまん性である．孤立した筋のみが侵されることはない．	孤立した筋のみが侵される．

※バビンスキー反射，足底筋反射についてはp.55参照．
（田崎義昭ほか：ベッドサイドの神経の診かた．改訂18版〔坂井文彦改訂〕，p.157，南山堂，2016）

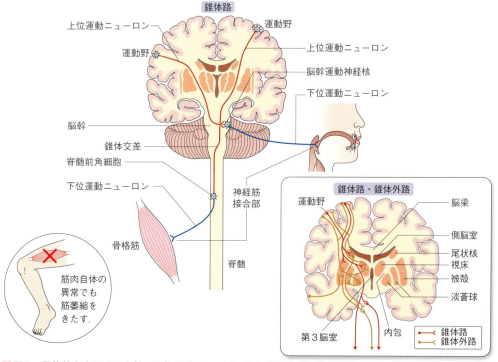

■図1　骨格筋を支配する上位・下位運動ニューロンおよび錐体路・錐体外路
（落合慈之監：脳神経疾患ビジュアルブック．p.58，60，学研メディカル秀潤社，2009）

運動麻痺の神経学的所見

- 運動麻痺は，麻痺の部位によって図2のように分類される．
- これらの麻痺を鑑別するうえで，四肢の筋力評価は重要である．図3に示す全身の筋肉を把握し，通常，徒手筋力テスト（MMT：図4）で0～5の6段階（表2）で評価する．

分類	麻痺の分布	障害部位と代表的疾患
①単麻痺	上下肢のうち一肢のみ	中枢・末梢神経のどちらの障害でも起こる．対側運動野または頸部以下の同側脊髄障害，末梢神経障害で生じる． ・筋萎縮なし：脳血管障害，脳腫瘍（大脳皮質運動野領域） ・筋萎縮あり：末梢神経障害，脊髄前角，前根の障害
②片麻痺	病変反対側の顔面・舌・上下肢	大脳半球病変：内包が多い
	病変側の脳神経麻痺と反対側の上下肢	脳幹部病変＝交叉性片麻痺
③対麻痺	両側下肢	脊髄障害によるものが多い． ・痙性対麻痺：中枢神経障害（主として胸髄病変） ・弛緩性対麻痺：末梢神経障害（馬尾の圧迫，多発神経炎），中枢神経障害の急性期
④四肢麻痺	両側上下肢	両側の大脳から神経筋接合部，筋のいずれの障害でも生じる ・痙性麻痺：大脳両側性の障害（除皮質硬直），脳幹の障害（除脳硬直） ・弛緩性麻痺：頸髄障害（腫瘍，椎間板ヘルニア，外傷など），急性期，多発性神経炎，進行性ジストロフィー，重症筋無力症 ・上肢弛緩性＋下肢痙性麻痺：前脊髄動脈症候群（頸髄レベル）
⑤末梢神経麻痺	一部の筋のみ	正中神経麻痺，橈骨神経麻痺（p.213参照），尺骨神経麻痺，坐骨神経麻痺（p.213参照），腓骨神経麻痺（p.214参照），など
	脛骨神経麻痺	足根管症候群，外傷 知覚異常：足部外側や足底部 運動麻痺：足関節の底屈不能と足趾の屈曲不能

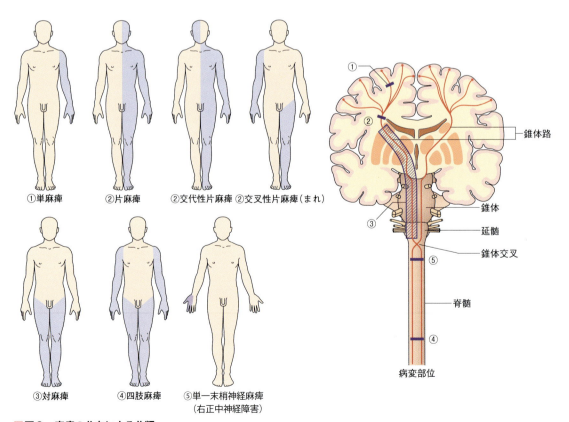

①単麻痺　②片麻痺　②交代性片麻痺　②交叉性片麻痺（まれ）
③対麻痺　④四肢麻痺　⑤単一末梢神経麻痺（右正中神経障害）

図2　麻痺の分布による分類

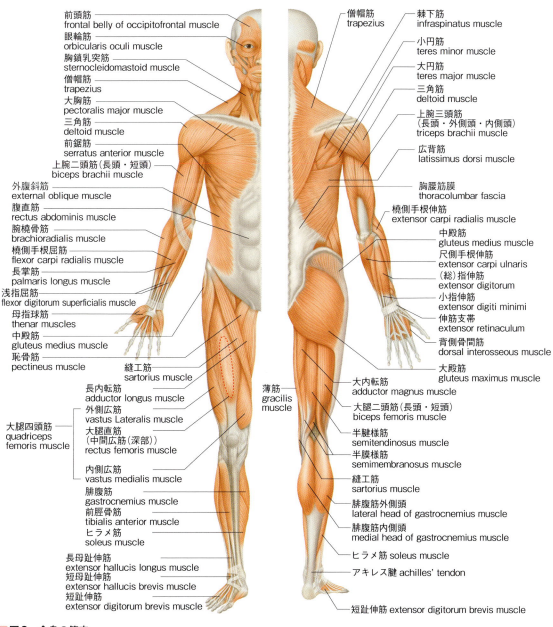

■ 図3　全身の筋肉

■ 表2　MMTの評価表

5	正常(normal)	強い抵抗を与えても，完全に運動しうるもの．
4	良好(good)	ある程度の抵抗に打ち勝って，正常可動域いっぱいに運動できる．
3	やや良好(fair)	抵抗を加えなければ，重力に対して正常可動域いっぱいに運動できる．
2	不良(poor)	重力を除外してやれば，正常可動域いっぱいに運動できる．
1	痕跡(trace)	筋のわずかな収縮は起こるが，関節は動かない．
0	(zero)	筋の収縮がまったくみられない．

- 以上の6段階のほかに，各段階の中間をとりたい場合には，各数字に(＋)あるいは(－)をつける．たとえば，「弱い抵抗に打ち勝って運動できる場合」正常可動域の50％以上なら4－，50％以下なら3＋とする．
- 「重力を除外して」正常可動域の50％以上なら2－，50％以下なら1＋とする．

(田崎義昭ほか：ベッドサイドの神経の診かた．改訂17版[坂井文彦改訂]，p.56，南山堂，2010，をもとに作成)

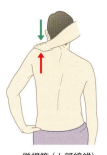
僧帽筋（上部線維）
C3-4，副神経支配
坐位で肩を挙上させ抵抗を加える．

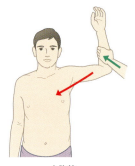
僧帽筋（下部線維）
C3-4，副神経支配
坐位で肩を後方に突き出させ抵抗を加える．

大胸筋
C5-8，（T1），前胸神経支配
仰臥位で上腕を側方へ水平にあげた位置で内転を命ずる．

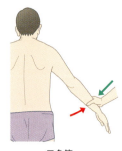
三角筋
C5-6，腋窩神経支配
坐位で上肢を側方へ挙上させ抵抗を加える．ただし体幹より30〜75°のあいだでみる．

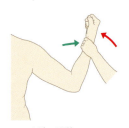
上腕二頭筋
C5-6，筋皮神経支配
坐位で前腕を回外させて肘を屈曲させ抵抗を加える．

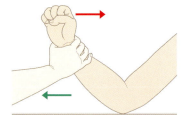
腕撓骨筋（C5〜C6），撓骨神経支配
机の上に肘をつき，前腕に抵抗を加え，肘を曲げさせる．

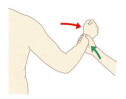
上腕三頭筋
C(6)-8，撓骨神経支配
坐位で前腕を屈曲位から伸展させ抵抗を加える．

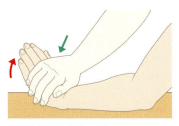
手関節の背屈（C6〜C8）
検者の外力に抗して，指を伸ばしたまま，手首を撓側で背屈．

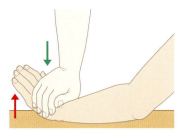
尺側手根伸筋（C7〜C8），撓骨神経支配
検者の外力に抗して，尺側で手首を背屈．

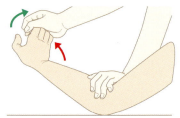
撓側手根屈筋（C6〜C7），正中神経支配
こぶしを作った手首を撓側で屈曲させ，これに抵抗を加える．

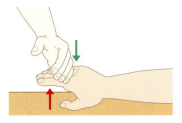
総指伸筋（C7〜C8），撓骨神経支配
手の筋を，中手指節関節で背屈させ，検者は力を加えて，その抵抗をみる．

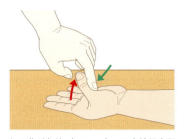
短母指外転筋（C7〜T1），正中神経支配
母指を手掌面に対し垂直に上げさせる．

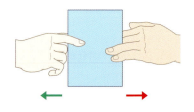
掌側骨間筋（C8〜T1），尺骨神経支配
患者の指の間に紙をはさみ，引っぱる．

■図4　徒手筋力テストの1例
（Chusid JG, et al：Correlative Neuroanatomy and Functional Neurology. 18th ed. Lange, 1982を改変）

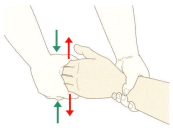

背側骨間筋（C8〜T1），尺骨神経支配
指を開かせ，抵抗を加える．

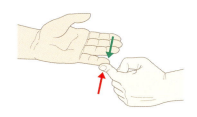

小指外転筋（C8〜T1），尺骨神経支配
手を机の上におき，小指を外力に抗して外転させる．

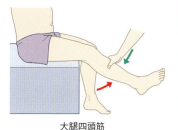

大腿四頭筋
L2-4，大腿神経支配
坐位で下腿に抵抗を加えて膝を伸展させる．

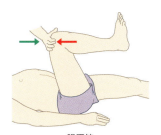

腸腰筋
L1，大腿神経支配
膝屈曲位で仰臥させ90°に曲げた股関節をさらに屈曲させ，抵抗を加える．

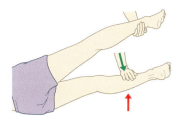

大腿内転筋群
L2-4，閉鎖神経支配
膝伸展位で側臥させ，下方の肢を内転させ抵抗を加える．上方の肢は検者が保持する．

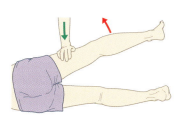

中・小殿筋および大腿筋膜張筋
L4-5，S1，上殿神経支配
下肢伸展位で側臥させ，抵抗を加えながら上方の肢全体を外転させる（上にあげる）．

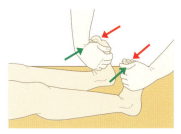

前脛骨筋（L4〜L5），深腓骨神経支配
足を背屈，内反させ，その強さをみる．

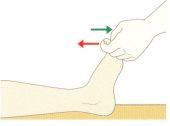

長母趾伸筋〔L5，(S1)〕，深腓骨神経支配
母趾を外力にさからって背屈させる．

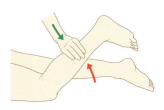

大腿屈筋群
L4-5，S1-2，坐骨神経支配
腹臥位で，抵抗を加えながら膝を屈曲させる．

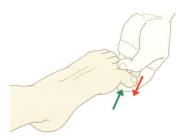

長母趾屈筋（L5，S1），脛骨神経支配
母趾を抵抗にさからって屈曲させる．

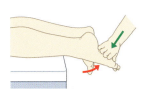

腓腹筋
L(5)，S1-2，脛骨神経支配
腹臥位で，足部を底屈させ抵抗を加える．

■図4　徒手筋力テストの1例（つづき）
（Chusid JG, et al：Correlative Neuroanatomy and Functional Neurology. 18th ed. Lange, 1982 を改変）

感覚障害

- 感覚障害は患者の主観によるところが大きく，客観的な評価が難しい．最大限に患者の訴えに耳を傾けて検査を行う．
- 感覚は多少の個人差はあるが，神経ごとにその支配領域が決まっている．これを皮膚分節という（図5）．
- 各神経は障害を受けると，それぞれにその支配領域に症状を呈する．
- 感覚は，表在感覚（温痛覚，触覚）と深部感覚（振動覚，関節位置覚），複合感覚に分類される．主な診療道具を図6に示す．

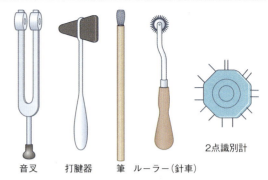

音叉　打腱器　筆　ルーラー（針車）　2点識別計

■ 図6　主な診察道具

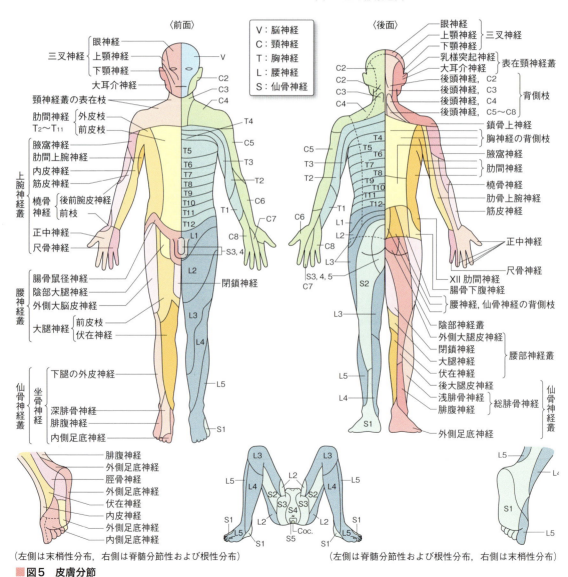

（左側は末梢性分布，右側は脊髄分節性および根性分布）　　（左側は脊髄分節性および根性分布，右側は末梢性分布）

■ 図5　皮膚分節

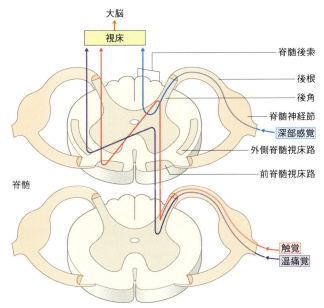

■ 図7 感覚伝導路（主な経路）

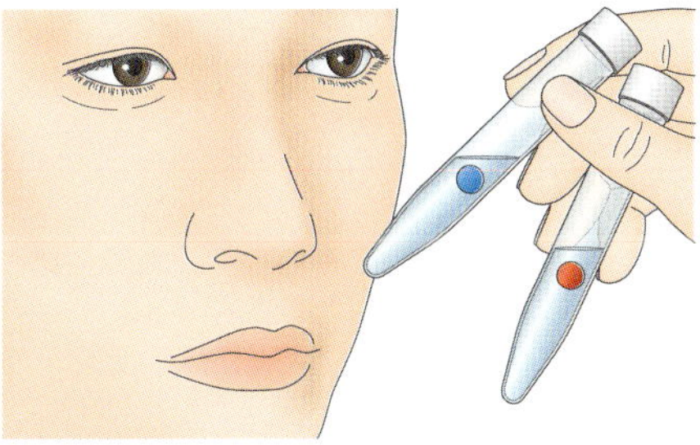

■ 図8 温度覚
温水（●）と冷水（●）のいずれかを皮膚に当てて，識別ができるかどうかを確認する．

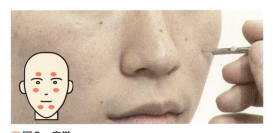

■ 図9 痛覚
先の尖ったもので，額の左右同じ部位に同程度の刺激を与える．

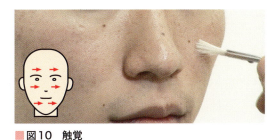

■ 図10 触覚
刷毛で，額の左右同じ部位に同程度の刺激を与える．

■ **表在感覚**
- 温度覚と痛覚（温痛覚）は，外側脊髄視床路を通って伝えられ，触覚は前脊髄視床路を通って伝えられる（図7）．
- 脊髄や神経根に病変が生じた場合，触覚の脱失がまず起こり，つづいて痛覚の脱失が生じる．逆に神経根の損傷後の回復の過程では，まず痛覚の回復が起こるため，温痛覚と触覚は別に評価する．
- 温度覚：試験管もしくはフラスコに，40℃程度の温湯と10℃程度の冷水を入れ，これを患者の皮膚に密着させて，温かいか冷たいかを答えさせる．左右を比較し記録する（図8）．
- 痛覚：針や安全ピン，針車などで皮膚を刺激し，障害部位を探る．痛覚刺激は障害部位から正常部位に向かって刺激を加えていったほうが，障害部位を明確にしやすい（図9）．
- 触覚：綿球や毛筆などでできるだけ軽く触れ，患者が認知できないようであれば，その強度を少しずつ上げる（図10）．

■ **深部感覚（固有感覚）**
- 振動覚：音叉を使用し手指，足趾，骨突出部にあて，振動がわかるかどうか評価する．
- 関節位置覚：手指や足趾を側面からつまむようにし，他動的に伸展，屈曲させ，閉眼させた患者にその時点で関節の位置がどの方向にあるかを答えさせる．
- これらはともに脊髄後索を通って伝えられる感覚であり，その異常は後索の障害を示唆する．四肢末端ほど障害されやすい（p.52参照）．

■ **複合感覚**
- 代表的な複合感覚は「2点識別覚」である．2点を同時に刺激し，認知可能な最短距離を評価する（p.52参照）．
- 評価には，2点識別計，コンパスなどの診察用具を用いて行う．

感覚障害の神経学的所見

- 皮膚分節を念頭に入れつつ，表在感覚，深部感覚，複合感覚について，それぞれ障害の有無，程度，範囲を評価する（p.50参照）．

- 皮膚分節は個人差や評価した方法によって少しずつ異なるが，乳頭のT4，臍のT10，下肢のS1，上肢母指のC6，中指のC7，小指のC8は共通している．

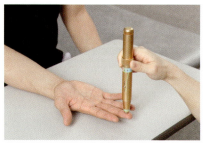
温度覚検査

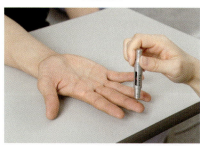
痛覚検査

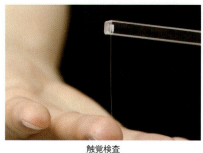
触覚検査

■図11　表在感覚検査

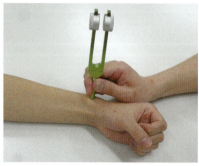
振動覚検査

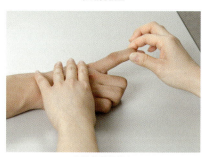
関節位置覚検査

■図12　深部感覚検査

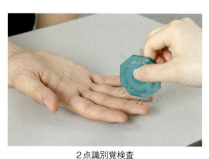
2点識別覚検査

■図13　複合感覚検査

■**障害高位診断上，大切な所見**
- 以下の点に注意して診察にのぞむ．
① 皮膚感覚は隣り合う神経根により重複支配されているため，単一神経根の障害で感覚消失は生じない．
② すなわち，境界明瞭な麻痺の場合は，末梢神経障害の可能性が高い．
③ 同様の理由から，単一神経根障害で実際に生じる感覚低下の範囲は，皮膚分節よりも狭い．

■**各感覚の評価方法**
- 表在感覚：温度覚，痛覚，触覚を，それぞれ「鈍麻，消失，過敏」で評価する（図11）．
- 深部感覚：振動覚，関節位置覚を，それぞれ「鈍麻，消失」で評価する（図12）．

- 複合感覚：2点識別覚の基準値は，口唇2〜3mm，指尖3〜6mm，手掌足底15〜20mm，手背足背30mm，脛骨面40mm，背部40〜50mmである．診察上で得た数値を記録する（図13）．
- 表在感覚および振動覚は正常を10点とし，異常がある場合はその何割程度わかるかを点数化し表現する．
- 図3で示すとおり，脊髄分節支配分布と末梢神経支配分布は異なることに注意する．

反射

反射とは

● 反射は，意識障害や知能障害，詐病など患者の協力を得られない場合でも，神経学的評価を可能とする神経症状の診断において最も重要な検査である．

● 誘発される反射の反応は個人差があり，必ず左右を比較し，筋力や感覚の障害を鑑みて評価・解釈する．

● 左右の反射の程度に差があれば，必ず器質的病変が存在するが，左右同程度に亢進もしくは減弱している場合は，ただちに病的とはいえない．

深部腱反射

● 腱を叩くことにより，筋を急に伸張させることで誘発される筋の反射的収縮である．

● 亢進は該当する反射中枢(図14)より上位の錐体路障害を意味し，減弱または消失は末梢神経を含んだ反射弓(図15)の障害を意味する．

表在反射(superficial reflexes)

● 皮膚または粘膜に刺激を与えることで，誘発される筋の反射的収縮である．

● 消失は，錐体路障害を示唆する．

病的反射

● 筋の伸張や皮膚表面の刺激により誘発される．正常では原則としてみられないが，小児では正常でも出現することがある．

● この反射の出現は，錐体路障害を示唆する．

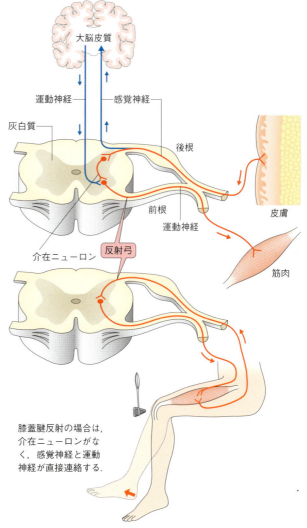

表在反射
(錐体路・末梢神経障害で減弱ないし消失)
腱反射
(反射中枢より上の障害で亢進，以下の障害で減弱ないし消失)
大脳
橋
延髄
頸髄
胸髄
腰髄
仙髄
角膜反射
下顎・眼輪筋反射
咽頭反射
頭後屈反射C1～4
上腕二頭筋，腕橈骨筋反射C5，6
上腕三頭筋反射C6～8
回内筋反射C6～Th1
手指屈筋反射C6～Th1
腹壁反射Th5～12
腹筋反射Th6～12
挙睾筋反射L1，2
膝蓋腱反射L2～4
下肢内転筋反射L3，4
足底反射L5～S2
膝屈筋反射L4～S2
肛門反射S3～5
足底筋反射L5～S2
アキレス腱反射L5，S1，2

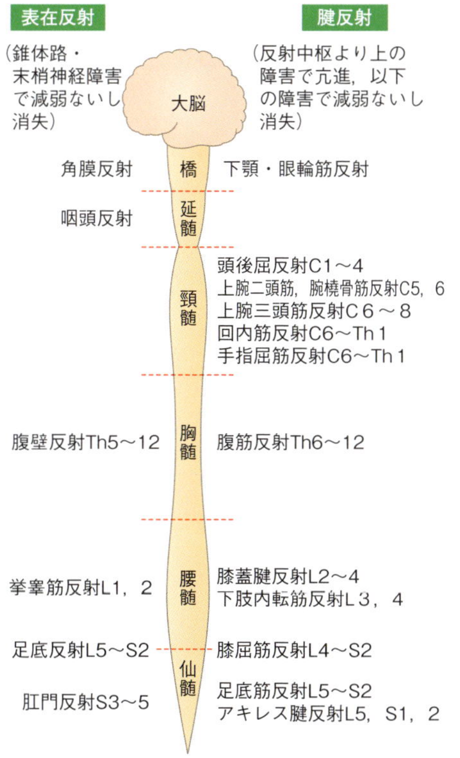

図14 反射中枢

(田崎義昭ほか：ベッドサイドの神経の診かた，改訂18版[坂井文彦改訂]，p.90，南山堂，2016より改変)

大脳皮質
運動神経
感覚神経
灰白質
後根
前根
運動神経
皮膚
筋肉
介在ニューロン
反射弓
膝蓋腱反射の場合は，介在ニューロンがなく，感覚神経と運動神経が直接連絡する．

図15 反射弓(reflex arc)

反射が起こる神経経路を反射弓という．刺激が受容器(筋紡錘)に加わり，脊髄後根の感覚神経Ⅰa線維を通って反射中枢に達し，折り返し脊髄前根の運動神経α線維を通って効果器(筋)に達する経路をいう．

反射の神経学的所見

- 反射をみる目的は,上位(1次)運動ニューロン(錐体路)障害か下位(2次)運動ニューロン(前角細胞を含む末梢神経レベル)障害かの鑑別である(p.53参照).図16, 17, 18に主だった反射とそれから得られる病的な意義について述べる.

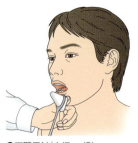

●下顎反射(中枢・橋)
軽く口を開かせ,下顎を左の示指で押さえ指の上を叩く.正常では反応がないが,咬筋が収縮し,下顎の上昇がみられる場合は反射亢進である.橋の三叉神経核よりも中枢側に障害があることを疑う.

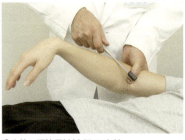

●上腕二頭筋反射(中枢 C5(6))
二頭筋腱上に母指をおき,その母指を叩く.正常であれば二頭筋が収縮し,前腕が適度に屈曲する.

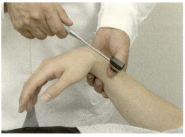

●腕橈骨筋反射(中枢 C5, 6)
橈骨の茎状突起を叩く.正常であれば腕橈骨筋が収縮し,肘が適度に屈曲する.

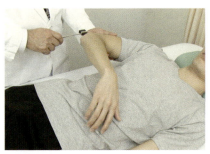

●上腕三頭筋反射(中枢 C7(6, 8))
三頭筋腱を叩く.正常であれば三頭筋が収縮し,前腕が適度に伸展する.

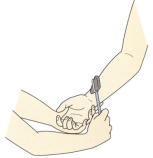

●手指屈筋反射(中枢 C6〜T1)
被検者の手関節より中枢側で手指屈筋の腱部を叩く.正常であれば弱いが,深部反射亢進時に著明となる手指屈曲が起こる.

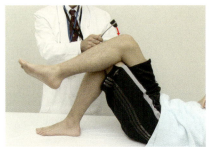

●膝蓋腱反射(中枢 L2〜4)
膝蓋腱を叩く.正常であれば大腿四頭筋が収縮し,下腿が適度に伸展する.

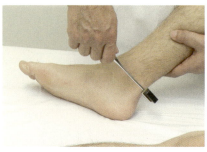

●アキレス腱反射(中枢(L5)S1, 2)
アキレス腱を叩く.正常であれば下腿三頭筋が収縮し,足が適度に底屈する.

■図16 主な深部腱反射とその評価

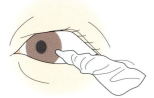
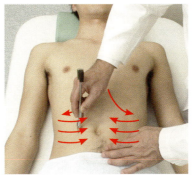
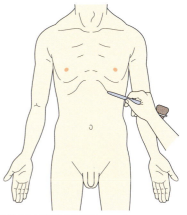

●角膜反射（中枢-橋）
ティッシュペーパーなどでこよりをつくり，斜め前より角膜を刺激する．正常では両眼とも閉眼する．三叉神経障害では角膜の痛みを感じないため，患側刺激では両眼とも閉眼しない．顔面神経麻痺では両側の刺激でも患側で閉眼しないか，閉眼しても弱い．

●仰臥位で膝を軽く立てた状態で，外側から内側へと腹壁を軽くこする．正常であれば腹筋が収縮し，臍が刺激された方向へ動く．一側性の反射減弱や消失に注意．

●挙睾筋反射〔挙睾筋反射L1～2〕
大腿内側を遠位方向へこすると同側の睾丸が挙上する．錐体路障害で消失する

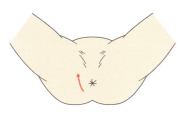
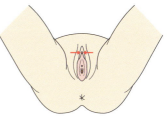

●肛門反射（中枢S3, 4(5)）
正常であれば，肛門の中に指を入れたり，肛門周辺を針でこすったりすると肛門括約筋の収縮が起こる．

●球海綿体筋反射（中枢S2～4）
正常であれば，亀頭（男性）または陰核（女性）を指で急につまむようにして陰茎背神経（陰核背神経）を刺激すると，球海綿体筋と肛門括約筋が収縮する．神経因性膀胱の診断に有用．

■図17　表在反射とその評価

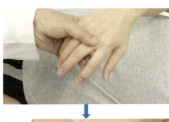
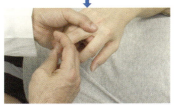
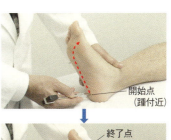
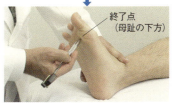

●ホフマン反射
中指の付け根を手背側から包むようにもち，爪を下方に向かってはじくと，母指が内側へ屈曲する．一側のみに出現する場合は病的であり，錐体路障害が疑われる．

●バビンスキー反射
足底の外縁を鍵などでこすり上げた時に母趾が背屈する場合，異常と判定する．

■図18　主な病的反射とその評価

徒手筋力テスト（MMT）：manual muscle test

検査

痛みの評価

pain assessment

- 痛みの定義は「実質的あるいは潜在的な組織損傷に結びつく，あるいはこのような損傷を表す言葉を使って述べられる不快な感覚・情動体験」とあるように，感情が痛みの中に入り込んでいる．
- 痛みは感情を包含していることから，客観的に評価するのに1つの指標だけでは正確ではなく，通常，複数の指標を用いて評価する．
- 評価は量的評価と質的評価に大別される．

痛みの量的評価

- 評価スケールには図1に示す4つの方法がある．いずれも妥当性，信頼性が確認されている．

Numerical Rating Scale (NRS)

| 0 | 1 | 2 | 3 | 4 | 5 | 6 | 7 | 8 | 9 | 10 |

患者自身に痛みのレベルを0から10までの11段階の整数で示してもらう方法である．最も頻用される評価法である．想像しうる最大の痛みを10点，痛みのない状態を0点とし，現在の点数を尋ねる方法である．

Visual Analogue Scale (VAS) 10cm

| 全く痛みがない | これ以上の強い痛みは考えられない，または最悪の痛み |

患者自身に100mmの水平な直線の上に指を置き，痛みの強さを数値化するものである．繰り返し行うことで信頼性が増すといわれている．欠点としては方法を理解できない高齢者，小児，視力障害者および指の動かせない患者には用いることができない．

Verbal Rating Scale (VRS)

| 痛みなし | 少し痛い | 痛い | かなり痛い | 耐えられないくらい痛い |

3段階から5段階の痛みの強さを表す言葉を並べ，患者にその言葉を選択させる方法である．VRSは言語の問題や選択肢が固定されていることが欠点である．

Face Pain Scale (FPS)

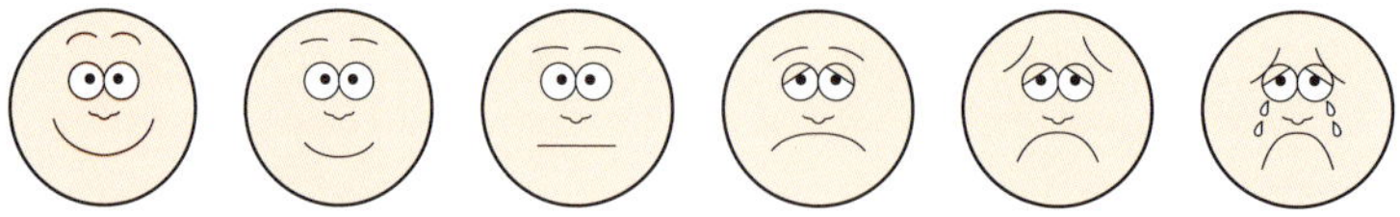

人の表情を記した笑顔から泣き顔までの6段階スケールである．小児に好まれる傾向にある．

■ 図1　痛みスケール
(Whaley L, et al : Nursing care of infants and children 3rd ed. St louis Mosby, 1987)

痛みの質的評価

- 痛みの質を評価する質問票として，マギル痛み質問票(MPQ)とその短縮版の(SF-MPQ)，さらに神経障害性疼痛の成分を加味した簡易型マギル痛み質問票-2(SF-MPQ-2)（図2）などがある．ほかに神経障害性疼痛スクリーニング質問票（図3），Pain DETECT（図4）などがある．

この質問表には異なる種類の痛みや関連する症状を表す言葉が並んでいます．過去1週間に，それぞれの痛みや症状をどのくらい感じたか，最も当てはまる番号に×印をつけて下さい．あなたの感じた痛みや症状に当てはまらない場合は，0を選んで下さい．

			0	1	2	3	4	5	6	7	8	9	10	
1.	ずきんずきんする痛み	なし	0	1	2	3	4	5	6	7	8	9	10	考えられる最悪の状態
2.	ビーンと走る痛み	なし	0	1	2	3	4	5	6	7	8	9	10	考えられる最悪の状態
3.	刃物でつき刺されるような痛み	なし	0	1	2	3	4	5	6	7	8	9	10	考えられる最悪の状態
4.	鋭い痛み	なし	0	1	2	3	4	5	6	7	8	9	10	考えられる最悪の状態
5.	引きつるような痛み	なし	0	1	2	3	4	5	6	7	8	9	10	考えられる最悪の状態
6.	かじられるような痛み	なし	0	1	2	3	4	5	6	7	8	9	10	考えられる最悪の状態
7.	焼けるような痛み	なし	0	1	2	3	4	5	6	7	8	9	10	考えられる最悪の状態
8.	うずくような痛み	なし	0	1	2	3	4	5	6	7	8	9	10	考えられる最悪の状態
9.	重苦しい痛み	なし	0	1	2	3	4	5	6	7	8	9	10	考えられる最悪の状態
10.	さわると痛い	なし	0	1	2	3	4	5	6	7	8	9	10	考えられる最悪の状態
11.	割れるような痛み	なし	0	1	2	3	4	5	6	7	8	9	10	考えられる最悪の状態
12.	疲れてくたくたになるような	なし	0	1	2	3	4	5	6	7	8	9	10	考えられる最悪の状態
13.	気分が悪くなるような	なし	0	1	2	3	4	5	6	7	8	9	10	考えられる最悪の状態
14.	恐ろしい	なし	0	1	2	3	4	5	6	7	8	9	10	考えられる最悪の状態
15.	拷問のように苦しい	なし	0	1	2	3	4	5	6	7	8	9	10	考えられる最悪の状態
16.	電気が走るような痛み	なし	0	1	2	3	4	5	6	7	8	9	10	考えられる最悪の状態
17.	冷たく凍てつくような痛み	なし	0	1	2	3	4	5	6	7	8	9	10	考えられる最悪の状態
18.	貫くような	なし	0	1	2	3	4	5	6	7	8	9	10	考えられる最悪の状態
19.	軽く触れるだけで生じる痛み	なし	0	1	2	3	4	5	6	7	8	9	10	考えられる最悪の状態
20.	むずがゆい	なし	0	1	2	3	4	5	6	7	8	9	10	考えられる最悪の状態
21.	ちくちくする／ピンや針	なし	0	1	2	3	4	5	6	7	8	9	10	考えられる最悪の状態
22.	感覚の麻痺／しびれ	なし	0	1	2	3	4	5	6	7	8	9	10	考えられる最悪の状態

SF-MPQ-2© R-melzack and the Initiative on Methods, Mesurement, and Pain Assessment in Clinical Trials(IMMPACT), 2009, All Rights reserved. Information regarding permission to reproduce the SF-MPQ-2 can be obtainde at www.immpact.org.

■ 図2　SF-MPQ-2(Short-Form McGill Pain Questionnaire-2)

- 痛みの上向路に外側脊髄視床路と内側脊髄視床路がある(図5).外側脊髄視床路は痛みの強さや部位の識別に関係し(一次痛),内側脊髄視床路は痛みの不快感を中枢に伝える(二次痛).
- MPQはこれら感覚としての痛みと情動体験としての痛みを分けて測定するものである.質問項目が78あり,回答に時間がかかるため,外来臨床においては簡易型を用いることが多い.とくに,神経障害性疼痛の成分を加味したSF-MPQ-2は薬剤選択の際は有用といえる.

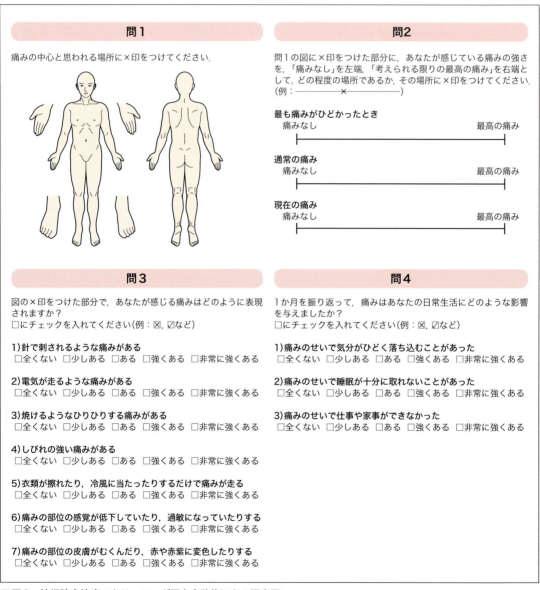

図3 神経障害性痛スクリーニング研究会監修による調査票
〔小川節郎:日本人慢性疼痛患者における神経障害性疼痛スクリーニング質問票の開発.ペインクリニック,31(9):1187-1194,2010をもとに作成〕

痛みの性状や時間についてうかがいます． 0から5までの当てはまる数字に○をしてください．	一度もない	ほとんどない	少しある	ある程度	激しい	非常に激しい
1．痛みのある部位では，焼けるような痛み（例：ヒリヒリするような痛み）がありますか？	0	1	2	3	4	5
2．ピリピリしたり，チクチク指したりするような感じ（蟻が歩いているような，電気が流れているような感じ）がありますか？	0	1	2	3	4	5
3．痛みがある部位を軽く触れられる（衣服や毛布が触れる）だけでも痛いですか？	0	1	2	3	4	5
4．電気ショックのような急激な痛みの発作が起きることはありますか？	0	1	2	3	4	5
5．冷たいものや熱いもの（お風呂のお湯など）によって痛みが起きますか？	0	1	2	3	4	5
6．痛みのある場所に，しびれを感じますか？	0	1	2	3	4	5
7．痛みがある部位を，少しの力（指で押す程度）で押しても痛みが起きますか？	0	1	2	3	4	5

8．あなたの痛みの経過を表す図として，次の4つのうち，どれが最もあてはまりますか？　□印にチェックを付けて下さい．

□持続的な痛みで，痛みの程度に若干の変動がある　　□持続的な痛みで，時々痛みの発作がある

□痛みが時々発作的に強まり，それ以外のときは痛みがない　　□痛みが時々発作的に強まり，それ以外のときも痛みがある

9．痛みは他の部位にも広がりますか？　□はい　□いいえ

■図4　Pain DETECT

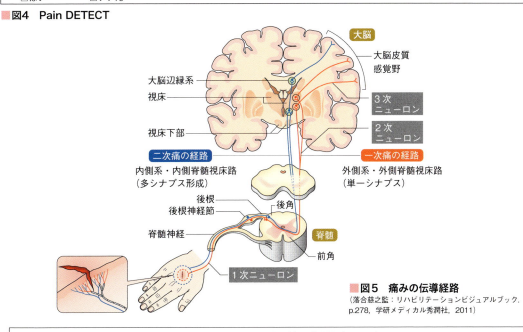

■図5　痛みの伝導経路
（落合慈之監：リハビリテーションビジュアルブック．p.278, 学研メディカル秀潤社, 2011）

マギル痛み質問票（MPQ）：McGill pain questionnaire　｜　マギル痛み質問票短縮版（SF-MPQ）：short-form McGill pain questionnaire

検査

一般画像検査

imaging examination

単純X線 (X-ray photography)

- 整形外科領域では単純X線撮影で骨折，脱臼，骨腫瘍，骨変形，骨系統疾患など多くの異常をとらえ，骨状態の評価が簡便に行える．
- 通常は1部位について立体的に把握するため，2方向以上の撮影を行う．
- 放射線の被曝に留意し，小児，女性，生殖腺の被曝を回避するように配慮し，とくに女性においては妊娠の有無に注意する．
- X線所見は正常人体の骨X線像の知識が必要であり，骨の輪郭と内部構造から組織レベルの変化を想定しなければならない．
- まず骨の外形，輪郭，皮質，骨髄の変化を確認する．続いて陰影の強弱・濃淡，辺縁の鮮明度や連続性，骨膜反応などを確認する（表1）．
- 関節の評価は，関節裂隙の広さ，骨棘形成，脊椎では配列の異常，また軟部組織の異常所見も見逃さないようにする．

■表1 単純X線の主な異常所見とその疾患

骨の異常所見	骨陰影の変化	全身的な変化	減弱：骨粗鬆症，骨軟化症，副甲状腺機能亢進症，腎性骨異栄養症，多発性骨髄腫 増強：大理石骨病（osteopetrosis）※，濃化異骨症（pyknodysostosis）※，骨髄線維症（myelofibrosis），フッ素症（fluorosis）
		局所的な変化	減弱：廃用性（骨折，麻痺），炎症（関節リウマチ，骨・関節結核，骨髄炎），ズデック骨萎縮※ 増強：大理石骨病，濃化異骨症，骨髄線維症，フッ素症
	嚢腫様透亮像	腫瘍性	良性：内軟骨腫，線維性骨皮質欠損 良性〜悪性：巨細胞腫 悪性：軟骨肉腫，骨髄腫，溶骨性転移がん
		腫瘍類似疾患	孤立性骨嚢腫，線維性骨異形成症，好酸球性骨肉芽腫，副甲状腺機能亢進症のbrown tumor（褐色腫）
		その他	Brodie骨膿瘍，痛風結節，血友病性偽腫瘍，色素性絨毛結節性滑膜炎
	骨の形の変化		骨折後，各種骨系統疾患
	骨膜反応		骨折，骨膜下出血（外傷，血友病），骨髄炎，悪性骨腫瘍，軟部組織の炎症，関節炎
関節の異常所見	適合性・配列の異常		各種（先天性，外傷性，麻痺性）の脱臼，亜脱臼
	骨端の変化	骨萎縮 骨棘（spur）形成 軟骨下骨消失 軟骨下骨硬化 嚢胞（cyst）形成 侵食（erosion）像	RA（rheumatoid arthritis，関節リウマチ），関節結核 変形性関節症 結核性関節症 変形性関節症 変形性関節症，RA RA
	関節裂隙の変化	狭小化 拡大	炎症（全面的），変形性関節症（負荷面） 小児で関節内出血や滲出液の貯留に際し，股関節，肩関節などでみられる．
	関節内遊離体		外傷による骨軟骨炎，離断性骨軟骨炎，滑膜性骨軟骨腫症（synovial osteochondromatosis）
	軟骨石灰化（chondrocalcinosis）		偽性痛風，アルカプトン尿性関節症（ochronotic arthritis）※，変形性関節症，特発性
	真空現象（vacuum phenomenon）		関節裂隙に一致する透明陰影で，軟骨変性に伴ってみられることがある．
軟部組織の異常所見	腫瘤陰影		腫瘍，膿瘍，血腫など
	石灰化		石灰性腱炎，血管の石灰化，静脈結石，皮膚筋炎，進行性全身性硬化症
	骨化		各種（進行性，外傷性，麻痺性）の骨化性筋炎，骨外骨肉腫
	ガス像		開放創，ガス壊疽など
	fat pad sign※		関節内血腫，水腫

※大理石骨病：破骨細胞の発育，機能が欠けているため，全身の骨硬化とモデリング障害が起こり，易骨折性などがみられる遺伝性疾患．
※濃化異骨症：遺伝性疾患で，骨の再吸収およびリモデリングの異常によって起こる．低身長が特徴的．
※ズデック骨萎縮：捻挫などの損傷に伴って起こる急性の骨萎縮．
※アルカプトン尿性関節症：生まれながらにアルカプトン体（ホモゲンチジン酸）を酸化する酵素が欠損している代謝性疾患．そのため，尿中にアルカプトン体が大量に排泄される．
※fat pad sign：関節内血腫や水腫の内圧が上昇すると，関節包内の脂肪が押し出され，肘関節側面に描写される．

（東　成一：X線，整形外科クルズス（中村耕三監修，織田弘美，高取吉雄編集，津山直一，黒川髙秀編集顧問），改訂第4版，p.118, 2003, 南江堂」より許諾を得て改変し転載．）

各種X線計測

- 体の部位別に応じてさまざまなX線計測法が行われる.主なものを表2に示す.

■ 表2　主な部位別計測法

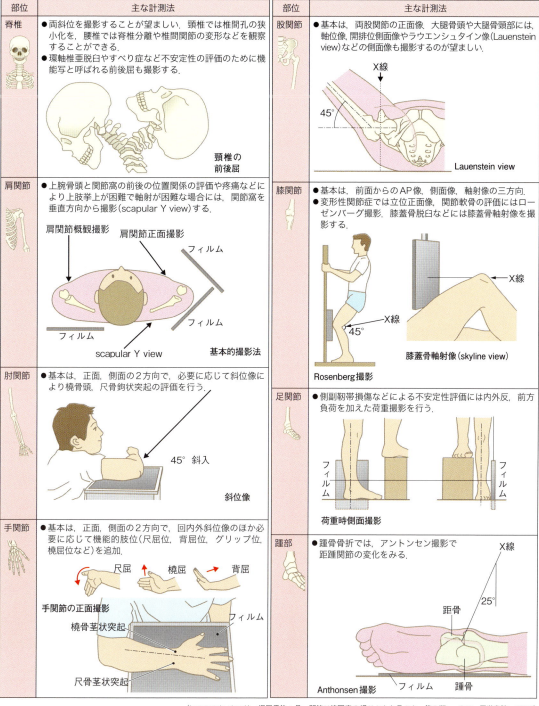

(Lauenstein view は，堀尾重治：骨・関節X線写真の撮りかたと見かた．第8版, p.245, 医学書院, 2010)

CT (computed tomography)

- CTとは，扇状の細いX線ビームを人体の周囲で走査（スキャン）し，透過X線量を計測して，断層画像を得る検査法である(図1)．
- コンピュータ処理により，単純X線より強いコントラストが得られる．また，MRIでは描出できない骨病変の立体的変化をとらえることができるため，脊椎・脊髄の疾患や複雑な骨折片の確認などに有用である．
- ヘリカルCTの普及により，多くの画像を短時間で撮影できるようになった．とくにMPR像（多段面再構成像）では，関節を自由な方向で再構成できるため，3D画像や本来見えない関節面を描出できる(図2～4)．
- 造影剤を使用することにより，より良好なコントラストが得られるが，患者のアレルギー体質や造影剤による副作用の既往の有無を確認する必要がある．

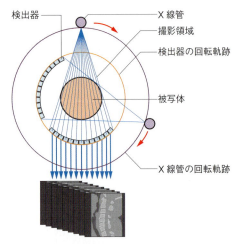

■図1　CT装置の仕組み（多列検出器）
（石井靖人ほか：CT検査．整形外科ビジュアルナーシング（近藤泰児監），p.61，学研メディカル秀潤社，2015を改変）

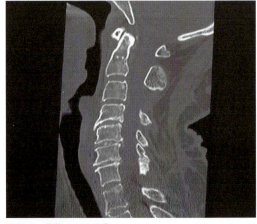

■図2　頸椎のMPR像
（石井靖人ほか：CT検査．整形外科ビジュアルナーシング（近藤泰児監），p.61-62，学研メディカル秀潤社，2015）

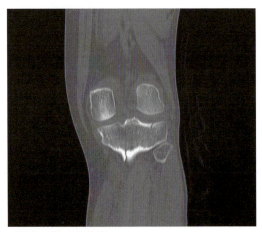

■図3　膝のMPR像
（石井靖人ほか：CT検査．整形外科ビジュアルナーシング（近藤泰児監），p.61-62，学研メディカル秀潤社，2015）

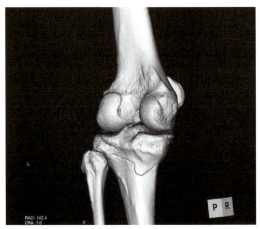

■図4　膝関節3D画像
（石井靖人ほか：CT検査．整形外科ビジュアルナーシング（近藤泰児監），p.61-62，学研メディカル秀潤社，2015）

MRI (magnetic resonance imaging)

- MRI検査は，強い磁場が発生している装置の内部に入り，体外から照射する電磁波に体内の水素原子からの反響信号が画像化するものである．
- MRIは，患者の微細な局所解剖，病変をX線を利用しないため被曝せずにとらえることが可能である．脊椎・脊髄疾患では，単純X線の次に選択される検査である．軟骨，骨髄，腱，靱帯などX線では造影剤が必要な組織の描出されるので，関節炎，腱断裂，軟骨・靱帯損傷など広範囲の疾患の診断に有用である．
- 撮像法には，T1強調像，T2強調像，FLAIR像や拡散強調像，ガドリニウム化合物の造影像などがある．
- 強い磁力を用いて行う検査のため金属製品により熱傷のリスクがあるため，金属製品はすべて取り除く．心臓ペースメーカなど体内に金属製の医療機器が挿入されている場合は，可能であれば取り外し，外せない場合は，放射線科医師と相談のうえ，実施する必要がある．
- 脊椎・脊髄疾患では，感染症(図5)，先天異常(図6)，腫瘍，血管病変および椎間板ヘルニアなどが描出される．
- 骨腫瘍や軟部腫瘍では，内部構造，構成成分，進展範囲が描出できる．軟部組織では，膝十字靱帯損傷，半月板損傷，肩腱板断裂などの診断にも有用である．
- 骨・関節および軟部組織の信号強度を表3に示す．

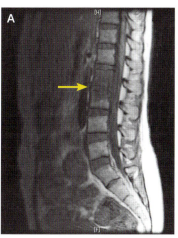 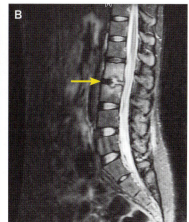 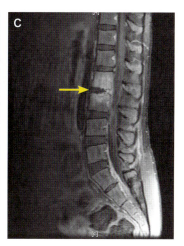

■図5　化膿性脊椎炎のMRI像
A：T1強調像，B：T2強調像，C：ガドリニウム造影像
(脊椎の感染症(p.144)参照)

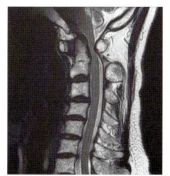

■図6　環軸椎脱臼のMRI像
(頸椎の先天異常(p.275)参照)

■表3　骨・関節および軟部組織の信号強度*1

組織	T1強調像	T2強調像
皮下脂肪	高	高
筋肉	中	中
皮質骨	低	低
赤色髄	中	中
脂肪髄*2	高	高
椎間板髄核	中	高
腱・靱帯	低	低
水	低	高

*1　高信号は白色，低信号は黒色
*2　黄色髄ともいう．骨髄には赤色髄(血球をつくる造血組織)と脂肪髄の2種類があり，造血細胞が少なく，脂肪に富んでいる黄色の部分をいう．
(「福田　明：MRI，整形外科クルズス(中村耕三監修，織田弘美，高取吉雄編集，津山直一，黒川髙秀編集顧問)，改訂第4版，p.130，2003，南江堂」より許諾を得て改変し転載)

エコー (echography)

- 探触子(プローブ：図7)という超音波の発生と受信を同時に行う装置を身体に直接当てて行う．
- 人体に無害な超音波を使用するため，ほかの画像検査に比べて侵襲が少ない．また機器が比較的小型で移動できるため外来やベッドサイドで検査を行うこともできる．
- 整形外科分野では骨や石灰化した病巣では超音波が反射されるため，適していない．単純X線で描出されにくい軟部組織の描出に適している．
- 軟部組織の評価には，腱板損傷，靭帯損傷，半月板損傷，発育性股関節形成不全などが適している．
- 血液の流れに色をつけて表示するカラードプラ法では，関節リウマチや大腿静脈血栓症(図8)などの炎症所見の評価に使用される．
- 関節や四肢の痛みやしびれ，筋力低下，関節可動域制限など機能障害を生じる疾患が対象となりうる．
- 脊椎・脊髄疾患では主に術中検査として用いられる．たとえば脊柱管拡大術時に脊髄描出目的(とくに脊髄前方の圧迫要素の描出)で用いる．
- エコー検査に有用な関節疾患を表4に示す．

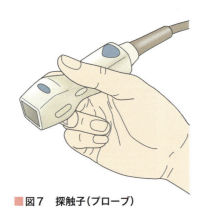

■ 図7　探触子(プローブ)

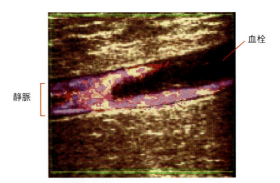

■ 図8　大腿静脈血栓のカラードプラエコー像
(深部静脈血栓症(p.225)参照)

■ 表4　エコー検査の有用な関節疾患

部位	疾患
肩関節	腱板断裂，肩峰下滑液包炎，上腕二頭筋長頭腱炎・断裂
肘関節	肘頭滑液包炎，肘部管のガングリオン
手関節・手部	ガングリオン，手根管症候群，関節リウマチ，化膿性腱鞘炎
股関節	先天性股関節脱臼，単純性股関節炎
膝関節	膝窩嚢胞，半月板ガングリオン，半月板損傷，関節リウマチ，色素性絨毛結節性滑膜炎，変形性膝関節症，ジャンパー膝
足関節・足部	アキレス腱断裂，アキレス腱炎，足根管のガングリオン，足関節靭帯損傷

(玉井和哉：関節造影，整形外科クルズス(中村耕三監修，織田弘美，高取吉雄編集，津山直一，黒川髙秀編集顧問)，改訂第4版，p.133，2003，南江堂より許諾を得て改変し転載)

前後(AP)像：anterior posterior view　｜　FLAIR：fluid attenuated inversion recovery　｜　多断面再構成(MPR)：multi planar reconstruction

検査

造影検査
contrast examination

関節造影（arthography）

- 単純X線検査ではわかりにくい関節腔の形状や大きさを明らかにするために，造影剤を注入してX線撮影を行う検査法．
- 部位は，膝，股，肩，肘，足，手関節などで行われる．
- 関節鏡の発達とMRIの進歩により減少傾向であるが，腱板断裂（図1）や腱板損傷，先天性股関節脱臼，靱帯損傷などでは有用性がある．
- 関節包や軟骨，靱帯などの関節構成体の状態や関節面の不整や適合性などを調べることができる．
- 造影法には，①空気関節造影（一定量の空気または窒素を注入してX線撮影をする），②陽性関節造影（ヨード造影剤などX線吸収率が高い陽性造影剤を使用する），③二重造影（両者を組み合わせたもの，少量の造影剤と空気を注入する）の3種類がある．
- 造影剤を用いる場合には，患者によっては薬剤アレルギーが起きる可能性があることに注意して検査を行う必要がある．

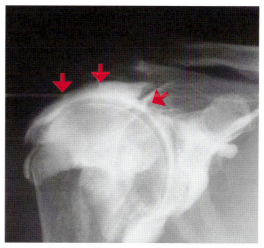

■ 図1　腱板断裂例の肩関節造影像（p.356を参照）
（河合伸也ほか監：NursingSelection 7 運動器疾患．p.192，学研メディカル秀潤社，2003）

脊髄造影（myelography）

- 圧迫や狭窄などにより脊髄液（くも膜下腔）の通過障害が推定されるような脊椎・脊髄疾患で，圧迫レベルと狭窄状態の確認のために行う検査法である．
- 腰椎穿刺などで脊髄液を採取した後に造影剤を注入してX線透視と撮影を行う．
- 造影剤は，非イオン性の水溶性ヨード造影剤を使用する．血管造影剤を使用してはならない．
- X線による脊髄造影後にCTによる脊髄造影を行うことで，骨性因子，軟部組織，神経組織の横断面の評価が可能である（図2, 3）．
- 患者の負担の少ないMRIの普及により第1選択の検査ではなくなっているが，ペースメーカーや閉所恐怖症などMRI施行が困難な患者には有用である．
- 脊髄を穿刺して造影剤を注入するため，細心の注意を払って行う．感染による合併症を避けるために，十分な清潔操作と正確な手技が必要である．

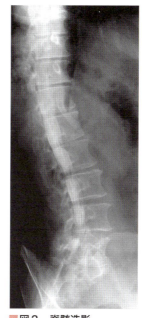

■ 図2　脊髄造影
（石井靖人ほか：整形外科ビジュアルナーシング（畑田みゆき編），p.69．学研メディカル秀潤社，2015）

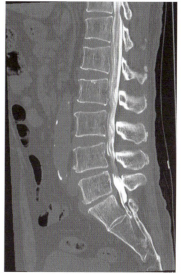

■ 図3　脊髄造影後のCT画像
（石井靖人ほか：整形外科ビジュアルナーシング（畑田みゆき編），p.69．学研メディカル秀潤社，2015）

血管造影 (angiography)

- 動脈や静脈にカテーテルにより造影剤を注入する検査法である．
- 血管損傷，血管閉塞性疾患，腫瘍性疾患などの補助診断として行われる．
- 動脈造影(arteriography)では，外傷による四肢や骨盤の動脈損傷があるかどうか，腫瘍の悪性度の診断や広がりの判定などに用いられる．
- 悪性腫瘍の場合には，抗腫瘍薬の注入や術中の出血量を少なくするために，新生した腫瘍血管にあらかじめ閉塞するなど治療目的にも使用される．
- 静脈造影(venography)は，静脈瘤の検査などに用いられる．静脈の閉塞部位の欠損や静脈瘤の拡張蛇行が描出される(図4)．
- 近年では，血管内治療とよばれる狭窄した血管を広げる血管形成術や血管の流れを止める血管塞栓術が行われる．
- 血管形成術：X線透過像を見ながら，血管内に挿入したカテーテルを操作し，動脈硬化などで狭窄した血管を拡張する．
- 血管塞栓術：X線透過像を見ながら，血管の破れる恐れのある動脈瘤に血液が流れ込まないようにがん細胞に栄養を与える血管の血液を遮断する．

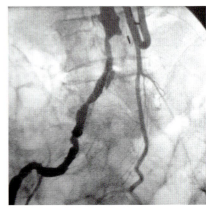

■図4　大動脈から総腸骨動脈の血管造影
左総腸骨動脈の閉塞を認める．
(河合伸也ほか監：NursingSelection 7 運動器疾患．p.192, 学研メディカル秀潤社，2003)

造影CT，MRI (contrast enhanced CT, MRI)

■造影CT
- 通常，静脈にヨード造影剤を注入して撮影を行う．
- 3D-CTアンギオグラフィーでは，マルチスライス技術確認の進歩により血管や骨格の構造を三次元に回転させた画像でみることが可能である(図5)．
- 肺血栓塞栓症(図6)の確定診断に有用である．中枢側肺動脈の血栓だけでなく，葉動脈や区域枝動脈レベルの血栓の描出も可能である．
- 脊椎や胸椎疾患の診断にも有用である(図7)．

■造影MRI
- 造影MRIで用いられる造影剤は，ガドリニウム製剤で，ヨード造影剤よりは副作用の発生頻度は低いとされる．
- 脊椎や胸椎疾患に有用で椎間板ヘルニアや脊椎カリエスなどの診断にも使用される(図8)．

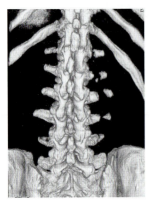

■図5　3D-CT画像
腰椎横突起骨折
(腰椎損傷，馬尾神経損傷(p.335)参照)

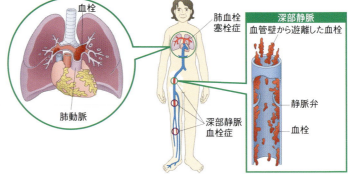

■図6　肺塞栓症の成立
(落合慈之監：呼吸器疾患ビジュアルブック．p.315, 学研メディカル秀潤社，2010)

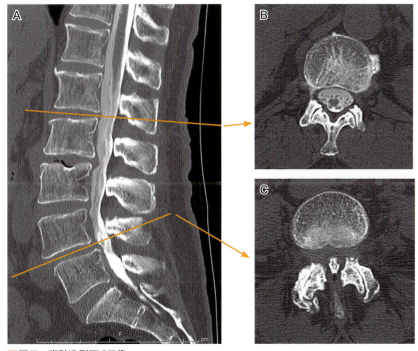

■ 図7　脊髄造影下CT像
腰部脊柱管狭窄症
(腰部脊柱管狭窄症(p.321)参照)

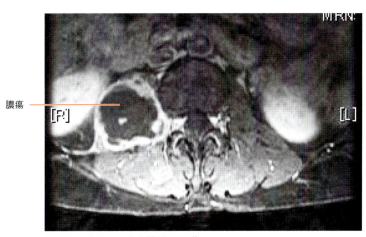

膿瘍

■ 図8　ガドリニウム造影MRI像
脊椎カリエス
(胸椎の感染症(p.308)参照)

検査

シンチグラフィ

scintigraphy

- シンチグラフィ（核医学検査）は，放射性同位元素（RI）で標識された薬剤を体内に投与後に組織活性の高い部分に集積することを利用し，放出される放射線を検出してその薬剤の分布を画像化する検査である．悪性腫瘍の広がりや各種臓器の機能の診断などに用いられ，RI検査ともよばれる．
- X線，CT，MRIなどでは把握しきれない病変の有無や部位，大きさを知ることができる．
- 数種類のシンチグラフィがあるが，整形外科で用いられる頻度の高いものに骨シンチグラフィ，ガリウムシンチグラフィ，炎症シンチグラフィ，肺換気・肺血流シンチグラフィ，白血球シンチグラフィなどがある．
- 各種シンチグラフィで使用されるRIを表1に示す．
- 骨シンチグラフィ：骨髄腫などの転移性骨腫瘍や骨代謝疾患などのスクリーニングに最も優れている（図1）．
- ガリウムシンチグラフィ：膿瘍，肺炎，腎盂腎炎，関節炎などの炎症や腫瘍にガリウム67（クエン酸ガリウム）が集積し炎症性疾患に応用されている．

■ 表1　各種シンチグラフィで使用される放射性同位元素

骨シンチグラフィ	テクネチウム（99mTc）
ガリウムシンチグラフィ	ガリウム（67Ga）
白血球シンチグラフィ	インジウム（111In），テクネチウム（99mTc）
脳血流シンチグラフィ	テクネチウム（99mTc），ヨード（123I）
心筋血流シンチグラフィ	タリウム（201Tl），テクネチウム（99mTc）
肺血流シンチグラフィ	テクネチウム（99mTc）
肺換気シンチグラフィ	テクネチウム（99mTc），キセノン（133Xe），クリプトン（81mKr）

- 炎症シンチグラフィ：骨髄炎などの各種炎症病変，人工関節の感染の評価に用いられる．白血球をRI標識するため，とくに白血球の遊走が活発な急性期から亜急性期の炎症病変の評価に適している．
- 肺換気・肺血流シンチグラフィ：肺気腫，肺血栓塞栓症など肺動脈の血流障害の診断に用いられている．

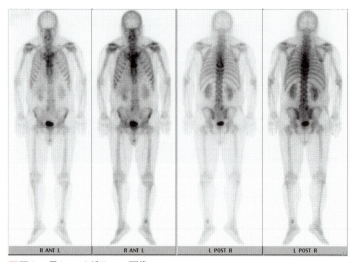

前立腺がんの胸椎転移例．胸椎部に強い集積を認める．

■ 図1　骨シンチグラフィ画像
（落合慈之監：整形外科疾患ビジュアルブック，p73, 学研メディカル秀潤社，2012）

ガリウム（Ga）：gallium　｜　ヨード（I）：iodine　｜　インジウム（In）：indium　｜　クリプトン（Kr）：krypton　｜　放射性同位元素（RI）：radioisotope　｜　テクネチウム（Tc）：technetium　｜　タリウム（Tl）：thallium　｜　キセノン（Xe）：xenon

検査

関節鏡検査

arthroscopy

- 関節鏡検査とは内視鏡を関節内に挿入し，直接テレビモニターで観察する検査である（図1）．関節鏡検査とは別に特殊な手術器機を挿入し，手術と併行して行うことが多く，関節鏡下手術という．
- 外科手術より低侵襲であり，短期入院でかつ早期リハビリテーションが望める．
- 検査部位の多くは膝関節であるが，肩関節，肘関節，手関節，股関節，足関節へ適応範囲が拡大している．
- 関節鏡下手術は半月板損傷，膝関節では十字靱帯損傷（前十字・後十字靱帯再建術，図2），軟骨損傷，離断性骨軟骨炎，肩関節では反復性脱臼，関節唇損傷，肩鎖関節障害，足関節では関節内遊離体，骨棘形成，靱帯損傷などが行われている．

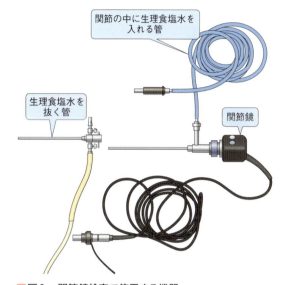

■図1　関節鏡検査で使用する機器
（落合慈之監：整形外科疾患ビジュアルブック．p.74, 学研メディカル秀潤社，2012）

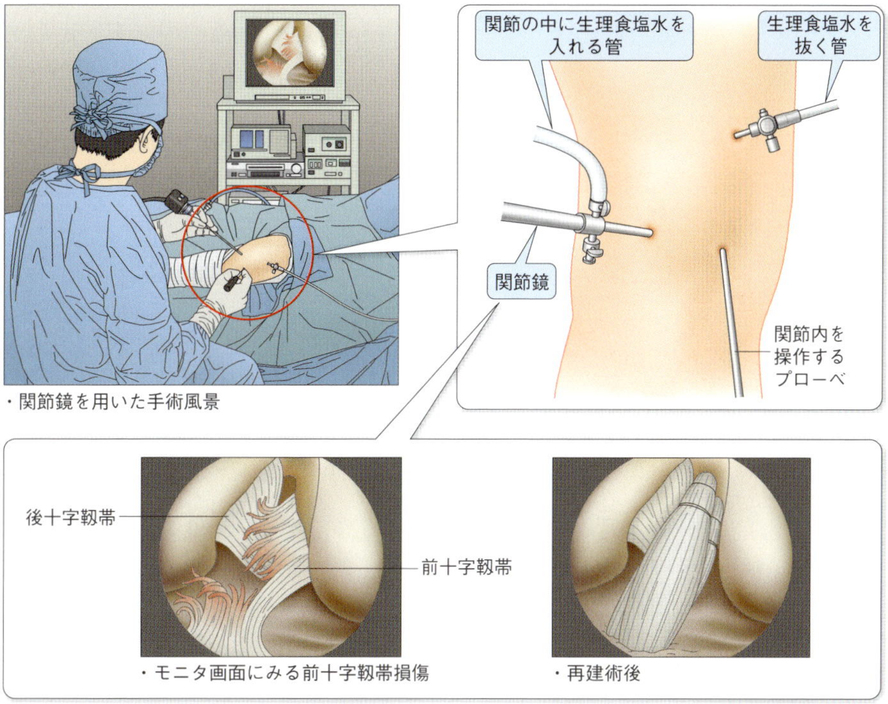

■図2　膝関節鏡を用いた前十字靱帯再建術
（落合慈之監：整形外科疾患ビジュアルブック．p.74, 学研メディカル秀潤社，2012）

検査

骨密度測定

bone densitometry

- 骨基質と骨塩の総和を骨量(bone mass)といい，骨塩量(BMC)とは骨塩の量をいう．骨密度(BMD)とは骨塩量を体積または面積で割ったものをいう．

> 骨密度＝
> 骨塩量(g)÷骨面積(cm^2)〔または骨体積(cm^3)〕

- 骨密度測定では骨中のカルシウム，マグネシウムなどのミネラル成分を測定することで，骨の状態が評価できる．
- 骨密度測定には二重X線吸収法(DXA)が多く用いられ，2種のX線を測定部位に照射することにより，骨と軟部組織の吸収率の差を用いて判定するものである(図1)．DXA法では腰椎，大腿骨近位部，橈骨などで使用する．
- その他，末梢骨QCT法(pQCT)，QUS法，MD法がある．
- 末梢QCT法ではX線CTを用い，骨皮質と海綿骨を分けて測定できる．QCT法は他の手法と比較し，被曝量が高い．
- QUS法は超音波を利用した測定法で，超音波伝播速度と超音波減衰率を測定して骨量を算出する(図2)．
- MD法はアルミニウム板(基準物質)と手を並べてX線撮影を行い，基準物質と骨の濃淡から骨密度を測定する．
- 骨密度は20歳台でピークをむかえ，徐々に減少する．女性の場合は女性ホルモンの影響を受ける．更年期になるとエストロゲン分泌が低下するため，骨量が減少する(図3)．

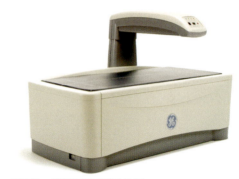

■図1　X線骨密度測定装置
(写真提供：GEヘルスケア・ジャパン)

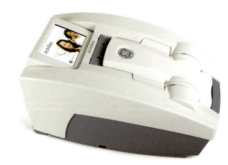

■図2　超音波骨密度測定装置
(写真提供：GEヘルスケア・ジャパン)

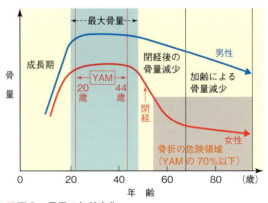

■図3　骨量の年齢変化
YAM(young adult mean)：20～44歳までの若年成人平均値．
(落合慈之監：整形外科疾患ビジュアルブックp.75，学研メディカル秀潤社，2012)

骨塩量(BMC)：bone mineral content ｜ 骨密度(BMD)：bone mineral density ｜ 二重エネルギーX線吸収法(DXA)：dual energy X-ray absorptiometry ｜ MD法：microdensitometry ｜ 末梢骨定量的CT法(pQCT)：peripheral quantitated computed tomography ｜ 定量的超音波法(QUS)：quantitative ultrasound ｜ 若年成人平均値(YAM)：young adult mean

検査

電気生理学的検査

electrophysiological study

神経幹伝達試験(NCT)と針筋電図(needle EMG)

- 臨床診断の補助に用いられる．疾患によっては障害の有無や部位が確定されるためきわめて有用．
- 各検査の特性を十分に理解し，各症例に対しどの検査をいつ行うべきかを考えたうえで実施する．

神経幹伝導試験(NCT)

- 神経を10～15mA，1msec，1Hzで体表上から電気刺激し，支配筋に応答収縮があるか否かを視診または触診により判定する．
- 一般的に軸索変性型損傷では，受傷4～7日で末梢側の神経の反応性は消失するため，それ以降の時期に損傷部より末梢の刺激で応答があれば，損傷程度は，構造変化はないが麻痺が起こる一過性神経不働化(ニューラプラキシア：neurapraxia)である．
- 応答が認められない場合は，ワーラー(Waller)変性が生じる損傷〔軸索断裂(axonotmesis)か神経断裂(neurotmesis)〕である．

針筋電図(needle EMG)

- 筋線維が収縮する際の筋線維細胞膜の電気的活動を導出記録することにより，下位運動ニューロンの異常を定性的に調べる方法である(図1)．

- 以下のような判断に有用である．
① 麻痺が神経原性か筋原性か．
② 障害筋の分布が脊髄髄節性か末梢神経性か．
③ 末梢神経障害の場合
・脱神経変性所見があるか：発症約14日以降の線維自発電位・陽性鋭波(安静時)．
・筋力が完全麻痺かどうか：随意収縮電位の有無．
・損傷高位はどこか：複数の筋を検査してその分布から予測．
・神経再生が起こっているか：低振幅多相性電位の出現．

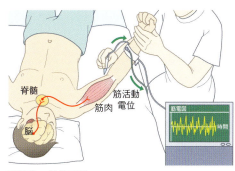

■図1　針筋電図

神経伝導速度検査(MCV, SCV)(図2)

- 神経伝導速度，波形の異常は髄鞘・軸索の異常により生じる．
- 末梢神経障害の高位・程度を決定するのに有用で，絞扼性神経障害の診断には必須である．

運動神経伝導速度(MCV)測定

- 各神経を最大上刺激(刺激強度を増しても波形がそれ以上大きくならない刺激)で刺激し，代表筋(正中神経では短母指外転筋)の筋誘発波形(M波)を記録する．
- 得られたM波の潜時(刺激から活動電位発生までの時間)は，刺激興奮が運動神経を伝導する時間と神経筋接合部ならびに誘導電極直下の筋線維に達するまでの時間である．
- 運動神経伝導速度の算定は，神経上の異なる2点で刺激し，得られた波形の潜時差で刺激点間距離を除して伝導速度を算出する．
- 手足の末端部の評価は，刺激と記録電極間距離を一定にして得られる潜時を終末潜時として利用している．

知覚神経伝導速度(SCV)測定

- 知覚神経活動電位(SNAP)はきわめて小さいので，その導出には通常平均加算装置を用いる．
- 純知覚神経である指神経を刺激して神経幹で記録する順行性測定法と，逆に神経幹を刺激して指で記録する逆行性測定法がある．
- 逆行性測定法では，運動・知覚線維両者を刺激し，導出された波形はM波が混入することがある．
- 知覚神経伝導速度算定は，運動神経伝達速度とは異なり，神経筋接合部における伝導の遅れを考慮しなくてもよいため，潜時と刺激記録間距離から直接算出できる．
- 知覚神経活動電位の振幅低下，波形の変化(多相化：鋸歯状になる)も神経障害を示唆する所見である．

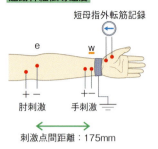
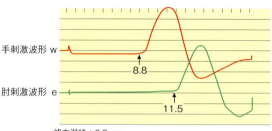

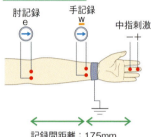

終末潜時：8.8msec
前腕部速度：175mm÷(11.5msec−8.8msec)=64.8m/sec

手・肘記録ともに波形に鋸歯状の多相化がみられる．
末梢部速度：150mm÷5.0msec=30.0m/sec
前腕部速度：175mm÷(8.2msec−5.0msec)=54.7m/sec

■図2　MCVとSCV

[運動神経伝導速度検査]
- 手関節部(w：wrist)と肘関節部(e：elbow)で刺激し，短母指外転筋で筋反応を記録している．終末潜時は，8.8 msecと遅延している．前腕部(w-e)刺激点間距離が17.5 cmであれば，運動神経伝導速度(MCV)は175 mm÷(11.5 msec-8.8 msec)＝64.8 m/sec(正常)となる．

[知覚神経伝導速度検査]
- 中指で刺激して，手関節部(w)と肘関節部(e)で知覚神経活動電位(SNAP)を誘出し，平均加算を記録している．
- 手関節部の潜時が5.0 msec，肘関節部では，8.2 msecであり，刺激点間距離が中指(3F)～手関節部(w)間で15.0 cm，前腕部(w-e)で17.5 cmであれば，知覚神経伝導速度は，おのおの3F-w：150 mm÷5.0 msec＝30.0 m/sec(遅延)，w-e：175 mm÷(8.2 msec−5.0 msec)＝54.7 m/sec(正常)となる．
- 知覚神経活動電位の振幅低下と波形の変化(多相化)も神経障害の所見である．一般に，上肢の神経伝導速度45 msec以下，正中神経の終末潜時4.2～4.5 msec以上を異常としている．したがって，この例では手関節部より末梢部での障害が存在するので左手根管症候群と診断できる．

(「落合直之，長野　昭：筋電図，整形外科クルズス(中村耕三監修，織田弘美，高取吉雄編集，津山直一，黒川髙秀編集顧問)．改訂第4版，p.152，2003，南江堂」より許諾を得て改変し転載)

■術中モニタリング
- 脊椎・脊髄の手術や胸部大動脈瘤の手術など，脊髄損傷を生じる危険性がある手術において，脊髄損傷の発生を予防する目的で手術操作中，神経の反応を経時的にモニタする方法である．
- 脊髄硬膜外腔に挿入した電極を用いて記録を行う脊髄誘発電位や，経頭蓋電気刺激による誘発筋電図(電位)などが用いられる．

■その他
- 体性感覚誘発電位(脳波)や末梢刺激が脊髄から再び返ってきた反応であるF波(図3)は，神経根診断など中枢側の診断に有用である．

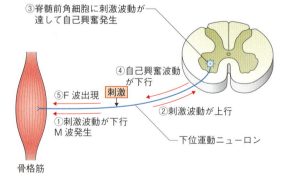

■図3　F波(末梢の運動神経に最大上刺激を与えた場合に，M波に続いて現れる筋複合波)

神経幹伝導試験(NCT)：nerve conduction test　｜　針筋電図(needle EMG)：needle electromyography　｜　運動神経伝導速度(MCV)：motor nerve conduction velocity　｜　知覚神経伝導速度(SCV)：sensory nerve conduction velocity　｜　知覚神経活動電位(SNAP)：sensory nerve action potential

Part 3
治療法

Chapter1　保存療法
Chapter2　手術療法

保存療法

安静
rest

- 安静には，エネルギーの消耗を防ぐ，疼痛の緩和，感染症が全身に広がるのを防ぐなどの目的があり，病気治療の基本となる．
- 整形外科の領域においては，安静の目的は主に急性期の消炎・鎮痛である．多くの場合，安静を要する期間は短い．
- 安静には，必要な安静の程度によって，絶対安静，床上安静，局所安静などの種類がある．
- 患者には安静の必要性やその程度などについて，十分な説明を行う．

安静療法が必要な疾患（表1）
- 化膿性関節炎，蜂窩織炎，腸腰筋膿瘍などの感染症では，抗菌薬治療などとともに床上安静が必要である．
- 頸椎捻挫，足関節捻挫，急性期の肩関節周囲炎，痛風発作などでは局所安静が必要となる．
- 急性腰痛症では，腰椎コルセット（図1）による局所安静が効果的なことが多い．長期安静臥床は衰弱などによりかえって悪化することがあるとされる．

局所安静の方法
- 局所固定には，四肢や体幹のギプス固定や，ネックカラー（図2）やシーネ（副子：図3），ニーブレース（膝関節固定帯）などを使用した固定がある．
- 原因となった運動動作を禁止する．

廃用症候群の予防
- 安静による廃用症候群を防ぐため，局所以外の関節や筋肉の運動を積極的に進める．
- 損傷関節をギプス固定している場合は，その関節を動かすために力を入れる訓練（等尺性訓練）を行う．

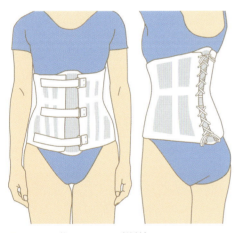

■ 図1　腰椎コルセット（軟性）
腰痛症には簡易の腰椎バンドがよく利用されるが，胸腰椎の圧迫骨折や変性すべり症，変性側彎症に対しては，軟性コルセット，硬性コルセットを使用することもある．腰痛バンドに比して局所安静度は高い．

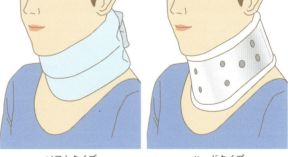

ソフトタイプ　　　　　ハードタイプ

■ 図2　ネックカラー
頸椎捻挫や頸椎術後急性期の局所安静目的に使われる．ソフトタイプ（左），ハードタイプ（右）があるが，効果はほぼ同等．適宜使い分ける．

■ 表1　安静療法が必要な疾患

床上安静	局所安静
脊椎損傷	捻挫，脱臼，骨折
急性腰痛症	腱・靱帯損傷
化膿性関節炎	関節炎
蜂窩織炎	痛風発作
腸腰筋膿瘍	

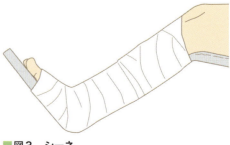

■ 図3　シーネ
四肢・関節の骨折，捻挫などの局所安静，疼痛軽減のために使用される．金属支柱製，プラスチック製などがある．

保存療法

薬物療法

drug therapy

- 整形外科領域では，消炎鎮痛薬を主として，抗菌薬，筋弛緩薬，骨粗鬆症・骨代謝改善薬，抗リウマチ薬，生物学的製剤，副腎皮質ステロイド，高分子ヒアルロン酸製剤，抗がん薬など，さまざまな薬剤が処方される．
- 消炎鎮痛薬では，非ステロイド性抗炎症薬（NSAIDs）が最も汎用される．
- 経口薬：NSAIDs，抗菌薬，筋弛緩薬，骨粗鬆症・骨代謝改善薬，抗リウマチ薬，副腎皮質ステロイドなど．
- 注射薬：NSAIDs，副腎皮質ステロイド，ヒアルロン酸製剤，神経ブロック療法における局所麻酔薬など
- 外用薬：消炎鎮痛効果のあるパップ剤・テープ剤，軟膏，クリーム，ゲル，スティック，スプレーなど．

消炎鎮痛薬

■ NSAIDs（表1）

- 炎症・腫脹を伴う疼痛に使用される．
- 炎症を生じる物質であるプロスタグランジン（PG）の合成を阻害することによって，鎮痛作用，抗炎症作用，解熱作用を現す．
- PGの産生を触媒する酵素であるシクロオキシゲナーゼ（COX）の合成を阻害するもの，COXの活性を阻害するものがある．
- COXにはCOX-1，COX-2，COX-3，3つのアイソザイムがある．NSAIDsは，COX-1もしくはCOX-2に作用する．
- COX-1は胃粘膜，血管内皮，血小板に存在しているため，COX-1の選択性の強いNSAIDsでは，胃粘膜障害や血管障害などの副作用が起こる．
- COX-2は炎症時のPG産生に関与する．
- 近年では胃粘膜障害が少ないCOX-2に選択的に作用するNSAIDsを使用することが多い．
- 共通する副作用は，胃腸障害，皮疹，肝障害，腎障害，アスピリン過敏現象，造血臓器障害であるが，薬剤によって，特徴的な副作用もあるため，注意する．
- アスピリン：耳鳴り，難聴
- インドメタシン：めまい，頭痛，てんかん，パーキンソン症候群等の中枢神経系疾患における症状の悪化
- イブプロフェン・スリンダク：髄膜刺激症状
- メフェナム酸：溶血性貧血

■ アセトアミノフェン

- NSAIDsに比べると効果は緩徐であるが，胃腸障害や血小板抑制などの副作用が少ない．
- 副作用としては，まれに腹痛や下痢，動悸，肝機能障害が出現する．そのため，栄養状態が不良の患者，飲酒量の多い患者への投与には注意する．

■ 副腎皮質ステロイド

- リウマチ患者に長期的に使用される．関節内に注入することが多い．
- 治療効果は高いが，副作用が多い．また，副作用は種類や量，内服する期間によって異なる．
- 主な副作用：満月様顔貌，易感染性，骨粗鬆症，消化性潰瘍，糖尿病，動脈硬化，脂質異常症，無菌性骨壊死，白内障，緑内障，高血圧，ステロイド筋症，副腎皮質機能不全，ニキビ様発疹，多毛症，月経異常，不眠など．

■表1　整形外科領域で用いられる主なNSAIDs

分類		一般名	商品名	COX-2選択性
酸性	サリチル酸系	アセチルサリチル酸	アスピリン	低い
	フェナム酸系	メフェナム酸	ポンタール	低い
	フェニル酸系	ジクロフェナクナトリウム	ボルタレン	中等度
		インドメタシン	カトレップ インテバン	低い
		エトドラク	ハイペン	高い
	プロピオン酸系	イブプロフェン	ブルフェン	低い
		フルルビプロフェン	ロピオン アドフィード	低い
		ケトプロフェン	モーラス ミルタックス	低い
		ロキソプロフェン	ロキソニン	低い
		ザルトプロフェン	ペオン ソレトン	高い
	オキシカム系	フェルビナク	ナパゲルン セルタッチ	中等度
		メロキシカム	モービック	高い
		ロルノキシカム	ロルカム	高い
	コキシブ系	セレコキシブ	セレコックス	非常に高い
塩基性		塩酸チアラミド	ソランタール	なし

その他

■**抗菌薬**
- 開放創や褥瘡における細菌感染，蜂窩織炎，腸筋膿瘍などに投与される．
- 抗菌薬は手術時の感染予防としても使用される．通常は第一世代セフェムや広域ペニシリンなどが用いられる．
- 抗菌薬の安易な投与と中断は，菌の耐性化のリスクが高まるので避ける．
- 抗菌薬の静注投与では，ショックおよびアナフィラキシー様症状の発現に注意する．

■**骨粗鬆症・骨代謝改善薬**
- ビスホスホネート製剤，カルシウム製剤，エストロゲン受容体調節薬活性型（ビタミンD_3），ビタミンD_3製剤，ビタミンK_2製剤，副甲状腺ホルモン製剤（テリパラチド）などが使用されている．

■**高分子ヒアルロン酸製剤**
- 変形性関節症や関節リウマチにおいて，炎症を抑制し疼痛の軽減を図るために関節内に注入することがある．

シクロオキシゲナーゼ（COX）：cyclooxygenase　｜　非ステロイド性抗炎症薬（NSAIDs）：nonsteroidal anti-inflammatory drugs　｜　プロスタグランジン（PG）：prostaglandin

保存療法

運動器リハビリテーション

musculoskeletal rehabilitation

理学療法（運動療法）

- 運動療法は，なんらかの運動や動作を通じて運動障害の改善や姿勢の改善，体力の改善などをはかり，患者の日常生活動作（ADL）および生活の質（QOL）の向上を目指すものである．
- 運動療法は，以下のような目的で行われる．
  ①関節可動域の維持・改善
  ②筋力の増強
  ③耐久力（体力）の向上
  ④運動の協調性の改善
  ⑤呼吸・循環機能の改善
  ⑥ADLの向上
  ⑦QOLの向上
  ⑧その他
- ここでは上記のうち，整形外科疾患にかかわる頻度の高い，①関節可動域の維持・改善，②筋力の増強，に向けたアプローチを中心に述べる．他のアプローチについては，後に述べる日常的に遭遇する主な疾患に対するリハビリテーション（p.86〜100）のなかで触れる．

関節可動域の維持・改善　生活動作への援助に向けて

- 関節可動域（ROM）・筋力・姿勢・運動耐容能などの維持や改善は，整形外科疾患におけるリハビリテーションでは非常に重要な課題である．
- 関節可動域については，他動的に，どの向きに，どのような角度まで動くかを示したものがあり，日本整形外科学会・日本リハビリテーション医学会にて，関節可動域表示ならびに測定法[1,2]として表示されている（p.40〜43）．
- ここでは，他動的関節可動域運動の基本を述べるが，起居や坐位・立ち上がりといった患者の生活行為そのものが，関節可動域運動として有効であることは忘れてはならない．

■関節可動域
- 関節が必要な可動域を保つためには，次のことが大切な条件になる．
・骨や軟骨，滑膜や関節包・靭帯などといった関節の構造に問題がないこと．
・関節を動かすための働筋の筋力が十分であること．
・動きに伴い，拮抗筋が十分に伸ばされること．

■関節拘縮の原因（図1）
- 関節拘縮が起こる原因として以下が考えられる．
＜関節の構造に問題がある場合＞
・軟骨や関節面の変性・変形（変形性関節症，関節リウマチ，その他炎症や外傷など）
・関節包の線維化や滑膜の炎症（不動，関節包肥厚，滑膜炎など）
・靭帯や腱・関節周囲の皮膚などの変化（靭帯や腱の炎症・肥厚，熱傷や外傷による瘢痕など）

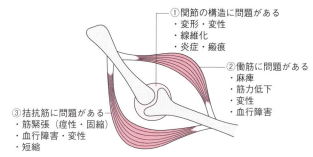

■図1　関節拘縮の原因
〔稲川利光：関節拘縮の理解と予防・改善のポイント．臨床老年看護13(5)：20，2006〕

＜働筋に問題がある場合＞
・各種の麻痺（脳血管障害，パーキンソン病，脊髄小脳変性症，脊髄損傷などの中枢性の麻痺，骨折や外傷に伴う末梢性の麻痺など）
・筋や神経の変性などによる筋力の低下（筋ジストロフィー，ギランバレー症候群，筋萎縮性側索硬化症など）
・血行障害（糖尿病，閉塞性動脈硬化症，その他フォルクマン阻血性拘縮など）
・その他，不動による廃用や炎症・外傷・出血・疼痛などによる筋力の低下など

＜拮抗筋に問題がある場合＞
・筋緊張（脳血管障害や脊髄損傷，パーキンソン病でみられる異常な筋緊張のために筋が十分に伸ばされない状態）
・血行障害や不動による筋の短縮など

- 以上のように，関節拘縮の原因にはさまざまな要因がある．
- 関節可動域を維持・改善する目的は，患者の苦労を取り除くことそして，患者に必要な生活行為を保障し，生活の質を向上させることである．
- とくに，廃用性関節拘縮に関しては，廃用に至った要因を取り除くと同時に，可動域を得るために必要な生活行為を促し，筋力の強化が図られる必要がある．
- 高齢者では安静の時期を極力減らして，すみやかに日常的な生活行為ができる状態にすることが，筋力と関節可動域の維持・改善に有効であり，生活行為そのものが拘縮予防と筋力維持につながる．

■ 関節可動域運動

- 運動時のポジショニングとリラクゼーションは重要で，一般に坐位や立位で行うより，臥位やリクライニングの姿勢のほうがリラクゼーションを得やすく，運動には有利である．

Column
簡単で効果的な上肢の関節可動域運動

- 運動は個々の関節ごとに行うのが原則だが，ここではベッドサイドで簡単にできるよう一連の動作で行う方法を提示する（①〜⑤）．
- 上肢は一般に屈曲拘縮を起こしやすいので，伸展・外転方向に向けて上肢全体が上方に広がるような運動を行う．
- 肩関節の屈曲，外転，外旋，肘関節の伸展，前腕の外旋，手関節の背屈，手指の伸展を統合して行うと，「手のひらで天井を持ち上げるような」運動となる．開始肢位から手関節伸屈の状態まで反動をつけずに上肢をゆっくりと伸ばしていく，それを数回繰り返す．この運動で，上肢に必要な動きはすべて含まれることになる．

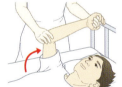
■ ①開始肢位〜肩関節屈曲

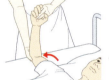
■ ②肩関節外転

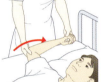
■ ③肩関節外旋

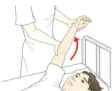
■ ④肘関節伸展

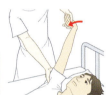
■ ⑤手関節伸展

Column
肩関節の運動には要注意！

- 人の肩関節は可動性を高めるための解剖学的特徴から，無理な外力は関節や周囲の靭帯を痛めやすい．片麻痺患者などでしばしば目にするが，健側の手で患側の手首の背側を持って，それを引き上げるようにして上肢の運動をしていることがある．
- この場合は手のひらが外側（手背が顔のほう）を向いたまま上肢を挙上することになり，上肢全体が捻られて肩関節には無理な力が加わってしまう．
- したがって，肩関節を痛めず，より楽に動かすには，患者の手のひらが，本人の頭や顔の向いた状態で上肢を動かすことがポイントとなる．
- 手のひらが顔や頭のほうに向いていれば，上肢は

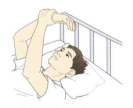
■ ①自己他動運動の正しい手の持ち方
麻痺側の手のひらは常に顔や頭を向くように動かす．こうすれば，肩の関節には無理がない．

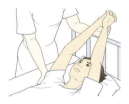
■ ②両手の指を組んで肩関節を動かす
片麻痺では，健側の手で患側の手を持って自己他動運動を行うとよいが，このときに介助者が可動域の増大に向けて援助する．

捻られることもなく，自然で無理のない肩関節の動きが得られる（①）．
- 同じ理屈で，患者の手のひらを額や頭に置いたり，両手の指を組ませた状態で肩関節を動かすのも安全でやりやすい運動である（②）．

- また，運動に際しては，速く動かすことや反動をつけることは禁忌である．筋の急激なストレッチは関節やその周囲の軟部組織にダメージを与えることになりかねないので，注意が必要である．

■下肢の関節可動域運動

- 下肢の拘縮が進むと，寝返りが困難となり褥瘡ができやすくなる．起居や移乗，歩行などの基本動作にも大きな支障をきたし介助量は増大する．
- とくに股関節の屈曲が60°を満たない状態にまで拘縮が及ぶと，椅坐位や端坐位の保持は困難となり患者のQOLは著しく低下する（一般に股関節の屈曲は60°あれば，腰椎の屈曲が代償するのでなんとか椅子や車椅子に座ることが可能である）．
- 股関節の屈曲に際して伸ばされる筋肉は，股関節のみにまたがる大殿筋と股関節と膝関節との両方にまたがるハムストリングス（半腱様筋，半膜様筋，大腿二頭筋）があり，運動の際には，膝を曲げた状態での股関節の屈曲と（大殿筋のストレッチ）と，膝を伸ばした状態での屈曲〔ハムストリングスのストレッチ〕の2通りの運動を行う．
- 足関節を背屈させたときにはアキレス腱が伸ばされるが，アキレス腱は下腿三頭筋の腱で，ヒラメ筋と腓腹筋とで構成されている．
- ヒラメ筋は足関節のみにまたがる筋で，腓腹筋は膝関節と足関節とにまたがる筋である．したがって，足関節を背屈させるには，膝を曲げた状態〔ヒラメ筋のストレッチ（図2A）〕と膝を伸ばした状態〔腓腹筋のストレッチ（図2B）〕との2通りの運動を行う．

■基本動作の重要性

- 生活行為のなかでROMと筋力が得られていく．
- 寝返りから起き上がり，そして坐位，さらに移乗や立ち上がりといった一連の動作は，健常者がふだん何気なく行っている生活行為の一部である．
- 個々の動作に伴う関節の動きとともに必要な筋力の

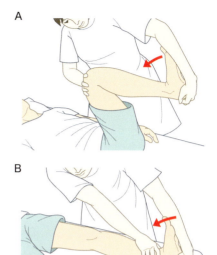

■図2　足関節他動練習例
A．ヒラメ筋のストレッチ：足関節を十分に背屈させるには膝を曲げておく必要がある．
B．腓腹筋のストレッチ：膝を伸ばした状態での足関節の背屈．

維持・強化が得られるので，動作そのものが関節可動域運動として非常に有効なものとなっている．
- 起き上がって坐位をとる，立ち上がって車椅子に移乗する，トイレや洗面に行くなどといった基本的な生活行為そのものが有効な関節可動域運動となる．
- 生活行為の繰り返しのなかで，患者の生活に必要な関節可動域が得られ，筋力も維持されていく．したがって，介助は，持ち上げたり，抱え上げたりするのではなく，生活行為が自然に行われているようなかたちで行うべきである．
- 整形外科疾患では，種々の痛みや運動制限があるなかで，できるだけ正常な生活行為の動きにつなげていくことが必要である．

リスク管理

■廃用症候群の予防

- 臥床や長期入院，ギプスなどの固定期間は可能な限り短くする．
- 急性期からベッド上で患者の状態に合わせたリハビリテーションを開始することは，ROMの維持に効果がある．

■急性期・術直後の留意点

- 患者の状態（バイタルサインや出血量など）を看護師から，治療・手術の内容，経過，禁忌事項などを主治医から，動作時疼痛，どのくらい動けるのかなどをリハビリテーションの立場から，それぞれ専門分野に特化した情報をチーム全体で共有する．
- 意識障害のある，言語障害のあるなど，患者と意思の疎通ができない状態でリハビリテーションを行う場合が多いので，バイタルサイン，表情，患者の反応などに常に注意が必要である．

■痛みの回避

- 関節に腫脹や浮腫がある場合やX線所見で異所性

骨化がみられる場合は，運動で痛みが誘発される可能性がある．
- 痛みが強い場合は自動運動または自動介助運動での関節可動範囲を確認し，他動運動での痛みの出現をできる限り抑え，運動を行う必要がある．
- 許容される痛みの目安は，意思の疎通ができる患者は「痛みの増強しない範囲」にとどめ，意思の疎通ができない患者は関節の動きと抵抗，筋肉や腱の緊張などから無理のない範囲を感じとることが大切である．強い疼痛はROMの改善には逆効果となることが多い．

筋力の低下とその増強

筋力低下について

筋力低下の原因

- 筋力低下の原因には，①筋肉を使わないために筋線維が細くなって力が低下する場合，②上位運動ニューロン，下位運動ニューロンおよび筋の障害で生じる場合，③神経－筋の接合部で神経伝達がうまくいかないために低下する場合などがある（表1）．
- 筋の出力をうまく調整できないと，姿勢の悪化や関節痛の原因となる．ROMの低下にもつながる．

視診・触診

- 筋萎縮の部位やその程度をみる．
- ・萎縮のある筋は柔らかく，力を入れさせても筋肉は硬くならない．
- ・まず左右の同じ部位をよく観察し，筋の厚さや大きさ，張りなどを比較する．
- ・四肢の周径を計測し，左右差をみたり，健常者と比較する．
- 筋力の著しい低下は神経障害や筋疾患による筋萎縮のことが多い．感覚障害の有無や腱反射の出現状態，筋萎縮の分布状況などをみる必要がある（表2）．

徒手筋力テスト（MMT）（図3）

- 個々の筋肉あるいは筋群の収縮力を検査する．
- いつでもどこでも簡単にできる筋力評価法である．
- 表3に示すように0から5までの6段階で評価する．

■ 表1　筋力低下の原因

筋力低下の原因	主な疾患
筋肉を使わないことによる筋萎縮	廃用症候群（生活不活発病）
	疾病加療に伴う安静や固定
	うつなどによる不動
栄養障害による筋萎縮	嚥下障害，食欲低下
	疾病（外傷，炎症，がんなど）によるタンパクの喪失など
筋疾患や神経筋接合部の疾患	重症筋無力症，筋ジストロフィー，ミオパチーなど
運動ニューロン疾患	上位ニューロン疾患（脳卒中，脳性麻痺，多発性硬化症など）
	下位運動ニューロン疾患（多発性筋炎，皮膚筋炎，ポリオなど）
	上位・下位運動ニューロン疾患（筋萎縮性側索硬化症など）
電解質異常	周期性四肢麻痺（Kの代謝異常）
がんによる悪液質	各種のがん

■ 表2　主な筋萎縮の分布

近位筋の萎縮	・筋肉病変，ミオパチーによる筋原性萎縮の代表的所見 ・進行性筋ジストロフィー，多発筋炎などでみられる．
遠位筋の萎縮	・神経原性筋萎縮の代表的所見 ・筋萎縮性側索硬化症などでみられる．
半身の筋萎縮	・頭頂葉の障害の代表的所見 ・腫瘍，片麻痺，痙攣などを伴う．

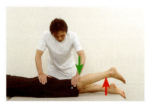

大殿筋およびハムストリングス
（大殿筋：L5～S2，下殿神経支配，半膜様筋・半腱様筋：L5～S2，脛骨神経支配，大腿二頭筋（長頭）：L5～S2，脛骨神経支配）
腹臥位で，膝を曲げずに検査台から下肢を持ち上げる．患者は可能な可動域全体にわたり動かし，抵抗に対してテスト位置を保つ．

■ 図3　徒手筋力テストの1例
（Helen. J. Hislopら著　津山直一訳：新・徒手筋力検査法．原著第9版，協同医書出版社，2014を参考に作成）

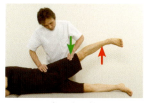
中・小殿筋
（L4〜S1，上殿神経支配）
下肢伸展位で側臥位にさせ，抵抗を加えながら上方の肢全体を外転（上に上げる）させる．

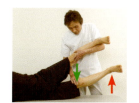
大内転筋群，短内転筋群および長内転筋，恥骨筋および薄筋
（L2〜4，閉鎖神経支配）
伸展位で側臥位にさせ，下方の肢を内転させ抵抗を加える．上方の肢は検者が保持する．

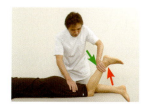
膝屈筋群
（L4〜S2，坐骨神経支配）
腹臥位で，抵抗を加えながら膝を屈曲させる．

大腿四頭筋
（L2〜4，大腿神経支配）
坐位で下腿に抵抗を加えて膝を伸展させる．

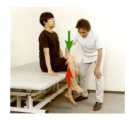
大腰筋および腸骨筋
（L1〜3，大腿神経支配）
坐位で大腿を検査台から離し，回旋中間位を保ちながら股関節を可動域の最後まで屈曲する．

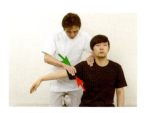
三角筋中部および棘上筋
（C5〜6，腋窩神経支配）
坐位で上肢を側方へ挙上させ抵抗を加える．

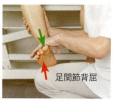
前脛骨筋
（L4〜S1，深腓骨神経支配）
坐位で足関節を背屈，足を内がえしする．患者は可能な可動域全体にわたり動かし，抵抗に対してテスト位置を保つ．

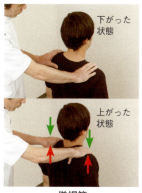
僧帽筋
（C3〜4，副神経支配）
坐位で肩を挙上させ抵抗を加える．

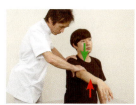
三角筋前部，棘上筋および烏口腕筋
（三角筋：C5〜6，腋窩神経支配．
烏口腕筋：C5〜7，筋皮神経支配）
坐位で前腕を回内外中間位とし，肩関節を90°まで屈曲する．

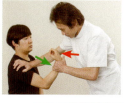
上腕二頭筋
（C5〜6，筋皮神経支配）
坐位で前腕を回外させて肘を屈曲させ抵抗を加える．

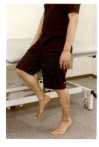
腓腹筋とヒラメ筋
（S1〜2，脛骨神経支配）
テストする側の足1本で立ち，膝関節を伸展した状態で，踵を床から可動域の最大限まで持ち挙げる．この際，検査台には1本か2本の手指を置く．

■図3　徒手筋力テストの1例（続き）

（Helen. J. Hislopら著　津山直一訳：新・徒手筋力検査法．原著第9版，協同医書出版社，2014を参考に作成）

■表3　徒手筋力テストの評価表と訓練法

ダニエルズによる6段階徒手筋力テスト評価表					徒手筋力テストに応じた訓練法
正常	normal	N	5	強い抵抗を加えても，なお重力に抗して全可動域に完全に動く	筋機能再教育，低周波刺激
優	good	G	4	中等度の抵抗を加えても，なお重力に抗して全可動域に完全に動く	筋機能再教育，筋電図バイオフィードバック
良	fair	F	3	抵抗を加えなければ，重力に抗して全可動域に動く	介助自動運動
可	poor	P	2	重力を除けば全可動域に完全に動く	他動運動
不可	trace	T	1	関節は動かないが，筋収縮は認める	抵抗他動運動
0	zero	0	0	筋収縮も全く認められない	抵抗他動運動

＊運動範囲の1/2以下しか動かせないときは，下の段階の表示にプラス符号をつけて記録（F＋，3＋など）
＊運動範囲の1/2以上動かせるが最終までは動かせない場合は，その段階の表示にマイナス符号をつけて記録（P−，2−など）

筋力の増強について

筋力増強運動

■廃用性筋萎縮に対するアプローチ
- 軽度の萎縮は，筋を使用しはじめると比較的早く回復するが，ある程度以上進行すると回復が遅れ，関節拘縮や肺炎・褥瘡など，他の合併症を併発するようになる．早期離床を促し，できるだけ臥床時間を短くするよう生活環境を整えていく．
- 各種運動器疾患で一定期間安静を保たなければならないときは，廃用萎縮もある程度はやむを得ない．ただし，安静の期間は必要最低限とし，患部に影響のない身体部分については早期から自動運動や抵抗運動を継続する．
- 安静期間中の筋萎縮の予防の例を以下に示す．
  - 上肢骨折後のギプス固定期間中：手指を動かす，固定部分以外を動かす．
  - 下肢骨折，人工股関節手術(THA)などで体重をかけられない場合：患部以外の筋力強化，足指の底背屈
  - 松葉杖や手すりの把持での免荷歩行など
  - 安静臥床中：臥位で行える殿部挙上，上肢挙上，下肢挙上など
- 病棟生活の過ごし方も大切である．活動的な病棟生活を心がけ，臥床時間を短くするよう看護師などとの連携が必要である．

■筋収縮の種類
- 筋収縮の種類は以下の3種類に分けられる．
- ①等尺性筋収縮(isometric muscular contraction)
- ②等張性筋収縮(isotonic muscular contraction)
- ③等運動性筋収縮(isokinetic muscular contraction)
- ①の等尺性筋収縮(図4)は関節を不動の状態にして筋を収縮させるもので，術後や受傷後，関節の炎症期などに用いられる．
- HettinerやMüllerによれば，1日6秒間の最大抵抗もしくはその2/3以上の抵抗をかける，というものであるが，臨床では最大筋力の2/3程度の抵抗運動を1日数回行うのが一般的である．関節リウマチや変形性関節症の炎症期などの運動として有用である．
- ②の等張性筋収縮(図5)は一定の筋力で関節運動を伴うもので，この方法での筋力増強としては，De Lomeによって考案された10RM(10 repetition maximum)がある(表4)．また，この等張性筋収縮には筋の起始部と停止部が近づく求心性収縮と両部が遠ざかりながら収縮する遠心性収縮がある．遠心性筋収縮は，抱えた荷物を床におろすときの上腕二頭筋や脊柱起立筋群の動きなどがみられるものである．
- ③の等運動性筋収縮は速度を一定にした運動で，等運動性筋収縮機器(図6)によって人為的に制御された運動である．関節角度と速度に応じた抵抗

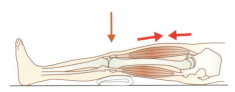

■図4　等尺性運動
膝を下に押しつけるようにして大腿四頭筋の筋収縮を行う．

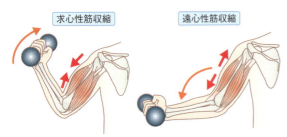

■図5　等張性運動

■表4　等張性筋力増強(De Lomeによる漸増抵抗運動)

1. まず10回続けて反復運動できる負荷量の最大を10RM(repetition maximum)とする．
2. 週5日間連続して訓練し，2日間は休息する．
3. 訓練は毎日3セットの反復運動をする．
   1セット目：10RMの50％の負荷量を10回繰り返す．
   2セット目：10RMの75％の負荷量を10回繰り返す．
   3セット目：10RMの100％の負荷量を10回繰り返す．
4. 5日目に新たな10RMを決め，2日休息する．
5. 翌週より新たに決められた10RMで上記の2～4を行う．

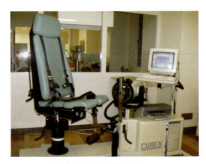

■図6　等運動性筋収縮機器

がかけられ，患者へのフィードバックも得られる．筋力増強の訓練とその評価に有用である．リハビリテーション実施時の注意点を表5に示す．

■ 表5　筋力低下のリハビリテーション実施時の注意点

①骨折など整形外科疾患の場合：荷重の有無，関節可動域をチェックする．
②呼吸・循環器疾患のある患者はバイタルサインをチェックしながら行う．
③活動量を一気にアップさせない．常に筋疲労感，筋のこわばり感に注意する．
　→痙縮筋の場合：筋緊張をモニタリングし，過度に亢進することがあれば中止する．
④低負荷の運動を反復訓練するのが効果がある．
⑤静的ストレッチや運動前後のウォーミングアップとクーリングダウンを心がける．
⑥患者の主観的な疲労感のみでなく，日々の動作，活動場面や運動前後で特定の筋を選び，筋力の差の有無をチェックすることで，疲労の程度を把握することも1つの方法である．
⑦トイレや洗面，食事，更衣，散歩など，日々繰り返し行われる生活行為をきちんと行うことは，筋力の維持や廃用予防の基本であることを忘れてはならない．

作業療法

- 作業療法（occupational therapy）は「身体又は精神に障害のある者，またはそれが予測される者に対し，その主体的な生活の獲得を図るため，諸機能の回復，維持および開発を促す作業活動を用いて治療・指導および援助を行うことをいう」（日本作業療法士協会の定義）

- 身体障害への作業療法は，①機能的作業療法（図7），②義手の装着・操作訓練，③日常生活動作，④装具や自助具の製作および装着（図8, 9．指装具はp.107も参照），⑤職業前作業療法，⑥心理的作業療法，⑦その他，高次脳機能障害へのアプローチなど多岐にわたる．作業療法でよく用いられる器具を表6に示す．

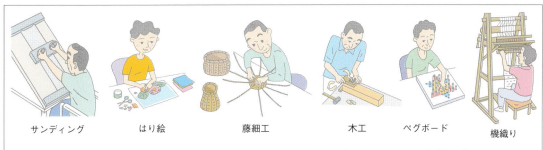

サンディング　　はり絵　　藤細工　　木工　　ペグボード　　機織り

その他，皮細工や木工，手芸，園芸，陶芸，ゲームなど，患者の興味と障害の程度に応じて適切な作業療法を検討していく．

■ 図7　機能的作業療法
サンディング：上肢の関節可動域の改善，筋力増強，体幹筋力の強化，姿勢保持などにつながる．板の傾斜角度やサンドペーパーの荒さなどを変える．
ペグボード：ペグをつまみながら差し替えていく．上肢から手指の巧緻性を高める．
機織り：機織りは両手の巧みな動きとともに足踏み操作も必要．四肢の可動域の改善のみならず，協調性の改善にもつながる．作品ができていく楽しみは大きい．

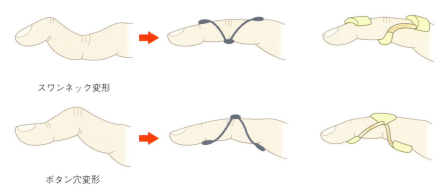

スワンネック変形

ボタン穴変形

■ 図8　手指の変形に対するスプリントの1例

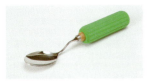
●太柄・曲柄スプーン
スプーンの把持が困難な患者への自助具

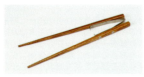
●クリップ付き箸
箸を開くことができない，箸先がずれてはさみにくい場合に利用する．

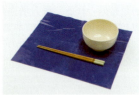
●滑り止めマット
すくい，つまみが困難な患者の食器の滑り止め

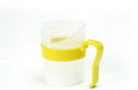
●ホルダー付きコップ
コップの把持が困難な患者への自助具

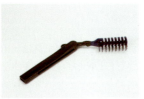
●長柄付きブラシ
肩や腕をあまり動かさずに頭にブラシが届く

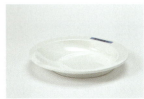
●高壁皿
すくいやすいように皿の底が傾斜している

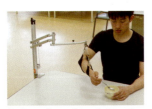
●ポータブルスプリングバランサー
スプリングの張力によって，腕の重さを限りなくゼロに近づけ，わずかな力でも自身の腕を動かすことのできる装具

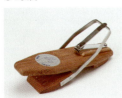 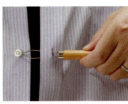
●固定式爪切り　　●片手式爪切り
爪切りが持てない，操作が困難な患者の自助具

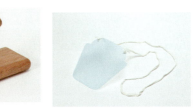
●ソックスエイドと使い方

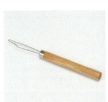 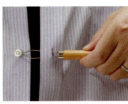 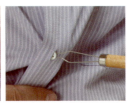 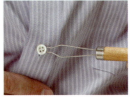
●ボタンエイドと使い方

■図9　主な自助具

①機能的作業療法
- 関節可動域運動，筋力増強運動，手指の巧緻性運動などを行うが，理学療法と異なるところは，患者の心身の状態に応じて手芸や木工，皮細工，陶芸，その他ゲームや遊戯を取り入れて治療にあたるということである．
- 作業を行うことや作品を作ることには目的があり，そして完成したところには大きな達成感がある．作業療法では，患者の興味を高めながら関節可動域や筋力の改善が得られていく．

②義手の装着・操作訓練
- これに関しては後述するが，作業療法では，断端の状態や切断肢の残存機能を評価し義手の適応を決める．装着訓練ではソケットの適合，ハーネスの調整と効率の評価，適切な尖端部（フックやハンドの種類やかたち）の選択などを行い，種々の作業や生活動作を通じながら訓練を進める．

③日常生活動作（ADL），④自助具や装具の作製および装着
- ベッドからの起き上がり，車椅子などへの移乗，トイレまでの移動など，他人の介助なしで基本動作が行えるように理学療法士や看護師と連携してかかわっていく．諸動作の改善を得ながら，食事，排泄，更衣，整容，入浴，歩行などと生活行為を広げ安定化させていく．

■表6 作業療法で用いられる主な器具

1. 治療器具 　スタンディング・テーブル 　作業台（上下調節式） 　サンディング・ボード 　輪入れ台 　ひも結び練習機 　アームスリング 　スプリングバランサー 　オーバーヘッドフレーム 　つまみ動作訓練器 2. 訓練遊具 　トレーニングバルーン 3. スポーツ・ゲーム 　各種ボール 　ダーツ 4. 手指訓練遊具 　ペグボード 5. 装具，ほか 　訓練用スプリント 　EMGバイオフィードバック 　各種自助具	6. 創作生産活動 　皮革用具 　マクラメ用具 　籐工芸用具 　銅板レリーフ 　ミシン 　そろばん 　金工用具 　木工用具 　陶芸用具 　卓上織機 　簡易卓上織機 　カセット・デッキ 7. ADL，家事動作用具 　各種便座 　一般家庭用浴槽 　トランスファー用板 　各種調理器具 　掃除用具 　洗濯機 　電話

- 機器の導入，自助具や装具の作製，衣服や食器のデザインの検討など，生活の詳細にわたる観察・評価をもとに患者にふさわしいものを提供する．

⑤職業前作業療法
- 職場復帰に関しては病院のソーシャルワーカーや職業センターなどのジョブコーチ，職場の同僚や上司との連携が必要である．職業前評価と目標設定，障害の程度に応じた仕事内容の検討など作業療法がかかわる部分は大きい．

物理療法

- 物理療法の目的は，痛みや拘縮を緩和し，運動療法がより効果的に行われるようにすることである．
- 現在一般に行われている物理療法は，①寒冷療法，②温熱療法，③機械的治療法（渦流浴，マッサージなど），④電気療法，⑤水治療法（温熱，寒冷）である．

①寒冷療法（図10）
- 効果として，疼痛の軽減，筋肉の急性痙攣の減少，局所循環の減少（血管収縮），局所循環の増加（冷却後の血管拡張），局所代謝の減少，浮腫の軽減などがある．寒冷療法として用いられるものは，水，氷，ゲル状冷却水，ガスなどであるが，−20〜−30℃の空気を排出する機械もある．

②温熱療法（図11）
- 温熱療法は使用される機器により，熱の組織への深達度（表7）が異なっている．熱はその性質や伝達の様式から，湿性（ホットパックなど）と乾性（超音波や極超短波），直接伝達（ホットパックや渦流浴）と介在伝達（赤外線など），他のエネルギーを

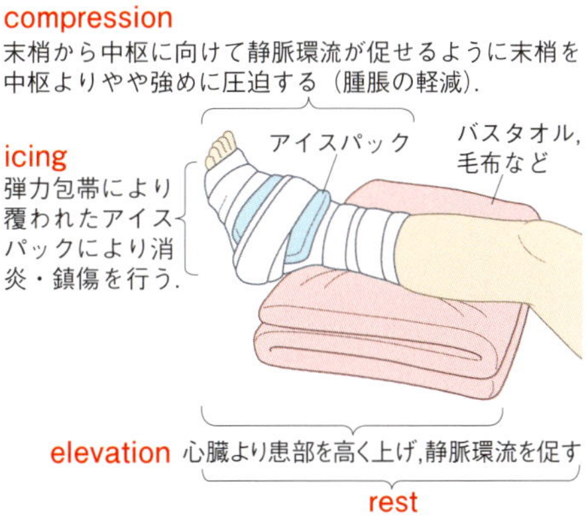

compression
末梢から中枢に向けて静脈環流が促せるように末梢を中枢よりやや強めに圧迫する（腫脹の軽減）．

icing
弾力包帯により覆われたアイスパックにより消炎・鎮傷を行う．

アイスパック　バスタオル，毛布など

elevation 心臓より患部を高く上げ，静脈環流を促す

rest

関節の炎症が強く痛みを伴う場合：RICE療法

RICE療法
R：rest　　　　　安静
I：icing　　　　　冷却・寒冷
C：compression　圧迫
E：elevation　　　挙上

■図10 寒冷療法

熱に変えて伝える転換伝達（極超短波など）があり，疾患や障害に応じて使い分けていく．
- 血管拡張作用，毛細血管の透過性の亢進，コラーゲンの粘弾性の低下などの作用がある．また，温熱はγ線維の活動を減少させるので，筋のスパズムを緩和する作用もある．

③機械的治療法（渦流浴，マッサージなど）
- 渦流浴は，浴槽内に設置されたエジェクターから空気を混合した温水を噴出させ，マッサージ効果のある渦流を起こす部分的浴槽装置である．水温を38〜42℃に維持し，15〜20分間，渦流浴を行いながら運動する．

④電気療法（図12）
- さまざまな電流を流すことで，疼痛の軽減，筋のスパズムの緩和，筋の再教育，麻痺筋の筋収縮などを行うものである．

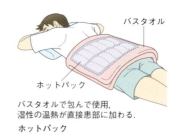
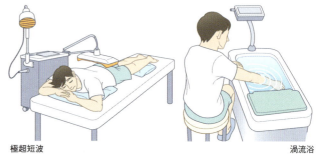

■ 図11　温熱療法

■ 表7　温熱療法　治療法による熱の深達度の違い

治療法	温められる組織	深さ
ホットパック	皮膚，	表層
パラフィン浴	皮下組織	
水治療（渦流浴など）		
超短波（蓄電器電器）	深部皮下組織，	
極超短波（2,450 MHz）	表層筋群	
超短波（ラセン電界）	選択的な	
極超短波 916 MHz	筋の加温	
超音波	腱，靱帯，神経，関節筋・筋膜	深部

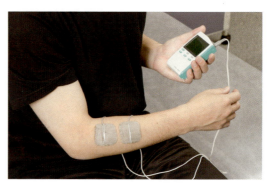

■ 図12　電気刺激療法（経皮的電気刺激：TENS）

疾患別リハビリテーションの概要

骨折

■ 拘縮予防
- 自動運動，自動介助運動，愛護的他動運動などを組み合わせながら，可動域の維持・改善をはかる．過度な他動運動は異所性骨化（骨化性筋膜炎）の原因にもなり，要注意である．病棟などではCPM装置がよく用いられている．

■ 筋力維持
- 骨折後の固定期では等尺性の筋収縮（等尺性運動：p82，図4）が有効である．関節の動きを止めて筋収縮を促す．仮骨が形成されれば等張性の筋収縮（等張性運動：p82，図5）や徒手的な抵抗運動を始める．

■ 深部静脈血栓症予防
- 臥床した状態を極力なくすことが重要．臥床を余儀なくされる場合は，弾性ストッキングや間欠的空気圧迫装置を導入する．臥床した状態で可動な運動を継続する．筋収縮を促すことで，血行循環は促進され血栓予防につながる．下肢の挙上運動や足関節の底背屈運動などを行う．

■ 荷重練習
- 下肢の骨折では，骨癒合の状態に応じて体重負荷を増やしていく．体重計や荷重センサーなどを用いて部分的体重負荷の練習を行う（図13）．患者

には接地する足底の圧感覚で下肢に荷重される負荷量を推定してもらうが，感覚障害のある患者や高齢者では難しい．

■ **装具療法**
- 装具療法の目的は骨折部の固定と免荷である．
- 固定と免荷を保障しながら，歩行や作業を行うことで全身の筋力の維持・廃用予防・ADLやQOLの維持がはかられる．
- 免荷装具にはPTB免荷装具(図14)，坐骨支持型免荷重装具(図15)などがある．
- 上肢の骨折には種々の装具がある(図16)．頸椎

の疾患に対しては，ハローベスト(p.102参照)は代表的な装具である．

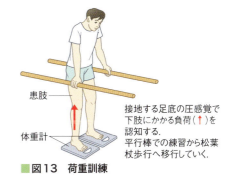
■ 図13　荷重訓練

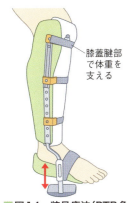
■ 図14　装具療法(PTB免荷装具)
スライドして足底には荷重がかからない構造になっている．

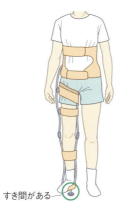
■ 図15　坐骨支持型免荷装具(骨盤帯付き)

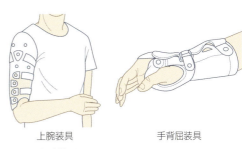
■ 図16　上肢装具
装具は上肢の骨折のみでなく，腱の断裂や関節変形の治療においても使用される．その他肩装具，肘装具がある(p.108参照)

関節脱臼

■ **拘縮予防**
- 早期の運動療法は，自動運動や自動介助運動(健側で患側の動きを補いながら行う運動)から開始する．過度な運動は避ける．

■ **筋力強化増強(関節の安定化・再脱臼の予防)**
- 関節の安定化と再脱臼の予防を行ううえで，関節周囲の筋の強化が必要である．早期では等尺性運動(p.82，図4)が有効である．脱臼する方向に拮抗する筋の強化が必要で，たとえば，肩関節の前方脱臼では，外転・外旋位の脱臼が多いので，肩の内転筋・内旋筋の強化が必要である．

■ **装具療法**
- 運動療法に加えて装具療法を行う．関節の安静・固定を行ううえで装具は欠かせない(図17)．

■ **生活指導**
- 肩関節前方脱臼では，後ろに手をついて起きあがったりブラジャーのホックを後ろでかけたりしないように指導する(外転・外旋位の予防)．
- 股関節脱臼では脚を組む動作や深くしゃがむ動作を避けるようにする(屈曲・内転・内旋位の予防)．運動療法に合わせてこのような日常生活指導は重要である．

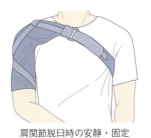
肩関節脱臼時の安静・固定
■ 図17　肩関節固定用装具

変形性膝関節症

- 破綻した膝関節機能の改善を目的に運動療法を行う．膝周囲の筋の強化とストレッチが重要である．

■関節可動域運動
- 関節変形や拘縮に伴う運動制限に対し関節可動域の改善を目的とする：自動運動・自動介助運動（図18）・ストレッチなど．

■筋力増強運動
- 変形性膝関節症が進行すると，膝関節可動域制限が見られるようになり，変形や疼痛のために筋力が発揮できず，さらに廃用性の筋力低下を起こすなど悪循環を生じやすい．
- 等尺性収縮，抵抗運動（図19），水中運動（図20），自転車エルゴメータ．

■ストレッチング
- ハムストリング・大腿四頭筋のストレッチ（図21）．

■装具療法
- 膝装具やサポーター（図22）は膝関節の固定・運動制御に有効である．
- 足底板（外側ウエッジ）は膝の内側面への負担を軽減し膝の疼痛予防に効果があることが多い．杖や歩行器の使用により膝への負担の軽減や歩行の安定化をはかる．

■水治療法
- 膝への免荷を行いながら，水による抵抗運動が可能．全身的な運動が可能となる．

■生活指導
- 日常的な運動指導・外出や旅行など，心身の活動性を維持するための社会的な交流が必要である．その他，体重の増加に注意する必要がある．

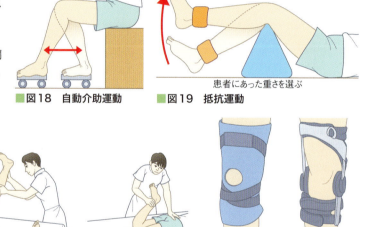

■図18　自動介助運動　　■図19　抵抗運動（患者にあった重さを選ぶ）

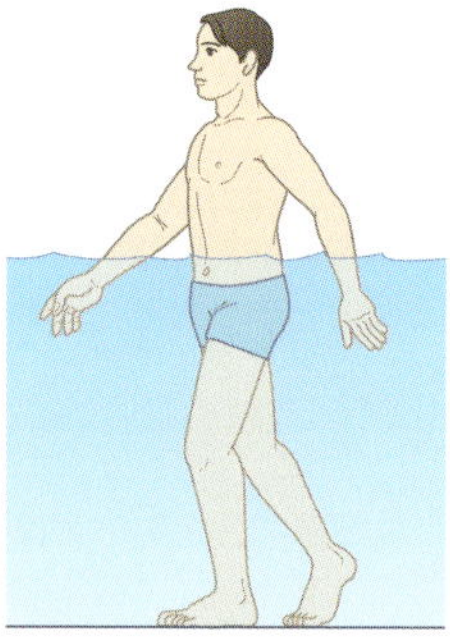

■図20　水中運動　　■図21　ハムストリング，大腿四頭筋のストレッチ　　■図22　変形性膝関節症の装具療法（膝関節の固定・運動制御）　膝サポーター　膝装具

関節リウマチ

■関節への負荷の軽減
- 炎症が強い時期ではサポーターや装具で固定し，過度な運動は避け炎症の軽減を待つが，可能な範囲で温熱療法などを併用して拘縮予防に努める．
- 関節可動域運動は自動運動を原則とする．他動運動は必要に応じて愛護的に行う．関節に無理のかからない日常的な運動指導（リウマチ体操など）が必要である．

■物理療法（p.85参照）
- 温熱療法としては，超音波，レーザー療法，過流浴，ホットパック，パラフィン浴などがある．家庭で行うには入浴，部分浴，蒸しタオルなどが有効である．
- 関節の炎症が強く，痛みが伴う場合は，局所的にアイスマッサージやアイスパックなどの寒冷療法を併用する．

■生活指導
- 適切な生活指導と自助具の考案は，患者のQOLの維持・向上を目指すうえで非常に重要である．日常的な運動指導を含めて，関節変形の予防と痛みの軽減，ADLの向上に向けて適切な生活指導を行う．

腰痛症

- 病態が安定していれば，できるだけ早期から運動療法を開始する．患者に合った運動療法を選ぶ．

■ウィリアムス（Williams）の腰痛体操
- 腰椎前彎と骨盤前傾の増強を改善する目的で，股関節屈筋や腰背筋のストレッチング（図23）と骨盤後傾運動（図24），腹筋運動（図25）により，矯正する．

■マッケンジー（McKenzie）の腰痛体操
- 腰部の伸展をメインとする体操である．屈曲型腰痛に対しては伸展運動（図26），伸展型腰痛に対しては屈曲運動（可動性の少なくなった屈曲の動きを回復させる：図27）を反復する．

体幹安定化運動
- 腰部を保護するために体幹の安定化は重要である．四つ這い位でのバランス練習（図28）やボールなどを用いた不安定課題（図29，30）で体幹を安定化させ，日常的によい姿勢を保つことは腰痛予防としても重要である．

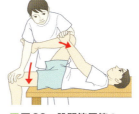
■図23 股関節屈筋のストレッチング

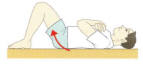
■図24 骨盤後傾運動

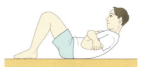
■図25 腹筋運動

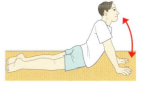
■図26 伸展運動

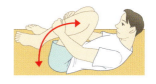
■図27 屈曲運動

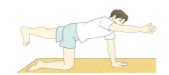
■図28 四つ這い位でのバランス練習

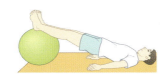
■図29 ボールなどを用いた不安定課題①

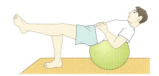
■図30 ボールなどを用いた不安定課題②

切断

下肢切断

術前理学療法
- 術後を想定したベッド上での体位変換訓練，良肢位保持訓練，ベッド上での関節可動域，筋力維持訓練，肺機能訓練，松葉杖歩行，車椅子操作訓練を行う．

術後理学療法

［義足装着前理学療法］
- 断端痛の除去や筋力の強化，周径の安定，関節可動域の改善を促通することで早期に成熟断端の獲得に努める．
- 廃用予防や全身調整訓練を積極的に行う．

［義足装着後理学療法］
- 創部の状態に応じてなるべく早期に仮装具での歩行練習を開始する．

断端マネジメント

- 早期に断端の成熟を得ることで義足装着練習が可能となる.

①断端管理法
- 断端を円錐形に整え過度の脂肪組織を抑え,血腫予防と浮腫の軽減を図る.
- 術直後は断端の組織は浮腫により大きく腫れるが,断端全体に圧をかけることで徐々に縮小し,やがて成熟に至る.
- 加圧により断端の血液循環が良くなり,断端部痛の軽減や術創部の治癒も促進される.

断端の管理について

①リジッドドレッシング(rigid dressing)
- 下肢切断の場合,手術中に断端にギプスを巻いてソケットを作り,そこに仮義足を付ける方法(図31A).
・術後,足の喪失感が少なく,患者の心理的なショックを軽減することができる.
・早期から歩行訓練を開始することが可能.
・浮腫の発生を予防できる.
・術創の治癒や断端の形成(成熟)が早期に得られやすい.
・断端痛や幻肢痛が生じにくい.
などの利点がある.
- ただし,この方法は,
・糖尿病や動脈硬化症による循環障害がある場合は,術創の感染や壊死が起こる可能性が高い.
・早期からの歩行訓練が可能であるが,皮膚の潰瘍などを発症しやすい.
・断端の状態を外部から観察することができないので主として断端の血行がよく,知覚障害のない,腫瘍や事故による切断に対して行われる.

②ソフトドレッシング(soft dressing)
- 循環不良による切断の場合には,日常的に断端の状態を確認しながら,断端形成を促していく.弾性包帯を巻いて断端部を圧迫し,断端のむくみをとるようにするので弾性包帯法ともいう(図31B).セラピストや看護師が,弾性包帯を巻くが,いずれは,患者が一人でもできるように指導する.
・弾性包帯は遠位部を強く巻き,近位部に向かうにつれて徐々に弱く巻いていく.
・一日に数回の巻き直しをするほうがより効果的.
・弾性包帯の巻き方には熟練が必要である.
- リジッドドレッシングと比較して
・巻き方によって浮腫の増減が生じる.

・早期に断端形成を得ることは難しい.
・断端痛や幻肢痛が生じやすい.
・股関節や膝関節の屈曲拘縮が生じやすい.
などの欠点もある.

③セミリジッドドレッシング
- ソフトドレッシングで使用する弾性包帯の代わりに弾力のある素材でソケットを作る方法である(図31C).
・シリコンライナーやコンプレッションソックスなどを使用する.
・脱着が容易.
・断端の観察が可能.
- ソフトドレッシングと比べて装着が容易で長時間の使用でもずれが少ない.
・早期に部分負荷が可能となるなどの利点があるが,浮腫のコントロールが完全ではない.

[関節可動域運動]
- 切断後,立位や歩行の機械がなくなり,坐位の姿勢をとるようになること,そして,切断された働筋一拮抗筋の筋力に差が生じることなどから,大腿切断では股関節は屈曲・外転位,下腿切断では膝関節は屈曲位となりやすい.
- 拘縮が生じれば,義足のソケットの適合不良が生

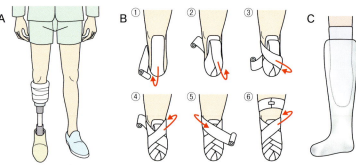

■図31 圧迫療法
A. リジッドドレッシング(ギプス包帯による固定)
B. ソフトドレッシング:遠位端より巻きはじめ,近位部へ向かうにつれゆるく,すべらかに巻くこと
C. セミリジッドドレッシング(エアスプリントによる固定)
(橘 香織:切断,リハビリテーションビジュアルブック[落合慈之監],p.208,学研メディカル秀潤社,2011)

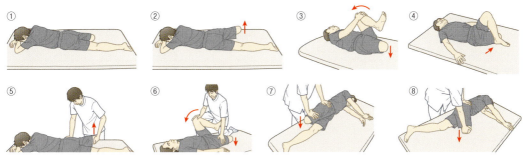

■ 図32　関節可動域運動
①腹臥位をとり，リラックスした状態で股関節を伸展させる．
②腹臥位で股関節の伸展運動．このとき股関節が外転しないよう内転を加えて伸展する．
③仰臥位で健側股関節を十分に屈曲することで，腰椎の前彎，骨盤の前傾をなくす．ここで持ちあがろうとする切断肢を床に押しつけるようにして，股関節を伸展する（トーマス法の応用）．
④仰臥位で足を組むように，健側下肢を切断肢の外側にまわし，股関節を内転させる．
⑤上記②の運動を徒手的に行う．股関節屈筋群のストレッチ．
⑥上記③の運動を徒手的に行う．股関節屈筋群のストレッチ．
⑦側臥位で股関節を伸展位の状態に保ちつつ内転させる．大腿筋膜張筋のストレッチ．
⑧側臥位で股関節をやや屈曲位の状態に保ち，股関節を内転させる．中殿筋のストレッチ．

じ，義足歩行が困難となるなど，患者のQOLに影響することになる．
● 術後早期からの拘縮予防・不良肢位予防は大切である（図32）．
● 制限が生じている場合には，伸張運動により改善を図る．
● 日常的に患者自身で運動ができるように指導する．
● くつろいでいる時や就寝中の姿勢などにも注意し拘縮予防の習慣を身につけてもらうようにする．
● 関節可動域訓練はこの後に述べる筋力増強訓練と合わせて行う非常に重要な訓練である．本項では大腿切断の場合を主に説明する．

[筋力増強運動]
● 手術後，創部が閉鎖すれば，すみやかに筋力増強運動を開始する（図33）．
● ただし，創部へのストレスを避け，最初は患者自身で行う自動運動や等尺性の運動から開始する．抜糸後，経過をみて，徐々にセラピストによる徒手的な運動へと移行する．また，重錘やセラミックバンド，ボールなどを利用したセルフ・エクササイズによる抵抗運動などを指導する．患者の能力に応じて運動の種類や強度を選択する．
● 患者の日常の生活動作自体が筋力の強化や関節拘縮の予防となるため，正しい生活動作を促してゆく．病棟看護師との連携が大切である．
● 大腿切断：股関節の伸展，外転，内転の筋力強化が重要である．
● 下腿切断：膝関節屈伸筋力と股関節周囲筋の筋力強化を行う．
● 股関節周囲の筋力は義足歩行能力の向上に重要で

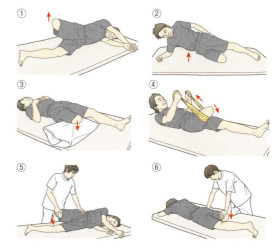

■ 図33　筋力増強運動
①健側を下にした側臥位で股関節を外転する．股関節外転筋群の筋力増強．
②切断肢を下にした側臥位で，片肘をついた状態で股関節を外転させ身体を持ちあげる．股関節外転筋群の筋力増強．
③仰臥位で枕やマットを切断肢の下に敷いて，それを押すように股関節を進展する．股関節伸展筋群の筋力増強．
④ゴムバンドを利用した股関節の伸展．股関節伸展筋群の筋力増強．
⑤上記①の運動に，徒手的な抵抗を加える．股関節外転筋群の筋力増強．
⑥上記③の運動を腹臥位で行う．切断肢の股関節伸展に徒手的に抵抗を加える．股関節伸展筋群の筋力増強．

ある．
● 切断側股関節の伸展筋力は，歩行時の義足側立脚初期での膝継手の随意制御能力に加え，重心の前方への推進力に関与する．
● 股関節の外転筋力は，義足側立脚期の体幹および

骨盤の側方安定性に関与する．
- 非切断側下肢や上肢の筋力および巧緻性は，義足装着動作や義足非装着下でのADL遂行のために重要な機能である．歩行補助具の選定にも影響する．

[バランス練習]
- 片側下腿切断者の立位バランスは，平衡機能障害や麻痺がなくても不安定になりやすい．
- 非切断側下肢での片脚立位能力は，義足歩行獲得の予後予測因子として重要である．
- 片脚立位バランスには体幹筋が大きく関与するため，体幹筋の強化による義足歩行には欠かせない．
- バランス能力は義足を装着しないADLの安定性のためにも大切な要因である．
- 高齢下肢切断者は，加齢による生理的なバランス能力低下に加え，糖尿病神経障害や変形性関節症などを合併している場合も多く，また非切断側下肢に運動機能障害が存在する場合もあり，バランス能力が大きく低下していることが多い．

[全身持久力トレーニング]
- 体力低下を最小限に食い止めるために，早期より離床を促す．

[平行棒を利用した荷重訓練]
- 義足への重心移動や各歩行周期の動きの学習，断端の運動で義足を操作するなど，基礎的訓練を十分に実施しておくことは高いレベルの義足歩行を獲得するうえで重要である．
- 膝継手の操作訓練：断端でソケット後壁を強く押し，膝継手を伸展位で固定する（図34A）．
- 前後方向への重心移動：足部は動かさずに骨盤を前後へ移動させる（図34B）．
- 左右方向への重心移動：体幹を側屈させずに骨盤の動きで左右への重心移動を行う．義足側へ荷重する際は，殿筋群と大腿四頭筋による股・膝関節伸展を意識する（図34C）．
- 健側下肢の振り出し：立脚中期に義足下肢の股関節伸展と膝関節伸展を同時に促し，義足立脚後期に股関節が伸展し，前足部に荷重がかかっていることを確認する．
- 義足下肢の振り出し：股関節を伸展させ前足部に荷重がかかっている状態から振り出す．

[義足歩行練習]
- 立位でバランスがとれ，義足での体重支持が可能となったら，異常歩行に留意しながら平行棒内歩行より開始する．段階を踏んで両手支持から片手支持にしていく．

[机などを利用した筋力強化]
- 義足立脚時での股関節と体幹の支持性の向上を目

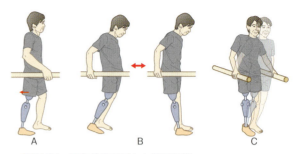

■図34　平行棒を利用した荷重訓練
(林義孝：切断者のリハビリテーション，義肢装具学　第4版（川村次郎ほか編），p.52，医学書院，2009を参考に作成)

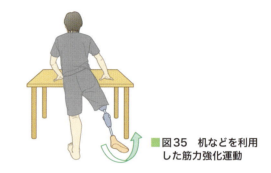

■図35　机などを利用した筋力強化運動

的とする（図35）．
- 机や手すりなどを利用して，直立位をとり，その状態を保持したまま，健側の下肢を外転・伸展させる．このときに，股関節の屈曲や体幹の前屈が起こらないように注意する．

[ステップを利用した筋力強化]
- 義足の遊脚期から立脚期における運動性と支持性の改善を目的とする（図36）．
- 直立位から1段上の段に義足を乗せ，その義足に体重をかけながら，健側を揃える．ゆっくりと安定して階段を1段昇る運動である．義足が安定して上段の定位置に振り出させること，そして，上段に振り出した義足にスムーズに体重が移行し，全体重を支えながら股関節を伸展させ，安定して健側が上段に揃えられるよう学習する．

[歩行器を使用した歩行能力の改善]
- 義足の前足部への体重移動を促し，歩行能力と歩容の改善を目的とする（図37）．
- 義足歩行で欠如しがちな，前足部への体重付加を促す．
- 最初は歩行器を使用すると転倒の不安感がなく運動しやすい．
- 図37のように，後方に引かれる力に抵抗して，直進し，義足下肢の立脚後期における下肢伸展能力が高まるように指導する．同時に，義足の前足部へ十分な体重付加を促し，義足のトウ・オフの

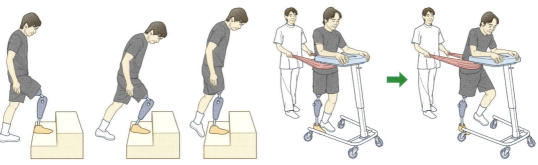

■図36　ステップを利用した筋力強化運動

機能を有効に利用できるようにすることも重要なポイントである．

■図37　歩行器を利用した歩行能力の改善

● 運動時の姿勢保持は重要で，体幹が前屈し，腰が引けたような姿勢にならないよう注意する．

義足異常歩行の観察

■大腿義足

● 義足側への体幹側屈の増強（図38A）：義足の長さが短すぎる，ソケットの初期内転角不足，ソケット内壁上端との不適合（接する断端部に疼痛がある場合），股関節外転筋力低下や外転拘縮を認める場合に生じる．

● 腰椎前彎の増強（図38B）：ソケットの初期屈曲角不足，ソケット不適合（前・後壁との干渉により疼痛が生じている場合），股関節屈曲拘縮や伸展筋力低下を認める場合に生じる．

● 外転歩行（図38C）：義足の長さが長すぎる，股関節外転拘縮がある，ソケット不適合（内壁との干渉により疼痛が生じている）で生じる．

● 分回し歩行（図38D）：義足の長さが長い，膝継手の過剰な安定により遊脚期の膝屈曲が遅れる，股関節外転拘縮で生じる．

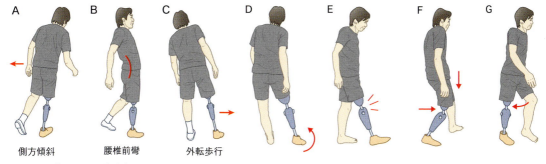

■図38　義足での異常歩行
（林義孝：切断者のリハビリテーション，義肢装具学　第4版（川村次郎ほか編），p.59-64，医学書院，2009を参考に作成）

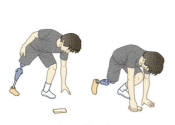

■図39　床から物を拾う
健足を前に踏み出し，十分に体重をかけ，義足を屈曲させながら上体を前屈し，物を拾う．

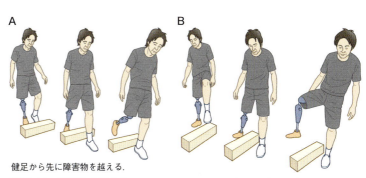

健足から先に障害物を越える．

■図40　障害物を越える

高さのある障害物は側方またぎで越える．

- ターミナルインパクト：遊脚期の膝継手伸展時に生じる衝撃音(図38E)．膝継手の摩擦が弱い場合，義足側を必要以上に強く振り出した際に生じる．
- 踵接地時の足部の回旋：足部の踵バンパーが固すぎる，ソケットの不適合(緩い)，断端筋力が弱く踵接地時に義足を床へ安定させることができない場合に生じる．

■下腿義足
- 膝折れ(図38F)：足部に対してソケットが前方にあると，立脚期に義足足部へ重心が移動した際に急激な膝関節の屈曲が生じる．
- 反張膝(図38G)：足部に対してソケットが後方にあることで，立脚期に急な膝関節伸展が生じる．

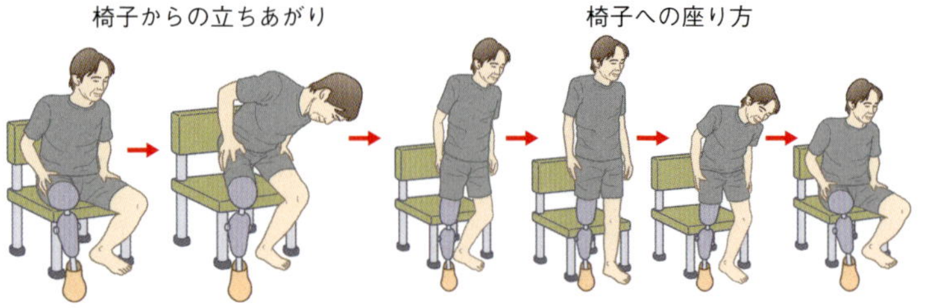

［応用動作練習］
- 床からの立ち上がり，床から物を拾う(図39)，障害物をまたぐ(図40)，椅子からの立ち上がり(図41)，階段昇降(図42)，斜面の昇降，不整地での歩行練習，エスカレーターの乗降練習などを行う．

［上肢・健側下肢の訓練］
- 術後早期より両上肢ならびに健側下肢の筋力強化を目的とした訓練を開始する．
- 高齢者では短期間の臥床で著しく運動機能が低下するので，早期より訓練を開始する．
- 上肢の運動は松葉杖の使用に必要な肩甲帯筋を中心に行う．
- 屋内で義足を使用しない傾向が強いわが国では，

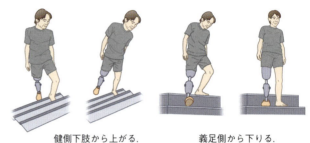

■図41　椅子からの立ち上がりと坐り
①健側の足を後ろに残し，上体を前屈し，立ち上がる．
②坐る前に健側の足と義足を広めにして，義足と揃える．義足を曲げ，やや前屈し健足で体重を支え坐る．

■図42　階段昇降

健側下肢は屋内動作における実用的な支持脚となる．そのため，義足装着の有無を問わず筋力強化訓練が重要である．

［物理療法］
- 下肢切断者の断端痛，幻肢痛あるいは原疾患，合併症や依存症に由来する疼痛が一般的な対象である．
- 経皮的電気刺激治療(TENS)は断端治癒を促進し，術後数か月での幻肢痛の発生頻度を抑えるといわれているが，その効果は1年以降では認められない．
- 血管原性下肢切断患者に対する電気刺激は幻肢痛や下肢血流障害に対し効果があるとの報告もある．

リスク管理

■良肢位について
- 大腿切断では，股関節屈曲・外転・外旋拘縮が生じやすいため，断端側股関節を伸展・軽度内転・内旋位で保持し，とくに屈曲拘縮の予防には頻回に腹臥位をとることが効果的である．
- 下腿切断では膝関節の屈曲拘縮が生じやすいのでできる限り伸展位にしておくが，逆に伸展拘縮にならないようにも注意する．
- 本項では下腿切断と大腿切断に関してその概要を述べた．
- 大腿義足は断端長によりソケットの形状が大きく変わり，ソケットの固定力も異なってくる．また，患者の用途によって膝継手の種類を選択することがあるが，膝継手の機構によって，その運動性・固定性が変化し，それに応じたトレーニングが必要となる．
- 大腿切断より高位の切断，つまり，股関節離断ともなれば，股継手と膝継手とを連動させたより複

雑な運動が必要となる．
- 患者の障害と義足の種類によって訓練の方法は大きく異なり，目指すべき歩容や生活動作にも違いが出てくる．
- このように切断においては，患者の障害の正確な評価と同時に適切な義足の処方，正しい運動指導・生活指導が必要である．義足の機能を熟知しておくことは必須のことである．詳細は専門書にゆだねることとする．

上肢切断

- 上肢の切断部位に対応する義手の名称を図43に示す．
- 能動義手（p.111参照）は，両肩にかけたハーネスを通じて健側や患側の肩甲帯や肩関節の動きを義手に伝える．
- 上腕義手の場合は肘継手の屈伸と尖端のフックの開閉を行う．ケーブルの張力でフックが開く場合（能動開き）と閉じる場合（能動閉じ）の場合がある．フックの形状はさまざまで，用途に応じて付け替える．

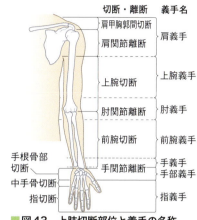

■図43　上肢切断部位と義手の名称

脊髄損傷

- 脊髄損傷高位と横隔膜，四肢，膀胱，直腸，性機能の関係を図44に示す．損傷の部位により障害の程度が決まり，リハビリテーションの内容や目標が異なってくる．

機能障害の評価

- 麻痺の重症度を判定する方法として，米国脊髄障害協会尺度（ASIA impairment scale）（表8）やFrankelの分類（表9）が用いられる．

■運動機能スコア　motor index score
- C5からS1までの10脊髄節において代表する筋の徒手筋力検査（MMT：0〜5の6段階で評価）を行い，全身の残存機能を数量的に評価するもの（表10）．すべての筋力が健常（MMT：5）であれば10×5×2（左右）で100点となる．MMTに関してはp.164参照．

■知覚機能スコア　sensory index score
- 体表をC2からS4-5髄節が支配する28領域に区別し，触覚および痛覚を独立して検査する．
- 皮膚分節（28か所）に応じて検査点key sensory pointが決められており，各pointでの知覚を0〜2の3段階（0：absent，1：impaired，2：normal）で測定する．測定困難な場合はNT：not testableとして，その旨記載する（図45）．

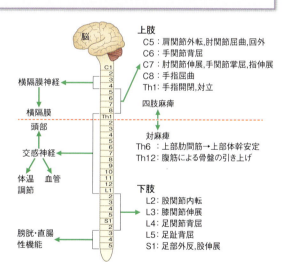

■図44　脊髄損傷高位と横隔膜・四肢・膀胱・直腸・性機能
（角田信昭：脊髄損傷・二分脊椎．運動器疾患とリハビリテーション．第2版〔加倉井周一ほか編〕，p.174，医歯薬出版，1997より改変）

- この検査によって知覚機能点数を計算し，全身の残存知覚機能を数量的に評価する．すべて正常な感覚であれば3×28か所×2（左・右）=112点となる．
- 上肢機能の判定法として，Zancolliの分類（p.97表11），Frankelの分類（表9）が用いられる．損傷高位別の最終獲得機能を表12（p.96）に示す．

- 脊髄ショック期では関節周囲筋が弛緩状態であるので，無理な外力による関節包や筋の損傷などに注意する．
- 頸髄損傷の急性期では，上肢や胸郭の運動を行う場合は運動損傷部位に影響のないように複数の理学療法士で対応することがすすめられる．

■尿路管理
- 脊髄損傷では膀胱直腸障害の評価は重要である．
- 脊髄ショック後に現れる神経因性膀胱として，以下があげられる．
- 自動膀胱(automatic bladder)（核上型膀胱・反射型膀胱）：脊髄の上位損傷で仙髄排尿中枢(S3〜5)の損傷がない場合は，排尿反射が保持されているので下腹部や大腿内側などのトリガーポイントを刺激することで反射的な排尿が可能である．ただし，膀胱は萎縮してその容量は少なく，排尿時の膀胱括約筋の弛緩が得られにくいので，自己導尿が必要となることが多い．自己導尿の自立に関しては，男性ではC6，女性ではC7の残存機能が目安となる．
- 自律性膀胱(autonomous bladder)（核型・核上型膀胱・弛緩性膀胱）：脊髄の下位の損傷で，仙髄排尿中枢(S3〜5)が損傷を受け排尿反射が消失する．排尿には自己導尿が必要となる．

■表8 ASIA impairment scale

A	S4〜5領域の運動・知覚機能の完全麻痺
B	神経学的高位より下位の運動は完全麻痺であり，知覚はS4〜5領域を含めて残存
C	神経学的高位より下位に運動機能が残存し，麻痺域のkey muscleの半数以上が筋力3未満
D	神経学的高位より下位に運動機能が残存し，麻痺域のkey muscleの半数以上が筋力3以上
E	運動・知覚機能ともに正常

■表9 Frankelの分類

A (complete)	損傷レベルより下位の運動・感覚機能の完全喪失
B (sensory only)	損傷レベルより下位の運動は完全麻痺，感覚はある程度残存
C (motor useless)	損傷レベルより下位の運動機能が残存するが実用性なし
D (motor useful)	損傷レベルより下位に実用的な運動機能が残存し多くの例で歩行可能
E (recovery)	運動・感覚・括約筋の症状なし．反射の異常はあってもよい．

(Frankel HL et al: The value of postural reduction in the initial management of closed injuries of the spine with paraplegia and tetraplegia. Paraplegia, 7(3): 179-192, 1969)

■表10 運動機能スコア(motor index score)

上肢を代表する筋・筋群

C5	Elbow flexors	上腕二頭筋・上腕筋
C6	Wrist Extensors	長短手根伸筋
C7	Elbow Extensors	上腕三頭筋
C8	Finger flexor	深指屈筋
T1	Finger abductor	小指外転筋・背側骨間筋

下肢を代表する筋・筋群

L2	Hip flexors	腸腰筋
L3	Knee extensors	大腿四頭筋
L4	Ankle dorsiflexors	前脛骨筋
L5	Long toe extensors	長趾伸筋
S1	Ankle plantar flexors	下腿三頭筋

肛門の随意的収縮(有／無)

運動機能点数：total motor score
右(　　)＋左(　　)＝合計　　　点／100点

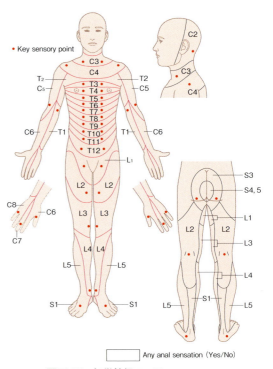

■図45 知覚神経スコア (sensory index score)

■表11　Zancolliの上肢機能分類
頸髄損傷四肢麻痺患者を上肢運動機能によって細かく分類できる特徴があり，右側C5A，左側C6B2などと表示する

可能な動作	下限機能髄節（C髄節）	残存機能筋	部分群		
Ⅰ 肘関節屈曲	C5	上腕二頭筋 上腕筋	A	腕橈骨筋は作用しない．	
			B	腕橈骨筋は作用する．	
Ⅱ 手関節背屈	C6	長・短橈側手根伸筋	A	手関節背屈が弱い．	
			B	手関節背屈が強い．	1. 円回内筋と橈側手根屈筋は作用しない．
					2. 円回内筋は作用するが，橈側手根屈筋は作用しない．
					3. 円回内筋と橈側手根屈筋・上腕三頭筋とも作用する．
Ⅲ 手外筋による手指伸展	C7	総指伸筋 小指伸筋 尺側手根伸筋	A	尺側の手指の伸展が完全であるが，橈側の手指と母指が麻痺している．	
			B	筋の伸展は完全であるが，母指の伸展は弱い．	
Ⅳ 手外筋による手指屈曲と母指伸展	C8	深指屈筋 示指伸筋 長母指伸筋 尺側手根屈筋	A	尺側手指の屈曲は完全だが，橈側の手指と母指が麻痺している．	
			B	手指の屈曲は完全であるが，母指の屈曲は弱い．手掌の筋は弱く，手内筋は麻痺している．	1. 浅指屈筋は作用しない．
					2. 浅指屈筋は作用する．

■表12　損傷高位別の最終獲得機能一覧

残存高位	主働筋	運動機能	獲得可能な基本動作とADL	必要な自助具など
C2-C3	胸鎖乳突筋	頭部の前屈	全介助	人工呼吸 電動車椅子（下顎で操作するなど）
C4	横隔膜 僧帽筋	頭頸部の運動 肩甲骨の挙上	全介助	電動車椅子 環境制御装置・リフトなどの導入
C5	三角筋 上腕二頭筋 上腕筋	肩関節外転・屈曲 肘関節屈曲	装具や自助具を使用しての食事動作と，整容動作の一部（歯磨きなど）は自立．寝返り・移乗動作は要介助	屋内での車椅子駆動 電動車椅子使用 自助具を用いての机上動作
C6	大胸筋 長短橈側手根伸筋	肩関節内転 手関節背屈	寝返り・移乗動作（前方・後方移動）が可能 車椅子駆動可能	テノデーシススプリントの利用で把持可能
C7	上腕三頭筋 橈側手根屈筋	肩関節の伸展 手関節の屈曲	起居動作・移乗動作（側方移動）自立 整容・更衣動作自立．車の運転が可能	生活行為の改善に向けた種々の自助具の検討
C8-T1	中指深指屈筋 小指外転筋 その他の手内筋群 広背筋	手指の屈曲，対向 体幹と上肢の連動	把持・つまみが可能 車椅子での生活が完全に自立	車椅子
T2-T12	肋間筋 腹直筋・腹斜筋	呼吸機能の改善 下位ほど体幹の運動性・安定性が向上	実用的な車椅子駆動 長下肢装具と両松葉杖での歩行	車椅子 長下肢装具＋両松葉杖
L2	腸腰筋 股関節屈筋群	骨盤の挙上 股関節の屈曲		車椅子 長下肢装具＋両松葉杖
L4	腸腰筋 大腿四頭筋 前脛骨筋	膝の伸展が可能 下垂足による跛行などあり	短下肢装具と杖の使用で歩行可能	短下肢装具 両手杖（ロフストランド杖など）

急性期のリハビリテーション

■全身管理
- 受傷直後より72時間から1週間程度は脊髄ショック期となり，筋の弛緩，尿閉，肺炎，起立性低血圧などの合併症を起こしやすいため，全身の管理が重要となる．

■脊髄ショック
- 損傷直後にすべての反射が消失し，弛緩麻痺・血圧低下症状が起きること．脊髄ショックは数日から数週間で回復し，不全損傷の場合は運動や感覚の一部に回復が認められる．

■呼吸管理
- 呼吸筋である横隔膜（C3～5），内外肋間筋（T1～11）以上で損傷すると呼吸障害が生じ，損傷高位C3以上は人工呼吸器による管理が必要となる．
- 肺合併症の予防には，体位変換による排痰の実施や口腔内の清潔保持を行う．
- 呼吸訓練は，徒手による胸郭の可動域訓練（図46）やシルベスター法などによる肩周囲の可動域

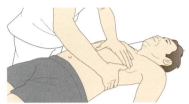

■ 図46 徒手による胸郭拡張運動
背中側へ片方の手を起き,もう片方の手を対向するように胸部へ置く.両手を近づけるように肋骨に圧を加える.

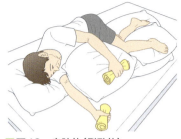

■ 図47 良肢位(仰臥位)　　■ 図48 良肢位(側臥位)

訓練を行う.

■ **良肢位保持**
- 骨傷の整復には仰臥位(図47)や側臥位(図48)が基本的な肢位となる.褥瘡予防のために圧迫箇所の荷重分散のために枕やクッションを多用する.末梢の浮腫や変形予防のために上下肢も適切な位置になるようにする.

■ **拘縮予防**
- 早期からの拘縮予防は大切で,弛緩性麻痺では良肢位の持続による関節の無動を予防し,痙性麻痺では痙性筋の他動的な伸張を行う必要がある.表13に頸髄損傷で起こりやすい拘縮とその予防について呈示する.

■ **筋力強化**
- 対麻痺の場合など,上肢の機能障害がない場合は,床上で行える範囲で積極的な筋力強化訓練を開始する.

■ 表13 頸髄損傷で起こりやすい拘縮とその予防

	関節部位	起こりやすい拘縮位	拘縮予防のための運動
上肢	肩甲骨	挙上・内転	外転・外旋などの運動 肩甲骨の十分な動きを促す
	肩関節	屈曲・内転・内旋	伸展・外転・外旋
	肘関節	屈曲	伸展
	前腕	内旋	外旋
	手関節と手指 手関節掌屈一手	手関節掌屈一手指伸展 手関節背屈一手指屈曲	テノデーシスアクションを配慮して手・指の関節を十分に動かす
下肢	股関節	屈曲・内転・内旋	伸展・外転・外旋
	膝関節	屈曲	伸展 ハムストリングスのストレッチ(股関節屈曲位と伸展位それぞれでの膝関節の伸展) 長坐位や腹臥位の励行
	足関節	底屈	下腿三頭筋のストレッチ(膝関節屈曲位と伸展位それぞれで足関節の背屈)

回復期のリハビリテーション

■ **全身管理**
- 徐々に坐位保持時間が延長され,基礎的な関節可動域訓練,筋力増強訓練,坐位バランス訓練,プッシュアップの練習を始める.また平行して本格的なADL訓練を行う.

■ **坐位保持**
- 坐位保持の訓練は,急性期から徐々にベッドアップを開始し,ベッドから車椅子,車椅子からリハビリテーション室の訓練台(プラットフォーム)へと移行する.
- 坐位は端坐位と長坐位を平行して実施する.

■ **起居動作**
- 起居動作は,損傷部位や残存能力により施行方法は異なるが,残存筋力を活用した動作が基本となる.上肢や頸部を使用した振り子運動から体幹の回旋を伴って骨盤へと連結させる動作や肘立ち位からの体重移動など本人の行える運動パターンを把握し,行える動作を組み合わせながら新たな動作を確立させる.

■ **移乗動作**
- 起居動作と同様,移乗動作は損傷部位や残存能力により行い方が異なる.高位損傷であればリフターの使用が必要となり,C7レベルから自力で行える可能性が高い.方法としては前方移乗と横移乗が選択される.
- 前方移乗は,車椅子や手すりを活用して行う.ベッドや平面トイレ,丈夫な手すり付きの身体障害者用トイレ(図49)などへの移乗で行う.
- 側方移動(図50)は,前方移乗よりもバランス力とプッシュアップ力が必要となる.ベッドでは車椅子

やトランスファーボードを利用して行い，身障者用トイレでは車椅子の横付けスペースが必要となる．

■ 立位，歩行
- 立位や歩行訓練は重力や自重が下方にかかることで，「骨萎縮予防」，「痙性緩和」，「排尿・排便の促進」，「褥瘡予防」，「肺・循環機能促進」，「下肢屈曲拘縮予防」が肯定的にあげられている．
- 体重免荷式トレッドミルトレーニングや歩行アシスト装具などが歩行訓練として注目されているが，現状では実用性が低く，前述の肯定的な内容とともに心理的な満足度を高めやすいため，ほかのADL訓練と同時進行的に行い，自力で行えることを増やすことが重要である．

■ 食事
- 食事動作の自立は優先度が高く，早期に開始する必要がある．坐位保持耐久性，坐位バランス，関節可動域，筋力，上肢機能，本人の意欲を確認しながら検討する必要がある．
- 必要とする装具や自助具は上肢機能により異なるが，肩，肘の筋力が弱ければポータブルスプリングバランサー（PSB）（図51）やモービルアームサポート（MAS）を利用し，把持能力や手関節筋力が低ければスプリントや万能カフ付き装具（図52）を利用すれば早期から自力摂取が行いやすい．また回転盤やすべり止めマットなど環境設定も必要になる．C4レベルの高位損傷者には食事支援ロボットの使用も検討する．

■ 排泄
- 排泄管理は，当事者や周囲の人間にとっても臭気など羞恥的で屈辱感が強く心理的ダメージが大きい．外出や社会参加の機会を奪う可能性が高いため，今まで行ってきた生活パターンに近い方法での確立を多様な方法の中から選択する必要がある．
- 排便習慣の確立は個人因子が強く影響するため，一概に同じ方法が適応されることは難しい．排尿方法として，自排尿（手圧・腹圧排尿），間欠導尿（介助・自己），尿道括約筋切開術，膀胱皮膚瘻，カテーテル留置が行われる．
- 排便方法には，手や温水洗浄便座による肛門刺激法，浣腸，坐薬，摘便，盲腸ポートがある．
- 排便姿勢には，臥位排便と坐位排便があり，それぞれのメリットとデメリットを表14に示す．
- 環境整備として，出入り口の段差解消や入り口開口幅の拡大，リフター（図53）の使用，シャワー用車椅子の使用，長便座や高床式トイレ（図54）への変更や汚物流しの設置が検討される．

■ 更衣
- 更衣動作はさまざまな運動パターンを使用し，何度も試行錯誤しながら動作が確立されるため，坐位や長坐位の安定化を行い，ソックスエイドやボタンエイド，リーチャーの活用や下衣にループを取り付けたり，ズボンの前面を大きく開くように面ファスナーに付け替えるなどの工夫も必要となる．

■ 入浴，洗体
- 入浴は，残存機能によって環境設定が異なる．また介助者がいても湯船につかりたい，シャワーでも1人でできるようになりたいなど，患者本人にとっての重要性によっても設定方法が異なる．

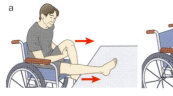

■ 図49　前方移乗の方法
a：ベッドへの移乗，b：トイレへの移乗

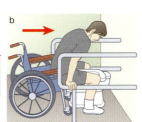 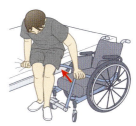

■ 図50　側方移動の方法

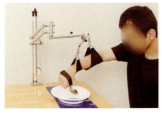 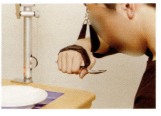

■ 図51　PSBを使用した食事

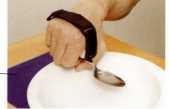

■ 図52　万能カフを使用した食事

● 頸部損傷レベルでは入浴の自立は困難な場合が多い．しかし，高床式の洗い台でシャワー浴であれば自立する可能性もある．介助入浴では，浴槽用リフターや入浴・シャワー用車椅子の使用，立位補助機の利用による下衣脱着や移乗動作が有用な場合もある．環境調整として浴槽と洗い場の段差解消，入浴・シャワー用車椅子のための脱衣所との段差解消や浴室扉の開口幅の拡大，高額となるが天井走行式リフターの設置などが検討される．

■ 表14 臥位排便と坐位排便の比較

	メリット	デメリット
臥位排便	介護力の軽減 貧血の予防 褥瘡の予防 能力を問わない 手軽さ	便排出が困難 腹圧がかけにくい 下剤や摘便が必要 ベッド周りの臭気 自立が困難
坐位排便	排便に重力を利用 腹圧がかけやすい 下剤や摘便が軽減 トイレでの排便が可能 自立の可能性が広がる	坐位バランスが必要 介護量の増大 介護者の腰痛 貧血（意識消失や転倒） 褥瘡の危険性 患者本人の疲労 経済的問題

（玉垣努：排便リハビリテーション 動作と機器，脊損慢性期マネジメントガイド〔住田幹男ほか編〕，p.50，日本せきずい基金，2010.）

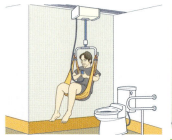

■ 図53 天井走行式リフター

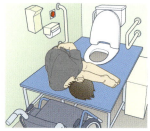

■ 図54 高床式トイレ

リスク管理

● 深部静脈血栓症：深部静脈血栓症は胸腰髄損傷患者も多く発症する．血栓を起こすと一定の期間は他動運動やマッサージは肺塞栓の原因となるので禁忌となる．予防は，下肢の挙上や他動運動での静脈還流の促進や弾性ストッキングや弾性包帯による静脈のうっ滞の防止である．
● 褥瘡：急性期では2時間おきの体位変換や体圧分散マットの導入などで対応する．皮膚の汚染や湿潤，浮腫などには注意が必要である．
● 栄養管理：栄養確保は重要で，とくに亜鉛などの微量元素は褥瘡の予防・治癒に関与している．カロリーの摂取ばかりにとらわれず，ビタミン，ミネラルの摂取にも十分配慮する．
● 異所性骨化：急性期の過剰な可動域運動などが引き金になるといわれるが，詳細は不明．股関節や膝関節に好発し，可動域の制限や坐位などの基本動作が阻害される．
● 尿路感染：神経因性膀胱による排尿障害，自己導尿による感染などから，腎盂炎・腎盂腎炎を起こしやすい．発熱が見られたら尿路感染を疑う必要がある．
● 便秘：Th6より上の損傷では腹筋が働かないので，いきんでも排便は難しく，摘便を行ったり，下腹部を強く圧迫して排便する必要がある．便塊によって自律神経過反射が起こることもある．
● 自律神経過反射：大脳からの脊髄の自立神経への支配がなくなるため，膀胱や直腸充満等の刺激で反射的に麻痺全域の交感神経に過緊張が起こることがある．この結果，下肢，腹部の血管が収縮し，循環血液量の急激な増加のため血圧の異常な上昇をきたし，激しい頭痛，顔面紅潮，発汗等の症状が出現する．すみやかに原因をみつけ取り除く必要がある．
● 起立性低血圧：Th5～6以上の高位脊髄損傷では交感神経機能の障害により下肢や腹部内臓の血管収縮作用が低下する．そのため，臥位から坐位になったときや坐位の姿勢を長く続けたときに血液が下肢や腹部内臓に貯留することで，循環血液量が減少し血圧低下が生じる．損傷した脊髄の部位が高いほど起立性低血圧が起こりやすくなる．予防として，早期からの坐位訓練を行うことが重要である．対策として，下肢の弾性ストッキング，腹部のコルセットなどを装着する．

日常生活動作（ADL）：activities of daily living | 米国脊髄障害協会（ASIA）：American Apinal Injury Association | 持続的他動的運動（CPM）：continuous passive motion | 機能的自立度評価表（FIM）：function independence measure | 手段的日常生活活動（IADL）：instrumental activity of daily living | モービルアームサポート（MAS）：mobile arm supports | 徒手筋力検査（MMT）：manual muscle test | ポータブルスプリングバランサー（PSB）：portable spring balancer | PTB：petellar tendon-breaking | 関節可動域（ROM）：range of motion | 脊髄障害自立度評価法（SCIM）：spinal cord independence measure | 人工股関節手術（THA）：total hip arthroplasty

保存療法

徒手整復と徒手矯正

reposition, mobilization

徒手整復

- 骨折や脱臼した箇所を解剖学的位置に戻す手技をいう．非観血的に行われる．
- 肩関節脱臼，顎関節脱臼，橈骨遠位端骨折，肘内障で行われることが多い．
- 時間経過による周囲組織や骨損傷の悪化を防ぐため，受傷早期に行う．
- 実施にあたっては，患部の脱力と筋の弛緩を得ることが重要である．
- 局所麻酔下，無麻酔で行われることが多いが，状態により全身麻酔下で行われることもある．
- 関節の外傷性脱臼の場合，全身麻酔が必要である．
- X線透視下で行われる場合もある．
- 肩関節脱臼の徒手整復方法には，ヒポクラテス法，ゼロポジション法，スティムソン（Stimson）法などがある（図1）．

■ 注意点
- 医師が病態診断のもと行う．
- 関節周囲骨折を起こし，関節が不安的になるリスクがあるため，粗暴に行わないように注意する．
- 近傍を走行する血管・神経走行を確認し，二次性の損傷を起こさないように整復操作を行う．
- 全身麻酔下で行う場合，麻酔の前には末梢神経の損傷程度を確認，記載しておく．
- 軟部組織や骨片の介在，神経麻痺や血流不全により整復が難しい場合は手術療法が必要となる．

徒手矯正

- 関節の変形や拘縮・強直などがある場合に，徒手により関節の変形を矯正したり，関節可動域を増加したりする手技をいう．
- 機能の回復，変形の再発防止，疼痛緩和などを目的として行われる．
- 関節の変形や拘縮・強直，先天性筋性斜頸，肩関節周囲炎，関節の奇形，脊椎側彎症，内反足，内反手，くる病性O脚，ペルテス病，扁平足などで行われる．特に小児の先天性変形において行われることが多い．
- 関節の拘縮・強直では，ゆっくりと時間をかけて力を加えながら関節内や周辺部位の癒着を剝離する．その後，組織を伸長させて関節の可動域を増加させる．
- 小児の先天性変形の場合，徒手矯正後，矯正肢位をギプス包帯で固定する．

■ 注意点
- 骨折や筋・腱断裂，血管・神経損傷などのリスクがあるため，慎重に行う．
- 医師によって，変形や拘縮の病態診断を行ったうえで行われるべき手技である．

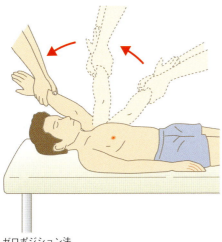

ゼロポジション法
患肢を遠位軸方向に牽引しながら，上肢を脱力させ，肩関節を徐々に屈曲してゼロポジションにもっていく．

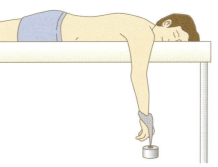

スティムソン（Stimson）法
腹臥位になり上肢を脱力，手首に2～3kgの錘をぶら下げる．

■ 図1　肩関節脱臼の徒手整復法
（落合慈之監：整形外科疾患ビジュアルブック．p.99, 学研メディカル秀潤社, 2012）

保存療法

牽引療法

traction therapy

- 四肢や体幹に，持続的に牽引力を加える治療法で，局所の安静を確保し，安全に生体が本来持っている治癒力を高めるために重要な治療法である．
- 牽引治療の目的には，骨折や脱臼の整復，骨折端による軟部組織・血管・神経の損傷の防止，術前の関節拘縮の除去，疼痛の緩和，筋緊張や炎症の鎮静化などがある．
- 主な牽引法に直達牽引，介達牽引，徒手牽引がある．
- なかでも直達牽引が多くの負荷（重錘）を加えることができる．
- 直達牽引の適応は，介達牽引が不可能な場合（皮膚損傷がある，介達牽引よりも重錘の必要性があるなど），または股関節の強度な屈曲拘縮・患肢の回転強制を要する場合である．

直達牽引

- 直接，骨に牽引力を作用させる牽引法である．
- 直達牽引には，導線牽引，頭蓋牽引がある．また，ベッド上以外で，牽引が維持できる装置を使用した牽引法がある．

導線牽引(キルシュナー牽引)
- 長管骨にキルシュナー鋼線を刺入し締結器に取り付け，重錘で牽引する方法である（図1）．
- 局所麻酔下で行われる．
- 骨折では整復位保持，拘縮予防，疼痛緩和を目的として行われる．
- 骨折の手術時間の待機期間に行われることもある．

- 股関節脱臼骨折整復後では，関節面の除圧・免荷，屈曲拘縮予防を目的に行われる．
- 鋼線の刺入部位
  下肢の骨折：大腿骨顆部，脛骨近位部，踵骨など
  股関節脱臼：大転子部
  上腕骨顆上骨折：肘頭部など

頭蓋牽引
- 頭蓋骨にピンを押し当てて牽引する方法．
- 頸椎の脱臼や骨折の場合に行われる．
- クラッチフィールド(Crutchfield)牽引やバートン(Barton)牽引，頭蓋輪牽引(ハロー牽引)などがある．

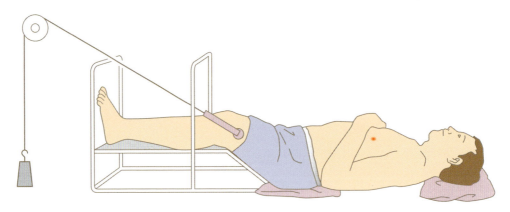

■図1　直達牽引
（落合慈之監：整形外科疾患ビジュアルブック．p.100，学研メディカル秀潤社，2012）

介達牽引

- 皮膚・軟部組織に牽引力を加える牽引法である．
- スピードトラック牽引，絆創膏牽引，グリソン(Glisson)牽引，骨盤牽引，コトレル(Cotrel)牽引などがある．

スピードトラック牽引・絆創膏牽引

- 絆創膏あるいはスポンジを貼ったベルト(スピードトラック)を患肢の皮膚にあてて，弾性包帯で固定して牽引する．
- 牽引方法は，トラックバンドにロープにつけ，そのロープを牽引フレームの滑車に通して重錘を吊るす(図2)．
- 用いる重錘は約2〜3kgで，直達牽引に比べて牽引力は弱い．
- 強い牽引力が必要ない場合，短期間で行う．
- 摩擦によって皮膚の炎症や水疱の形成，神経圧迫をきたしやすい．

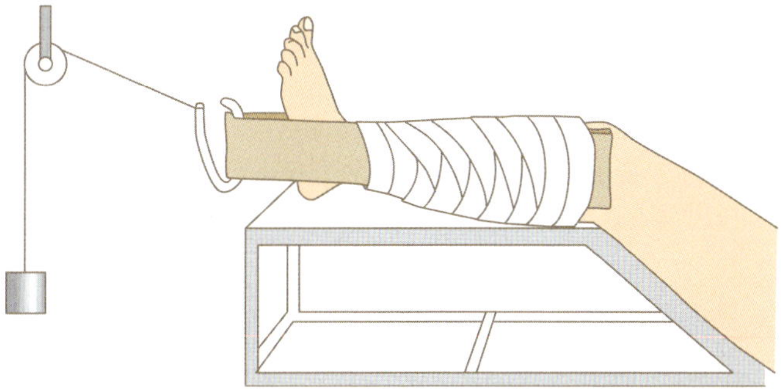

グリソン(Glisson)牽引

- 頸椎に用いられる．
- グリソン係蹄を下顎と後頭骨にかけて，頸椎を前屈させ頭方向に牽引する．

骨盤牽引

- 下腹部から骨盤に軟性コルセットを装着して行う(図3)．
- 股関節と膝関節を屈曲させることにより腰椎前弯を減らして，大腿の長軸方向に牽引する．

コトレル(Cotrel)牽引

- 下肢の伸展力を利用して脊柱全体を伸長させる装置を使って牽引する．
- 主に側彎症の術前において，彎曲の柔軟性を得るために行う．

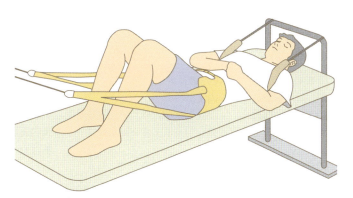

■図2　介達牽引
(落合慈之監：整形外科疾患ビジュアルブック．p.100, 学研メディカル秀潤社, 2012)

■図3　骨盤牽引
(落合慈之監：整形外科疾患ビジュアルブック．p.100, 学研メディカル秀潤社, 2012)

徒手牽引

- 骨折・脱臼の整復において行われる．
- 助手が反対牽引を行い，連携しながら牽引する．
- 安全の確保と，除痛や筋弛緩を得るために，麻酔下で行われることが多い．

保存療法

固定法

fixing method

- 安静を保つためにさまざまな固定法がある.
- 保存療法時には,固定と牽引を確実に実施し,患者の疼痛を緩和する必要がある.
- 骨折の場合,手術による固定に内固定(観血的整復固定術:ORIF),手術を行わない外固定がある.

固定法の種類

- ギプスとは石膏を意味するドイツ語で,古くから用いられている固定法である.
- 最近では,石膏ギプスのかわりに水硬性プラスティックのギプスが多用されている.石膏ギプスよりも軽量で汚れにくく,扱いやすい.
- ギプス固定の目的には,患部(関節・骨・軟部組織)の安静・固定,骨折・脱臼部の整復位固定,変形の手術・非手術後の矯正後の固定,骨・関節・腱の観血的療法の固定がある.

■固定範囲・部位

- 骨折の場合,関節部を挟む両関節までの固定が原則である.
- これは,筋肉の起始部と停止部を固定して,筋からの牽引と回旋を防ぐためである.
- 整復位を維持するためには,局所圧迫点およびその支持となる抗力点2点,あわせて3点を固定するように意識する.
- 固定部位は必要最低限とする.可動可能な関節がみえるようにギプスカットによるトリミングを行う.

■ギプスの種類

- 通常のギプスの他にさまざまな種類がある.
- 有窓ギプス:創の観察や治療のために,外傷や解放創,もしくは手術創の部位がみえるように開窓する.
- 架橋ギプス:広範囲にわたった創の解放のために,分離したギプスを支柱で架橋して一体化する.
- 歩行ギプス包帯:ギプスに足底部をつけて装着したまま歩行可能にしたもの.
- 免荷ギプス:歩行時に直接荷重がかからないようにしたもの.
- 矯正ギプス包帯:新生児の内反足,垂直距骨などの重度の足変形などの場合,矯正後の保持に用いる.

■内固定

- 骨折部を中心とした皮膚を切開し,骨折部に到達した後に骨折部の整復操作を行い,金属製のプレート(板),スクリュー(ねじ),ロッド(棒),髄内釘(ネイル),ワイヤー(銅線)などを用いて固定する.

■外固定

- 徒手整復後,ギプス,シーネ(副子),テープ,三角巾などで固定する.
- 頸椎損傷の場合,ハロー(halo)固定やネックカラーを用いた固定があり,損傷の程度に応じて用いる.
- 胸部・腰部の固定にはさまざまな形状のコルセットがある.

ギプス固定

■ギプス固定の注意点(図1)

- ギプス装着後には,循環障害に注意する.
- 循環障害(ギプス障害)は患部が浮腫や出血で腫脹し,筋内圧が上昇することで起こる.重篤になると,筋肉の阻血性壊死と拘縮(フォルクマン拘縮)を生じる.
- 循環障害を防ぐため,三角巾やクッションを用いて患部を拳上し,循環と運動機能を定期的に確認する.
- 長期間のギプス固定により深部静脈血栓症などの合併症のリスクが生じるため,固定部以外は,可能な限り関節可動運動を行うように指導する.血栓塞栓症の既往がある患者では特に注意する.
- 他にも神経障害,皮膚障害,創汚染,筋萎縮・関節拘縮,ギプス症候群などに注意する(表1).
- ギプス症候群は,体幹ギプスの彎曲が強い場合に,十二指腸を圧迫し,上腸間膜動脈の循環を障害することで急性の胃腸症状(イレウス様症状)をきたした状態である.

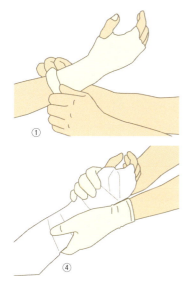
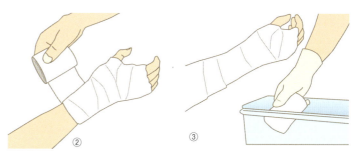

①徒手整復後，皮膚保護のためストッキネットを装着する．
②さらに綿包帯を下地に巻く．
③水に数秒つけたプラスチックギプスを巻く．
＊端部は薄く固まると鋭くなり，すれて皮膚に障害を与えるため，2〜3重以上巻いて厚くする．
④固化するまで5〜10分，手で押さえる．

■ 図1　ギプスの装着法
(落合慈之監：整形外科疾患ビジュアルブック第2版．p.101，学研メディカル秀潤社，2012)

■ 表1　ギプス固定による障害

循環障害	浮腫や出血による腫脹，筋肉の阻血性壊死，拘縮(フォルクマン拘縮)
神経障害	末梢運動障害による疼痛・しびれなど
皮膚障害	水疱，壊死
創汚染	ギプス周辺の異臭，出血，滲出液
筋萎縮・関節拘縮	関節可動域の縮小や筋力低下
ギプス症候群	急性の胃腸症状(イレウス様症状)

装具による固定

- 固定や免荷，変形の矯正，麻痺肢の支持などを目的に行われる．
- 一時的に使用する場合と日常生活動作(ADL)を保つために常時使用する場合がある．

■ ハロー固定(図2)
- 頭蓋骨にピンを専用のトルクレンチを使用して刺入し，リング(ハローリング)を装着する．リングを継ぎ手でベストタイプの装具と連結させて固定する．
- 頸椎から上位胸椎に対して，強固な固定が必要な場合に用いる．
- 頸椎脱臼，頸椎損傷，頸椎骨折など脊髄の障害，頸椎術後などで用いられる．
- 頭部の屈曲，伸展，回旋を制御でき，頸椎とくに上位頸椎の回旋運動の制御に有効である．

■ フィラデルフィアカラー(図3)
- 頸椎損傷の固定を目的に用いられる．

- 固定性はネックカラーより優れているが，ハロー固定よりは劣る．

■ コルセット
- コルセットには硬性と軟性がある．
- 硬性コルセットは軟性コルセットよりも固定性を求める場合，軟性コルセットは負担軽減のために用いられる．
- 腰椎コルセットは腰仙椎の固定を目的に，腰椎術後や椎間板ヘルニアなどで使用される．中でもダーメンコルセット(義肢装具療法　図11(p.110)参照)がよく用いられる．
- Wiliams型仙椎装具は間欠跛行を呈する腰部脊柱管狭窄症の場合，体幹を前屈位に保つために用いられる．
- 胸椎コルセットは胸背部から骨盤まで覆うことで胸腰仙椎が固定できる(図4)．胸椎圧迫骨折や変形すべり症，化膿性脊椎炎などで用いられる．

■ **上肢装具**
- 肩・肘・手・指などの関節用の装具がある（表2，義肢装具療法（p.107）も参照）．

■ **下肢装具**
- 股装具や長下肢装具，膝装具，短下肢装具，足装具などがある（表3，義肢装具療法（p.108）も参照）．

■ **その他の装具**
- 上腕骨骨幹部骨折に用いる機能的装具がある．
- 小児では，発育股関節形成不全に対するパヴリックハーネス，先天性内反足に対するデニスブラウン副子などさまざまな装具が使用される．

■ 表2　主な上肢装具

肩関節装具	肩鎖関節脱臼に用いる肩鎖関節バンド，手術後に上肢を挙上位に保つゼロポジション装具がある
手背屈装具	橈骨神経麻痺に対して用いられる
母指対立装具・把持装具	正中神経麻痺に対して用いられる
ナックルベンダー	MP関節拘縮に対して用いられる
指装具	槌指変形に対して用いられる
クラビクルバンド	鎖骨骨折に対して用いられる

■ 表3　主な下肢装具

股装具	小児股関節疾患，変形性股関節症の術後，大腿骨頸部骨折に対する固定．痙性対麻痺のはさみ足歩行の改善
長下肢装具	膝関節と足関節の動きの抑制
膝装具	膝外傷，靱帯損傷，変形性膝関節症に対して用いられる
短下肢装具	下腿から足関節までの固定
足装具	術後の制動，捻挫再発防止

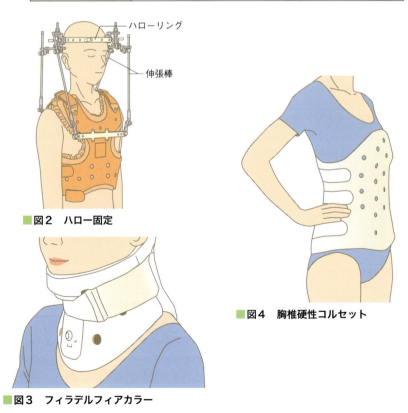

■ 図2　ハロー固定

■ 図3　フィラデルフィアカラー

■ 図4　胸椎硬性コルセット

| 日常生活動作（ADL）：activities of daily living | 観血的整復固定術（ORIF）：open reduction and internal fixation |

保存療法

義肢装具療法
prosthetics and orthotics therapy

装具とは

- 装具とは，「四肢体幹の機能障害の軽減を目的として使用する補助器具」[1]〔日本工業規格（JIS）〕のことで，装着されることによって生体の動きを制限したり，動きを援助したり，アライメントを変えたりする．
- 装具の基本的な目的は，①局所の固定，②変形予防，③変形矯正，④機能の補助・代償である．治療やリハビリテーションのために装具を用いることを装具療法という．
- 装着する部位によって，上肢装具，下肢装具，体幹装具に大別される．

上肢装具

総論

- 静的装具（static splint）と動的装具（dynamic splint）に大別される．
- 静的装具は装具が覆っている部分の可動性がなく，安静，良肢位の保持，拘縮や変形の予防または矯正，不安定な関節の支持や保護などの目的に用いられる．
- 動的装具はピアノ線，コイルスプリング，アウトリガーなどを用いた継手としての可動部分を持つため，特定の運動が許容される．
- 瘢痕や癒着の予防，拘縮の矯正，術後の筋や腱機能の再教育，麻痺筋の代償などの目的に用いられる．

指装具
- IP屈曲補助装具（図1A），IP伸展補助装具（図1B），指固定装具，MP屈曲補助装具，MP伸展補助装具がこれに含まれる．

手関節装具
- 静的装具として手関節指固定装具，手関節背屈装具（cock up splint）があり，動的装具として把持装具，Thomas型懸垂装置，Oppenheimer型装具などがある．

対立装具
- 母指と示指を対立位で保つことにより，把持を可能にすることを目的とする．
- 前腕部を保持する前腕ピース，母指を対立位に保つ対立バー，母指と示指を対立位に保つC型バーで構成される長対立装具と，長対立装具から前腕部を除去した短対立装具に大別される．
- 長対立装具は頸髄損傷や末梢神経麻痺などに，短対立装具は正中神経麻痺などに適応があり，それぞれBennett型（Rancho型と異なり，手掌側の支持バーがない），Rancho型（図2A），Engen型（図2B）などがある．

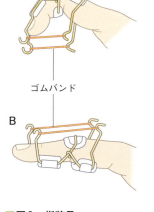

■図1　指装具
A：IP関節の屈曲補助装具
B：IP関節の伸展補助装具

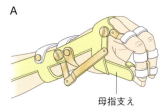
Rancho型

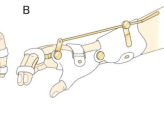
Engen型

■図2　短対立装具

107

■肘装具
- 肘固定装具，肘関節可動域制限装具，肘関節屈曲・伸展装具などが含まれる（図3）．

■肩装具
- 肩外転装具，懸垂装具，肩関節亜脱臼防止用装具などがある（図4）．

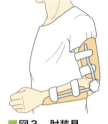

■図3 肘装具 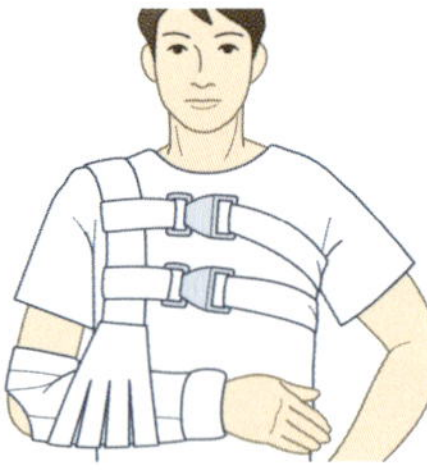　　■図4 肩装具

下肢装具

総論

- 下肢装具の主な目的は，変形の予防，変形の矯正，病的組織の保護，失われた機能の代償または補助である．
- 下肢装具が効果的に機能するためには，身体全体のアライメントに留意する必要がある．つまり，身体外郭と装具がよく適合していることを基本とし，身体の解剖学的関節軸と装具の機能軸が一致していること，足底部の床面接地が良好なことなどを考慮することが重要である．
- 下肢装具の分類を図5に示す．

■足底装具（FO）
- 足底板，アーチサポート，メタタルザルパッド，内（外）側ウェッジなどにより構成される．
①足底圧の分散，②足部アーチ構造の補助，③膝関節・足関節アライメントの調整などを目的に使用される．

■短下肢装具（AFO）
- 下腿より足部に及び，3点固定の原理を用いて足関節の動きをコントロールするのが基本概念であるが，上位関節である膝関節もコントロール可能で，歩行時の安定性などに寄与する（図6）．
①足関節運動の拘束（制約），②足部・足関節の安定化，③膝のコントロール，④免荷などを目的に使用される．

■長下肢装具（KAFO）
- 大腿部から足部に及び，膝関節，足関節のコントロールを行う．
①膝関節・足関節の拘束，②膝関節運動の安定化（固定を含む），③股関節のコントロール，④免荷などを目的に使用される．

■膝装具（KO）
- 大腿支持部と下腿支持部を膝継手で結合し，補助的なストラップやパッド類を取り付けた構造となる（図7）．

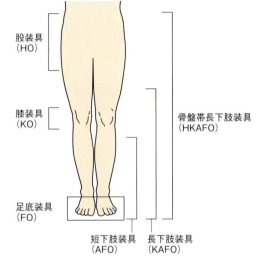

■図5 下肢装具の分類

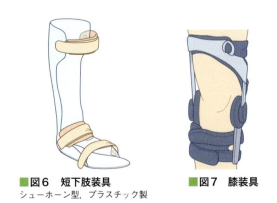

■図6 短下肢装具
シューホーン型，プラスチック製

■図7 膝装具

108

①異常可動性の抑制，②可動域の制限，③変形・拘縮の矯正，④保温と適度な加圧などを目的に使用される．

■ **股装具(HO)**
- 骨盤帯から大腿にかけての構造で，骨盤帯と大腿支持部を股継手で連結したものが多い．股関節のコントロールを目的に使用される．

■ **骨盤帯長下肢装具(HKAFO)**
- 基本的に骨盤から足底までに至る構造を持ち，股関節，膝関節，足関節をコントロールする装具である(図8)．
- 下肢の支持性低下が股関節のみでなく，膝以下の関節にも及ぶ場合が適応となる．

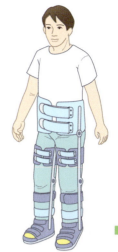

■ 図8　骨盤帯長下肢装具

体幹装具

総論

- 体幹装具は，体幹の運動制限，矯正，支持などを目的に処方される．
- 運動制限のうち固定を要するものとして，脊椎骨折の固定，脊椎の術後，椎間板ヘルニアなど，局所安静により神経根症状の軽減を目的とするもの，変形性脊椎症などの痛みの軽減や，脊髄や神経根への刺激の軽減を図るもの，化膿性脊椎炎などの炎症性疾患に対する安静目的のもの，脊椎すべり症など脊柱の異常可動性に対する固定などがあげられる．
- 可動域制限を目的とするものとしては，腰部脊柱管狭窄症に対し，屈曲を援助し，伸展を制限するフレクションブレースがあげられる．
- 矯正あるいは変形の進行を予防するものとしては，数々の側彎症装具がある．
- 脊柱の支持性を高めるものとしては，腰痛症に対する腰仙椎装具があり，腹圧を高めることにより腰椎を支持する．

■ **頸椎装具**
- 頸椎運動の制限を目的とする．発泡ポリウレタン板を成形加工して作られるPhiladelphiaカラーなどが代表的である(図9)．

■ **頸胸椎装具**
- 頸胸椎移行部から上位胸椎の制動に適している．胸骨・後頭骨・下顎骨固定(SOMI)装具などがある．

■ **胸腰仙椎装具**
- 下位胸椎から胸腰椎移行部の制動に有用である．

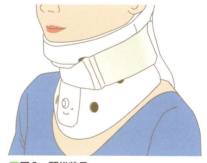

■ 図9　頸椎装具
Philadelphiaカラー

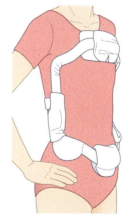

■ 図10　胸腰仙椎装具
Jewett型

軟性コルセットや陽性モデルをもとに作成するモールド型に加え，後方のみ硬性支柱を有するTaylor型，胸骨上部，恥骨結合部，背側の3点で固定するJewett型(図10)，2本の骨盤帯と体

幹の輪郭に合わせた金属フレームで構成されるSteindler型などがある．

■腰仙椎装具
- 腰部疾患に対する装具の代表的なもので，腰椎の伸展・屈曲・側屈の制限などの機能を有する．
- 軟性コルセット(図11)やモールド型に加え，脊椎の棘突起を挟む2本の支柱と2本の外側支柱からなり，頭尾側で4本の支柱を連結するKnight型(前面は軟性，後面は硬性)などがある．

■側彎症装具
- 骨盤から頸部に及ぶ頸胸腰仙椎装具(CTLSO)と，腋窩以下の胸腰仙椎装具(TLSO)に大別される．
- TLSOはunderarm braceとも呼ばれ(図12)，患者のADLや心理的負担を考慮して，近年は優先して使用される傾向にある．前者の代表的なものにMilwaukee brace，後者にBoston braceがある．

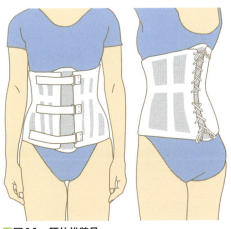

■図11　腰仙椎装具
軟性コルセット

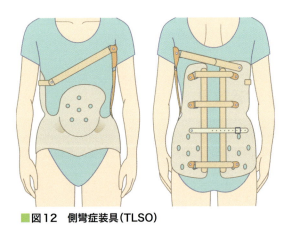

■図12　側彎症装具(TLSO)

義手義足

総論

- 義肢(prosthesis)は欠損した四肢を形態的，機能的に補うものである．
- 上肢の欠損に対して装着する義肢を義手(upper limb prosthesis)，下肢の欠損に対して装着する義肢を義足(lower limb prosthesis)という．義肢は基本的にソケット，継手，支持部，その他からなり，義手の場合には手先具とそれを動かすシステムが，義足の場合には足部が付く．
- ソケットは断端と義肢とのインターフェイスであり，生体の動きを義肢に伝えるものである．オプションとしてベルトやカフなどが付加されることがある．継手は，人の関節にあたる部分で，可動性を有する．手先具は，人の手にあたる部分であり，足部は人の足にあたる部分である．能動義手の場合には，手先具を動かすケーブルコントロールシステムが付く．

義手

- 義手は，使用目的から装飾用義手，作業用義手，能動義手に分類される．

■装飾用義手
- 手としての機能はなく，単に外観を補うものである（図13）．手は顔と同様，人間の外見上重要な意味を持つ．そのため衣服で覆えない手にあたる部分（手先具）は精巧に作られる．

■作業用義手
- 特定の作業を目的に作られるもので，農耕や工業，車の運転などに適した形状となっており，手先具は手の形とはかけ離れている．スポーツに用いられる義手も作業用義手に分類される．

■能動義手
- 手の機能を実現しようとしたもので，つまみ，握り，放しの手の基本機能を残存する関節機能によって手を動かし，行うものである（図14）．
- 能動義手のうち，身体運動ではなく断端の筋活動を手先具の運動に利用するものを筋電義手または電動義手という．

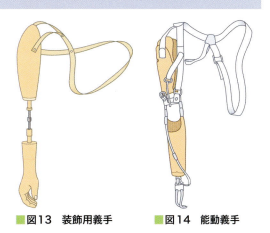

■図13　装飾用義手　　■図14　能動義手

義足

- 義足の基本構造は，ソケット，継手，足部である．歩行を目的として作られるため，特殊な場合を除けば装飾用義足というものはない．

■大腿義足
- 大腿切断者に処方する．ソケット，膝継手，足継手，足部，支持部からなる．荷重は坐骨で受ける（図15）．

■下腿義足
- 下腿切断者に処方する．荷重は膝蓋靱帯もしくは脛骨粗面で受けるが，断端全体で受けるTSB（total surface bearing）ソケットもある．

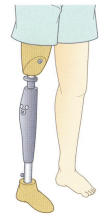

■図15　大腿義足

短下肢装具（AFO）：ankle-foot orthosis　｜　頸胸腰仙椎装具（CTLSO）：cervico-thoraco-lumbo-sacral orthosis　｜　足底装具（FO）：foot orthosis　｜　長下肢装具（KAFO）：knee ankle orthosis　｜　膝装具（KO）：knee orthosis　｜　骨盤帯長下肢装具（HKAFO）：hip knee ankle foot orthosis　｜　股装具（HO）：hip orthosis　｜　下顎骨固定（SOMI）：sternal occiput mandibular immobilization　｜　胸腰仙椎装具（TLSO）：thoraco-lumbo-sacral orthosis

保存療法

神経ブロック

nerve block

神経ブロックとは

- 神経ブロックとは痛みの原因となっている神経を局所麻酔により一時的に麻酔をかけ，除痛する方法である．
- 除痛に伴う，痛みの悪循環の切断により発痛物質の減少，交感神経も同時に遮断されるため血流改善，運動神経遮断による痙攣の改善などの効果がある．
- 局所麻酔薬の代わりに神経破壊薬を用いるブロックを永久ブロックといい，がん性疼痛の際に用いることがある．
- 正確に行われた神経ブロックは痛みに関係している神経を同定できるため診断としても用いることができる．
- 現在は局所麻酔薬，神経破壊薬の代わりに高周波による熱(高周波熱凝固法)や刺激(パルス高周波法)により薬液よりも長期間痛みを緩和することができるようになっている．
- また現在は，超音波機器が進歩し，神経，血管，骨の同定がしやすい．とくに頸部領域の神経ブロックでは可能であれば，超音波機器を併用することで安全性が格段にアップするものと考えられる．
- 局所麻酔薬による治療が有効である場合，より長期的効果が期待できる高周波熱凝固法やパルス高周波法の適応となる．
- ここでは整形外科領域の外来診療の一環として一般的に行われている神経ブロックを紹介する．

後頭神経ブロック

- 変形性頸椎症，頸肩腕症候群，外傷性頸部症候群，頸椎術後症候群などに伴う後頭神経痛に行われる．
- 手技が容易で大きな合併症もなく簡便である．
- ブラインド法(後頭隆起から2.5cmで大後頭神経，さらに2.5cmで小後頭神経が走行していることが多い)でもよいが，現在は超音波ガイド下ではC2神経根を同定できることが多い．

星状神経節ブロック

- 星状神経節ブロック(SGB)とは，頸部における最大の交感神経節である星状神経節に局所麻酔薬を注入するブロックである．
- 星状神経節は実際にはTh1前後に存在するため星状神経節そのものに針を進入するのではなく，C6-C7椎体前方にある頸長筋に薬液を注入するコンパートメントブロックである(図1)．
- この注入により頸部から胸部にかけて交感神経幹，交感神経節前線維，節後線維もブロックされ，頭頂部，顔面，上肢，上胸部の交感神経が遮断されるため同部の末梢血流量が増加する．
- 頸椎症性神経根症，外傷性頸部症候群や局所疼痛症候群(CRPS)などによる頑固な頸肩腕部痛に対して行われる．
- 手技は比較的容易であるが，薬液が反回神経に浸潤した際には嗄声が生じる．周囲には椎骨動脈，総頸動脈があり，薬液の動脈注入の場合，一過性に痙攣が生じる．気道確保やジアゼパム投与などの処置が必要である．また動脈以外にも静脈から

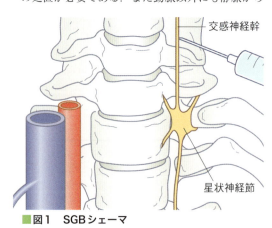

■図1 SGBシェーマ

の出血による頸部縦隔血腫（施行後数時間に息苦しさを訴えた際は頸部X線側面像や頸部CTを施行，挿管，鎮静など必要となる）など，重篤な合併症が起こることを念頭に置かねばならない．ブロック後の注意深い観察が必要である．現在は超音波ガイド下で行うことを推奨している．

腕神経叢ブロック

- 第5頸髄神経から第1胸髄神経で腕神経叢は構成される．腕神経叢に局所麻酔薬を注入することで肩関節周囲から上肢の疼痛緩和と血流増加をはかる手技である（図2）．超音波を用いると腕神経叢は神経根部，神経幹部分節部，神経束部，末梢部と視認しやすく，より選択的に薬液を注入することができる．
- 頸椎症性神経根症，頸肩腕症候群，肩関節周囲炎などに行うことができる．
- 前述の超音波ガイドのほか，X線透視や電気神経刺激針を用いて行うこともある．
- 気胸，血管内注入，血腫などの合併症は超音波ガイド，X線透視を用いても生ずることを念頭に入れた術後の経過観察は必須である．

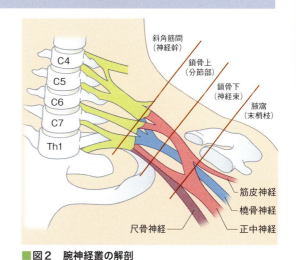

■図2　腕神経叢の解剖
（松本茂美，飯田宏樹：よくわかる神経ブロック法〔大瀬戸清茂監〕, p.72, 中外医学社, 2011）

肩甲上神経ブロック

- 肩甲骨の肩甲切痕部に局所麻酔薬を注入して肩甲上神経をブロックする手技である（図3）．
- 肩甲上神経は，肩関節の知覚を支配する神経で肩関節周囲炎（五十肩）や腱板損傷などの肩関節疾患の疼痛に有効である．
- ブロックで痛みを軽減したうえで運動療法を併用することもある．
- 現在は超音波ガイド下で行われることが多くなっている．

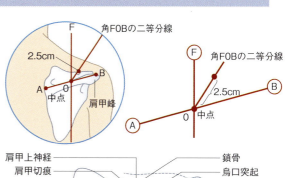

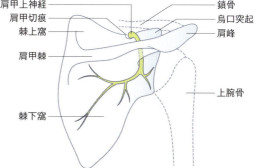

■図3　Mooreの変法における刺入点
（岩下成人，福井弥己郎：よくわかる神経ブロック法〔大瀬戸清茂監〕, p.79, 中外医学社, 2011）

硬膜外ブロック

- 硬膜外腔に局所麻酔薬を注入して神経根部，交感神経をブロックする手技である[1]．
- 痛みの原因が椎間板由来，脊柱管（神経根）由来，椎間関節由来，筋，筋膜由来のいずれでも有効である．
- 頚椎，胸椎，腰椎いずれの部位でも施行できるが，頚椎部，胸椎部ではブロック後血圧低下に対する対策が必要であること，また，硬膜外腔が狭く，くも膜下に薬液が入った際は高位脊椎麻酔となり対応が必要である．合併症の血腫で上下肢の脱力や膀胱直腸障害出現時は緊急除圧術を考慮する必要がある．モニターのない外来診療では一般的ではない．
- 仙骨裂孔から針を上行させる仙骨ブロックは手技が簡便で合併症が少なく，整形外科外来診療では広く行われている（図4）．
- 腰椎椎間板ヘルニア，腰部脊柱管狭窄症などの神経根性由来の痛みの強い腰痛疾患に多用される．
- 針を背部正中もしくは傍正中から刺入し，棘間靱帯，黄色靱帯を経由して硬膜外腔に到達する方法

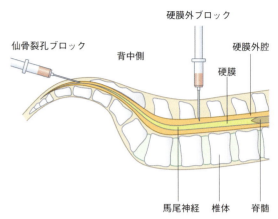

■ 図4　硬膜外ブロック
（下出真法：改訂新版中高年の坐骨神経痛．p.70, 保健同人社, 2007）

が一般的であるが，X線透視下では椎間孔アプローチによる硬膜外ブロックも可能である．
- 交感神経ブロックの効果による血流改善の目的に閉塞性動脈硬化症，バージャー病などの血流障害にも用いられる．

神経根ブロック

- 脊髄神経は硬膜外腔から椎間孔を通り，脊柱管外に出ていくが，その脊柱管外に出る前後に神経根がある．
- 神経根ブロックは，神経根部に麻酔薬を注入する手技である（図5）．神経根部の炎症，変性は，椎間板ヘルニア，脊柱管狭窄症の疼痛などの原因となることが多い．整形外科疾患では部位診断も兼ねているため非常に重要な治療である．
- 近年は薬液による神経根ブロックで責任神経根を同定したのち，パルス高周波を用いた治療を行うことが多くなっている．
- 頚椎部，胸椎部でのブロックは解剖を十分理解し，経験が必要であること，合併症は重篤例が多い点から整形外来診療ではあまり行われていない[2]．腰椎部では安全に行うことができる．
- 針先が神経根に接することが必要であるためX線透視下で造影剤を使用し目的神経根であることを同定する必要がある．超音波ガイド下でも頚椎部

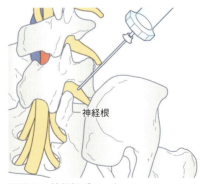

■ 図5　神経根ブロック

では安全に施行できるがX線透視と併用することが望ましい．
- 腰椎神経根ブロックは重篤な合併症はないが手技による強い放散痛があるため慎重で愛護的な操作が必要である．

椎間関節ブロック

- 椎間関節は上下椎体の後方でお互いを連結している関節である．腰痛の約60％が椎間関節性腰痛を含んでいるとの報告もある．
- 椎間関節による痛みは体動に伴う発作痛で局在ははっきりしており，圧痛も伴う[3]．
- 腰椎捻挫（ぎっくり腰）や圧迫骨折で体動困難症例に椎間関節ブロック（図6）を施行すると痛みが大幅に緩和することも多い．
- 以前は，ブラインド法やX線透視下で行うことが多かったが，超音波ガイド下で行われることも多くなっている．
- 安全性が高いため外来診療では有用な神経ブロックといえる．
- 頸椎，胸椎，腰椎いずれも施行可能あるが頸椎，胸椎では十分な解剖の把握が必要である．

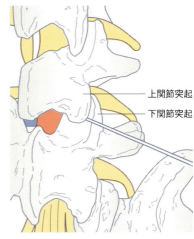

■ 図6　椎間関節ブロック

坐骨神経ブロック

- 坐骨神経は骨盤腔内から腸骨の坐骨切痕を通って骨盤外に出てくるがその部位に局所麻酔薬を注入して坐骨神経をブロックする手技である（図7）．
- 超音波ガイド下では正確な部位に薬液注入することができるが，安静時間中強い痺れが持続することも多く，診断的側面が強い．
- パルス高周波は42℃の高周波刺激で神経損傷もないため腰椎術後症候群などの下肢痛はよい適応である．
- 坐骨神経痛を呈する椎間板ヘルニア，腰部脊柱管狭窄症のほか梨状筋症候群では重要な診断所見となる．

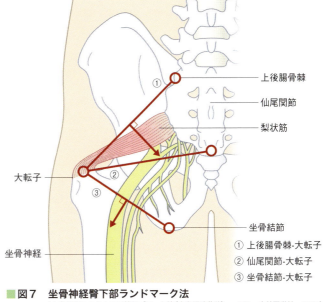

■ 図7　坐骨神経臀下部ランドマーク法
（上島賢哉：よくわかる神経ブロック法〔大瀬戸清茂監〕, p.161, 中外医学社, 2011）

トリガーポイント注射

- 圧痛のある部位に局所麻酔薬を注入して除痛を図る手技である．現在は神経ブロックではなく，局所注射の扱いになっている．
- 手技は筋注と同じであり，安静時間は注入量にもよるが，ほとんどなくとも安全である．
- 筋，筋膜性の痛みには非常に有効で一度の施行で痛みが一掃されることもあるため触診で硬結をふれ，同部位に圧痛を認める際には試みてよい．
- 筋膜性疼痛症候群（MPS）や線維筋痛症のほか，頸肩腕症候群などに対し，広く用いることができる．

局所疼痛症候群（CRPS）：complex regional pain syndrome　　筋膜性疼痛症候群（MPS）：myofascial pain syndrome
星状神経節ブロック（SGB）：stellate ganglion block

手術療法

皮膚の手術

surgery of skin

皮膚縫合

- 皮膚の縫合には，刺激性が低いためモノフィラメントのナイロン糸が用いられることが多い．
- 通常の結節縫合のほか，縫合部の緊張が強い場合など，垂直マットレス縫合，水平マットレス縫合が用いられる（図1）．
- Z形成術を行うときなど縫合部の片側が三角形で血流が乏しい場合，片側埋没マットレス縫合を行うのがよい．
- 金属のスキンステープラー（皮膚縫合器材）は簡便で手術時間の短縮が図れるが，整容的にはよくない．
- 生体内吸収性糸で皮下，真皮縫合を密に行い，テープや接着剤で皮膚を固定する方法もある．手術部位感染防止効果が高く，整容的にも優れている．

■ Z形成術

- 創の側方に，Z状の切り込みを加え皮膚を入れ替えて縫合し，縫合線の方向を変える方法である（図2）．
- 縦方向に皮膚が移動するため拘縮を改善する効果がある．60度の角度で切り込みを入れると，縦方向に創が1.73倍延長される．デュピュイトラン拘縮*の手術に多く用いられる．
- また関節を縦に横切る直線状の切創は，時間の経過とともに短縮して拘縮を起こす傾向にあるため，それを回避するためにも用いられる．

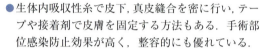

用語解説

デュピュイトラン拘縮
手掌腱膜の肥厚や収縮によって，手指の屈曲拘縮，伸展障害を起こす疾患．中年以降の男性に多く，発症の原因は明らかではない．環指と小指に多く，示指，母指には少ない．

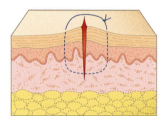

A. 結節縫合

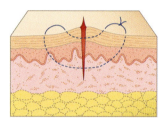

B. 垂直マットレス縫合

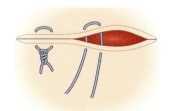

C. 水平マットレス縫合

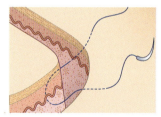

D. 片側埋没マットレス縫合

■ 図1　皮膚縫合
マットレス縫合：皮膚を強固に密着させる縫合法で，垂直型と水平型がある．垂直型は創縁から離れたところにいったん糸を通した後，さらに創縁に近いところから反対側に糸を通し，創縁を密着させる．水平型は創縁に平行に1cm程度の間隔で糸を2回通し，創を強固に縫合する．

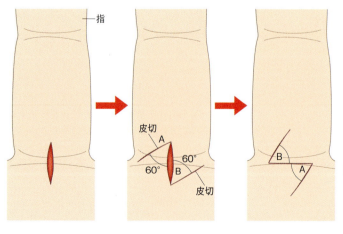

■ 図2　Z形成術
図のA，Bのように創と同じ長さの皮切を入れ，AとBの地点で持ち上げ，上下を入れ替える．長軸方向の長さが約1.75倍になる．

皮膚移植術(skin grafting)

■遊離皮膚移植(植皮：free skin graft)

- 大きな皮膚欠損がある場合に，身体のほかの部分から皮膚を採取して欠損部にあて，創を治す方法である(図3)．
- 移植を受ける部分は血流が良好でないと皮膚が生着しない．たとえば骨の上などは生着しにくい．
- 移植する皮膚の厚みにより全層植皮と分層(中間層)植皮がある．
- 全層植皮は鼠径部などから皮膚を採取する．皮膚を採取した部分は縫縮する．厚みのある良好な皮膚が得られるが，採取できる皮膚の大きさが限られる．
- 分層植皮は大腿部などからダーマトーム(デルマトーム)(図4)という器具を用い，薄く皮膚をそぎ取るようにして採取する．皮膚を採取した部分は自然の上皮化を待つ．大量の皮膚が採取可能であり生着もしやすい利点があるが，整容面や皮膚の耐久性では劣る．
- 網状植皮(mesh skin graft)は，採取した皮膚をローラー状の器具で網目状に加工，拡大して，より広範囲の皮膚欠損を覆う方法である(図5)．

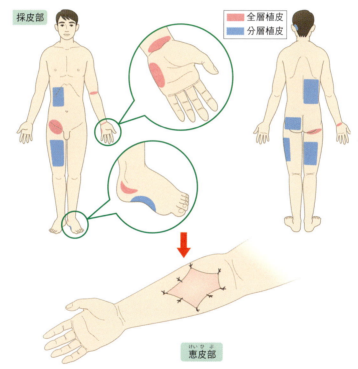

■図3　遊離皮膚移植

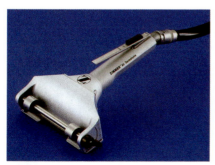

■図4　ダーマトーム
分層植皮に使用する皮膚を採取する器具である．刃が振動して皮膚を薄くそぎ取る．

(写真提供：ジンマー・バイオメット合同会社)

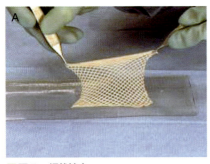 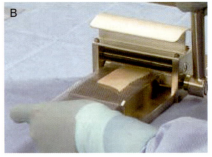

■ 図5　網状植皮
採取した皮膚をローラー状の機械に通して細かな網目状の切れ目を入れ（A），広げると1.5～6倍の大きさになる（B）．

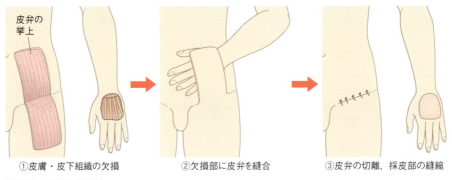

①皮膚・皮下組織の欠損　　②欠損部に皮弁を縫合　　③皮弁の切離，採皮部の縫縮

■ 図6　有茎皮弁移植

■ **有茎皮弁移植**
- 大きな皮膚欠損があり，かつ骨が露出するなど血流が悪い創を被覆する方法である（図6）．腹部などから一部連続性を保ったまま皮膚を挙上し，皮膚欠損部に縫合する．皮膚が生着する時期（2～3週後）に茎部を切り離す．
- 失敗が少ない方法であるが，手術が2回必要なこと，茎部切り離しまで固定が必要なことが欠点である．
- 指尖部の皮膚欠損には，有茎皮弁の1種である指交叉皮弁移植（図7）が有用である．

■ **遊離皮弁（free flap grafting）移植**
- 有茎皮弁と同様の目的に用いられるが，上腕，前腕，肩甲部などの採皮部から血管をつけた皮弁を挙上し，皮膚欠損部に移動，局所の血管と縫合して創を一期的に被覆する（図8）．
- 時には骨，神経なども皮膚と同時に移植する（血管柄付き骨移植，血管柄付き神経移植）．
- 微小血管縫合の技術が必要である．

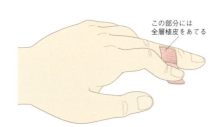

■ 図7　指交叉皮弁移植

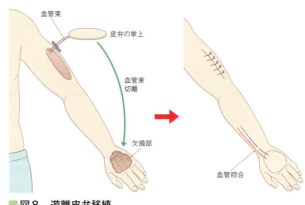

■ 図8　遊離皮弁移植

手術療法

腱の手術

surgery of tendon

腱縫合術

- 腱の断裂には切創などによる開放性の断裂と，皮下断裂がある．
- なるべく早期（数日以内）に修復を行うのが原則である．
- 開放性の断裂では一時縫合を行うが，挫滅など断端の損傷が著しい場合は待機的手術で後述の腱移行術や腱移植術を行う．
- 皮下断裂ではアキレス腱断裂を除き１次縫合が困難であるので，やはり腱移行術や腱移植術を行うことが多い．
- 縫合法（図1）にはさまざまな方法があるが，腱縫合部は周囲組織ときわめて癒着しやすいので，愛護的な操作が必要である．縫合後は3週間程度の固定を行う．
- 近年では数本の糸を用いてより強固に縫合し（吉津1法など），術後早期から運動療法（Kleinert変法など）を行って（図2），よりよい機能回復を図る方法が主流になりつつある．

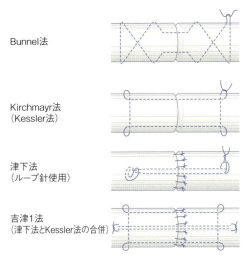

■図1　各種の屈筋腱縫合法

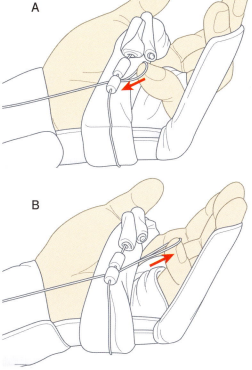

■図2　腱縫合後の早期運動療法（Kleinert変法）
指の屈曲はゴムの張力で行い，伸展は伸筋による自動運動を行う．

腱移植術，腱移行術

- 断裂部の挫滅や変性が強い場合や断裂から時間が経っている場合には，腱の両断端の間にギャップを生じているため，腱の1次縫合が不能である．その場合には腱移植術や腱移行術を行う．
- 腱移植術は健常な腱断端の間に，身体のほかの部分から機能的に重要でない腱（長掌筋腱など）を採取して移植する．縫合部が2か所になることが欠点である（図3）．
- 腱移行術は断裂した筋腱と機能的に似た関係にある腱を切離，断裂腱の遠位断端に縫合する．長母指伸筋腱の皮下断裂には固有示指伸筋腱の移行がよく用いられる．腱移植術よりも手技的に簡単で成績もよく，移行腱の機能損失も少ない（図4）．

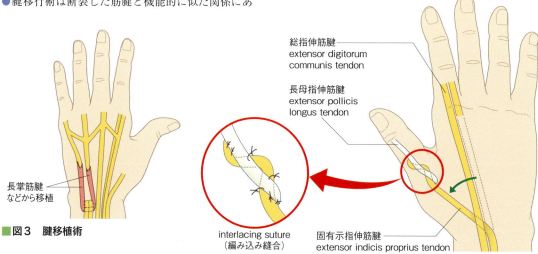

■図3　腱移植術

■図4　長母指伸筋腱皮下断裂に対する腱移行術
示指には固有示指伸筋腱と総指伸筋腱の2本があり，その1本を移行する．

アキレス腱縫合術

- スポーツ活動中，ジャンプなど大きな張力がかかったときに皮下断裂を起こす．保存治療でも癒合するが，ギプス固定を6週間要し，筋力の低下が残る．
- 早期機能回復やスポーツ継続を希望する患者には手術を行う．
- 近年では強固に縫合して早期運動療法を行うことが多い（内山法：図5）．

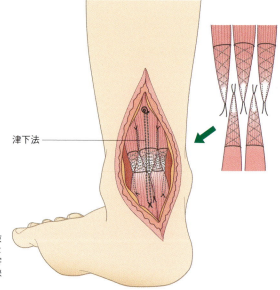

■図5　アキレス腱縫合術（内山法）
断裂した線維を損傷形態ごとにいくつかの束に分け，それぞれの線維束をBunnell法のように縫合する．次に津下法で断裂端を引き寄せ，それぞれの線維束を順次近位，遠位に挟み込むように緊張を加えて縫合する．

手術療法

靱帯の手術

surgery of ligament

靱帯縫合術

- 靱帯縫合術は，足関節の靱帯断裂などで選択されることがある．
- 足関節の靱帯断裂は，部分断裂など軽度であれば，装具やテーピングで固定するなど保存療法が行われるが，完全断裂で痛み，腫れ，熱感，皮下出血が強い場合，不安定性が強い場合は，稀に断裂靱帯の縫合手術を行う．
- 靱帯の中央部での断裂の場合，図1のように縫合して修復を行う．

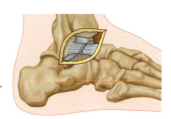

■図1　足関節の靱帯縫合術
水平マットレス法などでナイロン糸により端端縫合する．

靱帯再建術

- 前十字靱帯（ACL）（図2）は関節内靱帯であり，再生能力にはきわめて乏しく縫合による修復は難しい．
- そのため新たに靱帯の機能をする組織を再建（形成）する手術を行う．
- 前十字靱帯再建術には，膝屈筋腱（ハムストリングス），骨付き膝蓋腱，半腱様筋腱，半膜様筋腱などの自家組織が用いられる．
- 手術は以下のような手順で進められる（図3）．
  ①内視鏡で膝関節を検査する．
  ②移植腱を採取し，形成する．
  ③関節内を郭清する．
  ④大腿骨側と脛骨側の骨孔を作製する．
  ⑤移植腱を誘導し，固定する．
  ⑥切開した皮膚を縫合する．
  ⑦X線で確認する．

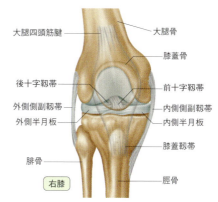

■図2　前十字靱帯と後十字靱帯
（図1, 2ともに落合慈之監：整形外科疾患ビジュアルブック. p.112, 2012）

- 移植腱を骨孔内に固定するためには専用の固定材料が用いられ，それぞれの道具の特性に合わせて移植腱が形成される．

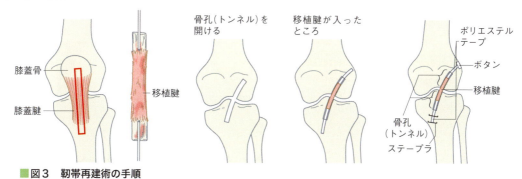

■図3　靱帯再建術の手順

前十字靱帯（ACL）：anterior cruciate ligament

手術療法

関節の手術

surgery of joint

主な関節の手術

- 関節は骨とともに生理的に無菌状態にあるので，感染に最大限の注意をはらい，関節の機能をできるだけ損なわないように手術を行う．
- 病巣の大きさにより術式が選択される．

■ 関節切開
- 関節周囲の軟部組織を分けて，関節包を切開して，関節組織を直視して行う手術である．
- 関節鏡視下手術では，1cm程度の切開で行うことができる．

■ 関節洗浄
- 化膿性関節炎や水腫を繰り返す関節炎では関節洗浄を行う．
- 注射針で生理食塩液を関節包に注入・吸引し，関節包内の炎症物質を除去する．その後，炎症を抑える目的で副腎皮質ステロイド薬またはヒアルロン酸を注入する．

■ 滑膜切除術
- 化膿性関節炎，水腫を繰り返す関節炎，色素性絨毛結節性滑膜炎では，肥厚した滑膜を切除することがある（図1）．
- 関節切開または関節鏡視下で行われる．

■ 人工関節形成術（図2）
- 変形し壊れた関節表面を，金属などの人工物に置き換えて関節機能を改善する．
- 人工関節には，人工肩関節（図3），人工膝関節（図4），人工股関節（図5）などがある．
- 最低限の皮膚切開で手術を行う，最小侵襲手術（MIS）という手術方法もある．

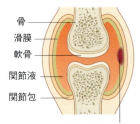

炎症を起こした滑膜を関節切開または関節鏡で除去する

■ 図1　滑膜切除術

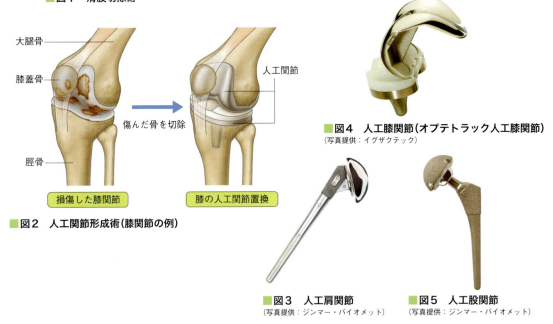

■ 図2　人工関節形成術（膝関節の例）

■ 図4　人工膝関節（オプテトラック人工膝関節）
（写真提供：イグザクテック）

■ 図3　人工肩関節
（写真提供：ジンマー・バイオメット）

■ 図5　人工股関節
（写真提供：ジンマー・バイオメット）

最小侵襲手術（MIS）：minimally invasive surgery

手術療法

骨の手術

surgery of bone

主な骨の手術

- 骨の手術には，骨接合術，骨移植術，骨切り術などがある．
- 骨の手術では，感染を起こして骨髄炎になると，治療が難しく慢性化することが多いので，無菌操作で行うことがとくに大切である．
- 骨接合術や骨切り術では金属製の内固定材が使われるが，大きな異物である内固定材の入った部位に感染が起きると難治化することが多い．

骨接合術

- 骨折部を手術的に整復し，内固定材によって固定することである．観血的整復内固定術ともいわれる．
- 内固定材にはステンレス・スティール，チタン，チタン合金，コバルトクロム合金などの金属材料が使われる．
- 非金属材料では強度は金属材料に比べて劣るが，生体内で自然に吸収される素材，外科手術の縫合糸などに従来から使われているポリL乳酸（PLLA）などが用いられるようになっている．
- 骨折の部位や形状に合わせてさまざまな骨接合術の方法が開発されている．代表的な方法には**表1**のようなものがあげられる．

表1　骨接合術

ネジ（スクリュー）固定法	金属板（プレート）固定法	髄内釘固定法	引き寄せ鋼線締結法（テンションバンドワイヤリング法）
チタン，ステンレス・スティールなどの金属製のスクリューを使って骨折部を固定する．	・プレートを骨折部に当てて，スクリューをプレートの穴を通して骨に刺入することによって固定する． ・スクリューを入れる穴の形状によって，骨折部に圧迫（コンプレッション）をかけることもできる．	・長管骨の固定に用いられる． ・骨の髄腔に骨折部の上下を貫いて金属製の釘を刺入する方法である．	・膝蓋骨や肘頭の骨折に用いられる． ・骨折部をキルシュナー鋼線と軟鋼線で固定する．関節の運動によって骨折部に圧迫がかかり，骨融合を促進することができるとされる． ●肘頭骨折の引き寄せ締結法（側面） ●テンションバンドの結紮法 ステンレスワイヤー／キルシュナー鋼線

骨移植術

- 骨移植術は骨欠損部を補填したり，骨の形成を促したりするために行われる．
- 最も多く行われるのは患者自身の腸骨などから骨を採取し移植する方法で，自家骨移植といわれる．自家骨移植は遊離骨移植として行われることが多い．
- それに対して，骨を栄養する血管をつけたまま移植する方法は血管柄付き骨移植といわれ，早期の骨癒合や支持性が必要な場合に行われる（図1）．
- 近年，骨の補填材料として合成ハイドロキシアパタイトなどが移植骨の代替材料として使われるようになっている．骨の形成を促進する働きや，生きた骨に置換される能力は自家骨移植に比べると劣っているが，骨を採取する必要がないことや，大きな骨欠損を補填できる利点がある．

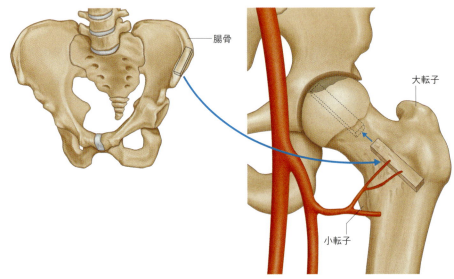

■図1　自家骨移植（血管柄付き骨移植）
大腿骨頭壊死症に対する腸骨血管柄付き骨移植

骨切り術

- 骨の変形を矯正したり，関節の適合性や支持性を改善する目的で行われる．
- 骨切りした部分は，通常，内固定材で固定する．
- 内反膝を矯正する高位脛骨骨切り術（図2）や，臼蓋形成不全を改善する寛骨臼回転骨切り術（図3）などがある．

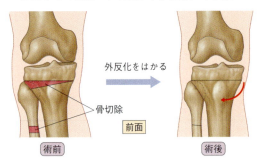

■図2　高位脛骨骨切り術

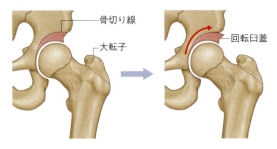

■図3　寛骨臼回転骨切り術
・骨盤側の寛骨を球状に切断し，軟骨の損傷の少ない荷重部へと回転させる．荷重域が拡大し，臼蓋縁にかかっていた荷重が均等にかかるようになる．
・腸骨などから骨移植をする場合もある

ポリL乳酸（PLLA）：poly-L-lactic acid

神経の手術

surgery of nerve

■ 神経剝離術
- 神経を周囲組織からはがすことにより，周囲からの圧迫原因を除去する．

■ 神経縫合術
- 鋭的に切断された新鮮な神経の断端は，そのまま縫合することができる．また時間が経過した場合は両断端の瘢痕を切除して新鮮化し縫合する(図1)．
- 神経がなるべく元通りに再生するように，ねじれなどが生じないように気をつける．
- 神経の外層にある神経上膜を縫合する神経上膜縫合と内部の神経束を合わせて縫合する神経周膜縫合とがある．手術用顕微鏡を用いて縫合することが多い．

■ 神経移植術
- 神経の損傷部位が広範囲に及んでいる場合など，神経を直接縫合できない場合には，ギャップの間をほかの神経を移植することで軸索の再生する道筋をつける．
- 移植には，一般に自家神経移植が行われ，下腿の腓腹神経を用いることが多い(図2)．
- 自家神経移植は，下腿の長さ分，細長く採取できる．しかし知覚神経で足の外側部の感覚低下は生じる．運動機能には影響がない．
- 神経の径に差がある場合には数本の移植片を束ね，神経の径に合わせて移植を行う．手術用顕微鏡を用いて縫合する．

■ 神経移行術
- 戻したい神経をもとの神経に直接縫合や移植でつなげない場合，ほかの機能をもっている神経を犠牲にして，再生させたい神経につなぎ変えることで機能再建を行うことがある．
- いわば，植物の接ぎ木のような手法であるが，このような方法を神経交差縫合術とよび，腕神経叢損傷の肘屈曲機能再建などに用いられている．
- 図3は肋間神経を上腕部へ方向転換して，上腕二頭筋を支配する筋皮神経へ縫合する肋間神経交差縫合術である．
- これにより呼吸筋である肋間神経が機能転換され，呼吸と分離して随意的に肘屈曲が得られるようになる．

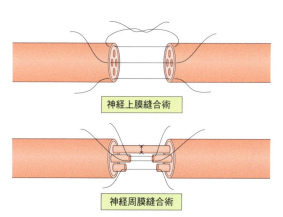

■ 図1　神経上膜縫合術と神経周膜縫合術

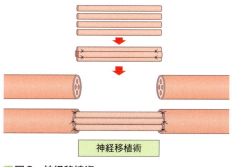

■ 図2　神経移植術

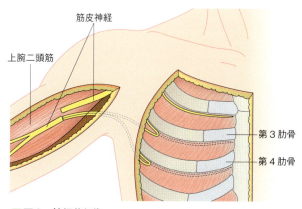

■ 図3　神経移行術

手術療法

脊椎の手術
surgery of spine

●一般的な手術について述べる．高度な技術が必要な術式や特定の施設でしか施行できない術式については専門書を参考にされたい．

頸椎の手術

■椎弓形成術
- 後方から頸椎の椎弓を骨形成的に処置し，脊柱管前後径を拡大して除圧効果が得られる．脊柱管の後方組織を温存し，頸椎の可動性をある程度制限し，術後の後彎変形を予防しようとしたもので，わが国で開発された術式である．同時に多椎間にわたり除圧が可能である．
- 椎弓を順次左右交互に拡大する方法，一側から対側に拡大する方法，棘突起を縦割し左右に拡大する方法がある（図1）．
- 拡大椎弓部には自家骨や人工骨をはさみ込む方法が開発されている．

■前方除圧固定術
- 前方から頸椎に到達し，椎体・椎間板切除や後縦靱帯骨化症の骨化浮上を行い，椎体間に自家骨または人工骨を移植し固定する．
- 骨移植単独の方法と，プレートとスクリューで固定する方法がある（図2）．

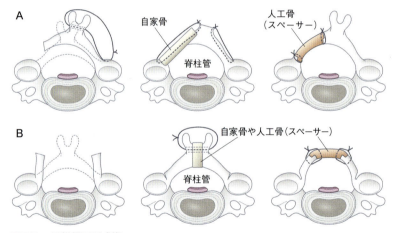

■図1　頸椎椎弓形成術
A：片開き式椎弓形成術，B：棘突起縦割式椎弓形成術
（里見和彦：手術進入法と基本手術手技．最新整形外科学大系第6巻〔越智隆弘総編〕，p.135，中山書店，2009より改変）

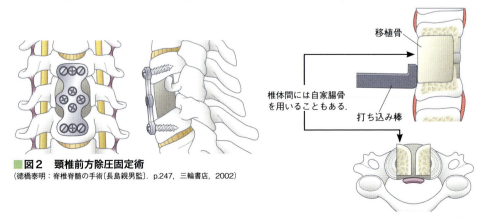

■図2　頸椎前方除圧固定術
（徳橋泰明：脊椎脊髄の手術〔長島親男監〕，p.247，三輪書店，2002）

（佐藤哲朗：脊椎脊髄の手術〔長島親男監〕，p.153，三輪書店，2002）

胸椎の手術

■椎弓切除術
- 後方より椎弓と黄色靭帯を含めて切除し，脊柱管の除圧を施行する．
- 胸椎部は椎間関節面の約1/2が脊柱管後壁となっており，脊柱管の後面全体を開放するには椎間関節内側1/2を切除する必要がある(図3)．

■前方除圧固定術
- 前方もしくは後方から肋骨および肋骨頭を切離し，椎間板・椎体・靭帯骨化を切除して脊柱管の除圧を行い，椎体間に自家骨や他家骨・人工骨を移植して固定する方法である(図4)．

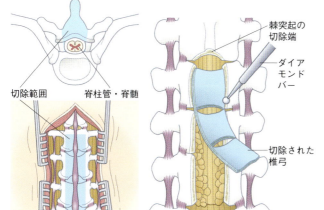

■図3　胸椎椎弓切除術
(川原範夫ほか：脊椎脊髄の手術〔長島親男監〕．p.111, 113, 三輪書店, 2002)

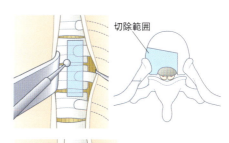
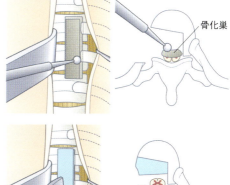

■図4　胸椎前方除圧固定術
(藤村祥一：脊椎脊髄の手術〔長島親男監〕．p.174, 176, 三輪書店, 2002)

腰椎の手術

■ヘルニア摘出術
- Love法といわれる．後方から椎弓の一部を骨切除し，黄色靭帯を切除後に硬膜管・神経根をよけて腹側にあるヘルニアまたは椎間板を切除・摘出する方法である(図5)．

■開窓拡大術
- 腰部脊柱管狭窄症に対して後方から展開し，下関節突起内側1/3，椎弓の一部，上関節突起内側1/3と黄色靭帯を含めて切除し，脊柱管の除圧を行う方法である(図6)．

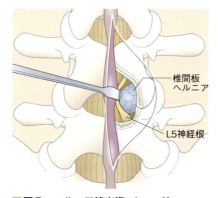

■図5　ヘルニア摘出術：Love法
(高橋和久：手術進入法と基本手術手技，最新整形外科学大系第6巻〔越智隆弘総編〕，p.86, 中山書店, 2009)

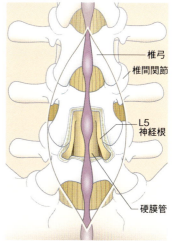

■図6　開窓拡大術
(高橋和久：手術進入法と基本手術手技，最新整形外科学大系第6巻〔越智隆弘総編〕，p.87, 中山書店, 2009)

■ 椎弓切除術
- 腰部脊柱管狭窄症に対して，後方から椎弓すべてと椎間関節内側1/3，黄色靱帯を切除して脊柱管の除圧を行う方法である（図7）．

■ 後方固定術
- すべり症や分離症に伴って椎間不安定性がある場合や，椎弓切除後の不安定性が生じた場合に，後方から当該椎間の固定を行う．
- インプラントと自家骨，他家骨・人工骨移植を併用する．椎間板を切除し椎体間に自家骨や人工骨を挿入して固定する後方侵入腰椎椎体間固定術と（図8），脊柱の後側方部に自家骨や人工骨を移植して固定する後側方固定術がある（図9）．
- ともに椎弓根スクリューシステムが併用される．

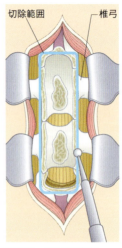

■図7　椎弓切除術

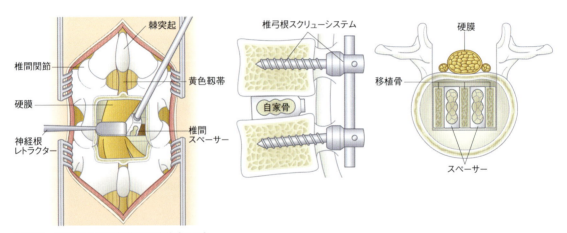

■図8　後方侵入腰椎椎体間固定術（PLIF）
（細江英夫ほか：手術進入法と基本手術手技，最新整形外科学大系第6巻〔越智隆弘総編〕，p.175, 176, 中山書店, 2009）

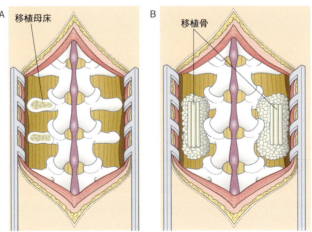

■図9　腰椎後側方固定術
（鈴木直樹ほか：手術進入法と基本手術手技，最新整形外科学大系第6巻〔越智隆弘総編〕，p.194, 中山書店, 2009）
（A：Gordon DH. J Neurosurg 2000；93(2 Suppl)：332-4. を参考に作成）

■ 側方腰椎椎体間固定術(LLIF)
- 腰椎椎間板へ側方または，前側方(斜め前)からアプローチし(図10)，側方から椎間板の切除と椎体間の解離を行い，インプラントとともに自家骨・他家骨・人工骨(図12)を挿入し椎体間固定を行う(図11)．その後，後方からの椎弓根スクリューシステムによる後方固定を追加する．
- これにより，脊柱側彎の矯正(変形矯正)や椎体間高の回復により後方の脊柱管および椎間孔の除圧を直接神経への操作を加えることなく達成できる(間接的除圧効果)．

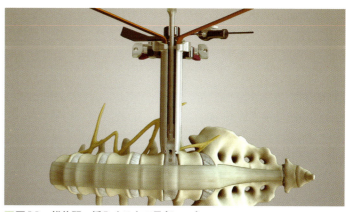

■図11　椎体間へ挿入する人工骨(Cage)
実際には，Cage内に自家骨や人工骨を入れて椎体間へ挿入する．前述のPLIFの際に使用するCageに比べ大きいため，その支持性はよく，骨癒合にも有利である．
(画像提供：NuVasive, Inc.)

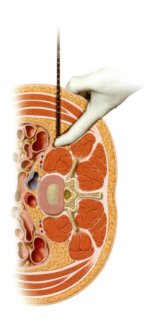

■図10　側方からのアプローチの実際
後腹膜から入り椎間板へは大腰筋を経由して到達する．
(画像提供：NuVasive, Inc.)

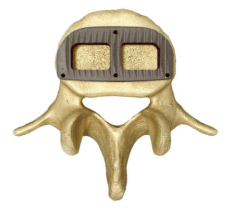

■図12　椎体間固定
専用の開創器を側方から設置して椎体間固定を行う．
(画像提供：NuVasive, Inc.)

側方腰椎椎体間固定術(LLIF)：lateral lumbar inter-body fusion　｜　後方侵入腰椎椎体間固定術(PLIF)：posterior lumbar interbody fusionblock

手術療法

脊髄の手術

surgery of spinal cord

- 脊髄疾患では，脊髄腫瘍，脊髄空洞症で手術療法が行われる．
- 脊髄空洞症は外傷，炎症，腫瘍，キアリ奇形，特発性などによって脊髄の中に脳脊髄液が貯まる疾患である．その脳脊髄液が脊髄を圧迫してくると，上下肢のしびれや運動障害，排尿障害などが起こってくる．症状が高度になれば手術療法の対象となる．
- 脊髄腫瘍について詳細はp.161参照．

脊髄腫瘍

- 硬膜内髄外腫瘍や硬膜内髄内腫瘍(図1)に対しては，硬膜を切開し髄外および髄内の腫瘍を摘出する．手術は顕微鏡下に行い，術中は電気生理学的なモニタリングを行うことが望ましい．
- 頸椎レベルでは椎弓形成術または片側椎弓切除術により，胸腰椎レベルでは椎弓切除または片側椎弓切除術にて脊柱管を展開し硬膜管を露出する．
- 手術は，硬膜に小切開を加え，無鉤ピンにて左右に開き，開いた硬膜を傍脊柱筋に糸かクリップで固定する．
- その後，髄外腫瘍であれば，顕微鏡下に腫瘍と脊髄または馬尾神経を剥離して切除・摘出する．
- 髄内腫瘍の場合は，顕微鏡下にまず脊髄の後正中溝を確認する．止血を行いながら後正中溝を腫瘍の局在範囲を超えて十分に分けて展開し，髄内の腫瘍に達して切除・摘出を行う(図2)．
- 腫瘍摘出後は切開した硬膜を縫合し閉創する．

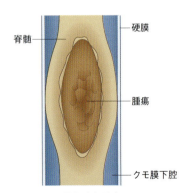

■図1　硬膜内髄内腫瘍

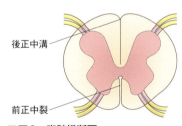

■図2　脊髄横断面

脊髄空洞症

- 空洞-クモ膜下腔シャント術(S-S shunt)が行われる(図3)．
- 片側椎弓切除を行い，硬膜管を展開して顕微鏡下に切開を置き，脊髄後外側部の後根侵入部間に長軸方向に3mmの脊髄切開を加え，さらにピンセットで広げ空洞を開放する．
- その後シャントチューブの一方をクモ膜下腔に挿入し，次いで他方を空洞の長軸方向へ確実に挿入する．チューブを8-0の糸で脊髄に固定したあと，硬膜を閉創する．

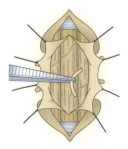

■図3　空洞-クモ膜下腔シャント術

Part 4
運動器疾患総論

Chapter 1	四肢脊椎の先天奇形
Chapter 2	骨系統疾患
Chapter 3	骨・関節・筋肉の感染症
Chapter 4	骨・軟部腫瘍
Chapter 5	慢性関節疾患（退行性・代謝性）
Chapter 6	関節リウマチと類縁疾患
Chapter 7	代謝性骨疾患
Chapter 8	神経・筋疾患
Chapter 9	四肢循環障害
Chapter 10	腱・腱鞘の疾患

四肢脊椎の先天奇形

四肢脊椎の先天奇形

congenital malformations of the extremities and spine

- 四肢脊椎の先天奇形では，外観でわかる外表奇形から重複奇形の有無をチェックする．さらに，個々の奇形を発生学的に，奇形(malformation)，破壊(disruption)，変形(deformation)，骨系統疾患(p.134参照)のいずれの範疇に属するかの詳細な検討を行う．

■奇形の発生学的評価
- 奇形は，構造が形成される際に，すなわち器官形成の間に起こる．そのなかには，ある構造が全部または部分的に欠如したり，その正常な構造が変化したりする場合がある．
- 奇形は遺伝因子，環境因子，あるいはその両者によって起こる．因子が独立して起こる場合もあり，協調して作用する場合もある．大部分の奇形は胎生3～8週の間に起こり始める．
- 破壊は，いったん形成された構造が破壊過程によって形態的な変化をきたしたものである．破壊を起こす因子の例として，羊膜索による欠損がある（図1）．
- 変形は，長期にわたって胎児の一部が機械的な力によって型にはめられたために起こるものである．

■重複奇形
- 症候群(syndrome)は，ある共通した原因により起こるいくつかの異常が併存したものをいう（表1）．この術語は診断がつき，再発危険率がわかっていることを意味する．
- これに対して，連合は2つ以上の異常が偶然よりも高い確率で併存するが，その原因は不明なものをいう．例として，VATER〔vertebral defect（脊椎分節異常），anal atresia（鎖肛），tracheoesophageal fistula with esophageal atresia（食道閉鎖，気管食道瘻），radial dysplasia（橈骨列欠損）（図2），renal dysplasia（腎奇形）〕連合があげられる．
- 連合は診断となるものではないが，構成異常が1つ以上ある場合に，ほかの異常を探すことに役立つため重要である．
- 小奇形とは，医学上または美容上ほとんど問題のない5％未満の頻度の形態異常をいい，一般的に約15～20％の人はなんらかの小奇形をもっているが，3種類以上の奇形をもっていると奇形症候群の可能性が高くなる．
- 主な四肢脊柱の外表奇形には，外反肘，クモ状指，

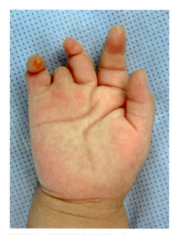

■図1　絞扼輪症候群の右手（10か月女児）
環指の部分欠損と中指，小指の絞扼輪．

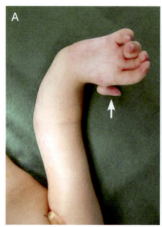

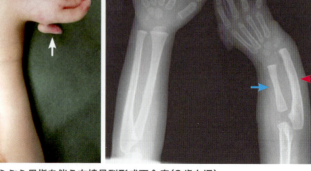

■図2　ぶらぶら母指を伴う右橈骨列形成不全症（3歳女児）
A：臨床像．ぶらぶら母指（→）と著しい内反手．
B：X線像．右橈骨（→）の短縮に加えて，尺骨（→）も短縮している．

■表1 主な症候群と整形外科的な症状

症候群	整形外科的な症状
21トリソミー[ダウン(Down)]	環軸椎亜脱臼, 習慣性股関節脱臼, 習慣性膝蓋骨脱臼, 外反扁平足
プラダー・ウィリー(Prader-Willi)	側弯症
マルファン(Marfan)	側弯症, クモ状指, 外反扁平足
ソトス(Sotos)	側弯症
ターナー(Turner)	側弯症, 外反肘, 骨粗鬆症
ヌーナン(Noonan)	外反肘
ベックウィズ・ヴィードマン(Beckwith-Wiedemann)	片側肥大, 脚長不等

※21トリソミー(ダウン症候群):先天性心疾患, 低身長, 精神発達の遅れ, 顔貌などが特徴的である.
※プラダー・ウィリー症候群:肥満, 糖尿病, 低身長, 性腺機能不全などのほか, 発達遅滞, 行動異常などが特徴的. 先天性疾患であるが, 遺伝することはほとんどない.
※マルファン症候群:p.344参照
※ソトス症候群:大頭症, 高口蓋, 大きい手足, 両眼乖離, 下顎突出などが特徴的. 知的障害の程度は軽度から重度まであるが, 先天性心奇形, 新生児黄疸, 腎奇形, てんかん発作などがみられる.
※ターナー症候群:染色体異常疾患で, 外見上は女性だが, 性腺は未分化のために二次性徴が欠如している. 楯状胸(幅広い胸), 翼状頸(短くて幅広の首), 140cm以下の低身長, 大動脈狭窄, 馬蹄腎などが特徴的.
※ヌーナン症候群:肥大型心筋症など心血管系の異常, 低身長, 発達遅滞, 翼状頸, 眼瞼下垂, 骨格異常(外反肘など), 短指(環指)などが特徴的. 染色体異常はないが, ターナー症候群の典型的な特徴の多くが現れる.
※ベックウィズ・ヴィードマン症候群:臍ヘルニア, 巨舌, 巨躯を3大症状とする.

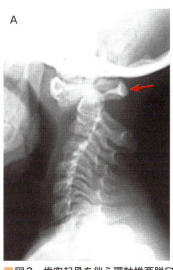
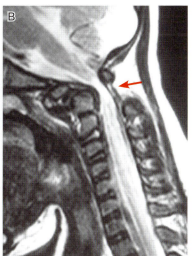

■図3 歯突起骨を伴う環軸椎亜脱臼
環軸椎亜脱臼は, 環椎が軸椎に対して前方(まれに後方)にずれる状態で, 21トリソミー(ダウン症候群)にみられる頻度が高い.
A:X線側面中間位
B:MRI, T2強調矢状断像. 環椎レベルの頸髄圧迫と髄内輝度変化

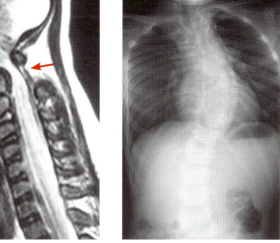

■図4 先天性側弯症(6歳女児)
胸椎の広範囲に及ぶ片側癒合椎(unilateral bar)による.

多指, 合指, 母指低形成, 外反膝, 内反足, 側弯, 仙骨部瘻孔などがあるが, 整形外科領域の症状を伴いやすい症候群とその症状を表1に示す.

■染色体異常
- 染色体異常とは, 染色体の可視的変化によって生じるすべての疾患を包含し, 全妊娠の約20%が染色体異常を伴う. その多くが自然流産するため, 出生頻度は約0.6%といわれている.
- 21トリソミー(ダウン症候群)に代表されるトリソミー(1つの細胞中にある染色体が3本存在すること)を生じることが多い(図3).

■脊椎分節異常
- 中胚葉の背側部にあって脊索および神経管の外側の体幹から尾側に及んで発生する中胚葉細胞節, 体節(somite)が分化していく過程が障害されることにより, 脊椎の形態は障害を受ける. つまり, 体節の分化が障害されることにより脊椎分節異常を生じる.
- 奇形椎の種類には, hemivertebra(半椎), butterfly vertebra(蝶椎), block vertebra(塊椎), unilateral bar(片側癒合椎)などがある. これらによる側弯変形を先天性側弯症(図4)といい, 進行性のものは外科的治療の対象となる.

骨系統疾患

skeletal dysplasia

疾患概念
軟骨・骨の発生,成長の異常により骨格の形態や構造に系統的な異常をきたす疾患群である.

- 軟骨・骨の発生,成長の異常により骨格の形態や構造に系統的な異常をきたす疾患群である.
- 国際骨系統疾患学会(ISDS)による2015年版の分類では42グループ436疾患に分類されており,364の遺伝子が同定されている.
- 日本整形外科学会小児整形外科委員会編集による登録では1990〜2014年の25年間に合計6,276例が登録されている(表1).

■ 表1　1990〜2014年日本整形外科学会骨系統疾患登録症例数(総数6,276例)

順位	疾患名	総数	%
1	骨形成不全症	822	13.1
2	軟骨無形成	758	12.1
3	多発性軟骨性外骨腫症	371	5.9
4	多発性骨端異形成症	176	2.8
5	低リン血症性くる病	148	2.4
6	内軟骨腫(症)	142	2.3
7	先天性脊椎骨端異形成症	133	2.1
8	線維性骨異形成症	107	1.7
9	骨幹端異形成症	106	1.7
10	ムコ多糖症　軟骨低形成症	93	1.5

■ **骨形成不全症**
- 骨を作るのに必要なⅠ型コラーゲンの合成障害のために,生まれつき骨の強度が弱い(易骨折性)状態が生じる骨系統疾患である.
- 胎生期にすでに骨折を起こしている例から,成人後に偶然発見される例まで症状の幅が広い疾患である.青色強膜(強膜が全体的に青色にみえる症状.強膜は目の白眼の部分)や歯の形成不全を伴っていることがある.
- 骨折に対しては,牽引やギプス固定を行う.
- 薬物治療として骨吸収を抑制し骨強度をあげるビスホスホネート製剤の定期投与がある.この治療法では骨が壊されるのを遅くすることで骨量を増やし,結果として骨強度をあげることになる.骨形成不全症の治療としては,1990年代後半から使用されるようになった比較的新しい薬物だが,その有効性は数多く報告されている.
- 骨折を繰り返す場合や骨折後の変形が著しい場合には,外科的治療として髄内釘固定を行う.骨の成長に合わせて伸びる伸縮性髄内釘(図1)が使用されることが多い.

■ **軟骨無形成症**
- 内軟骨性骨化(骨の長軸成長)が障害されるため,著しい低身長をきたす骨系統疾患である.

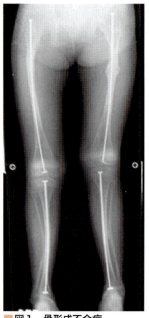

■ 図1　骨形成不全症
両下肢伸縮性髄内釘固定

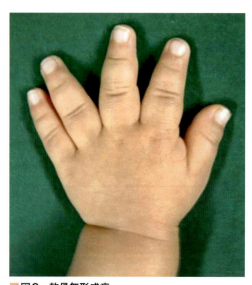

■ 図2　軟骨無形成症
三尖手(trident hand)

- 臨床的には，三尖手(図2)や四肢短縮型低身長(図3)が特徴的である．未治療の軟骨無形成症の身長(成人)は男性130cm，女性120cmほどである．
- 低身長に対して3歳以降で成長ホルモン治療の保険適応がある．
- 整形外科で治療対象となるのは，乳児期では胸腰椎移行部の後彎変形，幼児期では著しいO脚・X脚，学童期では低身長，思春期以降では脊柱管狭窄症である．
- 低身長に対する整形外科的治療として脚延長術がある．多くの場合，小学生高学年以降に行われる．
- この方法は創外固定器という機械を使用して，徐々に骨および軟部組織を延長する．1つの骨につき約10cm延長することが可能である．つまり，下肢では大腿，下腿の両方の延長を行えば約20cm身長を伸ばすことが可能となる．しかし，1つの骨を延長するのに約1年が必要になるため，本人や家族にとって決して楽な方法ではない．

■ 多発性軟骨性外骨腫症

- 軟骨無形成症や骨形成不全症に次いで発生頻度の高い骨系統疾患である．
- 四肢長管骨の長軸成長は，主に骨端線(成長線)とよばれる部位で起こる(図4)．
- 多発性軟骨性外骨腫症では，軟骨周囲環部の異所性軟骨増殖(軟骨周囲環の骨化障害)のために，この骨の成長しやすい部位を中心に良性骨腫瘍(外骨腫)が多発する(図5)．
- 遺伝性疾患で常染色体優性遺伝の遺伝形式であるが，散発例(遺伝性がなく発生)も多い．
- 外骨腫が起こりやすい部位は，手足の指の骨，膝関節周囲，橈尺骨遠位，脛腓骨遠位などの骨幹端部である．
- 治療は腫瘍切除が主体となるが，すべての腫瘍を切除することは非現実的で，問題になっている部位に対して治療を行うことになる．腫瘍そのものが大きい場合，疼痛を生じている場合，可動域制限がある場合，変形しているまたは変形の進行が予想される場合などが治療の対象となる．
- 成長中の腫瘍は増大傾向を示すが，骨成熟とともに増大しなくなる．骨成熟以降に増大傾向を示す場合は，悪性腫瘍に変化している可能性があり，精査や治療が必要である．

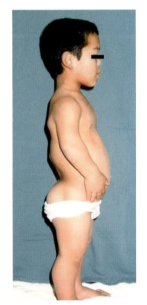

■ 図3　軟骨無形成症幼児
四肢短縮型低身長

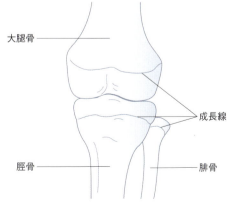

■ 図4　骨の成長線

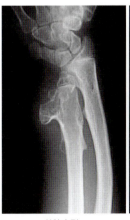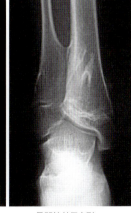

前腕変形　　　　　足関節外反変形
■ 図5　多発性軟骨性外骨腫症
2つの長管骨から成る部位(前腕，足関節など)は変形を生じやすい．

■ 多発性骨端異形成症
- COMP，MATN3遺伝子やIX型コラーゲン遺伝子などの異常のために，四肢長管骨骨端部に異形成を生じる疾患である（図6）．
- 骨端軟骨の脆弱性があるため，特に下肢で早期の変形性関節症の原因となる．また，内・外反膝を生じやすい．
- 内・外反膝に対しては変形矯正手術（エイトプレート®などによる骨端線部分発育抑制術など）が行われる．進行した変形性関節症には人工関節置換を考慮する．

■ 先天性脊椎骨端異形成症
- II型コラーゲンの合成異常を原因とする．体幹短縮型低身長を呈する骨系統疾患の代表疾患である．
- X線像の特徴は梨状椎（図7）や著しい内反股（図8）である．
- 近視や網膜剝離といった眼症状や，感音性または混合性難聴を伴うことがあるため注意が必要である．
- 環軸椎の低形成に伴う上位頸髄レベルでの脊髄症や内反股は，整形外科的治療が必要となることがある．

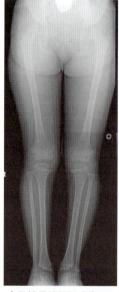

■図6　多発性骨端異形成症の6歳女児，全下肢立位X線像
骨端異形成による骨端の扁平化と不整がある．

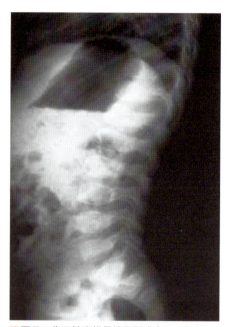

■図7　先天性脊椎骨端異形成症の5歳女児
胸腰椎移行部に梨状椎がある．

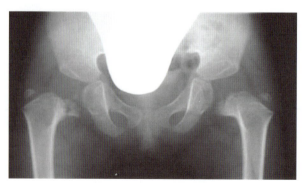

■図8　先天性脊椎骨端異形成症の5歳女児
内反股がある．

COMP：cartilage oligomeric matrix protein　　国際骨系統疾患学会（ISDS）：International Skeletal Dysplasia Society

骨・関節・筋肉の感染症

骨の感染症

| M86 | osteomyelitis |

疾患概念
細菌が骨組織（海綿骨，皮質骨，骨膜）に感染した状態を骨髄炎という．近年，抗菌薬の開発，栄養状態の改善，外傷初期治療の進歩によって発生頻度は減少してきた．

Summary Map

誘因・原因
- 骨髄炎は細菌による骨感染症で，**急性化膿性骨髄炎**（acute pyogenic osteomyelitis）と**慢性化膿性骨髄炎**（chronic pyogenic osteomyelitis）に分けられ，急性は血行性感染が多く，慢性は急性化膿性骨髄炎から移行するものが多い．
- **幼小児**，とくに男子の**長管骨骨幹端部**（metaphysis of long bone）に好発する血行性骨髄炎は，骨の栄養動脈が骨幹端部に豊富で，血流も緩やかであるため細菌がこの部位に停滞・増殖しやすいとされている．
- 成人では成長軟骨板が消失しており，化膿性の炎症は骨髄のどこにでも起こり得る．

病態
- 感染した骨は血行不全によって**腐骨**（sequestrum）となる．また，膿瘍が骨髄内や骨膜下に形成され，さらに膿瘍が骨膜を穿孔して皮膚に達して**瘻孔**（fistula）を形成する．

症状 臨床所見
- 急性では局所症状として疼痛，熱感など，全身症状としては発熱，倦怠感など．
- 慢性では局所の疼痛，瘻孔の形成，瘻孔からの排膿など．

検査・診断 分類
- 発症早期には，幼小児を除いてX線所見では異常はみられない．
- 症状進行とともに骨吸収，骨破壊，腐骨，骨硬化像がみられる．

治療
- 局所安静，抗菌薬投与．膿瘍が確認されれば，切開→排膿が原則．

誘因・原因

- 骨髄炎は急性化膿性骨髄炎(acute pyogenic osteomyelitis)と慢性化膿性骨髄炎(chronic pyogenic osteomyelitis)に分けられる．それぞれの誘因・原因を表1,2に示す．
- 急性は血行性感染(図1)が多く，慢性(図2)は急性化膿性骨髄炎から移行するものが多い．
- 起炎菌には黄色ブドウ球菌が最も多く，そのほかには連鎖球菌，インフルエンザ菌などがある．

■表1　急性化膿性骨髄炎の誘因・原因

経路	細菌の侵入門戸の例
遠隔部の感染巣から血行性	扁桃炎，中耳炎，その他の感染巣
汚染環境から直接的	開放骨折，手術後感染
周囲軟部組織感染から間接的	ひょう疽，糖尿病神経障害や末梢動脈性疾患による壊疽

■表2　慢性化膿性骨髄炎の誘因・原因

続発性	急性化膿性骨髄炎が治癒しないまま慢性化
再発性	いったん治癒後に数か月～数年で再発
血行性(特殊型)	ブロディー(Brodie)骨膿瘍[*1]やガレー(Garré)硬化性骨髄炎[*2]

[*1] 急性期を欠く慢性化膿性骨髄炎の特殊型．脛骨遠位端に好発し，徐々に夜間痛と圧痛が出現する．

[*2] 急性期を欠き，膿瘍を作らず骨硬化が骨幹端を中心に広範囲にみられる．原因は抜歯窩感染症や大臼歯の根尖膿瘍などで，下顎骨に多い．まれな疾患．

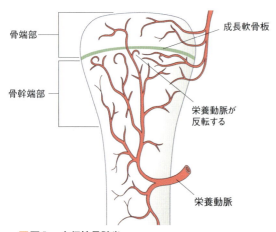

■図1　血行性骨髄炎
小児の急性血行性骨髄炎は，長管骨骨幹端部に多い．同部位での栄養動脈の走行が180°反転して血流が停滞することで細菌が定着しやすいとされている．

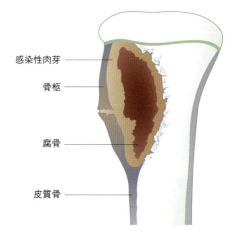

■図2　慢性化膿性骨髄炎
慢性化の要因は，感染により血行を失って断片化した皮質骨－腐骨，腐骨周囲の感染性肉芽，これらを取り囲む皮質骨の反応性の異常骨新生－骨柩が形成されて，抗菌薬が病巣に届かなくなることである．

症状・臨床所見

■急性化膿性骨髄炎
- 局所の疼痛，熱感，発赤，腫脹や全身的な発熱，倦怠感などの炎症症状．
- 幼小児では疼痛のため患肢を動かさず，麻痺性疾患が疑われることがある(仮性麻痺)．

■慢性化膿性骨髄炎
- 急性化膿性骨髄炎に比して炎症所見が軽微．
- 膿瘍が自壊して瘻孔(fistula)を形成すると，炎症がいったん沈静化する．

検査・診断・分類

- 血液検査：急性では，白血球の増多，CRPの上昇などの強い炎症反応．慢性では，異常はあっても軽度で，基準値のことも少なくない．
- 細菌検査：必ず血液培養と局所より採取した検体の培養を行うが，起因菌の同定率は高くない．
- 単純X線検査：早期には，骨萎縮，骨膜反応（小児）が出現し，進行するに従い骨吸収，骨破壊，硬化，腐骨（sequestrum），骨柩が出現する．
- MRI検査：一般に，発症早期には単純X線像では異常がみられないが（乳児，小児には早期からみられる），早期診断にはMRI検査は有用で，骨髄内病変や周囲の軟部組織の腫脹の描出に優れている．

> 既往に骨髄炎がない場合は，腫瘍性病変，白血病骨病変や疲労骨折と鑑別を要する（慢性化膿性骨髄炎）．

治療

■保存的治療
- 安静のため，シーネ固定や牽引，冷却，挙上を行う．
- 抗菌薬の静脈内投与．薬剤感受性試験の結果によって適切なものに変更する．

■外科的治療
- デブリードマン（病巣掻爬）（図3）の施行．
- ドレナージ（排膿）：開放処置，閉鎖式吸引ドレーン，閉鎖式持続洗浄など．
- 抜釘：骨折内固定術後では，金属を抜釘しないと感染が治まりにくい．
- 感染した骨を摘出するので，骨欠損が大きいときはパピノー（Papineau）法，仮骨延長法（図4），血管柄付骨移植などを行う．パピノー法は，病巣掻爬後，骨片を創外固定して，創を開放したままで良好な肉芽で覆われるのを待つ方法である．

> 抵抗力の減弱した患者やメチシリン耐性黄色ブドウ球菌（MRSA）など薬剤耐性菌の感染により治療に難渋する例，偽関節や巨大骨欠損例では，専門的技術が必要となる．

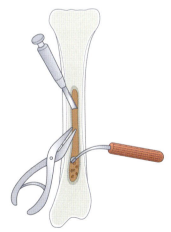

■図3　デブリードマン
ノミや電動ノコギリで皮質骨を部分切除して，骨内の感染性不良肉芽を徹底的に除去する（骨開窓術）．慢性化膿性骨髄炎では，腐骨，骨柩を摘出．
〔林浩一郎編（三浦幸雄ほか）：OS NOW 新時代の整形外科治療 No.11 感染症の制圧．p.56，メジカルビュー社，1993〕

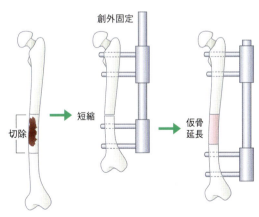

■図4　仮骨延長法
〔林浩一郎編（松下　隆）：OS NOW 新時代の整形外科治療 No.11 感染症の制圧．p.75，メジカルビュー社，1993〕

C反応性蛋白（CRP）：C-reactive protein　｜　メチシリン耐性黄色ブドウ球菌（MRSA）：methicillin-resistant *Staphylococcus aureus*

骨・関節・筋肉の感染症

関節の感染症

M00.9　infectious arthritis

疾患概念
関節の感染症を起こす病原体には種々の細菌，結核，淋菌，真菌，梅毒，ウイルスなどがある．抗菌薬の開発と医療技術の進歩によって，敗血症による新生児や乳幼児の死亡率は激減したが，高齢者や免疫不全患者の薬剤耐性菌感染が増加しており，いまだに治療に難渋する疾患である．

Summary Map

| 誘因・原因 | ●感染経路には血行性（hematogenous），直接的な起因菌の侵入，周囲からの感染の波及の3つがある．起因菌は黄色ブドウ球菌，連鎖球菌，肺炎双球菌などである． |

| 病態 | ●関節内に侵入した細菌の産生する毒素や滑膜細胞が分泌するタンパク分解酵素，リンパ球刺激による免疫反応により関節軟骨は急速に融解し，さらに炎症が進行すると軟骨下の骨を破壊する． |

| 症状臨床所見 | ●全身症状として発熱，悪寒，疼痛，局所症状としては関節の発赤，腫脹，熱感など． |

| 検査・診断分類 | ●単純X線写真では，早期は骨変化がみられないが，関節包の陰影拡大がみられる． |

| 治療 | ●急速に関節融解が進行するため，早期に切開排膿し，関節内の洗浄を十分に行う必要がある． |

誘因・原因

- 化膿性関節炎は，関節滑膜の化膿性炎症であるが，感染経路は3つあり，関節軟骨は急速に破壊される（表1）．
- 乳児化膿性骨髄炎の炎症の広がり方を図1に示す．

■表1　急性化膿性関節炎の原因

経路	細菌の侵入門戸の例
血行性	扁桃炎，中耳炎，その他の感染巣※
直接的侵入	副腎皮質ステロイド薬やヒアルロン酸の関節内注射，関節造影検査，血管誤穿刺，開放骨折，手術後感染
周囲から波及	大腿骨頸部骨幹端部骨髄炎

※その他の感染巣：呼吸器感染，尿路感染，感染性心内膜炎，う歯，白癬，開放創などの感染巣が原因で菌血症になり，血行性に骨関節病巣に到達した可能性があるが，原因の特定は難しい．

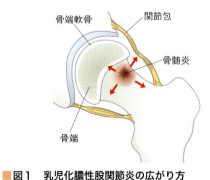

■図1　乳児化膿性股関節炎の広がり方
大腿骨頸部骨幹端部が股関節内にあるため，同部に生じた骨髄炎は容易に関節内に波及する．

症状・臨床所見

- 疼痛，発熱，食欲低下，夜泣きなど．新生児や乳幼児は疼痛を訴えることができないので注意深く問診，視診，触診をする．股関節炎ではおむつ交換時，肩関節炎では衣服の着脱時に啼泣する．
- 局所の発赤，腫脹，熱感，圧痛，運動時痛，仮性麻痺(痛いために四肢を動かさない)．
- 股関節屈曲拘縮
- 膝蓋跳動テスト：膝関節内液体貯留の有無を鑑別する試験．膝蓋骨の跳動を感じられたら陽性である(図2)．
- いったん生じた軟骨や骨の破壊は修復されないため，変形や関節拘縮による重大な後遺障害を残すので，迅速な診断と治療が必要である．

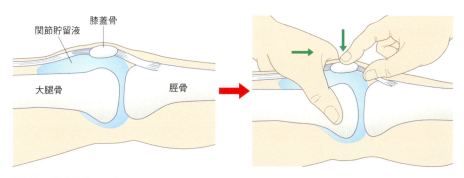

■図2　膝蓋跳動テスト
仰臥位で膝伸展位にて行う．膝蓋の上方に貯留した液を膝蓋骨の下へ押しやる．膝蓋骨を指で軽く沈めるように押す．膝蓋骨の浮き沈みを感じられれば陽性となる．

検査・診断・分類

- 血液検査：白血球増加と分画の左方移動*，CRP陽性．血液培養は必須である．
- 関節穿刺：関節液生化学検査(図3)．関節液培養と抗菌薬感受性試験．グラム染色．起因菌は黄色ブドウ球菌(*Staphylococcus aureus*)が最多である．
- 単純X線検査：早期は変化がない．膿の貯留により関節裂隙拡大がみられることがある．骨萎縮，軟骨の融解による関節裂隙の狭小化ののち，関節面の不整，虫食い像，骨破壊へ進む．
- MRI検査：早期からT2脂肪抑制画像で骨髄内病変が描出される．Gd造影T1強調像で膿瘍周囲がリング状に造影される．
- 鑑別診断：蜂窩織炎，単純性股関節炎，リウマチ性疾患，痛風，偽痛風，反応性関節炎，結晶誘発性関節炎など．

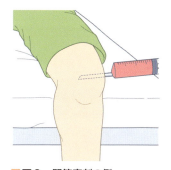

■図3　関節穿刺の例
化膿性関節炎による膿状の関節液

用語解説

白血球分画検査と左方移動

白血球分画検査とは，白血球のどの種類(好中球，好塩基球，好酸球，リンパ球，単球)が増減しているかを調べる検査である．好中球は細菌を貪食，殺菌などの役目を担う．感染や熱傷などで組織が破壊された場合に好中球が増加し，活発に活動して消費されるので寿命は短縮する．そのため，血液中では幼若な好中球(桿状核球)の比率が増え，成熟した好中球の比率が減少する．幼若な桿状核球の比率が全好中球数の15%以上となった場合を核の左方移動という．

治療

■保存的治療
- 安静のためシーネ固定，冷却，挙上．
- 抗菌薬の静脈内投与．薬剤感受性試験の結果に従って，より適切なものに変更する．

■外科的治療
- 切開排膿，滑膜切除（直視下または関節鏡視下），閉鎖式持続洗浄（図4）を行う．
- 炎症が鎮静化したら早期に持続的他動運動（CPM）を開始する．CPMは可動域の拡大や関節内癒着防止が目的で，器械を用いてゆっくり関節を動かして行う．
- 慢性化した場合は，関節固定術など．

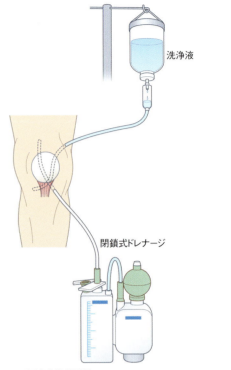

■図4　閉鎖式持続洗浄
約2週間，ドレナージと肉芽形成を促進する効果がある．

結核性関節炎

- 肺から侵入した結核菌は血行性，リンパ行性に骨や関節滑膜に到達する．股関節，膝関節に好発する．
- 易感染性宿主*に発症することが多い．
- ツベルクリン反応，血液検査ではTスポットやクオンティフェロン，喀痰や胃液の培養検査を行う．
- 排菌がなく，瘻孔からの滲出液もない場合は，一般患者と同様の対応でよい．
- 骨，滑膜の生検，瘻孔培養．病理検査の乾酪壊死が特徴的である．
- PCR法（膿や肉芽組織から結核菌の遺伝子を検索）では，早ければ数時間で結果が出る．
- 培養は結果が出るまで4〜8週間必要だが，薬剤耐性結核のこともあるので必ず薬剤感受性試験を行う．

＊用語解説

易感染性宿主（compromised host）
免疫力が低下し感染症を発生しやすい糖尿病，悪性腫瘍，血液疾患，透析患者などのほか，副腎皮質ステロイド薬や免疫抑制薬使用者，高齢者など

■治療
- 安静，栄養療法
- 4剤の抗菌薬を併用する：イソニアジド，リファンピシン，ピラジナミド，エタンブトール塩酸塩かストレプトマイシン硫酸塩
- 手術：滑膜切除，持続洗浄，関節固定術を行う．

持続的他動運動（CPM）：continuous passive movement　｜　C反応性タンパク（CRP）：C-reactive protein　｜　ガドリニウム（Gd）：gadolinium　｜　ポリメラーゼ連鎖反応（PCR）：polymerase chain reaction

Supplement

人工関節置換術後の感染
artificial joint replacement surgery infection

誘因・原因

- 手術部位感染(SSI)は，創内に侵入した細菌量が多いほど，患者の免疫力が低下しているほど発生しやすい（細菌量×毒の力／免疫力＝SSIの危険性の関係）．
- 人工物は生体組織と違って血流がないうえに細菌はバイオフィルムで被覆されるため，抗菌薬の作用や感染防御反応が及びにくい（図1）．

症状・臨床所見

- 人工関節のような大きな金属があると，少ない菌数でも術後感染を発症し治癒しにくい．
- 易感染性宿主では感染の危険性が上昇するうえ，起因菌は薬剤耐性菌が多く治療に難渋する．
- 治療が奏功しなければ，関節は支持性を失うため物を持つことや，身体を支えることなどができなくなる（関節機能廃絶）．
- 患者の状態を術前よりも明らかに悪くしてしまう合併症なので，手術に携わる者すべてがSSI防止に努めなくてはならない．

治療

- 診断後，早急に治療を開始する．
- ・人工関節温存：病巣掻爬＋ドレナージ，閉鎖式持続洗浄，抗菌薬含有セメントビーズ留置など
- 再燃，人工関節の緩みがある場合
- ・人工関節抜去：人工関節に似せてつくった抗菌薬含有セメントスペーサーを留置し，平均8週間待機して感染が鎮静化したら再置換術を行う．
- ・ガードルストーン手術：人工関節を抜去したままにして，再置換は行わない．
- ・関節固定術

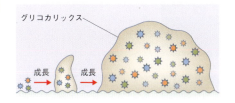

■図1　細菌を覆うバイオフィルム
多くの細菌が生体内で組織や細胞などに付着するとき，菌体から伸びたグリコカリックスという多糖体が関与している．グリコカリックスに保護された細菌の塊をバイオフィルムという．バイオフィルムが形成されると，白血球による貪食，抗菌薬による攻撃が難しくなる．

■表1　人工関節置換術後の感染

	SSI（早期感染）	遅発性感染
感染経路	●手術中に手術野から侵入（空気中から落下，手術器具を介してなど） ●術前に菌が存在（同関節手術歴，関節内注射治療歴）	●手術部と関係ないその他の感染巣※から血行性に到達
発症時期	●術後1年以内	●術後何年経っても起こり得る．
感染の兆候	●術後の発熱，安静時痛，炎症反応高値が遷延，創部の発赤，腫脹，膿性または漿液性滲出などから疑う．	●疼痛や違和感，微熱程度であることも多い．膝では腫脹，熱感を触知するが，股関節は深部にあり，わかりにくいので積極的に疑う．

※その他の感染巣：呼吸器感染，尿路感染，感染性心内膜炎，う歯，白癬，開放創などの感染巣が原因で菌血症になり，血行性に骨関節病巣に到達した可能性があるが，原因の特定は難しい．

手術部位感染(SSI)：surgical site infection

骨・関節・筋肉の感染症

脊椎の感染症
（化膿性脊椎炎）

M46.59　pyogenic spondylitis

疾患概念
高齢者やがん術後などで免疫抵抗力の低下した易感染性宿主（compromised host）が増加し，脊椎感染症に罹患する患者が増加している．頸部痛や腰背部痛を初発症状とし，重篤なものでは麻痺や敗血症を併発する．

Summary Map

誘因・原因
- 大多数が血行感染であるが，手術や検査による直接感染もある．
- 原因菌は黄色ブドウ球菌，MRSA，真菌など．

病態
- 脊椎に生じた脊髄炎である．腰椎に好発する．

症状・臨床所見
- 発熱と腰背部痛や頸部痛で発症する．
- 脊柱の不撓性を訴え，圧痛，運動痛が著明である．

検査・診断・分類
- 単純X線脊椎側面像では，骨破壊の進行とともに椎間板腔の狭小化や椎体終板部の不整像などが観察される．
- MRIでは，初期から罹患した椎体終板や椎間板がT1強調画像で低信号，T2強調画像で高信号となる．
- 起因菌同定が重要で，抗菌薬使用前に血液培養や病巣に対する針生検を行う．

治療
- 抗菌薬の適切な投与と，装具療法を含めた局所の安静が重要である．

誘因・原因

- 感染経路としては大多数が血行感染である．脊柱の静脈には弁がないため，起因菌を含んだ血液が容易に椎体に逆流する．
- 手術や検査による直接感染もある．
- 初発病巣は，椎体前縁の軟骨終板に血行性に形成されることが多い(図1)．

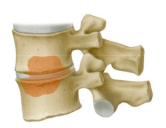

③隣接の椎体終板の破壊を認める．

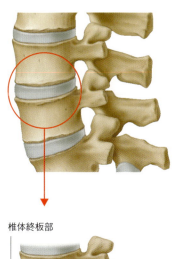

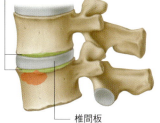

椎体終板部

椎間板

①椎体前縁の椎体終板部に血行性微小膿瘍の形成．

②椎体終板の破壊を認める．椎間板内への炎症の波及と椎間板腔の狭小化．

図1　脊椎炎の波及経路

症状・臨床所見

- 発熱と罹患部に相対する腰背部痛や頸部痛で発症し，脊柱の不撓性(ふぎょう)(スムーズな動きの欠如)を訴える．
- 圧痛，運動痛が著明である．また，膿瘍が脊柱管内に侵入した場合や椎体破壊により脊柱管が圧迫されれば，神経症状を生じ麻痺をきたす．
- 重篤な場合は敗血症を併発し，ときに易感染性宿主においては致死的となることもある．

検査・診断・分類

検査・診断

■ 単純X線検査
- 単純X線脊椎側面像で，椎間板腔の狭小化や椎体終板の不整像や椎体辺縁部の骨融解像を呈する．
- 進行例では，椎体の侵食・破壊を伴い後彎を呈する．

■ 血液および生化学検査
- 白血球増多，赤沈値亢進，炎症性反応(CRP)陽性であれば本症を疑い，原発巣，原因菌の検索を行う．
- 末梢血液検査に加え，確定診断と治療方針決定のための起因菌同定が重要で，抗菌薬使用前に血液培養や病巣に対して針生検を行う．

化膿性脊椎炎と結核性脊椎炎の鑑別，また，症状が類似するため転移性脊椎腫瘍との鑑別も重要である．

145

■ MRI検査
- MRI画像では，罹患した椎体終板や椎間板がT1強調画像で低信号，T2強調画像で高信号となる（図2）．
- ガドリニウム（Gd）造影により，化膿性脊椎炎では肉芽が均一に造影される（均一増強効果，diffuse enhancement）．結核性脊椎炎や真菌性脊椎炎の一部では，膿を囲む肉芽が造影される辺縁増強効果（rim enhancement）が認められ，鑑別に有用である．また，腸腰筋膿瘍など周辺の膿瘍を認めることがある．

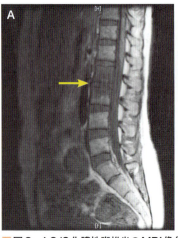 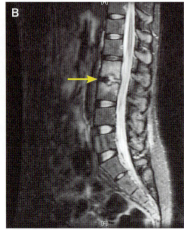 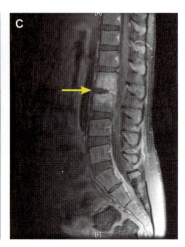

■ 図2　L2/3化膿性脊椎炎のMRI像（31歳女性）
血液培養によりMRSAが検出された．
A：T1強調像：L2/3の病巣部を中心に椎体全体が低輝度を示している．
B：T2強調像：病巣部は高輝度を呈している．
C：ガドリニウム（Gd）造影：病巣部は均一増強効果を呈している．

分類

- 病態・症状・治療などの違いから，化膿性脊椎炎と結核性脊椎炎に大別される（表1）．
- 化膿性脊椎炎では，臨床症状よりみた病型分類は，高熱と腰背部の激痛，脊柱の不撓性などの典型的な急性炎症症状で発症する急性型，37℃台の微熱で発症する亜急性型，発熱がなく腰背部痛をきたす潜行（慢性）型の3型に分けられる（Kulowski分類）（表2）．

■ 表2　Kulowski分類

急性型	高熱，強い腰背部痛など典型的な急性症状をもって発症するもの．
亜急性型	37℃台の微熱で発症するもの．
慢性（潜行）型	発熱がなく腰背部痛をきたすもの．

（Kulowski J：Pyogenic osteomyelitis of the spine. J Bone Joint Surg, 18：343～364, 1936）

■ 表1　感染性（化膿性，結核性）脊椎炎，転移性脊椎腫瘍の鑑別点

		化膿性脊椎炎	結核性脊椎炎	転移性脊椎腫瘍
炎症所見		高熱，赤沈，CRP高値など	微熱～なし，赤沈，CRP軽度上昇	なし
基礎疾患		感染性心内膜炎などの先行感染症など	肺結核など	がん治療歴など
単純X線		椎体破壊軽度，椎間腔減少，終板不整	椎体破壊高度，椎間腔減少，終板不整	椎体透亮像，破壊，硬化，椎間腔維持
MRI	信号変化	T1：低輝度，T2：高輝度	T1：低輝度，T2：高輝度	T1：低輝度，T2：高輝度が多い
	椎弓根	温存	温存	ときに破壊
	Gd造影像	均一増強効果（diffuse enhancement）	辺縁増強効果（rim enhancement）	不均一増強
CT	椎体破壊	あり，辺縁不整	あり，高度	あり，辺縁不整，腫瘍塊
	椎間板	破壊，辺縁不整	破壊，辺縁不整	温存
	椎弓根	温存	温存	ときに破壊
	傍椎体mass	傍椎体膿瘍：小	傍椎体膿瘍：大	連続した腫瘍塊

治療

- 脊椎感染症治療の基本は，抗菌薬の適切な投与と装具療法を含めた局所の安静が重要である．
- しかしながら，その治療に抵抗性を示し高度の椎体破壊や急性に麻痺が進行する症例の場合は手術の適応となる．
- 早期に診断できれば保存的に治療できることが多いため，早期診断・早期治療が非常に重要である．
- 保存療法に抵抗性がある場合は，感染巣を安定化させるため，固定術が選択されることもある(図3)．

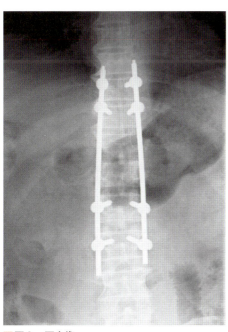 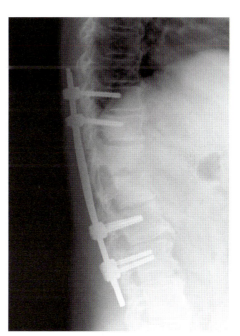

■図3　固定術
第11/12胸椎椎体椎間板炎に対して，後方固定術を施行する．

化膿性椎間板炎

- 化膿性脊椎炎と同一疾患であるが，椎間板周辺に感染巣が限局している場合を椎間板炎という．
- 小児でも成人でも椎間板炎は発症するが，椎間板手術後などの医原性椎間板炎以外は，成人では初発病巣は生じない．
- 成人の椎間板を支配する栄養血管はなく，椎間板は無血管構造で椎体内の血管からの拡散により栄養されているため，椎体の炎症が椎間板に波及し椎間板炎が発症する．
- ところが，小児および成長期においては椎体から軟骨終板を介して椎間板への血流は開存しているため，椎間板に初発病巣が生じ血行性の椎間板炎は発症し得る．

C反応性タンパク(CRP)：C-reactive protein　｜　ガドリニウム(Gd)：gadolinium

骨・関節・筋肉の感染症

筋肉の感染症

疾患概念
単一筋肉の感染症で，黄色ブドウ球菌による感染が多い．糖尿病など免疫能低下により多発性に発生することもある．特殊菌感染により重症化する場合，症状は刻々と変化し，ショックや多臓器不全に陥る可能性がある．

M609.9　infectious disease of muscle

誘因・原因

- 他の感染巣から血行性に到達すると考えられる．
- 大腿四頭筋や内転筋群，腸腰筋，殿筋，三角筋などに生じる．
- 腸腰筋は腰椎の左右に付着しているので，化膿性や結核性の脊椎炎から二次的に波及することが多い．
- 皮膚，皮下組織，筋肉に壊死を生じる重症軟部組織感染症について表1に示す．

■ 表1　皮膚，皮下組織，筋肉に壊死を生じる重症軟部組織感染症

	壊死性筋膜炎 （A群溶連菌*）	壊死性筋膜炎 （A群溶連菌以外）	ガス壊疽 （クロストリジウム性*）
起因菌	A群β溶連菌（劇症型A群溶連菌感染症を続発）	嫌気性菌，グラム陰性桿菌などの混合感染	クロストリジウム属（嫌気性グラム陽性桿菌）
組織病変の特徴	浅層筋膜に沿って広範に拡大し，皮膚は栄養血管が障害され壊死する．筋肉は冒されない．	ガス像を見ることがある（非クロストリジウム性ガス壊疽）	ガス像が特徴，筋肉の広範な壊死，皮膚壊死
臨床所見	・軽微な外傷，虫刺症，熱傷などを契機に発症 ・急速に壊死が進行して激痛を生じる．皮膚は水疱形成，暗紫色から黒色に変化	・非外傷性 ・亜急性で症状も激烈ではない ・糖尿病性壊疽など免疫力が低下している患者の発症が多いため，予後が悪い	・外傷により挫滅した創 ・6時間〜数日後より激烈な痛み ・ガスによる握雪感，捻髪音を触知

＊A群溶連菌（group A *Streptococcus*：A群β溶血性連鎖球菌）は，皮膚や咽頭によくみられ，伝染性膿痂疹（とびひ）や咽頭炎を起こすことがある細菌．クロストリジウム属には，破傷風菌，ボツリヌス菌，ガス壊疽菌群などある．

症状・臨床所見

- 罹患筋の運動時痛をみる．深部発生のため部位が特定しにくいため，診断遅れで重症化することがある．
- 腸腰筋膿瘍では，患側の股関節が屈曲したまま伸展できない腸腰筋肢位（図1）をとる．なお，腰椎と大腿骨にかけて連結している筋肉を総称して腸腰筋という．

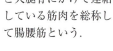

大腰筋
腸骨筋
腸腰筋

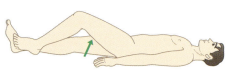

■ 図1　腸腰筋肢位

検査・診断・分類

- 単純X線で腸腰筋陰影の拡大をみる．造影CTで膿瘍が描出される．
- 穿刺（CTやエコーガイド下）にて膿瘍を採取し，培養検査をする（図2）．

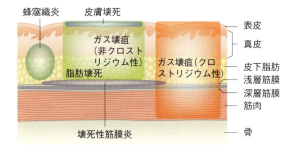

蜂窩織炎　皮膚壊死
ガス壊疽（非クロストリジウム性）
脂肪壊死
ガス壊疽（クロストリジウム性）
表皮
真皮
皮下脂肪
浅層筋膜
深層筋膜
筋肉
骨
壊死性筋膜炎

■ 図2　各軟部組織感染症の病巣の主座の違い

治療

- 全身的管理と抗菌薬を投与する．
- 膿瘍は外科的にデブリードマンとドレーンを留置する．単発ではCTガイド下穿刺・ドレナージが低侵襲である．
- 重症例では救命のため患肢切断を余儀なくされる．重症化を防ぐため，疑いをもって早期から治療を開始する．

骨・関節・筋肉の感染症

蜂窩織炎

疾患概念
真皮深層から皮下組織の化膿性炎症で下肢に多い．顕微鏡標本で蜂の巣状にみえることから，蜂窩織炎とよばれる．蜂巣炎ともいう．皮下組織を侵す表在性のほかに，骨格筋や臓器周囲の組織を侵す深在性がある．

L03.9　cellulitis, phlegmon

誘因・原因

- 多くは毛孔，汗孔や引っ掻き傷，虫刺傷などから菌が直接皮膚組織を通過して侵入する．原因が明らかでない場合も多い．
- 原因菌は黄色ブドウ球菌や化膿性連鎖球菌が多い．

症状・臨床所見

- 発熱，局所の疼痛，腫脹，熱感を伴う境界不鮮明な紅斑がみられる．下肢に好発する．
- 悪寒を伴う高熱，倦怠感，頭痛などをみる場合もある．

検査・診断・分類

- 血液検査では白血球増加，CRP上昇の炎症反応がみられる．

治療

- 局所の冷却と安静，抗菌薬を投与する．早期に治療を開始すれば，膿瘍形成をみずに治癒する．
- 膿瘍形成をみたら，切開排膿を行う．

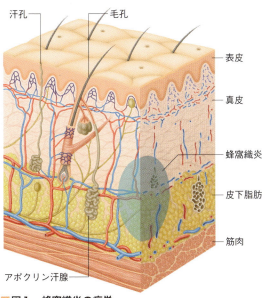
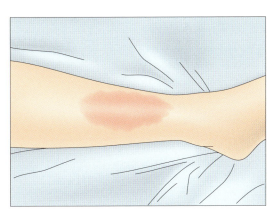

■図1　蜂窩織炎の病巣

C反応性タンパク（CRP）：C-reactive protein

骨・軟部腫瘍

良性骨腫瘍

D169　benign bone tumors

疾患概念

骨に発生した腫瘍のうち，転移などを起こさない良性の腫瘍をさす．その組織像は多岐にわたり種々の分類法がある．また，臨床経過も大きな差があり，手術後の局所再発率が高く，ときには肺転移を起こす骨巨細胞腫も良性骨腫瘍に分類されている．

Summary Map

誘因・原因	●大部分が原因不明．一部に遺伝性が明らかで，原因遺伝子が同定されているものもある（**多発性骨軟骨腫**）．
病態	●骨腫瘍は骨組織を発生起源とした腫瘍であり，**骨軟骨腫**（外骨腫），**内軟骨腫**（骨髄内に発生する：enchondroma），**骨巨細胞腫**（腫瘍細胞と多数の巨細胞からなり，再発率が高い），**類骨骨腫**（長管骨の皮質内や骨髄内に発生する）などが良性の骨腫瘍に分類される．そのなかで長管骨の骨幹端部にできる骨軟骨腫の発生頻度が最も高い．
症状・臨床所見	●組織型によって多種多様である．
検査・診断・分類	●良悪性の判断，組織型の診断では**単純X線検査**が**有用**．
治療	●**手術が中心**になるが，経過観察でよいものも多数ある．

誘因・原因

- 多発性骨軟骨腫（multiple osteochondroma）など一部の腫瘍では遺伝性が明らかで，原因遺伝子も同定されているが，大部分の腫瘍では原因不明である．
- 代表的な良性骨腫瘍を表1に示す．

表1　良性骨腫瘍の分類

軟骨性	骨軟骨腫，内軟骨腫，軟骨芽細胞腫
骨性	類骨骨腫，骨芽細胞腫
線維性	非骨化性線維腫
不明	巨細胞腫
腫瘍類似疾患	単発性骨嚢腫，動脈瘤様骨嚢腫，線維性骨異形成

症状・臨床所見

- 組織型によって多種多様である．
- 骨軟骨腫などの骨の強度に影響がないものでは，無痛性の腫瘤として発見されることが多い．
- 骨巨細胞腫（giant cell tumor of bone）など骨を形成しない腫瘍では，痛みや病的骨折を契機として発見されることが多い．
- 何の症状もなく，外傷などの際に撮影したX線で偶然発見される良性骨腫瘍も多数ある．

検査・診断・分類

- 良性骨腫瘍の診断では，単純X線検査(図1, 2)，MRI，骨シンチグラムなどが行われる．とくに骨腫瘍の良悪性の判断，組織型の診断では単純X線検査が有用である．
- MRIは骨髄内の病変の描写にすぐれ，単純X線では映りにくい骨腫瘍の存在の診断，組織型の推定に有用である(図3)．
- CTは，体幹部に発生する骨腫瘍の状態を調べる際にとくに有用である．
- 骨シンチグラムは類骨骨腫(osteoid osteoma)などの診断に有用なことがある．
- 血液検査は，腫瘍性病変とX線上で骨腫瘍に似た像を示す疾患(代謝性骨疾患や骨髄炎，白血病などの血液疾患)の鑑別に有用である．

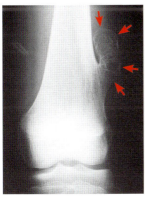

■図1　大腿骨に発生した骨軟骨腫

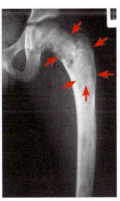

■図2　多発性線維性骨異形成の大腿骨病変

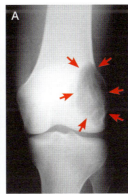

■図3　大腿骨遠位に発生した骨巨細胞腫
A：単純X線像
B：MRIガドリニウム造影像

治療

- 良性骨腫瘍の治療は手術が中心になるが，すべてが対象になるわけではなく，痛みの原因になっている場合などの機能障害があるとき，骨の強度が減少して骨折の危険があるとき，将来的にそのような状態が予想される場合に手術の対象になる．
- 良性骨腫瘍では，掻爬術で腫瘍を除去すれば治癒するものが多い(図4)．
- 掻爬後の骨強度に不安がある場合には，種々の内固定や自家骨や人工骨の移植が併用されることもある．
- 骨巨細胞腫などの一部の良性腫瘍は，再発傾向が強いために抗RANKL抗体の使用や悪性骨腫瘍に準じた広汎切除術が行われることがある．

良性骨腫瘍では，成人して骨の成長が停止する時期になると腫瘍の拡大が停止するなど，徐々に縮小する傾向を示すものも多く，経過観察のみで手術が必要ではないものも多数ある．

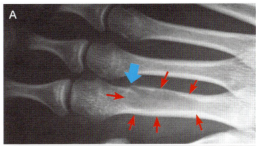

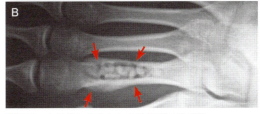

■図4　中足骨に発生した内軟骨腫のX線像
A：病的骨折を伴っている．→病的骨折．→腫瘍．
B：術後X線像(掻爬術後に人工骨を移植)

骨・軟部腫瘍

悪性骨腫瘍

C41.9　malignant bone tumor

疾患概念
骨に発生する腫瘍は転移することがあり，局所再発しやすい悪性腫瘍と良性腫瘍に大別される．悪性骨腫瘍は，骨から発生した原発性悪性骨腫瘍（骨肉腫，軟骨肉腫，ユーイング肉腫など）と続発性骨腫瘍（転移性骨腫瘍，骨転移）に分類される．

Summary Map

誘因・原因	●特定の遺伝子異常が発生と深くかかわっているものもあるが（ユーイング肉腫など），原因不明のものが多い．
病態	●原発性悪性骨腫瘍のなかでは，腫瘍細胞が類骨や骨を形成する**骨肉腫**が最も多く，10歳台男性にやや多くみられる．骨内で軟骨を形成する**軟骨肉腫**は，骨肉腫に次いで多く，中年男性に好発する．組織学的に小型の円形細胞が密集している**ユーイング肉腫**は，まれな骨腫瘍であるが，薬物や放射線治療に感受性が高い．10歳台の男性に好発する．
症状 臨床所見	●骨肉腫やユーイング肉腫では**膝周辺の疼痛や腫脹**がみられ，とくに骨肉腫の初発症状は**運動痛**のことが多い．軟骨肉腫や**脊索腫**などでは，**体幹部の疼痛**が主症状である．
検査・ 診断・分類	●単純X線写真の詳細な観察が，良性・悪性の鑑別や骨腫瘍の組織診断に重要である．
治療	●骨肉腫などでは，手術に加えて手術前後の**全身化学療法**を併用することによって，5年生存率が飛躍的に改善した．

誘因・原因

- ユーイング肉腫などでは，特定の遺伝子異常が腫瘍の発生と深くかかわっているが，原因不明のものが多い．
- 放射線治療後の骨や骨パジェット病（骨の肥厚，硬化などがみられる）に罹患した骨などから，骨肉腫などの悪性骨腫瘍が発生することもある．
- 代表的な悪性骨腫瘍を表1に示す．

■表1　代表的悪性骨腫瘍

			悪性度	好発部位
原発性	骨性	骨肉腫	高	膝関節周辺，上腕骨近位
	軟骨性	軟骨肉腫	低	骨盤，肋骨
	線維性	悪性線維性組織球腫	高	膝関節周辺
	脊索性	脊索腫	低	仙骨，頸椎
	不明	ユーイング肉腫	高	大腿骨，骨盤
続発性	がん骨転移			脊椎，骨盤

※悪性線維性組織球腫：骨と軟部の両方に発生する原発性悪性腫瘍

症状・臨床所見

- 骨肉腫（osteosarcoma）やユーイング肉腫（Ewing sarcoma）は，20歳以下の比較的若年者に発症し，膝周辺などの痛みや腫れで気づかれることが多い．
- 軟骨肉腫（chondrosarcoma）や脊索腫（chordoma）などの低悪性度の腫瘍では，多くが痛みを伴う体幹部に発生する腫瘤として発見される．

検査・診断・分類

- 単純X線写真の詳細な観察（図1）が，良性・悪性の鑑別や骨腫瘍の組織診断の推定には最も重要である．
- MRIや局所CTは，病巣の広がりを確認し手術的治療の計画を立てるうえで欠かせない．
- 骨シンチグラム，PET-CT，肺のCTは，転移巣の探索と病期分類に必要である．
- 血液検査ではアルカリホスファターゼ（ALP）や乳酸脱水素酵素（LDH）が高値を示すものがある．
- 他のがんにみられるような悪性骨腫瘍に特徴的な腫瘍マーカーは現在のところない．

とくに悪性腫瘍では初期には単純X線でわかりにくいことがある．病的骨折で発症した場合に，単なる骨折として不適切な初期治療が行われることがある．

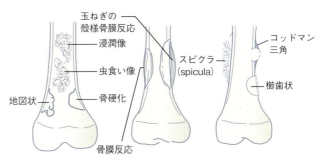

■ 図1 悪性骨腫瘍の単純X線像の特徴
境界不明瞭な骨破壊像（虫食い像，浸潤像）や外骨膜反応がみられる場合は悪性骨腫瘍を疑う．外骨膜反応は病的反応で，骨膜が骨表面から剥離してもち上がることをいい，コッドマン（Codman）三角（腫瘍両端部の骨膜下にみられる反応骨の形成像），スピクラ（微細な針状骨の形成像）などがみられる．

治療

- 骨肉腫などの悪性度の高い腫瘍では，手術的治療に加えて手術前後の全身化学療法を併用することによって，従来の5年生存率15%程度から60〜70%程度にまで飛躍的に改善した．
- 使用する薬剤は，ドキソルビシン塩酸塩（アドリアマイシン），シスプラチン，イホスファミド，メトトレキサートなどが代表的である．
- 軟骨肉腫などの低悪性度の腫瘍では，通常は手術的切除が治療の中心である．最近では放射線治療の進歩により，仙骨などに発生した脊索腫などでは手術による神経機能の低下を避けて，重粒子線などの放射線治療が行われることもある．
- 単に画像上の病変部位を切除する手術では，高率に再発する．手術療法は，腫瘍周辺の健常組織に包まれた状態で切除する広汎切除術（図2, 3）が必要となる．
- 従来は，四肢に原発した悪性腫瘍では切断術が選択されることが多かったが，切除手技の安全性の研究と切除後の再建法の進歩で，いまでは患肢を温存する手術が安全に行われるようになった．

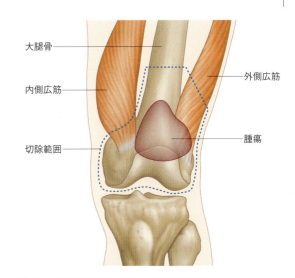

■ 図2 悪性骨腫瘍に対する広汎切除範囲

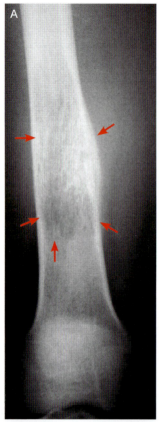
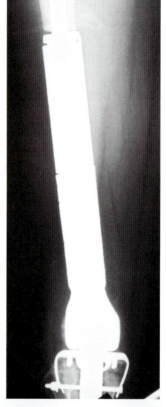
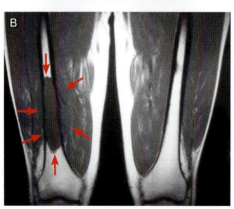
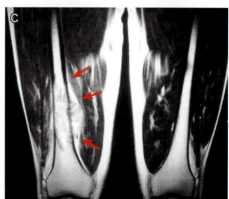

■ 図3　右大腿骨に発生した骨肉腫
A：初診時のX線像
B：MRIのT1強調像；骨髄内に広範囲に病変が広がっている.
C：T2強調像；内側の筋肉下にも腫瘍が広がっている.
D：術後X線像；広汎切除後,腫瘍用人工膝関節で再建した.

アルカリホスファターゼ（ALP）：alkaline phosphatase ｜ 乳酸脱水素酵素（LDH）：lactate dehydrogenase ｜ PET（陽電子放出断層撮影）：positron emission tomography

骨・軟部腫瘍

転移性骨腫瘍

C79.5　metastatic bone tumor

疾患概念
骨は，がんなどの悪性腫瘍が転移を起こしやすい部位の1つである．乳がん，肺がん，前立腺がん，骨髄腫，腎がんなどが骨転移を起こしやすいがんである．

Summary Map

誘因・原因	●乳がん，肺がん，前立腺がん，骨髄腫，腎がんなどが骨転移を起こしやすい．
病態	●一般的には脊椎や骨盤など体幹の骨に発生することが多く，四肢の骨に発生することは比較的少ない．がんなどが骨に転移した状態はすでに病期も進み，治癒を望める状態であることは少ない．
症状・臨床所見	●X線像で確認される数か月前に，自覚症状があるといわれている．
検査・診断・分類	●単純X線検査が有用で，大多数は骨溶解像を示すが，一部では骨硬化像を示す．
治療	●基本的には症状緩和を目ざす治療となる．

誘因・原因

● 乳がん，肺がん，前立腺がん，骨髄腫，腎がんなどが骨転移を起こしやすい（図1）．

> 転移性骨腫瘍は，原発性悪性骨腫瘍よりはるかに頻度が高い．中高年者で悪性骨腫瘍が疑われたら，がんなどの既往がなくてもまず転移性骨腫瘍を鑑別する．

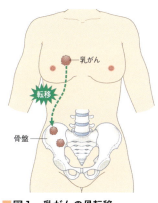

■ 図1　乳がんの骨転移

症状・臨床所見

● 術後の定期検診でみつかる無症状のものを除けば，ほとんどがなんらかの痛みが症状となっている．
● 病的骨折や骨強度の低下による切迫骨折の痛み，脊椎転移では脊髄や馬尾の圧迫による神経痛などが起こる．

検査・診断・分類

- 単純X線，MRIなどが診断に有用である．
- 単純X線では，大多数の転移性骨腫瘍は骨溶解像を示すが，前立腺がんや一部の乳がんなどでは骨硬化像を示す．
- 骨シンチグラムは，多部位にある腫瘍を一度に検索するためには有用である（図2）．

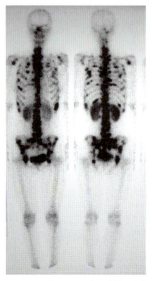

■図2　乳がんの多発性転移患者の骨シンチグラム
肋骨，脊椎，骨髄などに多発する集積像がみられる．

治療

- 基本的には症状緩和を目ざす治療となる．
- 痛みに対しては医療用麻薬を含めた鎮痛薬による治療，放射線治療などが行われる．
- 近年，骨破壊を防ぐビスホスホネート製剤や抗RANKL抗体（デノスマブ）によって（図3），転移性骨腫瘍による各種症状の一部は予防できるようになった．
- 病的骨折や脊髄麻痺に対しては，手術が行われることもある（図4）．

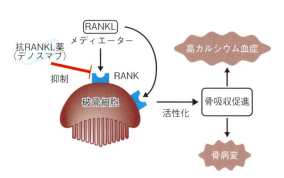

■図3　破骨細胞の活性化に対するデノスマブの作用点

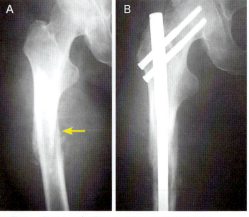

■図4　乳がんの転移による左大腿骨病的骨折
A：病的骨折のX線像
B：術後のX線像

骨・軟部腫瘍

良性軟部腫瘍

疾患概念
筋肉・神経・脂肪組織などから発生する良性腫瘍で，組織型により多くの種類に分類されている．

D21.9　benign soft tissue tumors

Summary Map

誘因・原因	●大部分が不明であるが，一部で遺伝子異常が明らかになっている．腫瘤は，性差を問わず30〜50歳台に多く，上半身にみられることが多い．
病態	●線維腫の多くは修復性あるいは反応性に過形成になったものが腫瘤（硬い小腫瘤）を形成したと考えられる． ●**脂肪腫**は軟部腫瘍のなかでは最も多く，脂肪組織の限局的な増殖によって起こる．**血管腫**は血管の良性の増殖で，小児期にみられ，毛細血管腫，海綿状血管腫，静脈性血管腫に分けられる．**神経鞘腫**はシュワン細胞由来で末梢神経に発生する．腫瘤の発育が急速なほど悪性の可能性が高い．
症状 臨床所見	●線維腫は皮膚に境界明瞭な硬い小腫瘤として，脂肪腫は無痛性の柔らかい腫瘤として，神経鞘腫や血管腫は，痛みが契機となって発見されることも多い．
検査・ 診断・分類	●MRIが有用である．最終的診断には病理検査が必要．
治療	●経過観察が多い．

誘因・原因

●神経線維腫症など一部の疾患では原因となる遺伝子異常が明らかになっているが，大部分の軟部腫瘍では不明である．

症状・臨床所見

●代表的な良性軟部腫瘍を**表1**に示す．
●脂肪腫（lipoma）などは無痛性の柔らかい腫瘤として発見されることが多い．
●神経鞘腫（neurilemoma）などの神経系の腫瘍や血管腫（hemangioma）は，痛みが契機となって発見されることも多い．

■表1　代表的良性軟部腫瘍

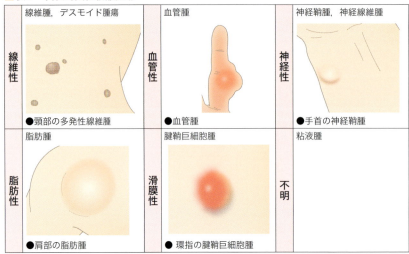

線維性	線維腫, デスモイド腫瘍 ●頸部の多発性線維腫	血管性	血管腫 ●血管腫	神経性	神経鞘腫, 神経線維腫 ●手首の神経鞘腫
脂肪性	脂肪腫 ●肩部の脂肪腫	滑膜性	腱鞘巨細胞腫 ●環指の腱鞘巨細胞腫	不明	粘液腫

※デスモイド腫瘍：線維腫症に属し，腹壁に生じるものと腹壁以外(頸部，肩甲部，大腿，下腿など)に生じるものがある．再発を繰り返すために治療に難渋することが多い．

検査・診断・分類

- 良性軟部腫瘍の存在・局在・内部の状況は，MRIが最もよくわかる(図1, 2)．
- 単純X線では，血管腫の静脈結石が特徴的で，線維腫には石灰沈着がみられることがある．
- 良・悪性を含め最終的診断には病理検査が必要である．

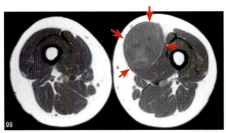

T1 強調像

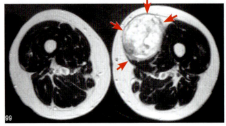

T2 強調像

■図1　大腿に発生した神経鞘腫のMRI
T1 強調像で筋肉と等信号，T2 強調像では高信号となる．内部の細かい模様が特徴的である．

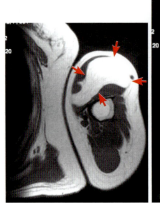

T1 強調像

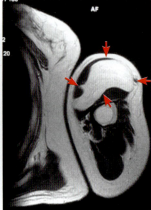

T2 強調像

■図2　上腕の筋肉内に発生した脂肪腫のMRI
T1 強調像，T2 強調像でともに高信号に描出される．

治療

- 痛みなどの症状がなく，拡大傾向のないものは経過観察のみでよいことも多い．
- 痛みや患者の希望などで手術的に切除する場合は，通常，腫瘍のみを切除して健常組織への傷害は最小限にとどめる．

> 良性腫瘍と診断して切除すると，悪性腫瘍であった場合には手術的切除が困難になり，切断などが必要になることもある．安易に良性腫瘍と診断し切除することは慎むべきである．

骨・軟部腫瘍

悪性軟部腫瘍

C49.9　malignant soft tissue tumors

疾患概念
筋肉・神経・脂肪組織など骨以外の非上皮性組織から生じた悪性腫瘍である．原発性悪性軟部腫瘍とがんなどの転移の2種類に大別できる．

Summary Map

誘因・原因
- まれな腫瘍で原因不明なものが多いが，滑膜肉腫，粘液型脂肪肉腫などは遺伝子異常によることが明らかになった．

病態
- 脂肪肉腫（liposarcoma）は脂肪細胞由来，横紋筋肉腫（rhabdomyosarcoma）は横紋筋芽細胞に由来する腫瘍で，軟部腫瘍のなかでは頻度が高い．横紋筋肉腫は小児に，脂肪肉腫は30〜60歳台にみられる．
- 平滑筋肉腫（leiomyosarcoma）は高齢者に多くみられる．平滑筋由来のために消化管，子宮などの管腔壁に発生する可能性がある．
- 転移は腫瘍によって異なるが，横紋筋肉腫，平滑筋肉腫，血管肉腫は肺転移を起こしやすい．

症状 臨床所見
- 無痛性の腫瘤として発見されることが多い．

検査・診断・分類
- MRIが有用だが，確定診断には病理検査を行う．

治療
- 外科的治療が中心．

悪性軟部腫瘍では，初診時に悪性を疑われずに不適切な手術を受けたあとに専門医に紹介されることがとくに多い．原発性悪性軟部腫瘍の発生頻度は低いが，とくに直径5cmを超える硬い軟部腫瘍では，悪性の可能性を考えて対処する必要がある．

誘因・原因

- 滑膜肉腫・粘液型脂肪肉腫などは，特定の遺伝子異常が原因で起こることが明らかになった．
- 滑膜肉腫におけるSYT-SSXキメラ遺伝子や粘液型脂肪肉腫におけるTLS-CHOPキメラ遺伝子などが有名である．
- 大部分の悪性軟部腫瘍では，原因は明らかではない．

症状・臨床所見

- 無痛性の腫瘤として発見されることが多い．
- 代表的な悪性軟部腫瘍を表1に示す．

■表1　代表的悪性軟部腫瘍

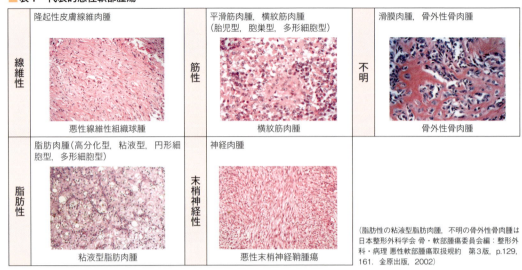

（脂肪性の粘液型脂肪肉腫，不明の骨外性骨肉腫は日本整形外科学会 骨・軟部腫瘍委員会編：整形外科・病理 悪性軟部腫瘍取扱規約　第3版, p.129, 161. 金原出版, 2002）

検査・診断・分類

- MRIは，腫瘍の局在や内部の状況を知ることができる最も有用な検査である（図1）．
- 最終的な良・悪性や組織型診断には，生検による病理検査が必須である．
- 悪性腫瘍であるとの診断が確定したら原発性悪性軟部腫瘍はがんとは異なり，一般にリンパ節転移より肺転移を起こしやすいために，肺CTやPET-CTによる転移巣検索などで病期を確定する．

治療

- 悪性軟部腫瘍では，悪性骨腫瘍に比べると化学療法が有効なことが少なく，手術的治療が中心となる．
- 手術に際しては，明らかな腫瘍組織だけではなく，腫瘍周辺の一見健常な組織を腫瘍周囲につけた形で切除する広汎切除術（図2）が行われる．

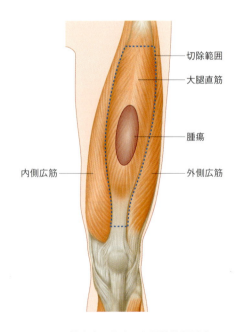

■図1　左大殿筋に発生した悪性線維性組織球腫のMRI
右大殿筋内にT1強調像で筋肉と等信号，T2強調像で高信号の巨大な腫瘤がある．内部は多結節性で不均一である．

■図2　筋肉内に発生した悪性軟部腫瘍に対する広汎切除術

骨・軟部腫瘍

脊髄腫瘍

D43.4　spinal cord tumor

疾患概念

脊髄腫瘍は脳腫瘍より数が少なく，1年間に10万人当たり1〜2人程度の発生頻度といわれている．脊髄およびその周囲組織にできる腫瘍で，主に脊髄，神経根，硬膜から発生する．発生高位により，頸髄腫瘍，胸髄腫瘍，馬尾腫瘍に，横断面における腫瘍の局在から，硬膜外腫瘍，硬膜内髄外腫瘍，髄内腫瘍，砂時計腫，馬尾腫瘍に分類される．

Summary Map

誘因・原因	● 原因は不明であるが，原発性では神経鞘腫や髄膜腫といった良性のものが多い．
病態	● 脊柱管内に発生した腫瘍の総称で，硬膜外腫瘍と硬膜内髄外腫瘍，髄内腫瘍に大別される．腫瘍増大とともに脊髄や馬尾神経を圧迫して麻痺や神経痛をきたす．
症状・臨床所見	● 初発症状として夜間痛が特徴的．良性腫瘍が多くゆっくりと成長するため，腫瘍が大きくなるまで症状が出ない場合がある．
検査・診断・分類	● MRIで腫瘍の形態および脊椎との位置関係を明瞭に把握できる．
治療	● 脊髄腫瘍のほとんどは，手術治療（腫瘍摘出術）が原則となる．

誘因・原因

- 原因は不明である．原発性と転移性がある．
- 性差はなく，30〜60歳台に多い．

症状・臨床所見

- 初発症状として疼痛を訴えることが多い．夜間痛が特徴的である．
- 腫瘍の増大とともに脊髄が圧迫され，障害部以下の知覚障害が出現する．
- 進行例で歩行困難，膀胱直腸障害が出現する場合もある．
- 脊髄腫瘍では，神経鞘腫や髄膜腫といった良性のものが多く，ゆっくりと成長するため，腫瘍が大きくなるまで症状が出ない場合がある．

検査・診断・分類

- 進行性の神経痛，知覚異常，運動麻痺などの症状がある場合は，この疾患を疑う．
- 単純X線像では，骨自体は正常だが腫瘍の発育とともに，椎体・椎弓が圧迫・侵食される様子を認める．
- MRIで，腫瘍の形態および脊椎との位置関係を明瞭に把握できる．ガドリニウム造影MRIによる増強効果などから腫瘍の質的診断もある程度可能である．

■分類

- 発生する部位による分類：硬膜外腫瘍，硬膜内髄外腫瘍，髄内腫瘍，砂時計腫，馬尾腫瘍に分類される(図1)．
- 腫瘍の種類：良性腫瘍である神経鞘腫，髄膜腫，神経線維腫や，多くが良性である上衣細胞腫など．
- 髄内腫瘍では，上衣細胞腫，星状細胞腫(頭蓋内とは異なり低悪性度であることが多い)，血管性腫瘍が多い．

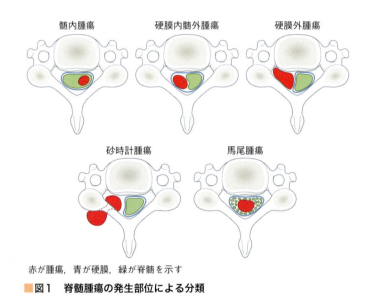

赤が腫瘍，青が硬膜，緑が脊髄を示す

■図1　脊髄腫瘍の発生部位による分類

治療

- 脊髄腫瘍のほとんどは，手術治療(腫瘍摘出術)が原則となる．
- しかし，正常脊髄と腫瘍の区別が困難で全摘出ができないこともあり，機能的および生命予後は組織の種類に左右される．
- 悪性腫瘍の転移例では，放射線療法，薬物療法が選択されることが多い．

骨・軟部腫瘍

脊椎腫瘍

D480　spinal tumor

疾患概念
脊椎に発生した腫瘍で，原発性腫瘍と転移性腫瘍に大別される．原発性腫瘍は，骨を構成する組織から腫瘍が発生するもので，良性と悪性があり，種類が豊富で幅広い年齢層にみられる．転移性腫瘍は，体内の別の悪性腫瘍が脊椎に転移したものであり，中高年者に多く，腰椎が全体の約70％を占める．

Summary Map

誘因・原因
- 原発性腫瘍は幅広い年齢層にみられるが，頻度はまれである．転移性腫瘍は中・高齢者に多い傾向にある．
- 肺がん，乳がん，前立腺がんなどが原発巣で，通常，血行性に転移する．

病態
- 脊椎に発生した腫瘍で，原発性腫瘍と転移性腫瘍に大別される．

症状・臨床所見
- 初期に痛みを訴えることが多い，無症状の場合もある．腫瘍の浸潤による椎体圧潰などから脊髄麻痺が生じる．

検査・診断・分類
- 単純X線検査で骨硬化像や骨溶解像を示す．
- 悪性腫瘍を疑う場合はCT，MRI，骨シンチグラフィを追加する．確定診断は生検を行う．

治療
- 原発性腫瘍では，放射線療法や化学療法が第一選択となる場合もあるが，疼痛や脊髄麻痺がある場合は，腫瘍の摘出，脊柱再建を行う．
- 転移性腫瘍では，放射線療法，ホルモン療法のほか，転移が1か所の場合には，脊椎骨全摘出術を行うこともある．

誘因・原因

- 原発性腫瘍(primary tumor)には良性と悪性があり，種類も豊富で，若年者から高齢者までの幅広い年齢層にみられるが，頻度はまれである．
- 転移性腫瘍(metastatic tumor)は，中・高齢者に多い傾向にあり，原発巣は肺がん(lung cancer)，乳がん(breast cancer)，前立腺がん(prostatic cancer)，甲状腺がん，肝がん，腎がん，直腸がん，子宮がんなどが主である．

症状・臨床所見

- 無症状の場合もある．
- 腫瘍によって骨が破壊されると脊椎の支持性が失われ，頸部や背，腰部に疼痛が出現する．
- 脊髄・馬尾・神経根が腫瘍により圧迫されると(図1)，初期には上下肢のしびれや疼痛などが出現し，進行すると上下肢の運動麻痺，尿・便の排泄障害などが生じる(図2)．

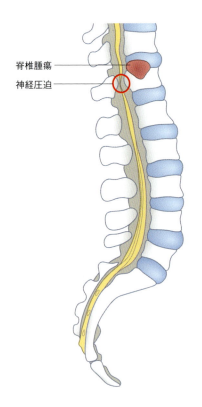

■図1　脊椎腫瘍による神経圧迫

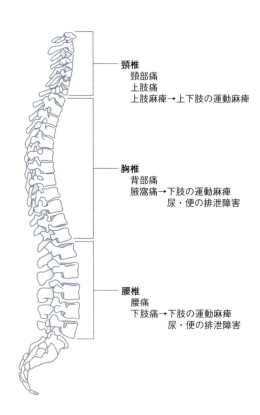

■図2　脊椎における骨転移とその症状

検査・診断・分類

- 単純X線検査：脊椎腫瘍では椎体や椎弓に変化が生じるために骨硬化(osteosclerosis)像または骨溶解(osteolysis)像を示す．骨肉腫などでは混合型を示す(図3)．
- CT検査：骨破壊の程度の把握，腫瘍内部の石灰化の評価．
- MRI検査：腫瘍の局在のみならず，椎体内外，脊柱管内への腫瘍の進展状態の評価．とくに神経組織への圧迫の程度を把握する利点がある．
- 骨シンチグラフィ，PET-CT：全身の病変の評価．

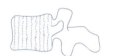
すだれ状の骨梁
(corduroy cloth appearance)
→血管腫

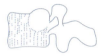
風船状膨隆
(ballooned-out)
→動脈瘤様骨嚢腫

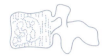
透明巣のなかの泡沫様骨梁
(soup-bubbled appearance)
→骨巨細胞腫

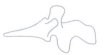
扁平椎
(vertebra plana)
→好酸球性肉芽腫

椎弓側の円形硬化
(nidus)
→類骨骨腫

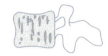
椎体全体の硬化像
(ivory vertebra)
→前立腺がん，乳がん転移

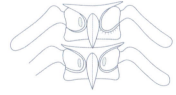
椎弓根の融解，消失
(winking owl sign, pedicle sign)
→転移性腫瘍

■図3　単純X線像にみる脊椎腫瘍の特徴
(日本整形外科学会[小澤浩司]：第8回日本整形外科学会脊椎脊髄病医研修会テキスト．p.82, 2010)

治療

■原発性腫瘍

- 血管腫，好酸球性肉芽腫などの原発性良性腫瘍で無症状の場合は，経過観察をする．
- 原発性腫瘍で，疼痛や脊髄麻痺がある場合や，著しい骨破壊のために脊柱の支持性が損なわれて脊髄麻痺を生じる可能性がある場合は，腫瘍の摘出，脊柱再建を行う．
- 放射線療法や化学療法が有効なものは，まず保存的に治療を行う．

■転移性腫瘍

- 全身状態が不良な例や，多発転移などで手術適応のない例には，放射線治療を行う．
- 乳がん，前立腺がんなどからの転移には，ホルモン療法を行うこともある．
- 転移が1か所しかない場合には，根治的に腫瘍を切除する脊椎骨全摘出術を行うこともある．
- 鎮痛薬などでコントロールできない痛みがある例，進行する脊髄麻痺がある例などでは，生命予後を考慮し，手術を行うこともある．

慢性関節疾患（退行性・代謝性）

変形性関節症

M19.99　osteoarthritis

疾患概念
関節軟骨が退行性の変性のために磨耗し，関節裂隙の狭小化を起こす疾患である．関節軟骨周囲の骨は増殖性変化を起こし，軟骨下骨は骨硬化を生じ，やがて関節は変形していく．膝関節，股関節，肘関節などに多い．

Summary Map

誘因・原因	● 原因不明の**一次性関節症**と，原因になる疾患や異常がわかっている**二次性関節症**がある．
病態	● 関節軟骨の変性に対して修復機転が劣っているために，関節軟骨が少しずつ失われていく．それに伴って周囲の骨の増殖性変化が生じ，骨棘といわれる関節軟骨に接する**骨の突出**ができたり，**軟骨下骨**が硬化する． ● 荷重部の骨内に**骨囊胞**が形成されることがある．滑膜炎が起きると関節液が貯留し，関節が腫脹することがある（関節水腫）．
症状 臨床所見	● 疼痛や可動域制限が起きる．
検査・ 診断・分類	● 単純X線検査で**関節裂隙の狭小化**，骨棘の形成，軟骨下骨の硬化，骨囊胞などがみられる．
治療	● 保存治療として，体重の減量（下肢の荷重関節），関節周囲の筋力訓練，温熱療法，非ステロイド性抗炎症薬（NSAIDs），ヒアルロン酸ナトリウムの関節内注射（膝関節），手術治療では骨切り術，**人工関節置換術**など．

● 用語解説

ペルテス病
成長期における大腿骨近位骨端部の血流が障害されて壊死を起こす疾患．壊死に続発する大腿骨頭の陥没，変形，扁平化を特徴とする．3〜12歳の男児に好発する．

オクロノーシス
アミノ酸代謝異常症の1つであるアルカプトン尿症の成人以降に現れる組織黒変症をいう．まれな疾患で，加齢とともに全身の軟骨，線維組織に黒色の色素が沈着し，中年以降に関節炎を発症する．

誘因・原因

● 明らかな原因がない一次性関節症，原因になる疾患や異常がわかっている二次性関節症（表1）に分けられる．
● 一次性関節症は，老化による関節軟骨の変性が原因である．肥満などによる関節への過度の負担は軟骨の変性を促す要因になる．
● 二次性関節症は，代謝性疾患（痛風，オクロノーシス*など）が原因になる場合や，股関節の臼蓋形成不全のように関節軟骨に無理な荷重がかかるために起きる場合などがある．

■ 表1　変形性関節症の原因になりうる病態（二次性変形性関節症）

- 股臼蓋形成不全
- ペルテス病*
- 大腿骨頭すべり症
- 関節内骨折
- 外傷性脱臼
- 放射線障害
- 感染
- 代謝性疾患（痛風，偽痛風，オクロノーシス*など）

症状・臨床所見

- 疼痛や可動域制限が起きる．
- 関節腔を覆う滑膜に炎症が起きると関節液が貯留し，関節が腫脹することがある（関節水腫）．高度の関節水腫は疼痛を増悪する．
- 進行すると軟骨の磨耗や骨の増殖性変化のために関節の変形を生じる．膝関節では内反変形が起きることが多く，手指のヘバーデン結節*では屈曲変形が起きることが多い（図1）．

●用語解説

ヘバーデン結節
指の遠位指節間関節（DIP）に起こる変形性関節症．骨の変形によって関節が結節状に腫れ，疼痛を生じる．中年女性に多く，多発性，両側性にみられることが多い．

検査・診断・分類

- 単純X線検査：関節裂隙の狭小化，骨棘の形成，軟骨下骨の硬化，骨嚢胞などがみられる（図2）．
- 血液検査：明らかな異常を示さない．他の関節疾患を除外するために行われることがある．

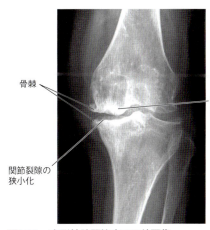

■図2　変形性膝関節症のX線画像

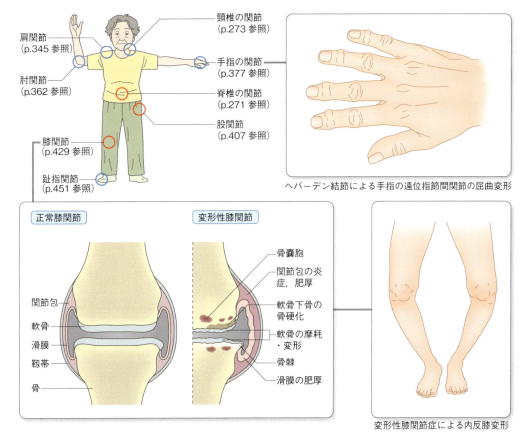

■図2　変形性関節症の起こりやすい関節，膝関節，指節間関節の変形

治療

- 保存治療として，下肢の荷重関節では体重の減量，関節周囲の筋力訓練，温熱療法などが行われる．非ステロイド性抗炎症薬が対症的に用いられる．膝関節ではヒアルロン酸ナトリウムの関節内注射が行われる．
- 主な手術治療には骨切り術(図3, 4)と人工関節置換術(図5)がある．
- 骨切り術は関節軟骨への無理な荷重のかかり方を改善する目的で行われる．内反膝を矯正する高位脛骨骨切り術や臼蓋形成不全を改善する寛骨臼回転骨切り術などがある．
- 股関節や膝関節などの進行した例では人工関節置換術が行われる．長年にわたって疼痛の著しい軽減と日常生活動作の改善が期待できる．人工関節は関節部分の磨耗やゆるみのために再置換術が必要になることもあるが，現在では人工股関節や人工膝関節の術後10年間の耐久性は90％を超えている．

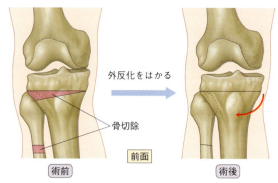

■図3　高位脛骨骨切り術

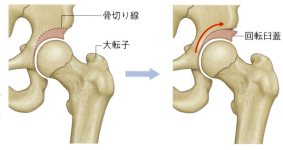

■図4　寛骨臼回転骨切り術
・骨盤側の寛骨を球状に切断し，軟骨の損傷の少ない荷重部へと回転させる．荷重域が拡大し，臼蓋縁にかかっていた荷重が均等にかかるようになる．
・腸骨などから骨移植をする場合もある．

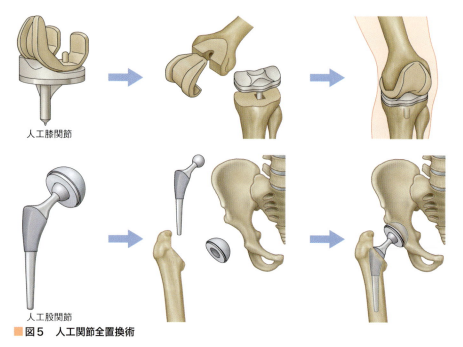

■図5　人工関節全置換術

遠位指節間関節(DIP)：distal interphalangeal joint

慢性関節疾患（退行性・代謝性）

痛風・偽痛風

M10.99, M11.29　　gout, pseudogout

疾患概念
痛風は高尿酸血症の結果として発症する．血清中の尿酸濃度が約7.0mg/dLになると尿酸結晶となる．尿酸結晶が関節内に蓄積することで激しい痛みを生じる（痛風発作）．中年以降の男性に多い．偽痛風はピロリン酸カルシウムが結晶となり，関節軟骨に沈着する痛風に類似した関節炎である．80歳以上の高齢者に多いが，男女差はない．

誘因・原因

■高尿酸血症
- 中年以降の男性に多い．高尿酸血症の結果として発症し，血清中の尿酸濃度が約7.0mg/dLになると尿酸結晶となる．尿酸結晶が関節内に蓄積することで激しい痛みを生じる（痛風発作）（図1）．
- 暴飲暴食などの生活習慣とのかかわり，基礎疾患や服用中の薬物が関係していると考えられている．
- 関節や腎臓に沈着して，痛風関節炎，痛風結節，腎障害，尿路結石などを合併する．
- 高尿酸血症は一次性，二次性，遺伝性にわけられ，一次性，二次性ともに尿酸産生過剰型，尿酸排泄型，両者の混在した混合型にわけられる．

■偽痛風
- 偽痛風はピロリン酸カルシウムが結晶となり，関節軟骨に沈着する痛風に類似した関節炎である．
- 80歳以上の高齢者に多いが，男女差はない．
- 多くは原因が特定できないが，関節軟骨の老化現象が関係していると考えられている．またその他の原因として，副甲状腺機能亢進症，甲状腺機能低下症，ヘモクロマトーシス，低マグネシウム血症，低リン血症などに合併することがある．

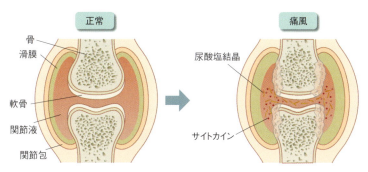

■図1　痛風における関節の病態
関節内に析出した尿酸塩結晶に対してサイトカインが放出される．それにより炎症が誘発され，滑膜の増殖（関節の腫脹）や骨の侵食が起こる．
（落合慈之監：整形外科疾患ビジュアルブック．p.155，学研メディカル秀潤社，2012）

症状・臨床所見

■高尿酸血症
- 母趾の中足趾節関節に多く，強い疼痛で発症し，局所の発赤・腫脹・熱感を呈する．
- 母趾の中足趾節関節以外には足関節，膝関節，アキレス腱基部などでも発症する．
- 約1～2週間程度で軽快するが，放置しておくと発作の頻度が増え，慢性関節炎や痛風結節（図2），腎臓に尿酸結晶が蓄積すると結石症などを引き起こす．

■偽痛風
- 局所の発赤・腫脹・熱感を呈するのは痛風発作と同様であるが，膝関節，手関節，足関節などの大関節に発症することが多い．
- 数日から2週間程度で軽快するが，放置すると関節症性変化を引き起こす．

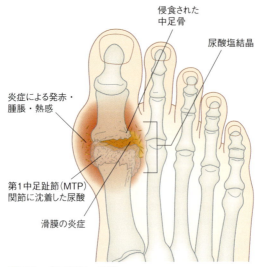

■図2 痛風結節の病態
(落合慈之監：整形外科疾患ビジュアルブック．p.156，学研メディカル秀潤社，2012)

検査・診断・分類

■高尿酸血症
- 白血球増多，CRP値の上昇認められる．
- 血漿中の尿酸値が7.0mg/dL以上で診断される．痛風の診断基準を示す(表1)．

■表1 痛風の診断基準(米国リウマチ協会)

以下のa，b，cのいずれか1つを満たせば痛風と診断する．
a. 特徴的な尿酸塩結晶が関節液などに存在する．
b. 痛風結節中に化学的または偏光顕微鏡検査などで尿酸塩結晶の存在が証明できる．
c. 次の臨床症状，検査所見のうち6項目以上に該当する． 1. 急性関節炎の反復 2. 1日以内に極限に達する炎症 3. 単関節炎発作 4. 関節の発赤 5. 母趾中足趾節関節の疼痛または腫脹 6. 一側の母趾中足趾節関節の発作 7. 一側の足根骨関節の発作 8. 痛風結節の疑い 9. 高尿酸血症 10. 関節の非対称性腫脹を示すX線所見 11. びらんのない骨皮質下の囊胞を示すX線所見 12. 関節炎発作中の関節液より細菌が検出されない．

■偽痛風
- 関節液は黄白色の混濁液であり，関節液中にピロリン酸カルシウムが確認できる．その他，白血球増多，CRPの上昇が認められる．
- 関節部のX線所見にて石灰化像が認められる．偽痛風の診断基準を示す(表2)．

■表2 偽痛風の診断基準(McCarty DJによる)

1		生検や関節液採取とX線回析によるピロリン酸カルシウム結晶の存在の証明
2	(a)	補正偏光顕微鏡を用いた関節液中の弱い複屈折性を示す単斜性または三斜性結晶の存在の証明
	(b)	典型的石灰化のX線所見
3	(a)	膝関節または大関節に存在する急性関節炎(高尿酸血症の合併は無関係)
	(b)	膝関節，股関節に存在する急性増悪を伴う慢性関節炎

確定(definite)：1または2(a) + 2(b)
疑いあり(probable)：2(a)または2(b)
可能性あり(possible)：3(a)または3(b)

治療

■高尿酸血症
- 痛風発作前ではコルヒチンの投与が有効である．痛風発作時にはNSAIDsを投与する．
- 痛風発作の間欠期には高尿酸血症に対する治療を行う(尿酸産生抑制薬のアロプリノールや尿酸排泄促進薬のプロベネシドなど)．

■偽痛風
- 原因に対する治療はなく，対処療法を行う．
- 関節内に水腫を伴う場合，関節穿刺で排液したうえ，NSAIDsや副腎皮質ステロイド薬の投与を行う．

慢性関節疾患（退行性・代謝性）

特発性骨壊死

M87.06　idiopathic osteonecrosis

疾患概念
骨への血流が阻害されると骨組織は壊死に陥る．原因がわかっているものは二次性（症候性）骨壊死とよばれる．これに対して原因がわからないものが特発性骨壊死（一次性骨壊死）である．

Summary Map

誘因・原因	● ステロイド性，アルコール性，狭義の特発性の3群に分けられる．
病態	● 壊死骨に負荷や荷重が加わると，圧潰，変形が生じる． ● 壊死部が圧潰すると関節の不適合が生じ，次第に二次性変形性関節症が進行する．
症状・臨床所見	● 圧潰が生じたときには，急激な疼痛を生じる．
検査・診断・分類	● 早期診断にはMRIが有用である．
治療	● 壊死の範囲が狭い場合や非荷重部に壊死がある場合は，経過観察あるいは活動の制限． ● 壊死の範囲が広い場合や荷重部に壊死がある場合は，外科的治療（骨移植，骨切り術，人工関節置換術など）も検討する．

用語解説

ゴーシェ（Gaucher）病
先天性代謝異常症で，体内で糖脂質（グルコセレブロシド）を分解する酵素が欠損しているため，肝臓，膵臓，骨などに糖脂質が多量に蓄積する．

誘因・原因

- 二次性（症候性）骨壊死には，外傷性骨壊死，潜水病（減圧症）による骨壊死，ゴーシェ病*による骨壊死などがある．これらは病理学的に因果関係が明らかである点が特発性骨壊死と異なる．
- 特発性骨壊死は，ステロイド性，アルコール性，狭義の特発性の3群に分けられる．
- 副腎皮質ステロイド薬の投与やアルコールの過剰摂取は，骨への血流を障害する危険因子であると考えられている．
- 骨壊死は大腿骨頭，大腿骨遠位部，上腕骨頭などに起きる（図1）．ステロイド性では，しばしば複数の部位に骨壊死が生じる．
- ステロイド薬投与の原疾患には，全身性エリテマトーデス，白血病などの血液疾患，ネフローゼ症候群，腎移植などがある．
- 狭義の特発性骨壊死は，ステロイド薬の投与歴やアルコールの過剰摂取歴がない骨壊死をいう．

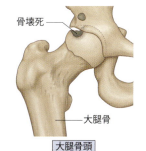
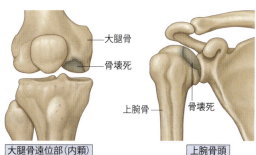

■ 図1　特発性骨壊死の発生部位

症状・臨床所見

- 骨壊死が関節の荷重部に生じると，その壊死範囲が広い場合はやがて壊死部は骨折を起こして圧潰してしまう．圧潰が生じたときには急激な疼痛が生じる．
- 壊死部が圧潰すると関節の不適合が生じ，次第に二次性変形性関節症（secondary osteoarthritis）が進行する．

検査・診断・分類

- 単純X線では早期には異常がみられない．その後，壊死部の骨吸収像や周囲の骨硬化像がみられることがある（図2）．
- MRIが早期診断に有用である．

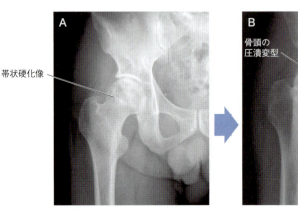

■ 図2　大腿骨頭壊死の経過（単純X線像，正面）
A：初診時；壊死部と健常部の境界に帯状の骨硬化像がみられる．
B：9か月後；大腿骨頭は圧潰し，臼蓋も変形している．二次性変形性股関節症が生じた状態である．

治療

- 保存療法には，免荷，活動の制限などがある．
- **手術療法**
- 以下の手術療法を行う．
- 骨移植：壊死骨を搔爬してから行う．移植骨には腸骨，腓骨などが用いられる．
- 骨切り術：健常部の関節面を荷重部へと移動させることで，変形の進行防止と壊死部の修復促進をはかる．
- 人工骨頭置換術，人工関節全置換術：壊死範囲が広く，骨切り術の適応外の症例に用いられる．

Column
キーンベック病（月状骨軟化症）

- 月状骨の無菌性壊死．
- 骨内または骨外の血流の途絶によって壊死が生じ，圧潰を起こすこともある（図3）．
- 月状骨への外傷や過剰な負荷などが考えられている．
- 男性の利き手で起きやすく，大工など手を使う職業の人に多くみられる．

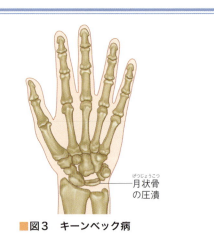

■ 図3　キーンベック病

慢性関節疾患（退行性・代謝性）

神経病性関節症

M19.99 　　neuropathic arthropathy

疾患概念
1868年にシャルコー（Charcot）により梅毒患者にみられた脊髄癆と運動失調に伴う破壊・変性関節疾患として報告されたことから，シャルコー関節（Charcot joint）とも呼ばれる．神経系の知覚障害により，関節に骨増殖と破壊が生じる疾患である．

誘因・原因

- 感覚障害により関節やその周囲の痛覚や深部感覚などが障害されることにより，自己防衛機能の低下し繰り返しや過度の外力を受け続けることで発症すると考えられている．
- 原因には脊髄癆，糖尿病，脊髄空洞症，脊髄損傷などがあるが，糖尿病では足関節や足部に病変が多くみられる．

症状・臨床所見

- 感覚障害のため自覚症状がないことが多い．関節症の進行により関節腫脹，疼痛，不安定感，関節液の貯留などを訴える．軽快するが，放置すると関節症性変化を引き起こす．

検査・診断・分類

- 原因不明の関節水腫の継続があれば本症を疑って，X線検査を行い，関節破壊像や骨硬化像の有無を確認する．また基礎疾患の特定が必要であり，神経学的診断を行う．

治療

- 予後に影響する基礎疾患の治療が第一である．また関節動揺性や骨破壊の進行を防ぐため，装具療法を行う．人工関節置換術は緩みを生じやすく適応になることは少ない．

Supplement

血友病性関節症

hemophilic arthropathy

■誘因・原因
- 先天的な血液凝固因子の欠乏により，関節内に繰り返す出血が生じることで，ヘモジデリンが沈着し，関節軟骨の破壊や骨膜増生が起こり，関節の破壊をきたす．
- 関節破壊の悪循環を図1に示す．

■症状・臨床所見
- 関節内出血をきたした場合は，疼痛，腫脹，発赤や熱感を伴い，繰り返すことによる関節の機能障害が起こる．経年的に急性出血の頻度は低下する．

■検査・診断・分類
- 凝固因子の確認を行い，X線検査やMRIで関節症変化を確認する．

■治療
- 凝固因子の補充療法を行う．また局所の安静と冷却を行い，関節内穿刺により洗浄を行う．
- 末期で日常生活に支障がある場合は人工関節置換術を行うこともある．

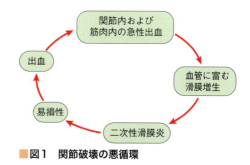

■図1　関節破壊の悪循環

Supplement

血液透析における骨・関節障害
bone and joint disorders in hemodialysis

- 長期透析患者は，$β_2$ミクログロブリンを前駆タンパク質とするアミロイドが体内に沈着する．
- アミロイドが全身の骨・神経・関節周囲組織に沈着することによって，全身にさまざまな運動障害をもたらす(図1)．

■ **透析アミロイド関節症**
- 関節周囲にアミロイドが沈着することにより，関節痛や関節萎縮が起こる．
- 主に股関節，膝関節，肩関節，手関節に発症する．
- 病状が軽度であれば関節内注射などの保存的治療，高度であれば人工関節置換術を考慮する．

■ **透析アミロイドーシスによる肩関節症（肩インピンジメント症候群）**
- 肩峰下滑液包にアミロイドが沈着し，肩峰下腔が狭小化して発症する．
- 臥位で痛みが増強し，立位や坐位で症状は軽快する．肩関節に運動制限が起こる．
- 治療は関節鏡下に滑液包の清掃や烏口肩峰靭帯の切離術を行う．

■ **手根管症候群**
- 横手根靭帯や腱鞘滑膜にアミロイド沈着が起こる．これらが正中神経を圧迫することにより，手指の疼痛やしびれや母指球の麻痺や萎縮を引き起こす．
- 症状があるときは，手根管開放術を行う．手術が適応できない場合は非ステロイド性抗炎症薬を投与する．

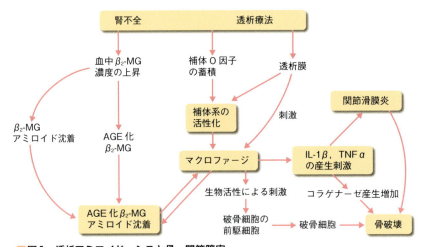

■ 図1　透析アミロイドーシスと骨・関節障害
(前田憲志ほか：透析アミロイドーシスの新しい展開．透析会誌，27(8)：1122, 1994)

関節リウマチと類縁疾患

関節リウマチ

M06.90　rheumatoid arthritis（RA）

疾患概念

なんらかの自己免疫機序によって起こる，慢性・持続性・多発性・骨破壊性の関節炎を特徴とする疾患である．関節の滑膜における炎症から病変が始まり，滑膜の炎症が持続することで関節の破壊をきたすが，関節外の全身の結合組織にも病変をきたしうる全身性自己免疫疾患の1つである．

Summary Map

誘因・原因
- 原因不明である．
- 遺伝的要因と環境的要因が関与している．

病態
- 滑膜に炎症が起こり，関節が腫脹し疼痛をきたすようになる．
- 炎症の進行により，破骨細胞が活性化され骨破壊が亢進する．
- 徐々に関節裂隙の狭小化が進み，関節可動域制限が生じる．
- 関節が亜脱臼や強直などの変形を起こし，機能しなくなる．

症状 臨床所見
- 大きく関節症状，関節外症状に分けられる．
- 慢性的な炎症により種々の全身症状を呈する．

検査・診断 分類
- 血液検査，X線検査などを行う．
- MRIや超音波は，滑膜炎の初期変化の診断に有用である．
- 診断は2010年に作成されたRA分類基準（ACR・EULAR）に基づいて行われる．

治療
- 基礎療法，薬物療法，手術療法，リハビリテーションの4つが治療の柱となる．

誘因・原因

- 発症原因はまだ特定されていないが，遺伝的素因（ヒト白血球抗原HLA-DR多型など）と環境因子（細菌・ウイルス感染など）の2つが関与していると考えられている．
- 遺伝的素因に環境因子が加わり，T細胞を中心とした自己免疫応答が誘発されると，関節滑膜に炎症細胞が集まり，関節炎が生じる（図1）．

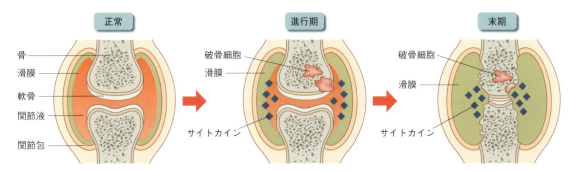

■図1　関節リウマチの関節破壊の経過

症状・臨床所見

病態

■関節炎初期
- 炎症を起こした滑膜は血管新生を起こしながら増殖をはじめ，炎症反応のために関節腔内の水分量が増すことにより関節が腫脹し，疼痛をきたすようになる．

■炎症の増悪と慢性化
- 炎症細胞から分泌されるサイトカインにより，破骨細胞が活性化され骨破壊が亢進する．
- 滑膜細胞から分泌されるマトリックスメタロプロテアーゼなどのタンパク分解酵素が軟骨の細胞外基質を分解する．
- サイトカインの働きでさらに増殖した滑膜は肉芽組織（パンヌス）を形成して，骨組織を侵食し始める．
- これらによって徐々に関節裂隙の狭小化が進み，関節可動域制限が生じる．

■炎症の末期と関節破壊
- 炎症が末期に至ると，関節は亜脱臼や強直などの変形を起こし，機能しなくなる．

症状

- 大きく関節症状と関節外症状に分けられる．

■関節症状
- 手関節・膝関節や手足の小関節〔中小指節間関節（MCP関節）・近位指節間関節（PIP関節）・中足趾節関節（MTP関節）〕などに好発する．
- 左右対称性に起きることが多い．
- 進行すると，肩・肘・股関節などの大関節や頸椎の環軸関節にも症状が生じる．
- 自覚症状としては，腫脹・圧痛・熱感のほか，関節の動かし始めにぎこちなさを感じるこわばりがある．
- 他覚所見としては，可動域制限や関節液貯留がある．
- 進行すると関節変形や関節動揺性が生じ，歩行や日常生活に支障をきたすようになる．
- 代表的な手指の変形（図2）として，尺側偏位，スワンネック変形，ボタンホール変形，オペラグラス手，足趾の変形として外反母趾などがある．
- 環軸関節は炎症が進行すると，亜脱臼が生じ，頸髄圧迫に伴う麻痺が生じる．

尺側偏位	スワンネック変形	ボタンホール変形	オペラグラス手
MP関節の弛緩と伸筋腱の尺側脱臼により関節に亜脱臼が生じ尺側に偏位する．変形が高度になると把持機能が著しく制限される．	PIP関節の過伸展，DIP関節が過屈曲する．PIPの屈曲が不能，ピンチ動作に制限 ・PIP：近位指節間関節 ・DIP：遠位指節間関節	PIP関節が過屈曲，DIP関節が過伸展する．基節骨頭が側索のあいだからボタン穴に入るように変形	ムチランス型リウマチの変形．手指の支持性を失い，他動的に伸縮する．疼痛は軽度であることが多い．

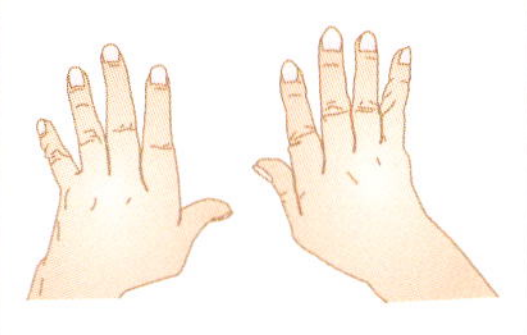

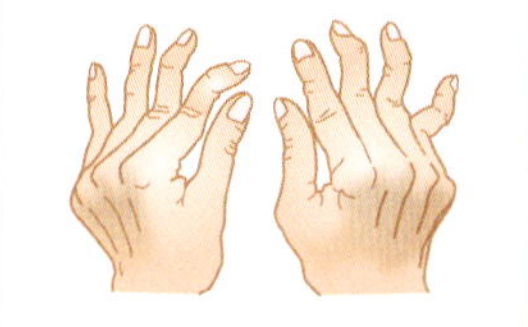

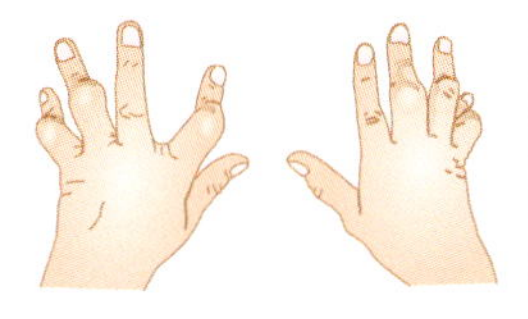

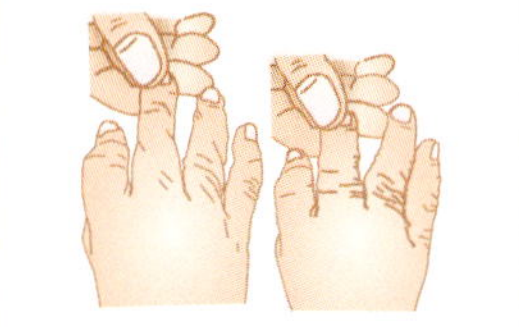

■ 図2 手指に生じる変形例

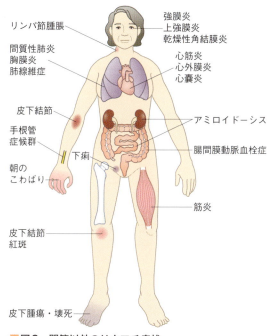

■ 図3 関節以外のリウマチ症状

■ 関節外症状（図3）
- 眼では強膜炎，上強膜炎，乾燥性角結膜炎などがある．
- 皮膚では皮下結節（リウマトイド結節），壊疽性膿皮症などがある．
- 呼吸器では間質性肺炎，胸膜炎，肺線維症などがある．
- 心臓では心筋炎，心外膜炎などがある．
- 腎臓・消化器では続発性アミロイドーシス，腸間膜動脈血栓症などがある．
- 神経では手根管症候群，多発性単神経炎などがある．
- また，慢性的に続く炎症のため，微熱，全身倦怠感，易疲労感，貧血，食欲不振，体重減少などの全身症状が生じる．

検査・診断・分類

- 単純X線検査では，軟部組織の腫脹，関節周囲の骨萎縮，関節辺縁のびらん（図4），関節裂隙狭小化，関節面の破壊，関節亜脱臼・脱臼などを認める．
- 単純X線を用いたgrade分類として，Larsen分類（表1）やmodified Sharpスコアなどがある．
- MRIは，滑膜炎や二次変化である骨髄浮腫の描出や治療効果判定に大変有用である．
- 血液検査では，赤沈値が亢進し，CRP値が上昇．リウマトイド因子（RF）や抗CCP抗体が陽性となる．

> リウマトイド因子は，感染症や悪性腫瘍，肺疾患，肝疾患でも陽性となり，健常人でも高齢者では25%くらい陽性になることが知られているため，結果の判断には注意を要する．関節リウマチと鑑別すべき疾患としては，変形性関節症，SLE，ウイルス性関節炎，リウマチ性多発筋痛症，乾癬性関節炎などがあげられる．

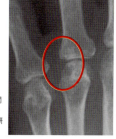

■ 図4 骨びらん
（近藤泰児監，畑田みゆき編（桃山 現）：関節リウマチとその他のリウマチ性疾患，整形外科ビジュアルナーシング．p.227，学研メディカル秀潤社，2015）

- 関節液は淡黄緑色のことが多く，混濁し，粘稠度は低下している．
- 診断は，2010年に作成された米国リウマチ学会・欧州リウマチ学会（ACR・EULAR）によるRA分類基準[1]に基づいて行われている（図5）．以前は1987年の米国リウマチ学会（ACR）による分類基準（表2）が用いられていたが，早期関節リウマチの診断には不十分であった．

■ 表1　Larsenのgrade分類

grade	評価基準	
0	正常	関節炎とは関係ない骨変化．たとえば辺縁部の骨化などはあってもよい．
I	軽度の異常	①関節周囲の軟部組織の腫脹 ②関節近傍の骨萎縮 ③軽度の関節裂隙狭小化 ＊少なくともどれかが1つ以上みられる．
II	初期変化	骨びらんおよび関節裂隙狭小化（骨びらんは非荷重関節では必須）
III	中等度の破壊	骨びらんおよび関節裂隙狭小化（骨びらんはすべての関節において必須）
IV	高度の破壊	骨びらんおよび関節裂隙狭小化（荷重関節では骨の変形を伴う）
V	ムチランス変形	本来の関節面は消失（荷重関節では著しい骨の変形を伴う）

■ 表2　関節リウマチの分類基準（米国リウマチ学会，1987年）

1	1時間以上の「朝のこわばり」が6週以上継続する．
2	3か所以上の関節腫脹が6週以上継続する．
3	手指・手関節の腫脹が6週以上継続する．
4	左右対称の関節腫脹が6週以上継続する．
5	リウマトイド結節が存在する．
6	血液検査でリウマチ反応陽性になる．
7	X線にて，手指・手関節に関節リウマチの特異的な変性がある．

以上7項目のうち少なくとも4項目を満たすこと．

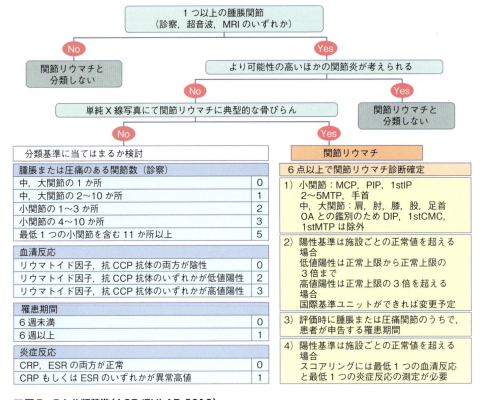

■ 図5　RA分類基準（ACR/EULAR 2010）

治療

- 基礎療法,薬物療法,手術療法,リハビリテーションの4つが治療の柱となる.

■ 基礎療法

- 十分な睡眠,適度な体操,バランスのとれた食事,疼痛時の安静・保温など,患者に十分な説明・指導を行うことである.

■ 薬物治療

- 非ステロイド性抗炎症薬(NSAIDs),疾患修飾性抗リウマチ薬(DMARDs),生物学的製剤(表3),副腎皮質ステロイド薬が使用される.
- 以前は副作用の少ない薬から始め段階的に強くしていく方法がとられていたが,関節破壊が発症後早期に進行することが明らかになったため,近年では発症早期からDMARDsや生物学的製剤を積極的に使用して関節炎を抑え,関節破壊を予防する方法がとられている.
- その際,DAS28(disease activity score),CDAI(clinical disease activity index),SDAI(simplified disease activity index)などの疾患活動性を評価できる指標を用いて,「寛解」を達成する,という明確な目標をもって治療調節を行うTreating RA to target(到達目標をもったRA治療)が現在推奨されている.

■ 手術治療

- 疼痛緩和や関節可動域の改善によってQOLを高めることを目標とした治療法で,滑膜切除術,人工関節置換術,関節固定術,脊椎手術などがある.

■ リハビリテーション

- 患者が少しでも高いQOLを維持できるようにするために行われる.運動療法と物理療法の理学療法(図6),作業療法,装具療法がある.

■ 表3 わが国で使用されている生物学的製剤

一般名	インフリキシマブ	アダリムマブ	ゴリムマブ	エタネルセプト	トシリズマブ	アバタセプト
商品名	レミケード	ヒュミラ	シンポニー	エンブレル	アクテムラ	オレンシア
構造	キメラ型抗TNFα抗体	完全ヒト型抗TNFα抗体	完全ヒト型抗TNFα抗体	TNF受容体IgGFc融合タンパク	ヒト化抗ヒトIL6受容体抗体	ヒト化CTALA-4IgG1Fc融合タンパク
投与経路	点滴静注(0,2,6週,その後4〜8週ごと)	皮下注(2週ごと)	皮下注(4週ごと)	皮下注(週1,2回)	点滴静注(4週ごと)	点滴静注(0,2,4週,その後4週ごと)
MTX併用義務	あり	なし	なし	なし	なし	なし
承認時期	2003年7月	2008年4月	2011年7月	2005年1月	2008年4月	2010年7月

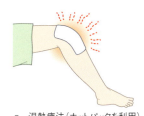

a. 温熱療法(ホットパックを利用)

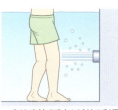

b. 水流療法(浮力と抵抗を利用.低負荷の運動)

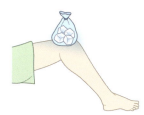

c. 寒冷療法(疼痛の軽減,炎症の緩和)

■ 図6 理学療法の例

米国リウマチ学会(ACR):American College of Rheumatology | 疾患修飾性抗リウマチ薬(DMARDs):disease-modifying antirheumatic drugs | 欧州リウマチ学会(EULAR):European league against rheumatic diseases | ヒト白血球抗原(HLA):human leukocyte antigen | 中手指節間(MCP)関節:metacarpophalangeal joint | 中足趾節(MTP)関節:metatarsopharangeal joint | 非ステロイド性抗炎症薬(NSAIDs):nonsteroidal anti-inflammatory drugs | 近位指節間(PIP)関節:proximal interphalangeal joint | 生活の質(QOL):quality of life | 関節可動域(ROM):range of motion | 全身性エリテマトーデス(SLE):systemic lupus erythematosus | 腫瘍壊死因子(TNF):tumor necrosis factor

関節リウマチと類縁疾患

強直性脊椎炎

M45.9　ankylosing spondylitis（AS）

疾患概念
血清リウマトイド因子(RF)が陰性で脊椎関節炎をきたす疾患を，総称して血清反応陰性脊椎関節炎とよぶが，そのうちの1つである．脊椎や仙腸関節およびその周辺組織を侵し，多発性の関節強直をきたす疾患である．

Summary Map

誘因・原因
- **男性**，好発年齢は10歳台後半から30歳台．
- **HLA-B27**が約90％に陽性で，この疾患と高い相関性が認められている．

病態
- 慢性進行性に**仙腸関節**を侵す関節炎である．進行すると腰椎・胸椎・頸椎と脊椎炎が上行し，**脊椎全体が強直**する．

症状 臨床所見
- 初発症状は腰背部や殿部のこわばり，疼痛で，症状が進行すると，疼痛よりも運動制限が著明である．

検査・診断 分類
- 血液検査：赤沈亢進，CRP値が上昇，**リウマトイド因子**は陰性．
- 単純X線写真では**仙腸関節**に異常所見，骨硬化像や関節裂隙の狭小化が認められる．
- 診断には，**New York Criteria**の疫学的診断基準およびその改訂版が用いられる．

治療
- 適度な運動による関節変形の進行抑制．
- 薬物療法：非ステロイド性抗炎症薬(NSAIDs)，疾患修飾性抗リウマチ薬(DMARDs)，抗TNF製剤．

誘因・原因

- 疫学調査ではわが国の発生率は人口の0.04%である.
- 家族内発生が高率に認められる.
- 性別は男性に多く, 好発年齢は10歳台後半から30歳台である.
- HLA-B27が約90%に陽性で(健常な日本人での出現頻度は1%以下), この疾患と高い相関性が認められている.
- 慢性進行性に主に仙腸関節を侵す関節炎である(図1A). 進行すると腰椎・胸椎・頸椎と脊椎炎が上行する. 傍脊椎靱帯が骨化し(図1A), 脊椎全体が強直するため, 運動制限が著明となる.

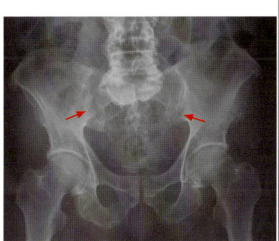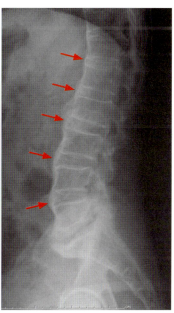

■図1　強直性脊椎炎の単純X線写真
A：仙腸関節に異常所見を認める.
B：前縦靱帯の骨化が認められる.

症状・臨床所見

- 初発症状は腰背部や殿部のこわばり, 疼痛で, 症状が進行すると,疼痛よりも運動制限が著明となる.
- 夜間や朝に症状が強くなるが, 運動で軽快する.
- 合併症に腱付着部炎, 虹彩毛様体炎, クローン(Crohn)病や潰瘍性大腸炎などの炎症性腸疾患(IBS), 大動脈弁閉鎖不全症(AR)や肺線維症がある.

検査・診断・分類

- 血液検査では, 赤沈亢進, CRP値が上昇するが, リウマトイド因子は陰性である.
- 単純X線写真では仙腸関節に異常所見を認め, 通常両側性である. 初期にはびらんが出現し, 関節裂隙は開大してみえる. 次いで骨硬化像や関節裂隙の狭小化が認められる. 最終的に強直に至る.
- **脊椎での単純X線写真の変化**
- 前縦靱帯の椎体付着部からの骨化→側面像で椎体の方形化→椎体が竹節状に強直(bamboo spine).
- 坐骨結節や踵骨部に腱付着部症(enthesopathy)の所見も認められる.
- 診断には, New York Criteriaの疫学的診断基準(表1)およびその改訂版(表2)が用いられ, 主に仙腸関節のX線像が重要である.

> 鑑別すべき疾患として, 炎症所見を伴わずに脊椎周囲の靱帯に著明な骨増殖をきたす強直性脊椎骨増殖症(ankylosing spinal hyperostosis)がある.

■表1　強直性脊椎炎の診断基準(New York Criteria, 1966)

臨床症状
1. 3方向すべて(前屈，側屈，後屈)における腰椎の可動域制限
2. 胸腰椎移行部あるいは腰椎の疼痛
3. 胸郭拡張制限(第4肋間レベルで2.5cm以下)

X線所見(grade)
0：正常
1：疑わしい変化
2：軽度の仙腸関節炎(関節裂隙の変化を伴わない限局的な骨侵食や硬化)
3：中等度の仙腸関節炎(骨侵食，硬化，裂隙の拡大や狭小化，部分的な強直を伴う)
4：完全な強直

診断
definite AS：
　1：両側grade3～4の仙腸関節炎＋臨床症状1項目以上
　2：(一側grade3～4の仙腸関節炎または両側性grade2の仙腸関節炎)＋(臨床症状1または臨床症状2＋3)
probable AS：
　両側grade3～4の仙腸関節炎＋臨床症状なし

(日本リウマチ財団教育研修委員会編：リウマチ基本テキスト第2版. 日本リウマチ財団教育研修委員会. p.647, 2005)

■表2　強直性脊椎炎の改訂診断基準(New York Criteria, 1984)

A. 診断
1. 臨床基準
　a)運動により改善し，安静によって改善しない，3か月以上持続する腰痛
　b)矢状面，前頭面両方における腰椎可動域制限
　c)年齢，性別によって補正した正常値と比較した，胸郭拡張制限
2. X線基準
　両側のgrade2以上の仙腸関節炎，あるいは一側のgrade3～4の仙腸関節炎

B. 等級
1. definite AS：
　X線基準と，1項目以上の臨床基準を満足する場合
2. probable AS：
　a)臨床基準3項目を満足する場合
　b)X線基準を満足するが，臨床基準が1つもみられない場合

(日本リウマチ財団教育研修委員会編：リウマチ基本テキスト第2版. 日本リウマチ財団教育研修委員会. p.648, 2005)

治療

- 適度な運動による関節変形の進行抑制が重要である．体操や水泳などのスポーツをとり入れたリハビリテーションを行う．
- 薬物療法としては，以前は非ステロイド性抗炎症薬(NSAIDs)や疾患修飾性抗リウマチ薬(DMARDs；サラゾスルファピリジン，メトトレキサート)が多く使用されていたが，生物学的製剤である抗TNF製剤(インフリキシマブ，アダリムマブ)も2008年に保険適用となり使用されている．

大動脈弁閉鎖不全症(AR)：aortic regurgitation ｜ 疾患修飾性抗リウマチ薬(DMARDs)：disease-modifying antirheumatic drugs ｜ ヒト白血球抗原(HLA)：human leukocyte antigen ｜ 炎症性腸疾患(IBS)：inflammatory bowel disease ｜ 非ステロイド性抗炎症薬(NSAIDs)：nonsteroidal anti-inflammatory drugs ｜ 腫瘍壊死因子(TNF)：tumor necrosis factor

関節リウマチと類縁疾患

膠原病

M35.9　collagen disease

疾患概念

膠原病は疾患群の総称であり，自己免疫反応により炎症が起こり障害が出現する．従来は関節リウマチ，全身性エリテマトーデス，強皮症，多発性筋炎/皮膚筋炎，結節性多発動脈炎，リウマチ熱の6疾患が定義されていたが，現在は類縁疾患を広く含み，主症状別に3つに分類される．

膠原病と診断される疾患・症候群

- 膠原病は1942年に病理学者Klempererらによって提唱され，「全身の結合組織にフィブリノイド変性をみる」疾患群の総称と定義された．
- 自己免疫反応により，結合組織を中心に全身的に炎症を引き起こし，多臓器に障害が出現する（表1, 2）．
- 古典的膠原病としては，関節リウマチ，全身性エリテマトーデス，強皮症，多発性筋炎/皮膚筋炎，結節性多発動脈炎，リウマチ熱があげられる．

- 現在では類縁疾患も広く含めて扱われ，以下の3つに大別される．
①関節炎を主症状とする症候群（関節リウマチなど）
②血管炎を主症状とする疾患群（結節性多発動脈炎など）
③その他の疾患群
　以下では，③その他の疾患群に含まれる5疾患について解説する．

■表1　各種の膠原病でよくみられる症状

- 発熱
- 体重減少
- 易疲労感
- 貧血
- 網膜や涙腺の炎症
- 口内炎
- 発疹（ただし，かゆみを伴わない）
- 紅斑
- レイノー現象
- リンパ節腫脹
- 腱鞘炎
- 関節痛，関節炎
- 筋力低下，筋肉痛

ただし，上記症状は他の病気でもみられることに注意．

■表2　各種の膠原病でよくみられる症状

全身性エリテマトーデス	発熱，関節痛，紅斑，レイノー現象，脱毛，日光過敏，浮腫
関節リウマチ	手指関節の腫脹，朝のこわばり，左右対称の関節痛
強皮症	皮膚硬化，レイノー現象，手指の浮腫状腫脹
多発性筋炎/皮膚筋炎	筋力低下，筋肉痛，関節痛，紅斑，発熱
シェーグレン症候群	口渇，目の乾燥，耳下腺腫脹
混合性結合組織病	手指全体の腫脹，レイノー現象，関節痛，三叉神経痛
ベーチェット病	口腔粘膜の潰瘍，皮疹，外陰部潰瘍，関節炎
スチル病	発熱，関節痛，皮疹，咽頭痛，リンパ節腫脹
川崎病	皮疹，筋痛，腹痛，浮腫
顕微鏡的多発血管炎	皮疹，浮腫，喀血，筋痛
ヘノッホ・シェーンライン紫斑病	紫斑，関節痛，腹痛

全身性エリテマトーデス(SLE)

概念・誘因・原因

- 多様な自己抗体が産生される慢性炎症性疾患．原因は不明．
- 遺伝的素因にホルモン異常や細菌感染などの環境的要因が重なり，発症に至ると考えられている．

症状・臨床所見

- 10～30歳台の妊娠が可能な年齢の女性に好発する．発症率の男女比は1対9と，圧倒的に女性が多い．
- 全身症状：発熱，易疲労感，体重減少など．
- 皮膚・粘膜症状：蝶形紅斑，円板状紅斑，発疹（ディスコイド疹），凍傷様皮疹，脱毛，光線過敏，レイノー現象(図1)，口腔内潰瘍など．
- 筋・関節症状：多発性の筋肉痛や関節痛がみられる．関節リウマチとは異なり，骨破壊は生じない．
- 腎症状：足や顔のむくみが初発症状．約半数例で腎炎(ループス腎炎)がみられる．
- 精神神経症状：痙攣，意識障害，幻覚，妄想，うつ状態などを呈することがあり，中枢神経ループスといわれる．
- 心血管症状：心タンポナーデ，心筋炎，頻脈，不整脈など．
- 肺症状：胸膜炎が急性期によくみられる．
- 消化器症状：腹痛，腹膜炎など．
- 血液症状：貧血がよくみられる．

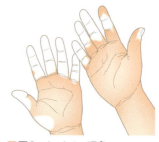

■図1　レイノー現象

検査・診断

- 血液検査では，汎血球減少や補体価低下がみられる．抗dsDNA抗体や抗Sm抗体などの抗核抗体が陽性となる．
- 尿検査，胸部X線検査，心電図も必須．
- 必要に応じて胸部CT，超音波検査なども行われる．

治療

- 病変が皮膚・粘膜や関節に限られている場合は，その部位に対症療法が行われる．
- 対症療法で改善しない場合や，皮膚・粘膜・関節以外にも症状がみられる場合はステロイド療法が行われる．
- 副腎皮質ステロイド薬抵抗性もしくは使用不可の場合は免疫抑制薬が用いられる．

強皮症（scleroderma）

概念・誘因・原因

- 皮膚などの結合組織において全身的に硬化性病変（線維化，血管障害）が出現する．全身性硬化症ともいわれる．
- 原因は不明である．
- 誘因としては，自己免疫異常に関連する線維症と血管障害との重複が引き起こすと考えられている．

症状・臨床所見

- 30〜50歳台の中年女性に多くみられる．
- 初発症状：レイノー現象（図1），手指の浮腫状腫脹．
- 主な症状：皮膚硬化，肺線維症が特徴的な症状で，その他，仮面様顔貌，舌小帯短縮，心筋線維化，嚥下障害，胃食道逆流症，強皮症腎，多発関節痛，末節骨溶解などのさまざまな症状がみられる．
- 皮膚の硬化は，その進行度により浮腫期，硬化期，萎縮期の3期に分けられる．

検査・診断

- 血液検査で，抗核抗体が陽性になることが多い．また，抗トポイソメラーゼⅠ抗体（抗Scl-70抗体）が陽性となる．
- 確定診断は皮膚（筋）の生検による．

治療

- 生活指導と，各臓器病変に応じた薬物治療を行う．

多発性筋炎/皮膚筋炎（PM/DM）

概念・誘因・原因

- いずれも原発性の横紋筋の炎症性疾患である．
- 自己免疫のメカニズムが発症に関わるとされているが，原因となる決定的な自己抗体は不明である．

症状・臨床所見

- 近位筋群の筋力低下を特徴とする．
- 筋力低下に加えて，皮膚症状（ヘリオトロープ疹，ゴットロン徴候，膝と肘の外側の紅斑など）があるものを皮膚筋炎という．
- 30〜60％に間質性肺炎がみられる．
- 悪性腫瘍を合併するケースも多い．これは，他の膠原病にはみられない特徴である．
- 好発年齢は，5〜15歳と40〜60歳の二峰性分布を示す．

検査・診断

- 筋電図や血液検査では筋障害を示す検査所見が得られる．
- 確定診断は筋生検による．抗Jo-1抗体が陽性となる．
- 間質性肺炎の疑いがあれば胸部CT検査などが行われる．

治療

- 第一選択は副腎皮質ステロイド薬の経口投与である．
- 筋炎が治療により改善してきたら，リハビリテーションを始める．

混合性結合組織病(MCTD)

概念・誘因・原因

- 原因は不明である．
- 全身性エリテマトーデス，強皮症，多発性筋炎／皮膚筋炎などでみられるものと類似した臨床症状が混在する疾患である．

症状・臨床所見

- 顔面紅斑・多発関節炎など(全身性エリテマトーデス)，手指の皮膚硬化・肺線維症など(強皮症)，筋力低下など(多発性筋炎／皮膚筋炎)が混在してみられる．
- わが国では女性に多く，発症年齢は20〜50歳台である．
- レイノー現象がほぼ全例に，手指・手背の腫脹が約80%にみられる．
- 合併症として，肺高血圧症を発症して予後に影響することがある．

検査・診断

- 抗U1-RNP抗体が陽性となる．

治療

- 副腎皮質ステロイド薬を中心に進める．
- 末梢循環障害には血管拡張薬，関節炎には非ステロイド抗炎症薬(NSAIDs)を投与する．

シェーグレン症候群(Sjögren syndrome)

概念・誘因・原因

- 唾液腺や涙腺などの導管や腺房が破壊される自己免疫疾患.
- 原因は不明だが，本症の病態とウイルスとの関連を示唆する報告がある.

症状・臨床所見

- 好発年齢は30〜50歳台で，女性に多くみられる.
- 唾液腺・涙腺の慢性炎症により唾液や涙の分泌量が減少し，口腔内や眼が乾燥する．その他，臨床症状を図2に示す.
- 他の膠原病との合併がみられる続発性(二次性)と，合併のみられない原発性(一次性)がある.

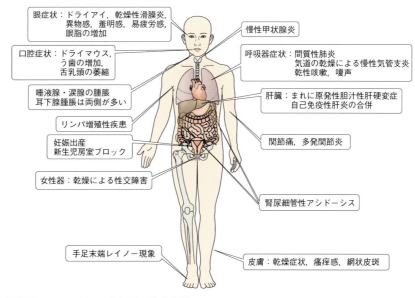

■図2　シェーグレン症候群の臨床症状
(尾崎承一編：難病事典，p.341，学研メディカル秀潤社，2015)

検査・診断

- 血液検査：抗SS-A抗体・抗SS-B抗体が陽性となる.
- 唾液腺造影，唾液腺シンチグラフィ，唾液分泌テスト，唾液腺生検などが行われる.
- 眼科的検査として，涙腺分泌テストなどが行われる.

治療

- 乾燥症状に対しては，人工涙液，人工唾液，唾液分泌刺激薬が使用される.

皮膚筋炎(DM)：dermatomyositis　｜　混合性結合組織病(MCTD)：mixed connective tissue disease　｜　多発性筋炎(PM)：polymyositis　｜　全身性エリテマトーデス(SLE)：systemic lupus erythematotosus

関節リウマチと類縁疾患

その他のリウマチ性疾患

疾患概念
膠原病のなかで関節炎を主症状とする疾患群は，関節リウマチ関連疾患ともいわれる．臓器病変のなかでも関節炎を主症状とする疾患群であり，リウマチ治療に準じた治療を行う．

M35.9　other rheumatic diseases

悪性関節リウマチ(MRA)

概念・誘因・原因

- 特定疾患に指定される難病である．
- 血管炎を主体に，多様な関節外症状がみられる．
- 誘因は不明であるが，免疫複合体の関与が注目されている．

症状・臨床所見

- 発熱，体重減少，間質性肺炎，皮下結節などを認める．
- 血管炎による症状：上強膜炎・虹彩炎，心筋炎，胸膜炎，消化管出血・梗塞，紫斑，多発性単神経炎，皮膚潰瘍，指趾壊疽など(図1)．
- 関節リウマチの長期罹患者で発症例が多くみられ，5年生存率は約80％．主な死亡原因は間質性肺炎による呼吸不全，感染症，心不全，腎不全などである．
- 関節リウマチに比べ高齢で好発し(50歳台が多い)，男女比は約1：2である．
- 予後は通常の関節リウマチよりも不良となる場合が多い．

検査・診断

- リウマトイド因子(RF)高値，免疫複合体陽性，血清補体価低値を示す．
- 関節リウマチと比較すると，白血球数の増加と赤沈亢進が顕著である．

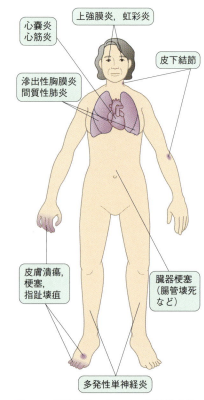

■図1　悪性関節リウマチの関節外症状

治療

- 抗リウマチ療法を行う．寛解までは入院治療を継続する．
- 関節症状へのケアに加えて，随伴する臓器障害へのケアも重要である．
- 血漿交換療法や，重症例ではステロイドパルス療法も適用する．

Felty（フェルティ）症候群（Felty syndrome）

概念・誘因・原因

- 脾腫や脾機能亢進が認められる．
- HLA-DR4との関連が指摘されている．

症状・臨床所見

- 関節リウマチが重度で，血管炎を伴っているケースが多い．
- 脾機能亢進による汎血球減少の場合は，易感染性を認める．
- 関節リウマチの長期罹患者や50歳台以降で多くみられる．

検査・診断

- RF陽性率が高く，また高値である．
- 関節リウマチに伴い，白血球の減少（好中球＜2,000/μL）と脾腫がみられる．
- 全身性エリテマトーデスと症状が似ているため，鑑別を要する場合もある（溶血の所見が有効）．

治療

- 抗リウマチ療法を行うが，骨髄抑制の副作用で白血球が急激に減少する場合があり，感染症リスクも高まるので注意が必要である．

若年性特発性関節炎（JIA）

概念・誘因・原因

- 16歳未満の小児に発症する，原因不明の慢性関節炎の総称．
- 病型は全身型（Still病），多関節型，少関節型の3つに分類される．
- 関節炎が長期化すると，関節の機能障害や骨の成長障害をきたす場合がある．

症状・臨床所見

- わが国の小児10万人に対し10〜15人くらいの頻度でみられる．
- 男女比は，全身型ではほぼ1：1だが，多関節型・少関節型では女児に多くみられる．
- 関節型では，年少者は関節痛を訴えないこともあるが，起床後に痛みをこらえてじっとするといった朝のこわばりが認められる．各分類の症状と臨床所見を表1に示す．

■表1　若年性特発性関節炎の症状・臨床所見

全身型	・主症状は，関節炎と関節外症状．
	・関節炎は，股関節から始まるケースが多い．
多関節型	・全身症状がなく，発症後6か月以内に5か所以上の関節に炎症を認める．
	・RF陽性型／陰性型に分類され，陽性型は関節炎の予後に注意．
少関節型	・多関節型と同じく全身症状はないが，発症後6か月の時点で1〜4か所の関節炎を認める．
	・膝や足など大関節中心に発症．
	・関節外症状として虹彩炎が出た場合は，進行すると失明のおそれがある．

検査・診断

- 各分類の検査と診断を表2に示す．

表2　若年性特発性関節炎の検査・診断

全身型	・白血球増多，赤沈およびCRPの亢進．
多関節型 少関節型	・関節炎の診察（四肢，顎関節，頸椎関節）． ・血液検査（赤沈，CRP，血清アミロイドA）． ・血清反応による関節炎の評価（MMP-3など）． ・病型の特定（リウマトイド因子，抗核抗体，抗CCP抗体）． ・画像検査（造影MRI，関節超音波検査）．

治療

- 非ステロイド性抗炎症薬（NSAIDs）を基本としたうえで，病型により以下の治療を追加する．
  ・全身型の重症例ではステロイド療法を行う．
  ・多関節型やNSAIDs無効の少関節型では，メトトレキサート少量パルス療法も行われる．
- 生物学的製剤のエタネルセプトやトシリズマブも保険適用である．

成人Still病（ASD）

概念・誘因・原因

- 16歳以上の成人にみられる疾患で，若年性特発性関節炎の全身型（Still病）と同様の症状（発熱，皮疹，関節炎等）を呈する．

症状・臨床所見

- 39℃を超える弛張熱がみられる（成人の不明熱をきたす代表疾患の1つ）．
- サーモンピンク皮疹，リンパ節腫脹，肝脾腫，漿膜炎，多発性関節炎などを認める．また，強い咽頭痛が高頻度で出現する．
- 長期化すると関節破壊が生じる場合がある．

検査・診断

- 高いCRP値や血清フェリチン値の上昇が認められるが，RFや抗核抗体は陰性である．

治療

- NSAIDsを使用し，改善がみられない場合は副腎皮質ステロイド薬を投与する．
- 関節炎が続く場合には抗リウマチ薬で対応する．

反応性関節炎（reactive arthritis）

概念・誘因・原因

- 血清反応陰性脊椎関節炎の一種．
- 急性非化膿性の非対称性関節炎であり，関節外の臓器で生じた感染症（クラミジアによる尿道炎や細菌性腸炎等）の2～4週間後に合併して発症する．
- とくに尿道炎・結膜炎・関節炎を三徴とするものをReiter症候群とよぶ．

症状・臨床所見

- 好発部位は膝・足関節など下肢が中心で，アキレス腱や足底に疼痛を訴える．
- 10歳台後半～20歳台の若い男性に多くみられる．
- 脊椎炎や仙腸関節炎を生じる場合がある．

検査・診断

- HLA-B27陽性率は約80%で，RFは通常陰性である．
- 関節症状をみるためにX線検査が行われる．
- 感染性微生物を特定するため尿や関節液の採取，関節の生検を行うことがある．

治療

- 関節炎に対してはNSAIDsを使用する．
- 感染に対しては原因菌に合わせた抗菌薬を投与する．

乾癬性関節炎(psoriatic arthritis)

概念・誘因・原因

- 血清反応陰性脊椎関節炎の一種．乾癬に関節炎を併発した慢性進行性炎症性疾患である．
- 乾癬については遺伝的誘因によるものという指摘がある．
- 病型は，表3の3つに分類できる．

■ 表3 乾癬性関節炎の病型

少関節型	対称性多発性関節炎型	体軸関節障害型
DIP関節などの手の関節に発症	関節リウマチの症状に類似	脊椎や仙腸関節に発症

検査・診断

- 単純X線像で骨棘形成，骨びらんを認める．
- 赤沈およびCRPの亢進がみられる．
- 関節端の吸収や破壊がみられる．
- HLA-B27陽性率は約40%である．血液検査ではRFは通常陰性だが，陽性の場合は関節リウマチとの合併の診断が問題となる．

症状・臨床所見

- 乾癬患者の数%に発症し，30〜40歳台に多くみられる．
- 乾癬(はっきりと認める紅斑)が先行して関節症状が起こり，その後爪や眼などに症状が見られるケースが多い．逆に関節炎が先行する例では，診断がつきにくくなる．

治療

- 関節の拘縮を防ぐために，運動療法を実施する．
- NSAIDsを基本とする．
- 皮膚症状にはステロイドや活性化ビタミンD_3製剤が用いられる場合もある．
- 生物学的製剤であるインフリキシマブ，アダリムマブも保険適用となっており，使用される．

成人Still病(ASD)：adult Still's disease ｜ 若年性特発性関節炎(JIA)：juvenile idiopathic orthritis ｜ 悪性関節リウマチ(MRA)：malignant rheumatoid arthritis ｜ 非ステロイド性抗炎症薬(NSAIDs)non-steroidal anti-inflammatory drug

代謝性骨疾患

骨粗鬆症

M81.99　osteoporosis

疾患概念
骨の量が減って，骨の微細構造が劣化したために，骨が脆くなり，骨折を起こしやすくなっている状態，もしくは骨折を起こしてしまった状態．男女とも年齢とともに有病率が上昇し，女性が男性よりほぼ3倍頻度が高い．

Summary Map

誘因・原因	● 閉経，加齢，特定の疾患・病態，薬物など．
病態	● 骨量が減少し，骨の微細構造が劣化したために，骨が脆くなり骨折しやすくなった状態．
症状 臨床所見	● 橈骨遠位端骨折，大腿骨頸部骨折，脊椎圧迫骨折などに伴う疼痛，変形．
検査・診断 分類	● 骨密度測定（DXA法，MD法，QUS法など），画像診断（単純X線像のみでは鑑別が難しい場合が多く，CT，MRI検査が適宜用いられる）など．
治療	● 薬物療法：骨吸収抑制薬（ビスホスホネート薬，抗RANKL抗体薬，カルシトニン薬），骨形成促進薬（副甲状腺ホルモン薬），女性ホルモン薬，活性型ビタミンD_3薬，カルシウム薬など． ● 外科的治療：骨折を合併した場合に行われることがある． ● 転倒予防：開眼片脚起立，ゲートボール，太極拳，ボール体操など．

誘因・原因

- 閉経，加齢などによって骨吸収が骨形成を上回ることで起こる．女性の骨強度低下の最大の要因は，閉経に伴うエストロゲンの急激な減少である．X線画像を図1に示す．
- 特定の疾患（甲状腺機能亢進症，性腺機能不全，関節リウマチ，糖尿病など）や病態，薬物（副腎皮質ステロイド薬，メトトレキサートなど）が原因で骨強度の低下をきたすことも多い．

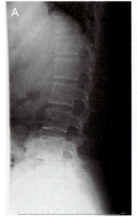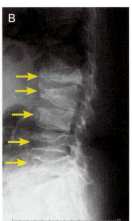

■ 図1　骨粗鬆症の単純X線像
A：正常
B：骨粗鬆症

症状・臨床所見

- 骨粗鬆症関連骨折：橈骨遠位端骨折，大腿骨頸部骨折，脊椎圧迫骨折，上腕骨頸部骨折，肋骨骨折などが多い．
- 骨折に伴う疼痛，変形がみられる．通常，骨量の減少のみでは疼痛を伴うことはない．

検査・診断・分類

- 脊椎椎体の叩打痛：脊椎椎体の骨折は，胸・腰椎移行部に発生することが多いが，棘突起の叩打痛を認める．
- 骨密度測定（DXA法，MD法，QUS法，pQCT法など）．
- 骨代謝マーカー測定（尿中・血清NTX，尿中DPD，血清TRACP-5b，血清ucOC，血清BAPなど）：正常の骨は，骨芽細胞と破骨細胞がバランスよく作用している．このバランスが崩れることによって，骨の吸収速度が亢進したり幼弱な骨が形成されることで骨が弱くなる．このバランス状態を骨代謝マーカーで把握する．
- 原発性骨粗鬆症の診断手順を図2に示す．

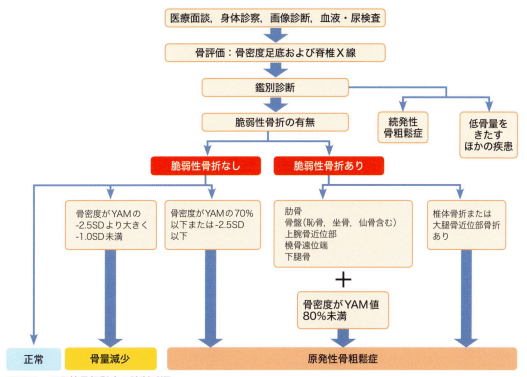

■ 図2　原発性骨粗鬆症の診断手順

〔日本骨代謝学会ほか編：原発性骨粗鬆症の診断基準（2012年度改訂版），Osteoporosis Japan, 21(1)：9-21, 2013, 骨粗鬆症の予防と治療ガイドライン作成委員会編：骨粗鬆症の予防と治療ガイドライン2015年版, p.18, ライフサイエンス出版, 2015〕

- 画像診断：単純X線，CT，MRI，骨シンチグラフィが用いられるが，MRIが有用である（図3）．骨シンチグラフィはコストが高いので，一般的ではない．

■ **分類**
- 加齢変化による原発性骨粗鬆症と，薬物（副腎皮質ステロイド薬，メトトレキサートなど）や疾病（甲状腺機能亢進症，性腺機能不全，糖尿病，関節リウマチなど）などによる続発性骨粗鬆症に分類される（図4）．

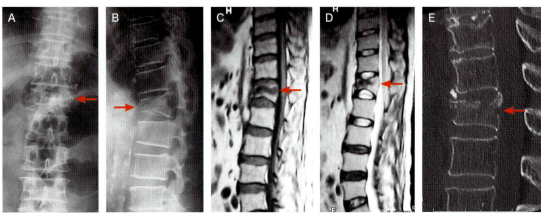

■ 図3　73歳男性，L1骨折
A，B：単純X線像，C：MRI T1強調像，D：MRI T2強調像，E：CT像
X線像で第1腰椎の楔状変形を認める．MRIとCTでは，椎体後壁にも骨折が及んでいることがわかる．

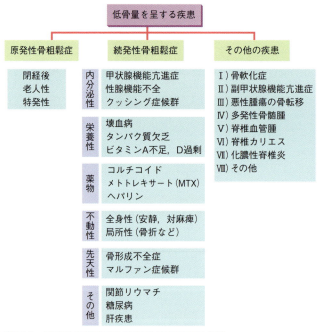

■ 図4　原発性骨粗鬆症と続発性骨粗鬆症の分類

治療

■薬物療法(表1)

- 活性型ビタミンD₃薬(アルファカルシドール,カルシトリオール):Ca吸収促進,骨形成作用など生理活性を発現する.
- カルシウム薬(L-アスパラギン酸カルシウム水和物,リン酸水素カルシウム水和物):Caの補給.ほかの骨粗鬆症治療薬との併用(活性型ビタミンD₃薬との併用には注意する).
- ビスホスホネート薬(アレンドロン酸,リセドロン酸,エチドロン酸):骨吸収抑制作用により骨折を予防する.アレンドロン酸,リセドロン酸は第一選択薬.
- SERM(ラロキシフェン,バゼドキシフェン):エストロゲン受容体に結合し,骨には吸収抑制作用を示すが,乳房,子宮に対しては反応を起こさないように開発された薬.
- ビタミンK₂製剤(メナテトレノン):骨形成促進,骨吸収抑制作用がある.
- カルシトニン薬(エルカトニン,サケカルシトニン):骨吸収抑制作用をもつが,鎮痛作用があるため骨粗鬆症における疼痛に対して用いられる.
- 女性ホルモン薬(エストリオール,結合型エストロゲン,エストラジオール):エストラジオールには強力な骨吸収抑制作用がある.エストリオールとエストロゲンにはエビデンスがほとんど認められていないため,総合評価では「C」となっている.
- 副甲状腺ホルモン(PTH)薬:PTH薬は持続的投与では骨密度は低下するが,間欠的投与では骨密度が増加する.
- 抗RANKL抗体薬(デノスマブ):骨吸収抑制作用がある.6か月に1度の皮下注射.

表1 骨粗鬆症治療薬の有効性の評価

分類	薬物名	骨密度	椎体骨折	非椎体骨折	大腿骨近位部骨折
カルシウム薬	L-アスパラギン酸カルシウム	B	B	B	C
	リン酸水素カルシウム	B	B	B	C
女性ホルモン薬	エストリオール	C	C	C	C
	結合型エストロゲン[#1]	A	A	A	A
	エストラジオール	A	B	B	C
活性型ビタミンD₃薬	アルファカルシドール	B	B	B	C
	カルシトリオール	B	B	B	C
	エルデカルシトール	A	A	B	C
ビタミンK₂薬	メナテトレノン	B	B	B	C
ビスホスホネート薬	エチドロン酸	A	B	C	C
	アレンドロン酸	A	A	A	A
	リセドロン酸	A	A	A	A
	ミノドロン酸	A	A	C	C
	イバンドロン酸	A	A	B	C
SERM	ラロキシフェン	A	A	B	C
	バゼドキシフェン	A	A	B	C
カルシトニン薬[#2]	エルカトニン	B	B	C	C
	サケカルシトニン	B	B	C	C
副甲状腺ホルモン薬	テリパラチド(遺伝子組換え)	A	A	A	C
	テリパラチド酢酸塩	A	A	C	C
抗RANKL抗体薬	デノスマブ	A	A	A	A
その他	イプリフラボン	C	C	C	C
	ナンドロロン	C	C	C	C

#1:骨粗鬆症は保険適用外 #2:疼痛に関して鎮痛作用を有し,疼痛を改善する(A)
(骨粗鬆症の予防と治療ガイドライン作成委員会編:骨粗鬆症の予防と治療ガイドライン2015年版, p.158, ライフサイエンス出版, 2015をもとに作成)

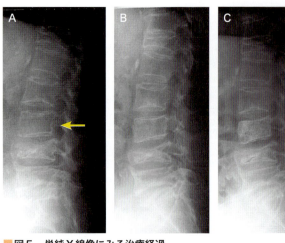

■図5　単純X線像にみる治療経過
第3腰椎が骨硬化している．
A：初診時，B：1か月後，C：3か月後

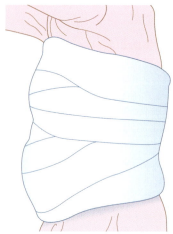

■図6　体幹ギプス

■腰椎圧迫骨折を合併した場合
- 正しい治療法を行うことで，骨の圧潰することなく骨硬化を起こす（図5）．
- 体幹ギプス（図6）固定後，コルセットを骨折が固まるまで装着する．体幹ギプス装着ではcast syndrome*に注意する．
- 体幹ギプスの使用ができない場合は，最初からコルセット加療となる．コルセットの型取りまでの期間（1週間程度）は，ベッド上安静となる．

■転倒予防
- 骨折を予防するには，転倒予防が重要である．
- 転倒予防には，開眼片脚起立（ダイナミックフラミンゴ療法：図7），ゲートボール，太極拳，ボール体操などが有効である．
- ダイナミックフラミンゴ療法は，腰に手を当てて，片足ずつ1分間，目を開けた状態で片脚起立を行う．片足で立てない場合は，テーブルなどに手を添えて行う．

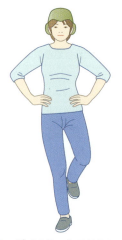

■図7　ダイナミックフラミンゴ療法

●用語解説

cast syndrome
上腸間膜動脈症候群，ギプス症候群ともいう．体幹部ギプスの前彎が強いと十二指腸を圧迫し，上腸間膜動脈の循環障害を起こす．装着後，早期に悪心・嘔吐が起こり，次第に腹痛，腹部膨満，麻痺性イレウス，ショックなどの症状が出現する．腹部膨満，悪心・嘔吐，腹痛は食事摂取で増強することから，食後の左側臥位，腹臥位で軽快することがあるが，効果がない場合はギプスの完全除去が必要となる．

骨型アルカリフォスファターゼ（BAP）：bone alkaline phosphatase　｜　二重エネルギーX線吸収法（DEXA）：dual energy X-ray absorptiometry　｜　デオキシピリジノリン（DPD）：deoxypyridinoline　｜　ミクロデンシトメトリー（MD）：microdensitometry　｜　Ⅰ型コラーゲン架橋N-テロペプチド（NTX）：N-teleopeptides　｜　RANKL：receptor activator of nuclear factor-κB ligand　｜　選択的エストロゲン受容体モジュレーター（SERM）：selective estrogen receptor modulator　｜　骨型酒石酸抵抗性酸ホスファターゼ（TRACP）：bone specific tartrate resistant acid phosphatase　｜　低カルボキシル化オステオカルシン（ucOC）：undercarboxylated osteocalcin　｜　末梢骨定量的CT法（pQCT）：peripheral quantitated computed tomography　｜　副甲状腺ホルモン（PTH）：parathyroid hormone　｜　定量的超音波法（QUS）：quantitative ultrasound

代謝性骨疾患

くる病／骨軟化症

疾患概念
骨の石灰化障害である．成長軟骨板（骨端線）が閉鎖する前の小児に発症したものをくる病，骨端線閉鎖後の成人に発症したものを骨軟化症という．

E55.0, M83.99　　rickets/osteomalacia

誘因・原因

- 原因としては，ビタミンDの代謝障害によってカルシウム(Ca)，リン(P)の吸収が進まないことによる軟骨・骨基質への石灰化障害である(図1)．
- そのため，石灰化の不十分な類骨(骨細胞は骨芽細胞が骨形成中に骨基質内へ取り込まれたものであるが，骨芽細胞と石灰化の始まった骨基質との間を類骨という)の割合が増加する(図2)．
- 紫外線にあたることで，体内のコレステロールが肝臓，腎臓で代謝を受けビタミンDを合成する．このため，日光曝露の少ない人，脂肪吸収障害，肝障害，腎障害などの基礎疾患のある人に発症しやすい．

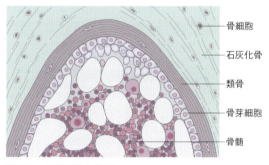

■図1　骨芽細胞と類骨

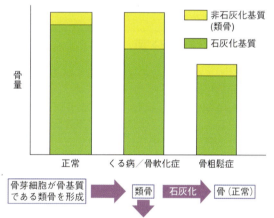

■図2　くる病／骨軟化症，骨粗鬆症の非石灰化基質（類骨）と石灰化基質

症状・臨床所見

- 正常骨より強度の劣る類骨によって骨格が構成されるため，骨変形がみられる．
  - 頭部：頭蓋癆（頭蓋骨の軟化），大泉門解離・閉鎖不全
  - 胸部：肋骨念珠（肋骨の骨軟骨結合部の拡大），漏斗胸，鳩胸など
  - 四肢：O脚，X脚
  - 脊柱：円背や脊椎の扁平化のため低身長をきたす．
  - 歯：エナメル質の形成不全
- 低Caなどの電解質異常に伴って精神症状，下痢，痙攣などを起こすこともある．
- くる病では，低身長，背柱変形，歯牙形成障害などがみられ，骨軟化症では，円背，後彎変形，側彎変形，低身長などのほか，関節痛，筋力低下，筋緊張低下，テタニー（筋痙縮），歩行障害などがみられる（図3）．

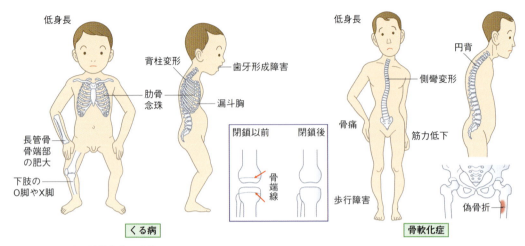

■図3　くる病／骨軟化症の症状

検査・診断・分類

- 原因にもよるが，血清Ca値低下（あるいは正常），血清無機リン（Pi）低下，アルカリホスファターゼ（ALP）上昇を示す．血清[Ca × Pi]が乳幼児で30以下，成人で20以下になると骨塩沈着が障害されてくる．
- 単純X線検査：くる病では骨端線の拡大・不整，毛羽立ち，骨萎縮，病的骨折などがみられる．骨軟化症では，骨陰影の低下，皮質の萎縮・菲薄化などがみられ，さらに長管骨の彎曲変形，大腿骨頸部内反変形などがみられる．
- 原因別の分類を表1に示す．

> 骨軟化症と骨粗鬆症との鑑別：骨粗鬆症では，血清Ca，無機P，ALPは基準値を示す．骨組織生検で類骨組織の増加が鑑別となる．

■表1　骨粗鬆症治療薬の有効性の評価

活性型ビタミンDの欠乏に由来	● ビタミンD欠乏症（摂取不足や日光曝露不十分による活性化障害） ● ビタミンD依存症（遺伝性・家族性） ● 胃切除，小腸疾患 ● 抗てんかん薬の長期服用 ● 腎性骨ジストロフィー
腎尿細管性疾患によるもの	● Fanconi症候群（近位尿細管での再吸収障害，遺伝性の場合もある） ● 尿細管性アシドーシス ● 低リン血症性ビタミンD抵抗性くる病（遺伝性・家族性） ● 腫瘍に伴うくる病

治療

- 原因となる基礎疾患の治療が優先される．消化器や腎疾患が原因となるものは病状のコントロールとともに欠乏しているビタミンDやCaの補給．薬物性は薬物の中止あるいは変更．ビタミンD抵抗性や依存性の遺伝性・家族性のくる病では，ビタミンDの大量投与が生涯にわたって必要となる．
- CaやビタミンDの摂取不足，日光曝露が不十分な環境では，食習慣や生活環境の改善が必要となる．それができない場合は，活性型ビタミンD₃製剤が投与される．その際には高Ca血症に注意する．
- 四肢の変形が薬物で改善されない場合は，装具療法，矯正骨切り術，骨延長術などが行われる．
- 予防としては，CaやビタミンDを不足させないこと，日光浴による体内のコレステロールの変質（ビタミンDの合成）などが必要になる．片足ずつ1分間，目を開けた状態で片脚起立を行う．片足で立てない場合は，テーブルなどに手を添えて行う．

アルカリホスファターゼ（ALP）：alkaline phosphatase　｜　血清無機リン（Pi）：inorganic phosphate

代謝性骨疾患

副甲状腺(上皮小体)機能亢進症

E213　hyperparathyroidism

疾患概念
副甲状腺(上皮小体)に発生した腺腫,過形成,がんなどによって副甲状腺ホルモンの分泌調節機能に障害が起こり,Ca代謝に異常をきたした疾患である.

誘因・原因

- 副甲状腺ホルモン(PTH)の過剰分泌によりCa代謝異常をきたし,骨,腎臓を主として全身性に多彩な病変を起こす(図1).

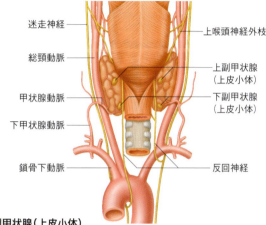

■ 図1　後面よりみた副甲状腺(上皮小体)

症状・臨床所見

- 高Ca血症による症状:食欲不振,悪心・嘔吐,錯乱,筋緊張低下,抑うつ,結石など.
- 骨の脱灰(骨の組織から石灰塩が脱出し,骨軟化が起こる状態)による症状:骨粗鬆症,汎発性線維性骨炎などに基づく病的骨折や関節痛,骨痛など.

検査・診断・分類

■ 原発性副甲状腺機能亢進症
- 副甲状腺の腺腫(80%),過形成(15〜20%),がん腫(1%)など,副甲状腺自体に病変があり,PTHの分泌が亢進したもの.
- 過剰分泌されたPTHは骨に作用し,骨の代謝が亢進して破骨細胞の増生,活性化をきたす.また,骨からCa,Pの放出が高まり,血中Ca濃度の上昇を認める(図2).
- PTHは腎臓の尿細管にも作用して,Caの再吸収促進,Pの再吸収低下,Pの尿中排泄増加を促し,血中Ca濃度上昇,血中P値の低下を引き起こす(図3).
- Ca↑,P↓,ALP↑,PTH-intact↑(副甲状腺ホルモンは,84個のアミノ酸から構成されており,完全分子型の場合にPTHインタクトといわれる)

■ 続発性副甲状腺機能亢進症
- 栄養障害,腎不全,長期の血液透析,副腎皮質ステロイド薬内服など低Ca血症をきたす基礎疾患があり,二次的に副甲状腺が刺激され,PTH分泌が亢進したもの.
- 低Ca血症やビタミンDの作用不足によって副甲状腺は過形成となり,PTH分泌が亢進して骨病変を起こす.
- Ca↓,P↑,ALP↑,PTH-intact↑.

■ 偽性副甲状腺機能亢進症
- 乳がん,肺がん,腎がんなどの腫瘍によって,高Ca血症,低P血症を呈する.
- 図4に血清Ca濃度とPTH-intact濃度と副甲状腺機能亢進症の関係を示す.

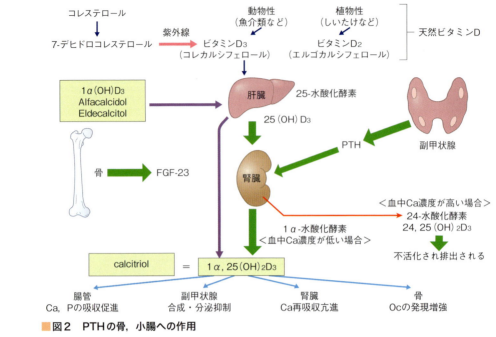

■ 図2　PTHの骨，小腸への作用

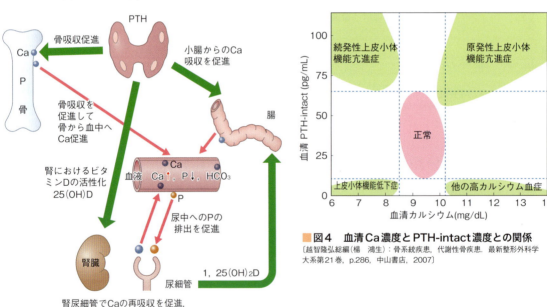

■ 図3　PTHの腎臓への作用

■ 図4　血清Ca濃度とPTH-intact濃度との関係
〔越智隆弘総編（楊　鴻生）：骨系統疾患，代謝性骨疾患．最新整形外科学大系第21巻，p.286，中山書店，2007〕

治療

- 副甲状腺の摘出，亜全摘を行う．
- 高Ca血症には，カルシトニン製剤を投与する．

線維芽細胞増殖因子（FGF）：fibroblast growth factor　｜　破骨細胞（Oc）：osteoclast　｜　副甲状腺ホルモン（PTH）：parathyroid hormone

神経・筋疾患

脳性麻痺

疾患概念
受胎から新生児(生後4週以内)までの間に生じた脳の非進行性病変に基づく，永続的な，しかし変化しうる運動および姿勢の異常．

G80　cerebral palsy

誘因・原因

- 有病率はおよそ2～3人/1,000人である．知能障害や内臓障害を合併していることもある．
- 脳障害の原因を**表1**に示す．

■ 表1　脳障害の原因

出生前	胎内感染，母体の中毒，栄養欠損，脳発育障害など
周産期	脳外傷，脳出血，無酸素症，胎児黄疸，仮死状態，未熟での出産など
出生後	脳内出血，脳炎・髄膜炎，中毒，血管障害，無酸素症，腫瘍など

症状・臨床所見

- 脳性麻痺の本態は，大脳の種々の部分の病変によって生じた運動障害状態〔フェルプス(Phelps)の定義〕である．
- 厚生省脳性麻痺研究班(1968年)では，「受胎から新生児(生後4週以内)までの間に生じた脳の非進行性病変に基づく，永続的な，しかし変化しうる運動および姿勢の異常」と定義している．

検査・診断・分類

分類

- 生理学的所見，障害部位などにより分類される(**表2**)．

■ 表2　病型分類

病型	
痙直型 (spasticity)	●大脳運動野の錐体路系の障害が中心で最も多い型である． ●筋緊張，深部反射の亢進や足クローヌス*，バビンスキー反射(図1)などの病的反射が陽性となる． ●他動的に関節運動を行うと，運動の始めに抵抗を感じるがその後は減少するジャックナイフ様抵抗を示す． ●病変は脳皮質あるいはその経路や周辺にある．
不随意 運動型	●四肢や指の緩やかなねじ曲げ運動で筋緊張の程度が変化する不随意運動をアテトーゼ，体幹を中心に筋緊張が強く体全体をゆっくり捻るような不随意運動をジストニーとよび，これらのみられるものをアテトーゼ型，ジストニー型とよばれる． ●アテトーゼ型には筋緊張の亢進を伴う緊張型と伴わない非緊張型がある． ●病変は大脳基底核にある．
強剛型	●強剛型筋緊張をもつもので，関節を他動的に動かしたとき，鉛管を曲げるような一定の抵抗がある鉛管様抵抗や，歯車が噛み合って動くときのような歯車様抵抗を示す． ●病変は大脳基底核を主とした広範な部位にみられる．
失調型	●固有感覚野と平衡感覚の障害により協調運動がうまくできない． ●坐位での体の揺れやよろめき歩行を示す． ●小脳に病変を認める．
振戦型	●身体の一部に振戦(図2)を認める．
無緊張型	●筋緊張の低下を示す型である． ●深部腱反射は正常か亢進している． ●他の型も乳幼児期には本型を示すことがある．
混合型	●病型が混在している型

●用語解説

クローヌス
筋あるいは腱に急激な被動的伸展を行うと，不随意的に連続して出現する律動的な筋収縮．

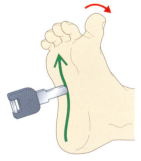

■ 図1　バビンスキー反射
足底の外側線を足趾のほうに向かってこすると母趾が背屈すること．

■ 図2　振戦

障害部位による分類

- 障害部位による分類を**表3**, **図3**に示す.

■**表3　障害部位による脳性麻痺の分類**

分類	障害部位	主な型
単麻痺	一肢のみの障害. 下肢に多い	痙直型
片麻痺	半身の上下肢麻痺. 顔面や体幹も傷害されることが多い	痙直型, アテトーゼ型
対麻痺	両側の下肢のみの障害	痙直型
両麻痺	四肢の障害があるが, 下肢に傷害が強いものをいう. 顔面や体幹も傷害されることが多い	
三肢麻痺	三肢に障害があるもので, 両上肢と片側下肢の障害が多い	痙直型
四肢麻痺	四肢が同じ程度に傷害されたもの	
両側片麻痺	上肢が下肢に比べ障害が強いもの	

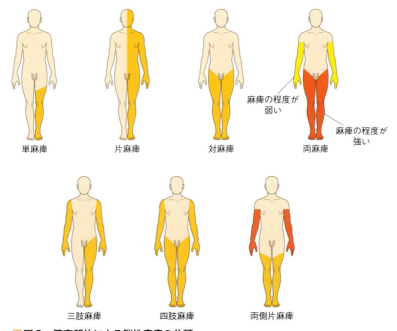

■**図3　障害部位による脳性麻痺の分類**

診断

- 診断は臨床症状と頭部CT, MRI検査, 脳波, 血液・尿検査などで行う.
- 運動発達遅滞や運動障害, 姿勢異常をきたすすべての疾患が鑑別の対象となる.

治療

- 脳性麻痺の治療は, 患者の年齢, 障害の種類と程度, 合併症の有無などによって異なる.
- 早期治療と長期計画に基づくトータルケアが基本である.
- 患者自身, 家族, 医療関係者, 教育関係者など, 患者と周囲のすべての人との連帯を必要とする.
- 医学管理としては, 筋弛緩薬や抗痙攣薬などの薬物療法, 栄養療法, 理学療法, 作業療法, 手術療法など.
- 社会的管理としては両親・家族への教育・指導, 保育士・指導員・教師・心理判定員による教育などが必要となる.

神経・筋疾患

急性脊髄性前角炎（急性灰白髄炎症・ポリオ）

A80　poliomyelitis, polio

疾患概念
ポリオウイルスによる脳脊髄炎である．わが国では1980年以降，野生ポリオウイルスによる感染はないが，ウイルス常在国（東南・南アジア，中近東，中央・西アフリカなど）に渡航する場合はワクチン接種が勧められる．

誘因・原因

- エンテロウイルス属に分類されるポリオウイルス（Ⅰ型，Ⅱ型，Ⅲ型）によって生じる脳脊髄炎である．
- 脊髄の前角細胞が特異的に侵され，とくに頸・腰膨大部に顕著で，ときに延髄や中脳の運動神経細胞や小脳・大脳基底核・大脳皮質に及ぶこともある．

病態

- 小児期に罹患率が高かったため，一般的には脊髄性小児麻痺として知られる．
- わが国ではワクチンの普及により，1980年に自然感染によるポリオは根絶された．
- ポリオワクチンには経口生ワクチンと不活化ワクチンがある．
- 近年ではポリオワクチンからの2次感染による発症のみとなった疾患である（図1）．

症状・臨床所見

- 7～12日の潜伏期の後，発熱・頭痛・感冒様症状などで発症する．

病型

- 髄膜炎型と麻痺型とがあるが，それぞれが全体の1～2％ほどで，症状の出ない不顕性感染型が95％近くある．

髄膜炎型
- 頭痛・悪心・嘔吐などの髄膜刺激症状が主体で，脳脊髄液検査で軽度のタンパク・細胞増加をみる．

麻痺型
- 発熱・頭痛などの前駆症状に続いて3～7日後に麻痺が出現する．
- 麻痺は上肢より下肢に，また遠位筋よりも近位筋に生じやすく，非対称性の弛緩性麻痺を生じる．
- 延髄・脳幹が侵されると，脳神経麻痺や呼吸・嚥下障害を生じることもある．

治療

- ポリオウイルスに対する治療薬はない．
- 治療は呼吸管理などの全身管理を行う．
- 麻痺によって生じた機能障害に関しては，装具治療や二次的に関節固定術など機能再建術を行うこともある．

ポストポリオシンドローム

- ポリオ罹患後数十年を経過してから新たに筋力低下が進行する現象がみられ，ポリオ後症候群（PPS）とよばれる．
- 50～60歳頃に発症することが多く，ポリオ罹患により脊髄前核細胞が減少した状態で，生き残った前角細胞により機能を維持してきた状態が，加齢現象による前角細胞の減少によって機能に影響が出るものと考えられている．
- 数か月から1年ぐらいで進行は停止し，機能は回復する場合が多い．

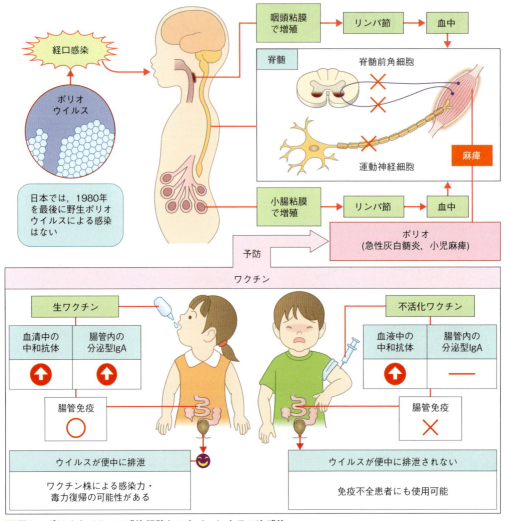

■ 図1　ポリオウイルスの感染経路とワクチンによる二次感染
生ワクチンは，投与後糞便中に排出される過程で変異し，感染力をもつことが知られている（二次感染の発生）．不活化ワクチンは麻痺症状は現れないが，腸管で増殖するポリオウイルスに対しての局所免疫は不十分となりやすい．
〔野々山勝人：ナースのための図解感染の話（河村伊久雄），p.146，学研メディカル秀潤社，2008〕

ポリオ後症候群（PPS）：post polio syndrome

神経・筋疾患

末梢神経障害

疾患概念
末梢神経に異常をきたす疾患すべてを含む広い概念である．感覚障害，運動障害，筋萎縮，緊張低下，腱反射の低下または消失などの症状を呈する．

G62.9　neuropathy

- 末梢神経障害とは，末梢神経に異常をきたす疾患すべてを含む広い概念である．
- 一般には障害のある神経の広がりや発症様式，原因などから，表1のように分けられる．

■ 表1　末梢神経障害の分類

障害神経の分布	①単神経炎(mononeuritis，単ニューロパチー)，②多発性単神経炎(multiple mononeuritis，多発性単ニューロパチー)，③多発性神経炎(polyneuritis，多発性ニューロパチー)
発症様式	①急性，②亜急性，③慢性
原因	①先天性，②遺伝性，③外傷性，④絞扼性，⑤炎症性，⑥代謝性，⑦中毒性，⑧免疫性など
病理組織学的あるいは電気生理学的所見	①脱髄性，②軸索変性性，③間質性，④血管性，⑤阻血性など

症状・臨床所見

- 障害された神経の部位に神経脱落症状として，感覚障害，運動障害，筋萎縮あるいは緊張低下，腱反射の低下または消失，自律神経障害などの症状が神経障害の程度に応じて生じる．
- 単神経炎（単ニューロパチー）では一側の上肢または下肢の症状で，多発性（多発性単神経炎：図1）となるとこれらが複数生じる．
- 多発性神経炎（多発性ニューロパチー：図2）では両側性で対称性に生じ，感覚障害はしばしば手袋・靴下型(glove and stocking type)とよばれるパターンを呈する．

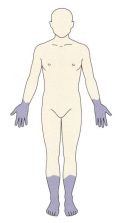

■ 図1　多発性単神経炎
左右非対称性の分布となる．

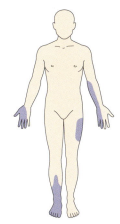

■ 図2　多発性神経炎
左右対称性に四肢遠位部にみられる手袋・靴下型感覚障害

治療

- 種々の原因によって異なる．原因療法と対症療法を組み合わせて行う．
- 適切な治療を早期から行うことが重要で，リハビリテーションなども含め，機能障害をできるだけ軽くするように努めることが必要である．

絞扼性神経障害（トンネル症候群）

- 末梢神経障害の一形態のことをいう．末梢神経が四肢末梢へ走行する間に骨，靱帯，筋膜，腱などの構造物で明確に境界され，拡大が制限された空間（トンネルのような）での物理的原因による神経障害を絞扼性神経障害（トンネル症候群：entrapment neuropathy）と称する．肘部管症候群，手根管症候群などは絞扼性神経障害である．
- この神経が障害を受ける部位のことを神経絞扼点（entrapment point）とよぶ．
- 神経絞扼点は通常，関節近傍のトンネル入口あるいは出口部に相当し，圧痛や障害を受けている神経の知覚支配領域へ放散するティネル(Tinel)徴候(p.257)が存在する．

Supplement

主な絞扼性神経障害
entrapment syndrome

肘部管症候群 (cubital tunnel syndrome)

■誘因・原因
- 尺骨神経は，上腕骨内上顆背側にある尺骨神経溝を走行しており，これを覆う弓状靱帯によりトンネルが形成されている．
- 広義の肘部管症候群（図1）には，幼少期の肘部骨折後に生じる外反肘に起因するもの（遅発性尺骨神経麻痺），変形性肘関節症に伴うものが含まれる．

■症状・臨床所見
- 自覚症状は，手尺側のしびれと手指の巧緻性障害，肘内側の疼痛などである．
- 他覚的には，環指尺側半分と小指および手掌・手背尺側の知覚障害と尺側手根屈筋・環小指深指屈筋・手内在筋（第1背側骨間筋・小指外転筋など）の筋力低下が重要である．
- 指屈筋に比べて内在筋の筋力低下が強いため，環小指に鷲手変形（claw finger：図2）を呈することが多い．

■検査・診断・分類
- 通常，弓靱帯部を中心にティネル徴候（p.257）を認め，肘関節屈曲位でこの靱帯の緊張により手指のしびれが増強する（肘屈曲テスト）．
- 母指と示指の間に物を挟んで左右で引っ張り合いをさせると，麻痺側では引き抜けないように母指のIP関節を曲げようとするフロマン（Froment）徴候や，小指の内転ができずに指が離れたままとなるfinger escape signも出現する．
- 理学所見とあわせ，神経伝導速度検査を行い，頸椎疾患や尺骨管症候群と鑑別し，診断を確定する．

■治療
- 通常進行性なので，手術的治療〔キング（King）変法，尺骨神経の皮下あるいは筋層下前方移動術など：図3〕を行う．

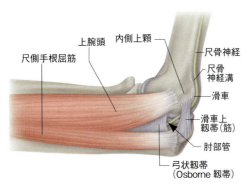

■図1 肘部管の解剖
〔生田義和ほか：末梢神経障害．図説整形外科診断治療講座13（長野 昭編）．p.107, メジカルビュー社, 1991を改変〕

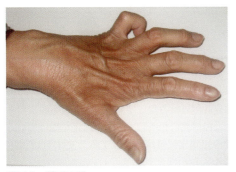

■図2 鷲手変形

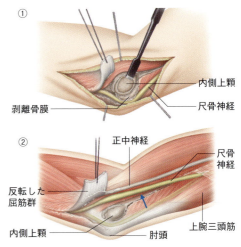

■図3 肘部管症候群の手術療法
①上顆切除術（キング変法）：内側上顆を骨膜下に鋭的に剥離した後，この基部をノミで切離する．
②前方移動術：尺側手根屈筋の上腕頭を切って，尺骨神経を前方へ移動する．
〔生田義和ほか：末梢神経障害．図説整形外科診断治療講座13（長野 昭編）．p.114, 115, メジカルビュー社, 1991を改変〕

回内筋症候群 (pronator syndrome)

■ 誘因・原因
- 回内筋症候群は，肘前方から前腕にかけての円回内筋や上腕二頭筋腱膜，浅指屈筋腱弓における正中神経の絞扼性障害で，感覚障害が中心である（図4）．

■ 症状・臨床所見
- 上肢運動が関与しており，手を使う日中に症状が増悪する．

■ 検査・診断・分類
- 絞扼部に圧痛やティネル徴候を認め，同部を圧迫する回内筋圧縮試験（pronator compression test：図5）が，本症の診断に有用である．

■ 治療
- 局所の安静や副腎皮質ステロイド薬注射などの保存治療によく反応する．除圧手術の成績もおおむね良好である．

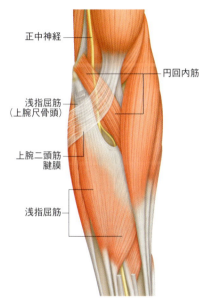

■図4　回内筋症候群に関する部位の解剖

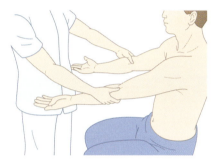

■図5　回内筋圧縮試験
絞扼部を圧迫する．

前骨間神経麻痺 (before interosseous nerve palsy)

■ 誘因・原因
- 正中神経の最も大きな分枝が前骨間神経で，この神経が特異的に障害された状態を前骨間神経麻痺とよぶ．
- 原因は外傷（小児上腕骨顆上骨折の骨端による正中神経の裏側からの圧迫）で時にみられるが，ほとんどは上肢の疼痛の後に麻痺が発症する特発性（神経痛性筋萎縮症の末梢型と考えられている）である．
- 特発性の本疾患に神経線維束間剥離術を行うと正中神経本幹内にある前骨間神経の神経束に砂時計様のくびれが認められる．
- 前骨間神経麻痺は肘関節のあたりで分枝し，その後，長母指屈筋，示指中指深指屈筋，方形回内筋を支配する．
- 知覚成分はなく運動神経であるので，感覚障害は生じない．

■ 症状・臨床所見
- 主症状は母指示指の屈曲障害で，つまみ動作が障害される．腱断裂と誤診されることがある．
- 母指示指で丸くOKマークを作ることができず，涙滴型になる（図6）．

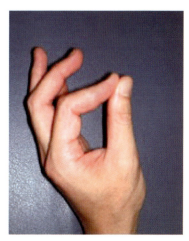

■図6　特発性前骨間神経麻痺患者のつまみ動作

- 特発性の麻痺では円回内筋や橈側手根屈筋，長掌筋などほかの正中神経運動枝の麻痺を半数以上で合併する．
- 針筋電図検査や神経伝導速度検査（除外診断）を行い診断する．

■ 検査・診断・分類
- 特発性では超音波検査で神経束にくびれ（図7）や腫大が認められることがある．
- 骨折に合併する場合にはすみやかに神経の圧迫を解除する．

■ 治療
- 特発性では治療法は確立されていない．6〜7割は保存治療でM4以上の回復が認められるので保存治療が行われる．一定期間回復がなければ神経線維束間剥離術を行うか，十分回復期間を置いたうえで腱移行術を行う．

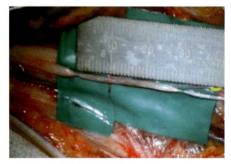

■ 図7 特発性前骨間神経麻痺患者に認められた神経束のくびれ（手術顕微鏡写真）

後骨間神経麻痺（posterior interosseous nerve palsy）

■ 誘因・原因
- 橈骨神経の運動成分の分枝が後骨間神経で，橈骨神経後枝ともよばれる．この神経が特異的に障害された状態を後骨間神経麻痺とよぶ．
- 原因は，橈骨頭の前方に生じたガングリオンによる圧迫が最も多く，ほかに外傷（橈骨頭骨折や橈骨近位部骨折の術後）や前骨間神経麻痺と同じ特発性も存在する．
- 特発性の本疾患に神経線維束間剥離術を行うと後骨間神経に砂時計様のくびれが認められる．

■ 症状・臨床所見
- 後骨間神経麻痺は肘関節前外側で橈骨神経から分枝し，その後，回外筋の下を通過し前腕伸側に出て総指伸筋，長・短母指伸筋，長母指外転筋，示指小指固有伸筋を支配する．
- 知覚成分はなく運動神経であるので，感覚障害は生じない．
- 主症状は手指の伸展障害で，下垂指となる（図8）．
- 手関節背屈は障害されない．

■ 検査・診断・分類
- 針筋電図検査や神経伝導速度検査（除外診断）を行い診断する．
- ガングリオン等の占拠性病変の有無を画像検査で確認する．
- 特発性では超音波検査で神経にくびれや腫大が高率に認められる．

■ 治療
- 骨折に合併する場合にはすみやかに神経の確認を行い，損傷程度に応じて治療する．
- 特発性では治療法は確立されていない．保存治療が行われるが一定期間回復がなければ神経線維束間術を行うか，十分回復期間を置いたうえで腱移行術を行う．

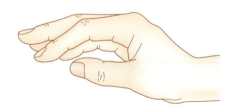

■ 図8 後骨間神経麻痺の下垂指（手関節背屈はできるが手伸展は不能）

手根管症候群 (carpal tunnel syndrome)

■誘因・原因
- 手根管は手根骨とその掌側を覆う横手根靱帯から形成されており，正中神経は手指屈筋腱とともに通過している(図9)．
- 原因には，骨折およびその後の変形，変形性関節症，関節リウマチ，屈筋腱鞘炎などがある．
- 発症に関与する因子として，妊娠，出産，手の過使用，全身性疾患がある．
- 妊娠出産期と閉経期の女性に多く，男女比は約1：9と圧倒的に女性に多く，両側性が多い．
- ばね指などの腱鞘炎が合併しやすい．

■症状・臨床所見
- 自覚症状としては，夜間痛，早朝に強い指先の痛みやしびれが多い．
- 母指球筋萎縮が生じると，母指の対立運動が障害され(OKマークが丸く作れない：図10)，つまみ動作が不自由になる(猿手変形)．
- 他覚症状としては，母指から環指橈側半分の感覚障害と短母指外転筋筋力低下・母指球の筋萎縮が重要である(図11)．
- 手根管部を叩打すると，指尖部に放散痛を感じる(ティネル徴候)．

■検査・診断・分類
- 誘発テストとして，手関節掌屈試験(ファーレンテスト，Phalen's test)や手関節背屈試験(reverse Phalen's test)などがある(図12)．典型例では症状が誘発され，しびれが増大する．
- これらの理学所見とあわせ，神経伝導速度検査で診断を確定する．

■治療
- ビタミンB_{12}製剤の内服，手関節装具による固定，手根管内副腎皮質ステロイド薬注射などの保存的治療をまず行う．
- 保存治療を行っても症状が軽減しない場合や，母指球筋萎縮がある例には，圧迫の原因となっている横手根靱帯を切離する手根管開放術(内視鏡的手根管開放術，直視下手根管開放術)を行う．
- つまみ動作が不自由であり，術前の短母指外転筋筋力がM[0]の場合には，手根管開放術に加えて腱移行術による母指対立再建がすすめられる．

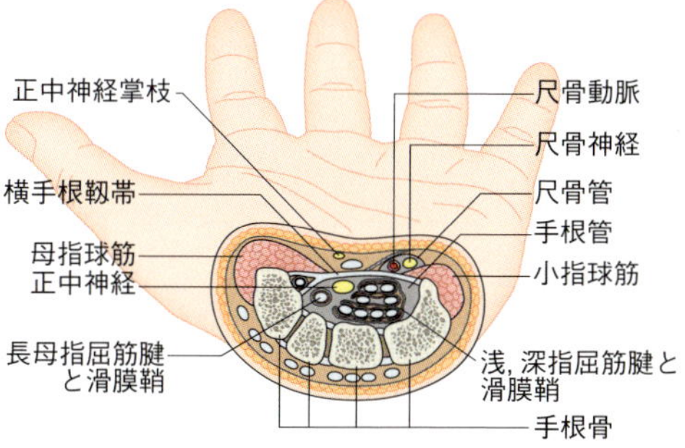

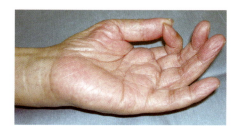

■図9 手根管と尺骨管の解剖

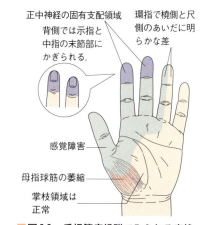

■図11 手根管症候群でみられる症状

■図10 母指球筋萎縮
母指の対立運動が障害され，OKマークが丸く作れない．

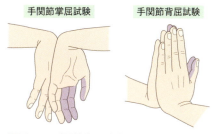

■図12 手関節掌屈試験と手関節背屈試験

尺骨管症候群（ギヨン管症候群）(ulnar tunnel syndrome, Guyon canal syndrome)

■ **誘因・原因**
- 尺骨神経は手掌小指球部で豆状骨と有鉤骨-鉤突起間で横手根靱帯と掌側手根靱帯とに囲まれた尺骨神経管（ギヨン（Guyon）管）を通過する（図13）．
- この部位で生じた神経障害を尺骨管症候群（ギヨン管症候群）とよぶ．
- 多くはガングリオンによる圧迫であるが，長時間の自転車走行（ハンドルでの圧迫）や畳職人による畳針をさす動作など，手根部を長時間圧迫するような姿勢や繰り返し打ち付けるような動作で生じることもある．

■ **症状・臨床所見**
- 尺骨神経支配の内在筋の筋力低下と環小指の知覚障害（手背側は除く）が主症状である．

■ **検査・診断・分類**
- 障害の部位により，すべての尺骨神経支配の内在筋が麻痺し感覚障害が出るもの（Ⅰ型），感覚障害のみが出るもの（Ⅱ型），感覚障害がなく小指外転筋と骨間筋麻痺が出るもの（Ⅲ型），骨間筋麻痺のみが出るもの（Ⅳ型）に分けられる（図14）．

■ **治療**
- 急性発症では自然に治癒することがある．その他では手術による神経剝離・縫合・移植が行われる．

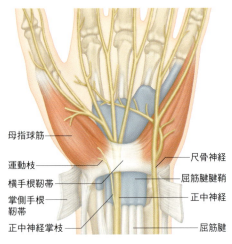

■ 図13　尺骨神経の部位

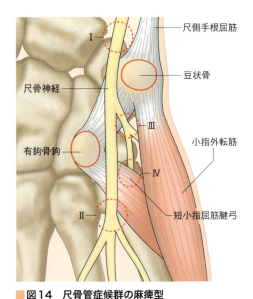

■ 図14　尺骨管症候群の麻痺型
（津下健哉ほか：Ulnar tunnel syndromeの3例．中部整災誌，10：203-206，1967 を参考に作成）

大腿神経錯知覚症（感覚異常性大腿痛）(meralgia paresthetica)

■ 誘因・原因
- 外側大腿皮神経の障害で，大腿外側部の皮膚に焼けつくような痛みと感覚鈍麻が生じる(図15).
- 外側大腿皮神経は上前腸骨棘部で鼠径靱帯を貫通し，さらに大腿筋膜を貫通して皮下に現れる．
- この部位で神経が固定され，肢位などの刺激により絞扼され症状が出現する．
- 脚長差があり股関節内転肢位をとりやすい場合や，肥満した体型の場合などに生じやすい．

■ 症状・臨床所見
- 感覚障害のみで運動麻痺はない．

■ 検査・診断・分類
- 絞扼点となる上前腸骨棘部の圧痛やティネル徴候があり，同部位に局所麻酔剤のブロックを行うと症状が緩和される．

■ 治療
- 所見がはっきりしているがブロックなどの保存治療で改善しない場合には，神経剥離術を行うこともある．

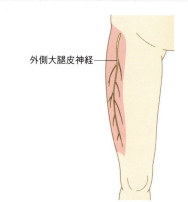

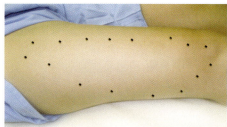

■ 図15　大腿神経錯知覚症の感覚障害範囲

足根管症候群 (tarsal tunnel syndrome)

■ 誘因・原因
- 足関節内果後方の屈筋支帯に覆われたトンネル（足根管）内を，後脛骨神経は動静脈，後脛骨筋・長母趾屈筋・長趾屈筋腱とともに走行している（図16）．この部位での絞扼で生じる神経障害を足根管症候群とよぶ．
- 原因はガングリオン，腱鞘炎，内果部の変形や外傷による腫脹，足根骨癒合症，スポーツ障害などがあげられる．
- 後脛骨神経は足根管入口で踵の知覚を支配する踵骨枝が分枝し，その後，足根管内で内側，外側足底神経に分かれる．
- 足底神経は足部内在筋に枝を出した後，それぞれ内側，外側の前足部から足趾知覚を支配する．

■ 症状・臨床所見
- 主症状は足底のしびれ，疼痛，足根管部の痛みなどで，他覚的には足底の感覚障害，足部の筋萎縮，足根管部の圧痛，ティネル徴候などが認められる．

■ 検査・診断・分類
- 画像検査や神経伝導速度検査を行い診断する．

■ 治療
- 占拠性病変の場合には手術を行うが，それ以外では副腎皮質ステロイド薬局所注射などの保存治療を行う．

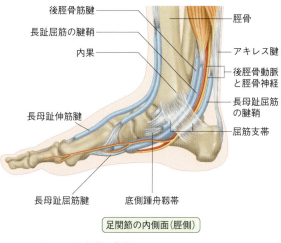

■ 図16　足根管の解剖

Supplement

主な圧迫性神経障害
compression nerve paralysis

長胸神経麻痺 (long thoracic nerve paralysis)

■誘因・原因
- 長胸神経は腕神経叢上位神経根のごく近位で分枝して形成され，胸郭の前側方を下降して前鋸筋を支配している．
- 本疾患はきわめて稀であり，症例報告がほとんどであるが，原因として最も多いのは神経痛性筋萎縮症に類似した特発性の麻痺である．また，スポーツ動作や筋肉トレーニングなどの後に発症した報告もある．

■症状・臨床所見
- 上肢を前方へ挙上しようとすると肩甲骨が背中側へ突出する翼状肩甲骨が認められる(図1)．
- 上肢の前方挙上が行いづらく，重いものを持ち上げられない．
- 感覚障害はない．

■検査・診断・分類
- 前方挙上時の翼状肩甲骨の有無を確認する．
- 針筋電図で前鋸筋の脱神経所見を確認する．

■治療
- 保存的治療で回復が期待できる場合が多い．
- 回復不良の場合には広背筋移行術等の肩甲骨を安定化する手術を行う．

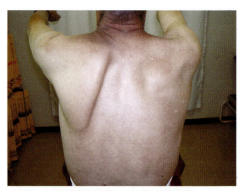

■図1　長胸神経麻痺による翼状肩甲骨
上肢の前方挙上で肩甲骨が浮き上がる

腋窩神経麻痺 (axillary nerve palsy)

■誘因・原因
- 腋窩神経は烏口突起の尾側あたりで腕神経叢後束から分岐し，腋窩の肩関節下方で上腕三頭筋長頭の内側で広背筋の頭側（この間隙を四側窩という）を前方から後方へ通過して三角筋と小円筋を支配する．
- この部位の打撲による出血，肩甲上神経麻痺とともに発症する腕神経叢損傷としての腋窩神経麻痺，特発性などがあるが，最も多いのは肩関節の脱臼に伴い生じる本疾患である．

■症状・臨床所見
- 上肢を挙上する力が低下する（腋窩神経が麻痺していても肩甲上神経が正常である場合には上肢は完全に挙上できる）．
- 肩外側部の感覚障害を生じる．

■検査・診断・分類
- 徒手筋力は筋腹に触れて収縮を確認しながら行う（腕の動きでは診断できない）．
- 強さ期間曲線（クロナキシー）・筋電図検査で損傷の程度を診断する．
- 肩関節脱臼に伴うもののうち，上腕骨頭が脱臼しているために生じた圧迫麻痺では速やかに脱臼を整復し保存的に回復が得られる．
- 脱臼時に神経が牽引されて生じた牽引損傷では軸索断裂等を生じるため，ティネル(Tinel)徴候や筋電図での麻痺の回復等を参考に腕神経叢損傷に準じた治療が行われる．

橈骨神経麻痺 (radial paralysis)

■誘因・原因
- 橈骨神経は上腕骨後外側の spiral groove を走行している．この部位では硬い上腕骨の上に神経が乗っており，一定時間外からの圧迫（腕枕など）を受けることによって比較的容易に麻痺が生じる（p.361参照）．

■症状・臨床所見
- 腕橈骨筋，橈・尺側手根伸筋，手指伸筋群の麻痺を生じるため，定型的な下垂手（drop hand：図2）を示す．
- 腕枕等で生じるため saturday night palsy や honeymoon palsy との別称もある．
- 圧迫麻痺で neuraplaxia の場合には，運動麻痺の程度に比べ感覚障害は軽度で，第一指間背側部のしびれはあまりみられない．

■検査・診断・分類
- 受傷機転に関して，麻痺の発生した状況，特に飲酒・睡眠薬の有無など，手がしびれて来ても目覚めないような状況があったかを確認する．
- 神経幹刺激試験，神経伝導速度検査等で神経障害の程度を確認する．

■治療
- 睡眠圧迫麻痺の場合は，多くの場合その病態は neuraplaxia で，保存療法で早期に回復が見られる（p.256参照）．
- 飲酒後や睡眠薬・向精神薬服用後の場合は圧迫時間が長く，圧迫の程度が強いため axonotmesis となり，回復に長期を要することがある（p.256参照）．
- 時間がかかりそうな時は，手が使いやすいよう手関節装具を処方する．
- 保存治療で回復しない場合には機能再建として腱移行術（図3）を行う．

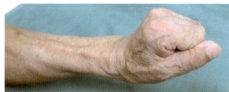

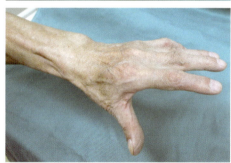

■図3 腱移行術（Riordan変法）術後の手関節背屈と指伸展
図2の症例に対する腱移行術

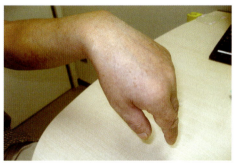

■図2 下垂手

坐骨神経麻痺 (sciatic nerve paralysis)

■誘因・原因
- 坐骨神経は腰神経叢から分岐し坐骨切痕で骨盤を出て臀部から大腿後方でハムストリング筋群に神経を分枝し，膝上で脛骨神経と総腓骨神経とに別れる．
- 臀部では股関節の後方に位置しており，母指の太さ程の径を持つ人体中最も太く長い神経である．
- 坐骨神経麻痺（p.428参照）は臀部で生じることがほとんどであり，股関節の後方への脱臼（骨折），人工股関節あるいは人工骨頭の後方脱臼などで生じる．
- 坐骨神経は坐骨切痕を出たあと，短外旋筋のひとつである梨状筋の下を通過するため，この部位で神経の絞扼を生じることがある（梨状筋症候群）．

■症状・臨床所見
- 主な症状は脛骨神経並びに総腓骨神経麻痺の症状で，下腿の前内側部（伏在神経領域）を除くすべての範囲に感覚障害を生じる．
- 坐骨神経は，臀部の辺りですでに脛骨神経の成分と総腓骨神経の成分がそれぞれの神経成分は坐骨神経の中では分かれていることが多く，特に総腓骨神経の成分に麻痺を生じやすい．

- 梨状筋症候群では大腿部の痛みや下腿のしびれなどの症状が出現し，股関節の内旋で症状が増悪するが，筋力低下や筋萎縮が認められることは稀である．

■ 検査・診断・分類
- 神経幹伝導試験・筋電図にて損傷度を判断する．
- 腰椎や股関節部の画像検査等で占拠性病変の有無等を確認する．

総腓骨神経麻痺（common peroneal nerve palsy）

■ 誘因・原因
- 総腓骨神経は膝部腓骨頭基部の後外側皮下を前方へ回り込むように走行しており，腓骨頭の上で圧迫を受けると麻痺を生じやすい．
- ICUなど無意識下で下肢が外旋した状態でいると圧迫を生じる．
- ギプスやシーネなど下肢の固定による圧迫なども生じやすい．
- 運動による筋区画内圧上昇によって急性あるいは亜急性に麻痺を生じることがある．

■ 症状・臨床所見
- 足関節の背屈，足趾の伸展ができなくなる（下垂足：drop foot）．
- つま先が引っかからないよう足を高く上げるようにして歩く（鶏歩）．
- 下腿外側部から足背部にかけての感覚鈍麻を生じる．

■ 検査・診断・分類
- 神経幹伝導試験・筋電図にて損傷度を判断する．
- 労作性の場合には前方の筋区画内圧を測定する．

■ 治療
- 基本的には保存療法で回復する（neuraplaxiaまたは axonotmesis）．
- 糖尿病などニューロパチー合併の場合や，圧迫時間・程度が高度な場合，神経の阻血・損傷部の瘢痕化により回復が得られないこともある．
- 回復するまでの間，靴べら型装具（シューホーン装具：図4）などを処方する．
- 筋区画内圧上昇による麻痺の場合には筋膜切開を行う．
- 麻痺が回復しない場合には腱移行術を行って機能再建（図5）する．

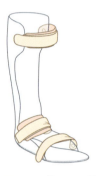

■ 図4　靴べら型装具

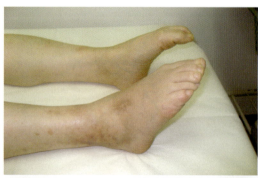

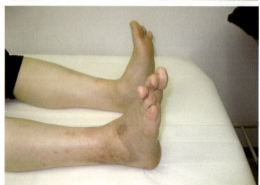

■ 図5　後脛骨筋による足関節背屈再建（Watkins-Barr変法）術後

集中治療室（ICU）：intensive care unit

神経・筋疾患

多発性神経炎

G62.9　polyneuritis

疾患概念
種々の原因により四肢の複数の末梢神経に障害を生じる疾患の総称．両側性，対称性に神経が障害されることが多い．

誘因・原因

- 種々の原因により四肢の複数の末梢神経に障害を生じる疾患の総称である．多発性ニューロパチー（ポリニューロパチー）などともよばれる．
- 原因としては，遺伝性疾患・代謝性疾患・中毒性・自己免疫性・感染性・炎症性・悪性腫瘍などがあげられる（表1）．

■表1　多発性神経炎の原因

- 遺伝性疾患：シャルコー・マリー・トゥース病（CMT），家族性アミロイドニューロパチーなど
- 代謝性疾患：糖尿病など
- 中毒性：ヒ素，亜鉛，有機溶剤，イソニアジド，ビンクリスチン硫酸塩，シスプラチンなど
- 自己免疫性：ギラン・バレー症候群など
- 感染性：帯状疱疹，ジフテリア，ハンセン病
- 炎症性：自己免疫性ニューロパチーなど
- 悪性腫瘍：腫瘍随伴性ニューロパチー

症状・臨床所見

- しばしば，両側性，対称性に神経が障害されることが多く，手袋・靴下型と表現されるような末梢部優位の感覚障害をきたすことが多い（p.46）．
- 両手足にしびれ感，痛み，感覚鈍麻などを自覚する．

病態

- 末梢神経伝導検査を行い，伝導速度の低下（脱髄所見）や活動電位の低下（軸索障害所見）を調べる．

治療

- 原因によって異なるが，早期に適切な治療を開始し機能障害をできるだけ少なくすることが大切である．
- 対症療法として，自発痛やしびれ感に対して抗てんかん薬，抗うつ薬，鎮痛薬，向神経系ビタミン薬やリハビリテーションを行う．

シャルコー・マリー・トゥース病（CMT）：Charcot-Marie-Tooth disease

Supplement

G61.0

ギラン・バレー症候群

Guillain-Barré syndrome

■**誘因・原因**
- 急性炎症性脱髄性多発根ニューロパチーともよばれるが，一般的には報告者のGuillainらの名前を入れたギラン・バレー症候群とよばれる．
- 自己免疫機序により神経根を中心に脱髄が生じていると考えられ，ウイルス（サイトメガロウイルス，EBウイルス）や細菌感染などが原因として考えられている．
- 一部の細菌（*Campylobacter jejuni*）においては，細菌のタンパクに対する抗体が末梢神経のガングリオシドと分子相同性を有しているため交差反応を生じ，脱髄を生じることが知られている（図1）．

■**症状・臨床所見**
- 上気道症状や消化器症状などの感冒前駆症状の後，運動麻痺が生じ，急性に麻痺範囲が拡大する点が特徴である（図2）．
- 麻痺は多くの場合，下肢遠位部から発症して上行して上肢に及び，ときには頸部から顔面筋・呼吸筋にも及ぶ．
- 症状は数日から1か月程度で最も強くなり，以後は徐々に回復に向かう．
- 運動麻痺に比べ，感覚障害や自律神経障害は軽度である．

■**検査・診断・分類**
- 脳脊髄液検査においてタンパクのみが増加し，細胞数が増加しないこと（タンパク細胞解離）が特徴的である．

■**治療**
- 感染症に対する治療を行う．
- 麻痺については呼吸筋麻痺の有無などを十分観察し，必要に応じて呼吸管理を行う．
- 免疫グロブリンの投与や血漿交換療法などで抗体を除去することが行われる．
- 脱髄性病変の場合，一般的には予後は良好で6か月程度で回復するが，ときに運動麻痺を後遺症として残すことがある．

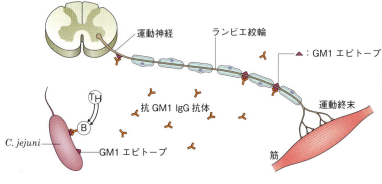

■**図1　*C.jejuni*腸炎後ギラン・バレー症候群の発症機序**
GM1様リポオリゴ糖を有する*C.jejuni*に感染し，T細胞のヘルプを受けて抗GM1 IgG抗体が産生され，血液神経関門の脆弱な脊髄前根やランビエ絞輪などにGM1が結合し，運動神経が障害される．
（小鷹昌明ほか：Guillain-Barré症候群—神経と病原体との分子相同性仮説の証明．医学のあゆみ，206(11)：843，2003を改変）

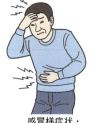
感冒様症状・下痢（前駆症状）

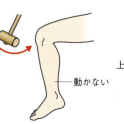
深部反射の減弱・消失

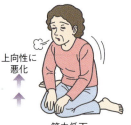
筋力低下

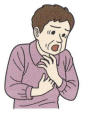
呼吸困難

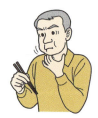
嚥下障害

■**図2　ギラン・バレー症候群の症状**

神経・筋疾患

筋萎縮性側索硬化症（ALS）

G12.2　amyotrophic lateral sclerosis

疾患概念
一次および二次運動ニューロンの双方が選択的に障害される変性疾患で，進行性に筋萎縮と筋力低下を引き起こし，最終的に球麻痺症状，呼吸筋麻痺となる．発症から死亡までの平均期間は3〜5年である．

誘因・原因

- 筋萎縮性側索硬化症は，一次および二次運動ニューロンの双方が選択的に障害される変性疾患であり，厚生労働省の指定難病である．
- 中年以降に発症し，進行性に筋萎縮と筋力低下を引き起こす疾患で，脊髄前角細胞および下部脳幹の運動性脳神経核が選択的に障害され，四肢筋，舌，咽頭筋に麻痺を生じる．
- 障害部位により，上肢型（頸髄型），脊髄型（脊髄性進行性筋萎縮症），延髄型（進行性球麻痺）などがある（図1）.
- 原因については現在まで確定されていない．
- 有病率は人口10万人あたり2〜7例程度であるが，一部に発症率が数十倍も高い地域があり，遺伝的素因や環境因子の関連が疑われている．

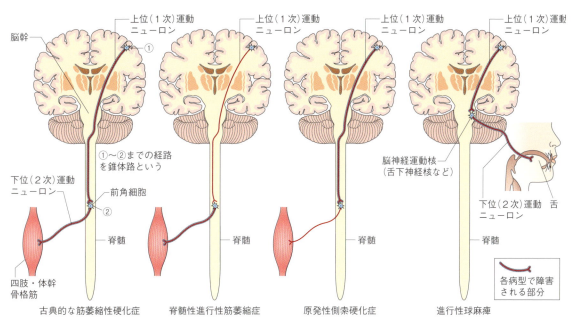

■図1　臨床病型の相違
（落合慈之監［吉澤利弘］：脳神経疾患ビジュアルブック. p291，学研メディカル秀潤社，2009）

症状・臨床所見（図2）

- 運動ニューロン系に限局し，感覚障害，小脳・錐体外路症状，膀胱直腸障害などは示さないことが特徴である．
- 自覚症状は，上肢の脱力で発症することが多く，ときに手指の巧緻性低下で気づかれる．
- 球麻痺型ではろれつが回らない，むせやすいなどの症状が出現する．
- 筋力低下は片側から始まり，緩徐に両側性に進展し重症化する．
- 最終的には四肢麻痺，球麻痺が出現する．筋萎縮は四肢遠位から始まり，猿手や鷲手を呈する（図3）.
- 顔面筋では舌の萎縮が特徴的である．
- 筋萎縮のない早期から筋線維がぴくぴくと収縮する線維束攣縮がみられる．

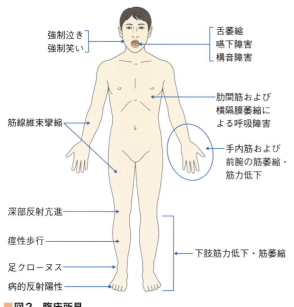

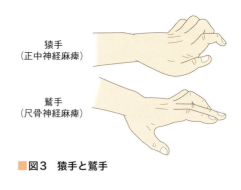

■図3　猿手と鷲手

■図2　臨床所見
（落合慈之監［吉澤利弘］：脳神経疾患ビジュアルブック. p291, 学研メディカル秀潤社, 2009）

検査・診断・分類

- 筋電図検査では，安静時に脱神経電位・線維束攣縮が，また収縮時には高振幅電位が認められ，前角細胞障害を示唆する所見がみられる（図4）．
- 「陰性4徴候」といわれる「ある症状が現れない」という特徴がある．
  ・感覚（いわゆる五感）は障害されない．
  ・目の動きは障害されない（眼球運動障害がない）．
  ・排泄は障害されない（膀胱直腸障害はない）．
  ・褥瘡ができない．
- 発症早期において，確実にALSを診断することは容易ではない．

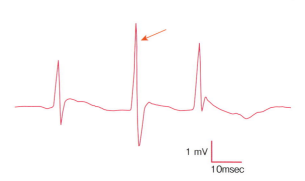

■図4　筋萎縮性側索硬化症の筋電図所見（上腕二頭筋）
振幅5mV，持続10msecを超える神経原性ユニット（→）の混入あり
（落合慈之監［吉澤利弘］：脳神経疾患ビジュアルブック. p291, 学研メディカル秀潤社, 2009）

治療

- 本症の根本治療はなく，介護と対症療法が主体となる．
- 関節拘縮の予防には適度なリハビリテーション，構音障害やコミュニケーション障害には文字板やタッチセンサーなどのシステムを利用する．
- 嚥下障害による摂食不良には，経鼻経管栄養，経静脈栄養や経皮的胃瘻造設術などが考慮される．
- 呼吸障害には鼻マスクによる非侵襲的呼吸補助や気管切開による人工呼吸器管理が考慮される．
- 最終的には球麻痺症状，呼吸筋麻痺が出現するため，患者および家族に対して病状をよく理解をしてもらい，周到な配慮のうえでのインフォームド・コンセントがなされる必要がある．

神経・筋疾患

進行性筋ジストロフィー

疾患概念
筋線維の変性・壊死により進行性の筋力低下，筋萎縮をきたす遺伝性疾患．ガワーズ徴候がみられ，関節拘縮や脊椎変形を呈し，進行すると寝たきりとなる．

| G71.0 | progressive muscular dystrophy |

誘因・原因

- 筋線維の変性・壊死により進行性の筋力低下，筋萎縮をきたす遺伝性疾患で，厚生労働省の指定難病である．
- 遺伝形式・臨床像・病理組織学的所見などにより表1のように分類されている．
- 最も頻度の高いドゥシェンヌ(Duchenne)型(図1)では，筋のジストロフィンタンパク(筋肉の細胞膜直下にあるタンパク)が欠損し，細胞膜異常が生じることがわかっている．
- また，他にも筋の基底膜に関連するタンパク異常などが一部の型では発見されている．

■表1 遺伝形式による進行性筋ジストロフィーの分類

遺伝形式	サブタイプ
X染色体劣性遺伝	ドゥシェンヌ型(Xp21の異常) ベッカー型(Xp21の異常) エメリー-ドレフェス型(Xqの異常)
常染色体劣性遺伝	肢帯型(15qの異常ほか) ・先天型：福山型(中枢神経症状を伴う9qの異常)，非福山型(メロシン欠乏症など，中枢神経症状を伴わない) ・遠位型(三好型) その他
常染色体優性遺伝	肢帯型(5qの異常他)，顔面・肩甲・上腕型(4qの異常)，眼・咽頭型，筋強直性ジストロフィー(19qの異常)
その他	

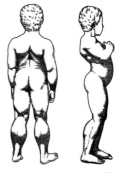

■図1 ドゥシェンヌの原著にある典型例のスケッチ
腓腹筋の仮性肥大がみられる．

症状・臨床所見

- ドゥシェンヌ型の臨床症状は，処女歩行の遅延や幼少時の歩行異常で気づかれることが多い．
- 腓腹筋の仮性肥大がみられ，体幹筋や近位筋は筋力低下が進行する．
- ガワーズ(Gowers)徴候(登攀性起立：図2)とよばれる独特な起き上がり方をする(四つん這いで足を伸ばし，手を用いて足をつかみながら上体を起こす．歩行は動揺性歩行を示す)．
- 筋力低下の進行は早く，10歳程度で歩行不能．
- 関節拘縮や脊椎変形を呈し，進行すると寝たきりとなる．20歳前後で心不全・呼吸不全などにより死亡することが多い．

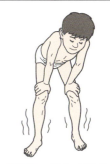

■図2 ガワーズ徴候

検査・診断・分類

- 検査上はクリアチンキナーゼ(CK)の上昇をみる．また，筋電図検査で低振幅の筋原性変化をみる．
- ジストロフィンなどの筋タンパクの異常，筋組織の免疫染色による異常の有無などが診断に有用である．

治療

- 根本的な治療法はなく，対症療法としてビタミン剤やアデノシン三リン酸(ATP)，副腎皮質ステロイド薬などが使用される．
- 関節変形などを予防するため，生活指導や理学療法などが重要である．進行期には呼吸や循環の管理など全身的なケアを必要とする．

神経・筋疾患

カウザルギー・反射性交感神経性ジストロフィー

G56.4, M89.00　causalgia, reflex sympathetic dystrophy

疾患概念
カウザルギーは，主に骨折など末梢神経損傷後にみられる自律神経症状（発汗異常など）を伴った灼熱性の疼痛を訴える疾患．反射性交感神経性ジストロフィーは，神経損傷の有無にかかわらず外傷後に発生する不釣り合いなほどに強い疼痛を訴える疾患

誘因・原因

- 末梢神経損傷後（外傷，手術，骨折，打撲，心筋梗塞，脳血管障害など）の重大な合併症の1つに，カウザルギー（causalgia）があげられる．
- カウザルギーは反射性交感神経性ジストロフィー（RSD）と病態生理は共通すると考えられているが，神経損傷に続発するものとして区別されている．
- 世界疼痛学会は，カウザルギーを複合性局所疼痛症候群（CRPS）type Ⅱ，反射性交感神経性ジストロフィー（RSD）を複合性局所疼痛症候群（CRPS）type Ⅰ という名称に改めている．
- 病因が十分に解明されているわけではなく，その診断基準は未統一な部分もあるが，近年自律神経に対する自己抗体が高率に存在することが報告され，自己免疫疾患の可能性が指摘されている．

症状・臨床所見

- 外傷後に，不釣り合いなほどの異常な疼痛や，通常なら痛みを感じない程度の刺激を疼痛に感じる場合，関節運動制限や皮膚萎縮・発汗異常・浮腫・栄養障害などの他覚症状を呈するようであれば，本疾患を念頭に置くべきである．
- 女性のほうが男性よりも発症しやすいと報告されている．

検査・診断・分類

- 診断は臨床症状に基づいて行われる．
- しばしば慢性化して難治性となることから，治療上は早期診断がきわめて重要である．
- 本症が疑われれば，早急に適切な治療を行うべきである．
- 厚生労働省研究班における判定指標を**表1**に示す．
- 治療を早期に行うため治療用基準はゆるくなっていること，補償や訴訟などに用いられる判定指標ではないという但し書きがあることが特徴である．

■ 表1　CRPS臨床用判定指標（臨床用）

A．自覚的所見（病気のいずれかの時期に，以下の自覚的症状のうち2項目以上該当すること，ただし，それぞれの項目内のいずれかの症状を満たせばよい） 1．皮膚・爪・毛のうちいずれかに萎縮性変化 2．関節可動域制限 3．持続性ないし不釣り合いな痛み，しびれたような針で刺すような痛み，または知覚過敏 4．発汗の亢進ないしは低下 5．浮腫
B．他覚的所見（診察時において，以下の他覚的所見の項目を2項目以上該当すること） 1．皮膚・爪・毛のうちいずれかに萎縮性変化 2．関節可動域制限 3．異痛症（アロディニア）（触刺激または熱刺激）ないし痛覚過敏（ピンプリック） 4．発汗の亢進ないしは低下 5．浮腫

治療

- 患者の状態に応じて適宜組み合わせて**表2**のような治療を行っていく．
- 整形外科のみならず，リハビリテーション科，精神科，麻酔科（ペインクリニック）などとの連携が必要となる．

■ 表2　治療法

● ブロックや手術による交感神経反射の遮断 ● 神経損傷に対する手術治療（type Ⅱ） ● 患者素因に対する治療（心理療法・精神安定薬など），薬物治療（副腎皮質ステロイド薬，鎮痛薬，向精神薬，漢方薬など） ● 作業療法（運動療法，温冷交代浴，装具，静脈麻酔下他動運動など） ● 電気刺激療法 ● 禁煙 ● 拘縮に対する手術療法　など

複合性局所疼痛症候群（CRPS）：complex regional pain syndrome　｜　反射性交感神経性ジストロフィー（RSD）：reflex sympathetic dystrophy

四肢循環障害

閉塞性動脈硬化症

I709　arteriosclerosis obliterans

疾患概念
加齢変化による動脈壁の粥状硬化によって動脈の狭窄や閉塞を生じ、種々の虚血症状が出現する疾患。重症となった場合は生命予後がきわめて不良であり、予防や早期の治療が重要である。近年ではより包括的に末梢動脈疾患(PAD)と表現されることが多い。

Summary Map

誘因・原因	●生活習慣病、喫煙、男性、高齢のほか、虚血性心疾患、脳血管障害などがリスクファクターとなる。
病態	●**全身の動脈硬化**により、**動脈の狭窄および閉塞**をきたし、種々の組織の循環障害をもたらす。全身疾患であるため、冠動脈疾患、脳血管疾患などを合併することも多い(30%前後)。組織学的には内膜の肥厚増殖から、変性、潰瘍形成、石灰化、血栓などを示す。
症状 臨床所見	●四肢の冷感、しびれ、**疼痛**、**間歇性跛行**＊などがみられる。
検査・診断 分類	●下肢動脈の触診、足関節上腕血圧比(**ABI**)の低下。
治療	●リスクファクターの管理、薬物療法、運動療法。改善しない場合は手術療法。

●用語解説

間歇性跛行(IC)と重症虚血肢(CLI)

間歇性跛行は、安静時には無症状であるが一定の距離を歩行すると下肢のしびれや疼痛が生じて歩行継続が困難となり、休息にて再度歩行が可能となる症状。下肢の虚血により出現するが、腰部脊柱管狭窄症による神経性の疼痛に類似しており鑑別を要する。
重症虚血肢は、安静時においても末梢の虚血が出現した状態。皮膚の微小循環が障害され、安静時痛や潰瘍形成・壊死が出現する。足関節圧＜50～70mmHg、足趾動脈圧＜30～50mmHg(ドプラー血流計)が目安。

誘因・原因

●糖尿病、高血圧、高脂血症といった生活習慣病に加え、男性、喫煙、高齢、脳梗塞の既往、心筋梗塞の既往がリスクファクターである。

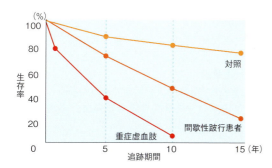

■図1　末梢動脈閉塞症(PAD)の症状による生存率
(Norgren L, et al : Inter-Society Consensus for the Management of Peripheral Arterial Disease (TASC II).Eur J Vasc Endovasc Surg, 33(Suppl):S1-75, 2007)

症状・臨床所見

●四肢の虚血に伴い冷感・しびれ・疼痛などが出現するが、60%以上の狭窄がないと自覚症状はみられない。
●症状の段階により、間歇性跛行＊と重症虚血肢＊に分けられる。
●生命予後は不良で、間歇性跛行の患者の自然経過では肢切断になる頻度は2～3%であるが、5年の経過で30%程度が死亡する(図1)。

ASOと腰部脊柱管狭窄症の下肢症状は類似していることがあり鑑別が重要であるが、腰部脊柱管狭窄症の25%にASOを合併しているとの報告があり、より正確に診断することが必要である。

検査・診断・分類

■臨床検査
- 下肢動脈触診：大腿・膝窩・足背の動脈拍動の比較.
- 足関節上腕血圧比（ABI）：0.9未満で閉塞性病変の存在が疑われる（図2）.
- ドプラー（Doppler）血流計
- トレッドミル負荷試験：運動負荷を加えることで，安静時に所見のない病変の診断が可能.

■画像検査
- エコー，CTアンギオグラフィ（CTA），磁気共鳴血管造影法（MRA）
- 血管造影：虫食い状凹凸，小動脈の蛇行，石灰化などの所見が認められる.
- 下肢閉塞性動脈硬化症診断のアルゴリズムを図3に示す.

■重症度分類
- フォンテイン（Fontaine）分類（表1）が用いられる.

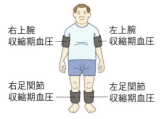

■図2　ABIの計算
ABI＝足関節収縮期血圧÷上腕収縮期血圧
<0.9：動脈閉塞の疑いあり．
<0.8：動脈閉塞の可能性が高い．
0.5～0.8：動脈閉塞が1か所以上ある．
<0.5：動脈閉塞が複数か所ある．

■表1　フォンテイン（Fontaine）分類

重症度	臨床所見
Ⅰ度（軽度虚血）	無症状～手足のしびれ・冷感
Ⅱ度（中等度虚血）	間歇性跛行（歩行時の下肢痛）
Ⅲ度（高度虚血）	安静時疼痛
Ⅳ度（重度虚血）	潰瘍，壊死

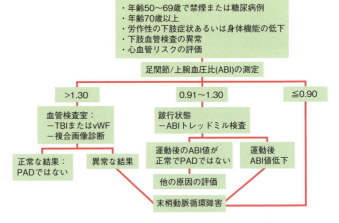

■図3　下肢閉塞性動脈硬化症診断のアルゴリズム
※TBI：toe brachial index（つま先上腕インデックス，足の動脈が石灰化している場合などにつま先が用いられる）
※vWF：von Willebrand factor（フォン・ウイルブランド因子とは血液中の凝固因子の1つ）
（Hiatt WR：N Engl J Med 344：1608-1621, 2001. Copyright ©2001 Massachusetts Medical Society. All rights reserved. Translated with permission.）

治療

- 全身性の血管病変であり，禁煙および高血圧，糖尿病，高脂血症の管理などリスクファクターの管理が重要である.

■運動療法
- 中等度の疼痛が出現するまで歩行し，休憩することを30分～1時間程度繰り返す．これを週3回，3～6か月間行う．
- 重症虚血肢に対する治療としては，血行再建による積極的な血流改善が求められる．
- 壊疽となった場合は下肢切断が必要となる．

■薬物療法
- 抗血小板薬のシロスタゾール，低用量アスピリン，クロピドグレル（プラビックス）など．

■血行再建術
- 運動療法，薬物療法が無効であった場合に血管内治療（PTA）や外科的再建などの血行再建術が考慮される．

足関節上腕血圧比（ABI）：ankle brachial pressure index　｜　重症虚血肢（CLI）：critical limb ischemia　｜　CTアンギオグラフィ（CTA）：CT angiography　｜　間歇性跛行（IC）：intermittent claudication　｜　磁気共鳴血管造影法（MRA）：magnetic resonance angiography　｜　末梢動脈疾患（PAD）：peripheral arterial disease　｜　血管内治療（PTA）：percutaneous transluminal angioplasty

四肢循環障害

バージャー病

I73.1　Buerger's disease

疾患概念
Buergerによって報告され、特発性脱疽、閉塞性血栓血管炎ともいわれる。喫煙歴のある青壮年期の男性に好発し、四肢の主幹動脈に閉塞性の血管全層炎をきたす。四肢の虚血症状では間歇性跛行や皮膚潰瘍、安静時痛などを引き起こす。明らかな原因は不明で、難病指定疾患である。国内の罹患患者数は約10,000人

Summary Map

誘因・原因
- 喫煙歴のある青壮年期（20〜40歳台）の男性に好発（男女比 9.7：1）する。近年、歯周病菌との関連が指摘されているが、はっきりした原因は不明。

病態
- 四肢の血管（動脈・静脈）に閉塞性・分節性の血管全層炎をきたし、虚血症状が出現する。表在静脈に炎症性変化（遊走性静脈炎）を起こすことがある。

症状 臨床所見
- 冷感、しびれ、間歇跛行などの慢性動脈閉塞症に共通の症状が出現する。

検査・診断 分類
- 足関節上腕血圧比（ABI）低下、四肢、指趾の皮膚温の低下などがみられるが、確定診断は血管造影による。

治療
- 治療法は確立されていないが、まず禁煙を厳守させる。

誘因・原因
- 青壮年期（20〜40歳台）の男性に好発する（男女比9.7：1）。
- ほぼ全例に喫煙歴があり（間接喫煙含む）、血管攣縮との関連が指摘されている。
- 遺伝的素因や歯周病菌との関連が指摘されているが、はっきりした原因は不明である。

症状・臨床所見
- 慢性動脈閉塞症に共通の症状（冷感、しびれ、間歇跛行）が出現する。
- 悪化すると、四肢の安静時疼痛、潰瘍、壊死をきたす（特発性脱疽）。
- 上肢の罹患、遊走性静脈炎（皮下静脈の炎症）、足底の跛行が本疾患に特徴的である。
- 閉塞性動脈硬化症（ASO）とは異なり、心・脳・大血管病変を合併しない→予後良好である。

> 近年、末梢動脈疾患（PAD）としてASOと合わせた疾患概念としてとらえられているが、上肢でも発症する点や、中小血管に病変をきたすために重要臓器の合併がなく、生命予後は良好である点がASOと異なる。

検査・診断・分類

- 四肢，指趾の皮膚温の低下（サーモグラフィ）．
- 末梢動脈拍動の減弱．
- 足関節動脈圧の低下（ドプラー血流計）．
- 診断基準によれば，50歳未満で，喫煙歴，膝窩動脈以下の閉塞，動脈閉塞，遊走性静脈炎の既往があり，高血圧症，高脂血症，糖尿病の合併がなく，膠原病の検査所見が陰性の場合はバージャー病と診断できる．女性と非喫煙者には，鑑別診断を厳密に行う[1]．
- バージャー病の重症度分類は，1〜5度に分類される．1度は，冷感，しびれ，皮膚色調変化があるが禁煙，薬物治療で社会生活にまったく支障がない状態．2度は，さらに足底や下腿に間歇性跛行があるが禁煙，薬物治療で社会生活の支障は許容範囲内である．3度は，指趾の色調変化，限局性の潰瘍，壊死，高度の間歇性跛行を伴うようになり，通常の薬物治療では社会生活への支障は許容範囲を超えることがある状態．4度は，強い疼痛を伴う潰瘍があり，社会生活に著しい支障をきたすため，入院加療を要する．5度では，激しい疼痛を伴う壊死，潰瘍のため入院により下腿切断など強力な外科的治療を要する状態である[1]．
- 血管造影所見を図1，2に示す．バージャー病との鑑別疾患はASO，外傷性動脈血栓症，膝窩動脈補足症候群，膝窩動脈外膜嚢腫，SLE，強皮症，血管ベーチェットである．

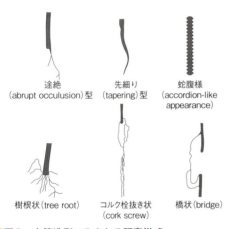

■図1　血管造影でみられる閉塞様式
（落合慈之：監：循環器疾患ビジュアルブック第2版．p329，学研メディカル秀潤社，2017）

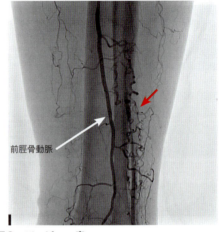

■図2　バージャー病
左前脛骨動脈と後脛骨動脈は閉塞しており，腓骨動脈からの側副血行路が発達している．赤矢印はcork screw状の側副血行路．
（落合慈之：監：循環器疾患ビジュアルブック第2版．p329，学研メディカル秀潤社，2017）

治療

- 治療法は確立されていないが，まずは禁煙を厳守させる．
- 患肢の保温，運動療法．
- 薬物療法：抗血小板薬，抗凝固薬，血管拡張薬（プロスタンディン®）など．
- 重症例では末梢血管床が良好であれば（適応は少ない），バイパス術などの血行再建術を行う．
- 血行再建が適応外の症例では，交感神経節の切除術やブロックを行う．

閉塞性動脈硬化症（ASO）：arteriosclerosis obliterans　　末梢動脈疾患（PAD）：peripheral arterial disease

四肢循環障害

深部静脈血栓症

I80.2　deep vein thrombosis

疾患概念
筋膜より深部に存在する静脈内に血栓が形成されたもの．整形外科手術に伴って発生しやすく，予防しなければ，下肢人工関節術後は30〜50％と高率に発生する．致死的合併症である肺塞栓症の原因となるため，予防と早期発見が重要である．エコノミークラス症候群として一般に認知されている．

Summary Map

誘因・原因	●ウィルヒョウ（Virchow）の3徴：血流停滞・静脈内皮傷害・血液凝固能亢進
病態	●骨盤から下肢の深部静脈内に血栓を形成し，静脈のうっ滞や閉塞，炎症により下肢症状が出現する．近位型血栓が遊離すると，致死的合併症の肺塞栓症を引き起こす．
症状 臨床所見	●下肢の腫脹，鈍痛，腓腹部あるいは大腿内側の把握痛，静脈に沿った圧痛，色調変化．これらが片側性に出現した場合は，DVTを強く疑う．
検査・診断 分類	●D-ダイマーの上昇，下肢深部静脈エコー，造影CTが有用である．
治療	●血栓形成期には，抗凝固療法や血栓溶解療法が行われる．下大静脈フィルタが留置されることもある．術後や病臥中の血栓形成を防止し，致死的合併症の肺塞栓を予防することが大切となる．

誘因・原因

- ウィルヒョウは静脈血栓の誘発因子として，血流停滞，静脈内皮障害，血液凝固能亢進の3つ（図1）をあげている（ウィルヒョウの3徴）．
- 血流停滞：静脈血流は筋ポンプの作用により増強されるため，動かないことは血流停滞の原因となる．脱水，腫脹，長期臥床による静脈拡張などでも停滞を起こしやすい．
- 静脈内皮傷害：外傷や手術による直接侵襲，炎症性サイトカインによる静脈内皮損傷．
- 血液凝固能亢進：凝固・線溶のバランスの崩れ．外傷，手術では凝固能が亢進する．

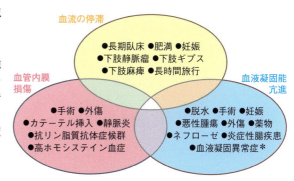

図1　3大危険因子

症状・臨床所見

- 下肢の腫脹，鈍痛，腓腹部あるいは大腿内側の把握痛，静脈に沿った圧痛，色調変化．これらが片側性に出現した場合は，DVTを強く疑う（図2）．
- ホーマン（Homans）徴候：足関節背屈強制により，腓腹部（ふくらはぎ）に疼痛が出現する（図3）．
- 検査前にDVTを疑うきっかけとなるにはWellsスコア（表1）が有用である．
- D-ダイマーとWellsスコア，ホーマン徴候を組み合わせると，DVTの検出率が高い．下肢の外傷や整形外科手術後に発生するDVTは特有の所見を呈するものは少なく，積極的に疑ってD-ダイマーやエコーなどによるスクリーニングが必要である．
- 肺塞栓症（PE）を併発すると，胸痛，呼吸困難，頻脈，頻呼吸，右心負荷，低酸素血症，血圧低下などさまざまな症状が出現する．

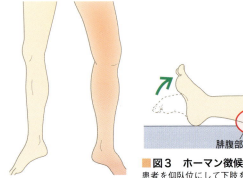

■ 図2　急性深部静脈血栓症
左下肢に腫脹，発赤，熱感を認める．

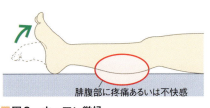

■ 図3　ホーマン徴候
患者を仰臥位にして下肢を伸ばしたまま，足底を押してみる．腓腹部（ふくらはぎ）に疼痛あるいは不快感があれば陽性．

■ 表1　Wellsスコア

DVTの可能性：0点以下　低い，1〜2点　中等度，3点以上　高い
・治療の終了していないがん　+1
・麻痺または最近のギプス装着　+1
・3日以上のベッド上安静，または手術後12週以内　+1
・深部静脈に沿った圧痛　+1
・下肢全体の腫脹　+1
・健側に比べて下腿直径が3 cm以上大きい　+1
・pitting edemaがある　+1
・表面静脈の拡張　+1
・DVTの既往　+1
・DVTより疑わしい鑑別診断が他にある　−2

（Wells PS, et al：Does this patient have deep vein thrombosis? JAMA，295(2):199-207, 2006）

検査・診断・分類

■臨床検査

- D-ダイマー：凝固系カスケードで生じた安定化フィブリンに，線溶系のプラスミンが作用してできた分解産物．DVT，PEのほか，播種性血管内凝固（DIC）や大量血腫などで上昇する．通常1.0 μg/mL以下が基準値．手術後は凝固系が亢進するため，カットオフ値（正常と異常の境界値）は10 μg/mL程度とすることが多い．

■画像検査

- 下肢深部静脈エコー：感度・特異度ともにほぼ100％であるが，検者間での差が大きい．侵襲が少なくスクリーニングの第一選択である（図4）．
- 造影CT：造影剤が必要であるが，DVTとPEを同時に診断可能．DVT診断の感度，特異度ともにほぼ100％である（図5）．

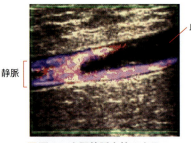

■ 図4　大腿静脈血栓のカラードプラーエコー像

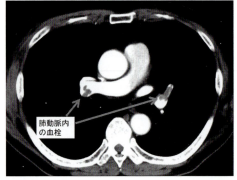

■ 図5　肺塞栓症のCT画像

- 静脈造影：閉塞部位と浮遊血栓の検出に有用であるが，侵襲的な検査であり，好発部位であるヒラメ静脈(ヒラメ筋内を走行し，後脛骨静脈，腓骨静脈から分枝する．下腿のなかで血栓が最もできやすい静脈である：図6)の診断が難しい．

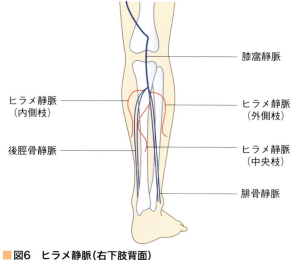

■図6　ヒラメ静脈(右下肢背面)

治療

■予防

- 理学的予防法：姿勢，手術体位の改善，静脈の圧迫を避ける．下肢静脈の血流は筋収縮によるポンプ機能が担っており，術後は早期離床が望ましい．臥床中でも足関節の自動底背屈運動(図7)を行うことで，ヒラメ筋の作用により静脈血流が増加する．
- 物理的予防法
・弾性ストッキング：表在静脈を圧迫して深部静脈の血流を増加させるとともに，静脈内腔径を小さくすることで血流を速くする(図8)．
・間欠的空気圧迫法：臥床中に間欠的に下肢を圧迫し，静脈血流を保つ(図9)．

・薬物予防法：人工股関節全置換術(THA)，膝関節全置換術(TKA)，股関節骨折手術後などに適応される(表2)．

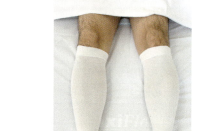

■図8　弾性ストッキング

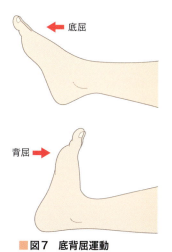

■図7　底背屈運動

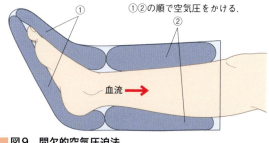

■図9　間欠的空気圧迫法

■ DVTに対する治療
● 抗凝固療法
・未分画ヘパリン：即効性あり，初期に使用（表2）．
・Xa阻害薬：表2参照．
・ワルファリンカリウム：内服薬で長期投与が可能（表2）．
● 下大静脈フィルター（図10）：致死的なPEが予測されるが抗凝固療法が行えない場合に使用される．

永久留置型と一時留置型（回収可能）があり，成因や目的によって使い分ける．
● フォガティーカテーテルによる血栓除去術（図11）：発症早期で有効で急性期や有痛性青股症などに適応される．

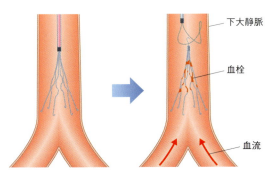

■ 図10　下大静脈フィルター挿入の模式図

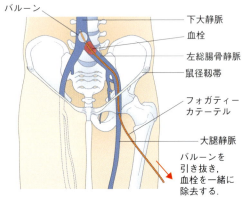

■ 図11　血栓摘除術

■ 表2　DVTに対する薬物予防法と治療法

薬剤名		投与経路	投与回数	モニタリング	適応症	
					整形術後DVT予防	DVT/PEの治療
Xa阻害薬	エドキサパリン（リクシアナ）	経口	1回／日	－	○	○
	リバーロキサバン（イグザレルト）	経口	1回／日	－		○
	アピキサバン（エリキュース）	経口	2回／日	－		○
	フォンダパリヌクス（アリクストラ）	皮下注射	1回／日	－	○	○
エノキサパリン（クレキサン）		皮下注射	2回／日	－	○	
ワルファリン（ワーファリン）		経口	1回／日	PT-INR	○	○
ヘパリンナトリウム（未分画ヘパリン）		皮下または静脈注射	数回または持続	APTT	○	○

播種性血管内凝固（DIC）：disseminated intravascular coagulation　｜　肺塞栓症（PE）：pulmonary embolism　｜　肺動脈血栓塞栓症（PTE）：pulmonary thromboembolism　｜　人工股関節全置換術（THA）：total hip arthroplasty　｜　膝関節全置換術（TKA）：total knee arthroplasty　｜　静脈血栓塞栓症（VTE）：venous thromboembolism

腱・腱鞘の疾患

腱鞘炎・滑液包炎

M65.99, M71.99　　tenosynovitis, bursitis

疾患概念
腱鞘炎とは，何度も繰り返される機械的な運動刺激により腱周囲が炎症を起こし，腱鞘が肥厚することで運動が障害された状態である．滑液包炎は，骨・関節・筋・腱・靭帯などの間にあり摩擦を受けることを防ぐ滑液を含む袋状の組織の滑液包が，急性または慢性的に炎症を起こしたものである．

誘因・原因

■腱鞘炎
- 腱鞘は腱を覆い，腱が摩擦を受けることを防ぐことや腱を骨に付着させる構造物である．
- 腱鞘炎の原因は，何度も繰り返される機械的な運動刺激や炎症性疾患・糖尿病等の代謝性疾患により腱周囲が炎症を起こし，腱鞘が肥厚することで運動が障害された状態である．
- 機械的運動刺激の多い手首の屈筋腱，肘の上腕二頭長頭腱，踵のアキレス腱，指の屈曲筋に多く認められる．代表的な疾患に手首の腱鞘炎では狭窄性腱鞘炎（ドケルバン病）（図1），指の腱鞘の肥厚ではばね指（弾発指）がある（図2）．
- 糖尿病，関節リウマチ，結核性腱鞘炎，細菌感染による化膿性腱鞘炎などが原因になることもある．

■滑液包炎
- 滑液包は骨・関節・筋・腱・靭帯などの間にあり，摩擦を受けることを防ぐ滑液を含む袋状の組織である．滑膜包炎は骨膜包が急性または慢性的に炎症を起こしたものである．
- 発症しやすい部位は肩関節で（図3），そのほか肘関節，膝関節，アキレス腱，股関節などである．
- 原因としては，外傷性，石灰沈着性，感染性，化膿性，関節リウマチに伴うものなどがある．

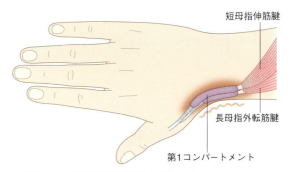

■図1　手首の腱鞘炎（ドケルバン病）

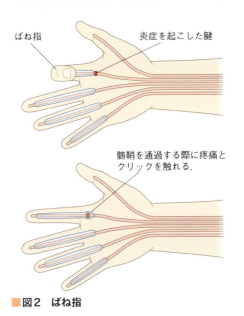

■図2　ばね指

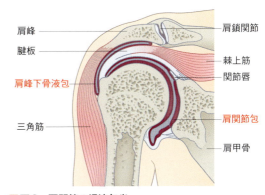

■図3　肩関節の滑液包炎

症状・臨床所見

■腱鞘炎
- 運動時の疼痛や腫脹，また発症部位に圧痛を認める．

■滑液包炎
- 急性の場合は運動時に疼痛や発症箇所に圧痛を認める．感染性や石灰沈着性では熱感や発赤を伴うことがある．

検査・診断・分類

- 腱鞘炎について，代表的な疾患である狭窄性腱鞘炎(ドケルバン病)とばね指(弾発指)を以下に示す．

■腱鞘炎

- 狭窄性腱鞘炎(ドケルバン病)は，ドケルバン(De Quervain)が1895年に報告した，長母指外転筋腱と短母指伸筋腱が走行している手伸筋腱腱鞘の第一区画の腱鞘炎である．
- 母指基部から手関節橈側に疼痛と腫脹を伴い，母指を手掌の内側に入れて握り，手関節を尺屈させると疼痛が発生する〔アイヒホッフ(Eichhoff)テスト〕(図4)．また母指を小指側に屈曲させて母指を伸長させると疼痛が発生する〔フィンケルシュタイン(Finkelstein)テスト〕(図5)．
- ばね指は，指の屈筋腱の肥大硬化や腱鞘の狭窄によってばね症状を呈する腱鞘炎で，女性のMP関節や幼児の母指IP関節にみられる．指を屈曲する際に疼痛と弾発を伴い，伸展できなくなることもある(ロッキング)．

■滑液包炎

- 発症部位に軟らかい弾性腫瘤を触知し，炎症の徴候を認める．視診・触診・滑液穿刺で判断がつきにくい深部の滑液包炎では，超音波エコーやMRIにて診断を行う．

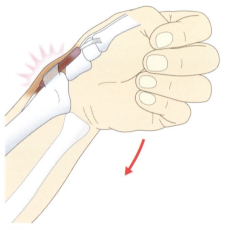

■図4　アイヒホッフテスト

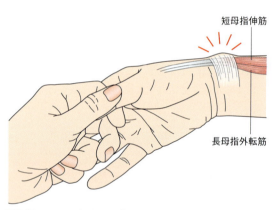

■図5　フィンケルシュタインテスト

治療

■腱鞘炎

- 狭窄性腱鞘炎(ドケルバン病)は，副腎皮質ステロイド薬の局所注射，外固定による局所安静ならびにNSAIDs(非ステロイド性抗炎症薬)の投与を行う．保存療法で効果が認められない場合は，手術療法(腱鞘切開術)を施行する．
- ばね指は，副腎皮質ステロイド薬の局所注射，外固定による局所安静ならびにNSAIDsの投与を行う．効果がない場合は手術療法も考慮される．

■滑液包炎

- 急性の非感染性滑液包炎では，固定により安静にし，滑液の穿刺ならびにNSAIDsの投与を行う．化膿性滑液包炎では滑液の穿刺と抗菌薬投与を行う．

指節間関節(IP joint)：interphalangeal joint　｜　中手指節関節(MP joint)：metacarpophalangeal joint　｜　非ステロイド性抗炎症薬(NSAIDs)：non-steroidal anti-inflammatory drugs　｜　ばね指：trigger finger

腱・腱鞘の疾患

ガングリオン

疾患概念
手指関節近くに発生する豆粒大から母指頭大の軟部腫瘤であり，20〜40歳台の女性に多く認められ，好発部位は手関節背側で50〜70％を占める．穿刺でゼリー状の内容物を吸引できれば診断が確定できる．

| M67.4 | ganglion cyst |

誘因・原因

- 靱帯や関節包腱鞘のある部位に発生すると考えられているが，発症の原因は不明である．高齢者や手指をよく使う人が発症するとは限らない．
- 2次的に起こることもあり，外傷や長時間にわたる関節部の伸展などが原因となる．
- その他にも，骨や筋肉・神経に発生するガングリオンもある．

症状・臨床所見

- 疼痛を生じることがあるが，無症状であることが多い．発生部位により肘周囲であれば神経圧迫，腱鞘部では腱鞘炎などを生じることがある（図1）．皮膚との癒着はない．

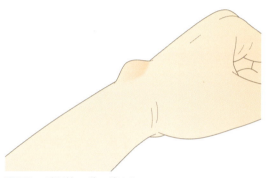

■図1　手関節のガングリオン

検査・診断・分類

- 穿刺でゼリー状の内容物を吸引できれば診断が確定できる．
- 超音波で低エコー所見，MRIではT2強調像で高信号が認められる．

治療

- 穿刺により内容物の除去を行う（図2）．再発することもあり，繰り返すようであれば，外科的摘出を考慮する．
- 良性であることから，経過観察で消褪する例がある．

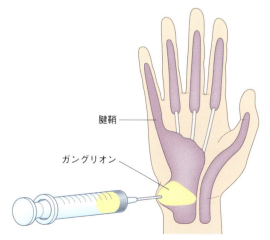

■図2　内容物の穿刺

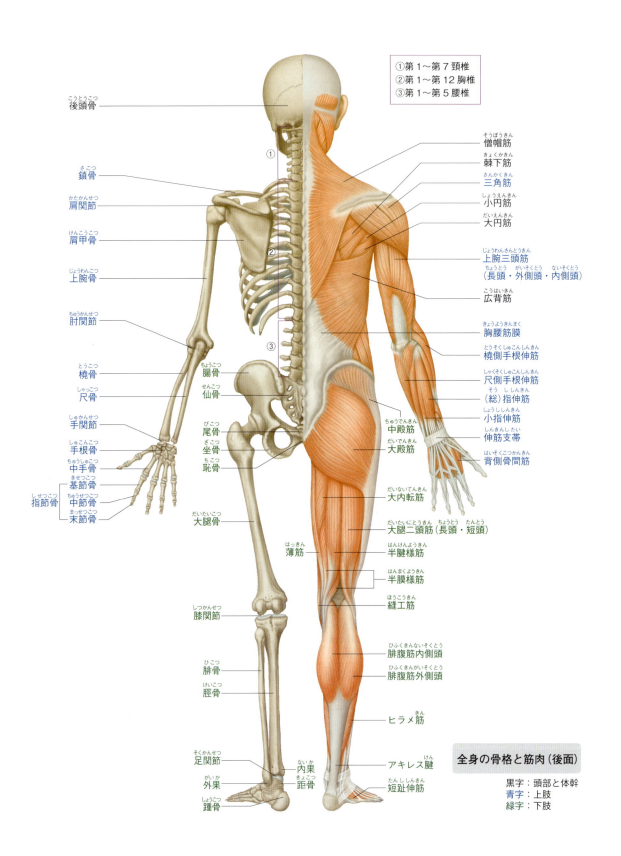

Part 5
運動器の外傷

Chapter1 骨折・脱臼
Chapter2 骨折の合併症
Chapter3 捻挫・打撲
Chapter4 血管損傷, 区画症候群
Chapter5 皮膚損傷, 筋損傷, 挫滅症候群
Chapter6 四肢(指)切断
Chapter7 腱・靱帯損傷
Chapter8 スポーツ障害
Chapter9 末梢神経損傷
Chapter10 脊椎・脊髄損傷

骨折・脱臼

総論

骨折・脱臼とは

- 骨折は骨の解剖学的な連続性が破綻した状態を指し，脱臼は関節面の正常な相互の位置関係（適合性）が失われている状態を指す．
- いずれも神経麻痺や血管損傷などの軟部組織損傷を合併することがあり，高エネルギー損傷に伴う骨折・脱臼の場合は，多臓器損傷，外傷性ショックなどの重篤な全身合併症の可能性を念頭に置く．

骨折・脱臼の種類

- 骨折の原因は，骨の強度を上回る外力が加わって起こる場合と，そこまでは強くない外力が持続性に反復して加えられることによって起こる場合がある．脱臼には先天性脱臼と後天性脱臼がある．
- 骨折・脱臼の種類を表1に示す．

■表1 骨折・脱臼の種類

骨折	外傷性骨折	正常な骨に強い外力が直接または間接的に加わって生じる骨折．
	病的骨折	骨の局所的な病変による強度低下があり，通常では考えられないような軽微な外力で生じる骨折．骨腫瘍，骨髄炎などの病変によって起こることが多い．
	疲労骨折	正常な骨に，通常では骨折しない程度の負荷が繰り返し加わったときに生じる骨折で，ランニングによる腓骨疲労骨折などがある．
	脆弱性骨折	骨粗鬆症などで骨量が低下した骨に，日常生活程度の外力のみで生じる骨折．椎体，骨盤，大腿骨頸部などに好発する．
先天性脱臼		出生前もしくは出生後の発育障害で生じる脱臼．先天性（発育性）股関節脱臼が有名．
後天性脱臼	外傷性脱臼	関節が生理的範囲を超える運動を強制されて生じる脱臼．関節包などの関節支持組織の破綻を伴う．
	病的脱臼	麻痺や関節破壊などの病的変化のある関節に軽微な外力が加わって生じる脱臼．片麻痺による肩関節下方脱臼，関節リウマチによる手指関節脱臼など．

骨折の治癒過程

- 骨折の治癒過程には，骨折端どうしを強固に圧迫固定して骨癒合させる直接的（一次性）骨折治癒と，骨片間に形成された血腫が仮骨を形成し，やがて骨化して治癒する間接的（二次性）骨折治癒がある．

■直接的（一次性）骨折治癒（図1）

- 金属プレート・スクリュー，ワイヤーなどで骨片間を強固に圧迫固定すると，ハバース管が再開通して骨のリモデリングが行われることで骨折部が

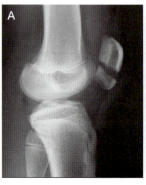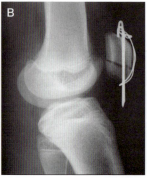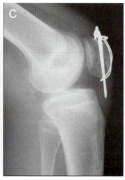

■図1 直接的（一次性）骨折治癒（14歳，女性）
階段から転落して受傷．テンションバンドワイヤリング法を用いて骨片間を圧迫固定．
A：受傷時，B：術後
C：術後6か月；良好な骨癒合が得られている．

癒合する.
- 通常,仮骨形成はみられないか,あっても軽度である.仮骨形成による二次性骨癒合が得られない関節内骨折や骨幹部骨折の一部にこの方法が用いられる.

■ **間接的(二次性)骨折治癒(図2)**
- 炎症期,修復期(仮骨形成期),再造形(リモデリング)期に分けられる.
- 骨折部に生じた血腫内に肉芽組織が形成され,やがて仮骨によって両骨折端が架橋されたのち,骨形成が起こって骨折部が癒合する(図3).
- そして,リモデリングによって解剖学的に正しい形態へ少しずつ復元されていく.この再造形が完了するには数年を要する.

■ **骨折治癒の異常過程**
- 遷延治癒:治癒が必要な期間を過ぎても骨癒合がみられない場合で,骨癒合過程は緩慢ではあるが,停止していないものである.骨癒合を阻害している因子(多くは固定力不足)があれば,それを除去することで骨癒合が進行する(図4).
- 偽関節:骨折部が癒合せず,また,癒合過程も停止した状態で,異常可動性を示す.そのため,偽

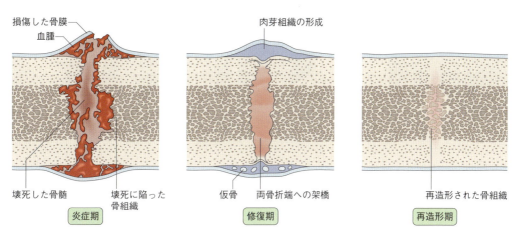

■ 図2　仮骨形成を経た骨折の間接的(二次性)骨折治癒

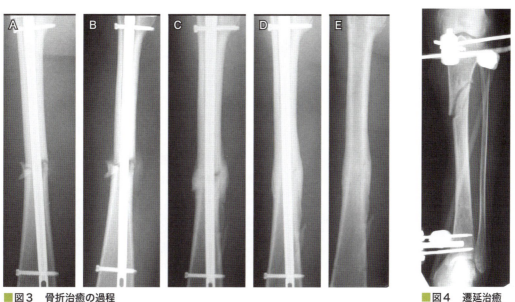

■ 図3　骨折治癒の過程
20歳男性.交通事故による大腿骨骨幹部骨折.髄内釘による内固定.
A:手術直後.B:術後3週;仮骨形成がみられる.C:術後3か月.
D:術後1年抜釘直前;骨癒合している.E:抜釘後

■ 図4　遷延治癒

りの関節が形成されたようになる．骨折端は閉鎖されるため，一般的には手術による治療を要する（図5）．

● 変形癒合：解剖学的な形態とは異なった形態で骨癒合が完成した状態である（図6）．

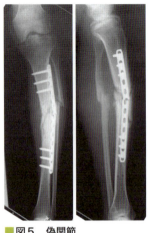

■図5　偽関節
下腿開放骨折後の偽関節によるプレート折損

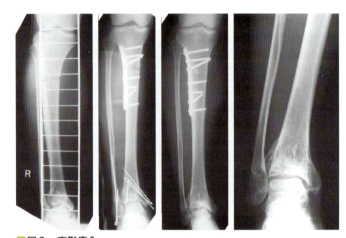

■図6　変形癒合
骨が解剖学的形態と異なった状態で癒合している．

骨折・脱臼の臨床症状

● 全身症状
・単独の皮下骨折や脱臼では，出血性ショックに陥ることはまれであるが，開放骨折で著しい出血（図7）を伴う場合や，血管損傷を伴う場合，骨盤骨折や大腿骨骨折などでは起こることがある．
・骨折の程度が軽いのに全身状態が悪化する場合には，他の臓器損傷や外傷を考慮する．
● 局所症状（外傷の一般的な症状）：疼痛，腫脹，機能障害
● 骨折に特徴的な症状：骨折部に一致した著明な圧痛（マルゲーニュ圧痛という），介達痛（骨折部から離れた箇所を刺激した場合に生じる骨折部の痛み），変形，異常可動性，軋轢音（骨がこすり合う音）
● 脱臼に特徴的な症状：ばね様固定（他動的に動かすと弾力性のある抵抗を感じること），関節部の空虚感，脱臼特有の肢位

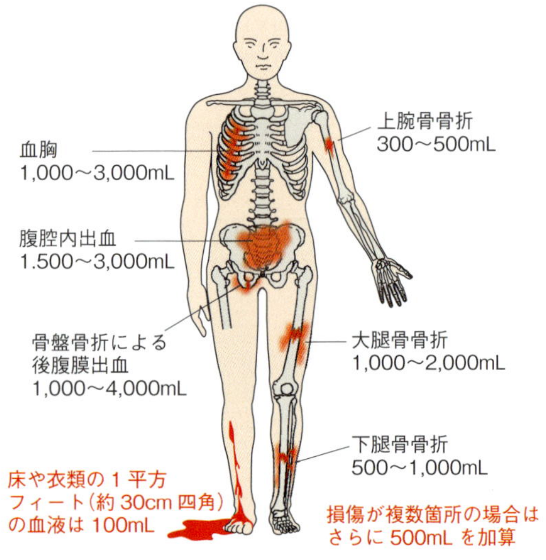

■図7　骨折にみる出血量の目安
（日本外傷学会外傷初期診療ガイドライン改訂第5版編集委員会編：外傷初期診療ガイドラインJATEC．改訂第5版，p.44，へるす出版，2017）

血胸　1,000〜3,000mL
上腕骨骨折　300〜500mL
腹腔内出血　1,500〜3,000mL
骨盤骨折による後腹膜出血　1,000〜4,000mL
大腿骨骨折　1,000〜2,000mL
下腿骨骨折　500〜1,000mL
床や衣類の1平方フィート（約30cm四方）の血液は100mL
損傷が複数箇所の場合はさらに500mLを加算

画像検査

■骨折
● 骨折では単純X線撮影を必ず2方向撮影を行う（図8）．必要に応じて両斜位撮影や特殊な肢位での撮影を行う．
● 骨折を見逃さない4つのポイント（4-two's）を以下にあげる．

①two views：最低2方向撮影
②two limbs：わかりにくい場合は，健側を同じ条件で撮影して比較する．
③two occasions：骨折が疑わしいが，骨折線が明らかでない場合には，日を開けて再度撮影する．
④two joints：骨折のある上下の関節を含めて撮影

する．
- 関節内骨折や骨盤骨折など複雑な形態を評価する場合には，CT検査が有用である．
- 血管損傷が疑われる場合には緊急に血管造影検査を行い，脊椎骨折で脊髄損傷が疑われる場合にはMRIを行う．

■脱臼
- 少なくとも2方向の単純X線撮影を行い，関節面の相互関係を注意深く読影する．
- 診断が困難な場合は，斜位撮影やストレス撮影（脱臼した方向に負荷を加えながら撮影する方法）を追加する．

[脱臼の表現法]
- 関節面の相互の位置関係が失われているが，一部接触を保っているものを亜脱臼といい，関節面の骨折を伴うものを脱臼骨折という．
- 脱臼の表現法は，四肢関節では体幹に近い骨を基準とし，その遠位の骨が脱臼した方向によって前方・後方・側方脱臼などのように表す（肩関節前方脱臼，股関節後方脱臼など）．また，脊椎では骨盤を基本として，その上位の椎体が転位した方向で表現する（第5頸椎前方脱臼など）．

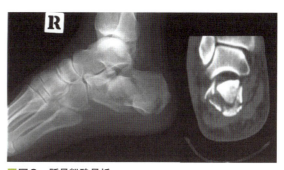

■図8　踵骨粉砕骨折
単純X線写真（左）とCT検査（右，冠状断）による詳細な評価．p.463参照

骨折の分類

- 骨折の分類を図9, 10に示す．

部位による分類（長管骨）	①骨幹部骨折
	②骨幹端部骨折
	③骨端部骨折
程度による分類	①完全骨折
	②不完全骨折（亀裂骨折，若木骨折，膨隆骨折，急性塑性変形）
	③不顕性骨折
外力の作用方向による分類	①屈曲骨折
	②圧迫骨折
	③剪断骨折
	④捻転骨折
	⑤裂離骨折
骨折線の走行による分類	①横骨折
	②斜骨折
	③螺旋骨折
	④粉砕骨折
骨折部と外界の交通による分類	①皮下骨折
	②開放骨折

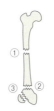

●部位による分類（長管骨）
①骨幹部骨折，②骨幹端部骨折，③骨端部骨折

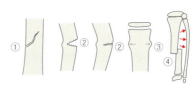

●不完全骨折
①亀裂骨折，②若木骨折，③膨隆（竹節）骨折，④急性塑性変形

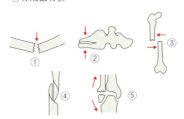

●外力の作用方向による分類
①屈曲骨折，②圧迫骨折，③剪断骨折，④捻転骨折，⑤裂離骨折

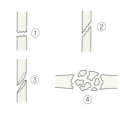

●骨折線の走行による分類
①横骨折，②斜骨折，③螺旋骨折，④粉砕骨折

■図9　骨折の分類

type Ⅰ	type Ⅱ	type Ⅲ-A	type Ⅲ-B	type Ⅲ-C
開放創が1cm以内で創のきれいなもの．骨折は単純なものが多い．	開放創が1cmを超えるが，広範囲の軟部組織損傷や弁状創を伴わないもの．骨折は横骨折，斜骨折などが多い．	開放創の大きさに関係なく，広範囲の軟部組織の剥離や弁状創を伴うが，軟部組織により被覆できるもの．	骨折の剥離を伴う広範囲の軟部組織の損傷と，高度の創汚染を伴う（軟部組織で骨折部を被覆できない）．	修復を必要とする動脈損傷を伴う開放骨折．

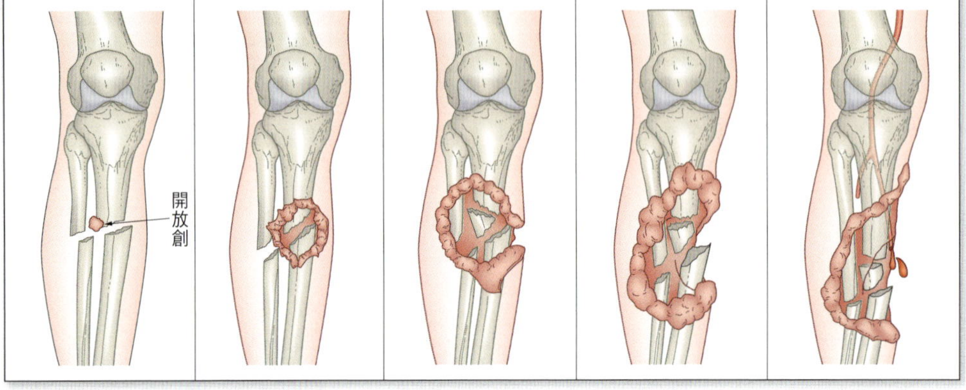

■図10　Gustiloの開放骨折の分類
（Gustilo RB：The Fracture Classification Manual. p.16, Mosby, 1991）

骨折治療

- 骨折治療の基本原則は，機能障害を残さず，標準的な期間内に良好な形態で骨を癒合させることである．そのため整復，固定，リハビリテーションが行われる．

■整復
- 可能な限り機能的な整復位を獲得する．
- 徒手整復：適切な麻酔法のもと無痛的に行う．粗暴な整復操作は神経血管損傷を起こすことがあるので，計画的に可能であればX線透視下に行う．

- 牽引療法：持続的な牽引で骨折部の整復，整復位の保持，軟組織の保護，手術までの短縮防止などに行われる．皮膚を介して牽引する介達牽引（図11）と，骨に直接鋼線などを刺入して牽引する直達牽引（図12）がある．
- 観血的整復：保存的に整復およびその保持が困難な場合は，手術的に骨折部を整復する．通常，内固定を行い整復位を保持する．

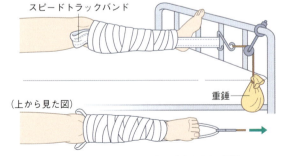

■図11　スピードトラック牽引法（介達牽引法）
介達牽引法には，スピードトラック，絆創膏，グリソン吊革，腰椎帯などを用いて行われる．簡易であるが，長期にわたる牽引には向かない．

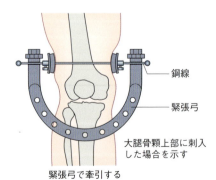

■図12　キルシュナー鋼線牽引法（直達牽引法）
直達牽引法は無菌操作が必要で，鋼線刺入部の観察が重要である．

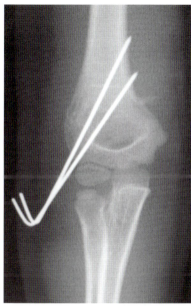
■図13　小児上腕骨顆上骨折に対する経皮的ワイヤー固定

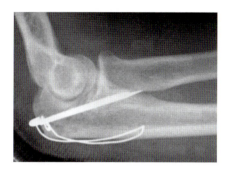
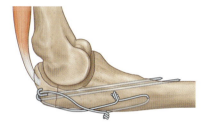
■図14　肘頭骨折に対するテンションバンドワイヤリング法

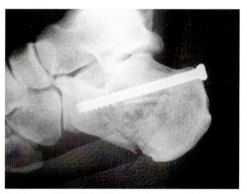
■図15　踵骨骨折に対するスクリュー固定

■ 固定
- 外固定：ギプス固定，シーネ固定，装具など体外から骨折部を固定する方法．外固定は骨折のある骨の隣接関節を含めて固定するのが原則である．ギプス固定による神経圧迫に注意する．
- 内固定：骨折部を手術的に固定する方法．ワイヤー固定（図13，14），スクリュー固定（図15），プレート固定（図16），髄内釘固定（図17）などがある．安定した固定性が得られれば早期の関節運動や筋力訓練が可能となる利点があるが，感染の危険性がある．
- 創外固定：骨折部に直接，内固定材を置かずに，骨折した骨または隣接する骨にワイヤーやピンを刺入し，体外で固定器により連結・固定する方法である（図18）．

■ リハビリテーション
- 可及的早期に関節運動と筋力訓練を開始し，運動機能を受傷前の状態に戻すことを目的とし，骨が癒合する前から危険のない範囲での訓練を開始する．
- ギプス固定中でも筋肉の等尺性運動（関節を動かさないで筋肉を収縮・弛緩させる運動）を行い，廃用性筋萎縮を予防する．

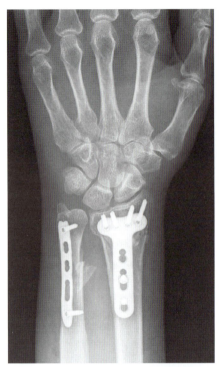
■図16 橈骨・尺骨遠位端骨折に対するプレート固定

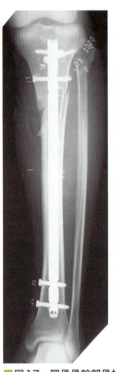
■図17 脛骨骨幹部骨折に対する髄内釘固定

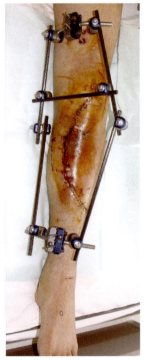
■図18 開放骨折に対する創外固定

開放骨折の治療

- 開放骨折は骨折部と外界が交通しているために感染のリスクが高く，治療には特別の配慮を要する．
- 治療原則は，①感染させない，②軟部組織を再建し，骨を癒合させる，③機能を回復させる，の3点．
- 治療は以下の手順で行う．
① 全身状態の安定化と開放創の評価，抗菌薬の投与と破傷風予防
② 徹底的な洗浄と創面清掃（デブリードマン）：golden hour（受傷6時間以内）に完了させる．
③ 骨折の処置：開放創，軟部組織の状態に応じて，感染のリスクが高くならないように固定方法を選択する．
④ 創の閉鎖：golden hour内に十分なデブリードマンができていれば創を閉鎖してもよいが，それ以外の場合は開放創のまま経過を観察する．
⑤ 皮膚欠損の処置：骨折部が露出してしまう場合には，筋皮弁術や遊離血管柄付き皮弁移植術を行う．

外傷性脱臼の治療

- できるだけすみやかに整復する．
- 整復までの時間が長くなるほど，外傷性骨壊死の危険が高くなる．
- 無理な整復操作は新たな骨折を起こすことがあるため，適切な麻酔下に疼痛と筋緊張を取り除いて行う．
- 整復後，損傷された関節包が治癒する3週間程度は固定する．
- 脱臼骨折の場合には，徒手整復が可能であっても骨折による関節面の適合性が悪い場合には，観血的に整復・固定を行う．
- 陳旧性脱臼（脱臼が整復されず放置されたもの）は，徒手整復が困難な場合が多く観血的の整復を要する．
- 肩関節脱臼や膝蓋骨脱臼では，反復性脱臼（脱臼受傷後，軽微な外力や運動で繰り返し脱臼すること）に移行しやすい．

骨折の合併症

骨折の合併症

complications of fracture

疾患概念
骨折の治癒過程が停止して癒合が起こらない状態を偽関節，異常な形態で癒合した状態を変形癒合という．関節拘縮は種々の原因により関節可動域が制限された状態，骨壊死は栄養が途絶えることにより骨細胞が消失した状態である．

誘因・原因

■偽関節
- 骨折の治癒過程が停止し，骨折部の癒合が起こらない状態をいう．
- 骨折部が不安定で，血行障害や栄養不良，糖尿病などの疾患や感染などがあることによって発症する．発症率を上げる因子の1つとして，喫煙がある．
- 偽関節の分類を表1に示す．

■表1　Müllerによる感染の有無による偽関節の分類

分類		代表的な所見
非感染性偽関節	肥厚性偽関節	骨折端の血行が豊富で仮骨（修復された新しい骨）は形成されているが，骨癒合が得られていない．
	骨萎縮型偽関節	骨折端の血行に乏しく，線維組織があって仮骨はほとんど認められない．
	骨欠損型	一部の骨片が摘出され，骨折部に隙が存在する．
感染性偽関節	非排膿型偽関節	3か月以上排膿がなく鎮静した状態にある「静止感染型」と，3か月以上排膿はないが症状が認められる「活動型」がある．
	排膿型偽関節	排膿がある．

（落合慈之監：整形外科疾患ビジュアルブック．p.233，学研メディカル秀潤社，2012）

■変形癒合
- 骨折部が，正常な形態とは異なった形態で癒合した状態をいう．
- 初期の整復不良や適切な固定により短縮や屈曲，回旋などが起こり生じる．

■関節拘縮
- 関節の正常な可動域が制限された状態で，関節近傍や関節内骨折，軟部組織損傷，感染などで生じる．
- 長期の外固定や寝たきりで関節を動かさないときなど，筋が退行することにより生じる．
- 皮膚や筋膜，筋，腱，靱帯，関節包など軟部組織が，短縮・癒着・瘢痕化することにより生じる（図1，表2）．

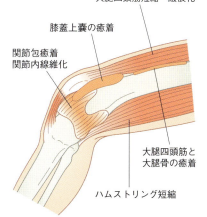

■図1　膝関節拘縮の要因となる部位
（田川泰弘ほか：骨折治療の要点と盲点（松下隆編）．p.242，文光堂，2009）

大腿四頭筋短縮・瘢痕化
膝蓋上嚢の癒着
関節包癒着
関節内線維化
大腿四頭筋と大腿骨の癒着
ハムストリング短縮

■表2　骨折に関連した関節拘縮の要因

皮膚性拘縮	関節部の皮膚の瘢痕拘縮による．熱傷に伴うことが多いが，開放創で皮膚創が手の皮線と直交した場合に，そのまま縫合すると拘縮を起こす可能性が高くなる．
結合組織性拘縮	関節部やその周囲の皮下組織，腱，腱膜，靱帯などの瘢痕化による．
筋性拘縮	筋の収縮や伸展性の減退による．筋の退行性変化が原因となる．長時間を一定肢位で関節が固定された場合（骨折治療によるギプス固定など），筋群は退行性変化をきたして筋の伸展性を失い拘縮する．大腿骨骨折で膝関節を伸展位で長期間固定すると，大腿四頭筋の伸展性を失い，膝の伸展拘縮をきたす．
神経性拘縮	反射性拘縮：疼痛などの刺激によって反射弓を通じて関節運動に関する筋が働き，疼痛が最も少ない肢位をとることで拘縮を起こす．
関節性拘縮	関節の軟部組織の炎症，外傷，変性，長時間の固定などによって組織の萎縮，癒着が起こり拘縮をきたす．

（落合慈之監：整形外科疾患ビジュアルブック．p.233，学研メディカル秀潤社，2012）

■ 骨壊死
- 骨への栄養がなされなくなって壊死が生じ，骨細胞が消失した状態をいう．
- 骨折や脱臼などの外傷後に，骨への血行不良が原因となって起こることがある．
- 上腕骨頭，大腿骨頭，距骨などの好発部位のほか手舟状骨・脛骨・距骨などにも発生し，したがって上腕骨頚部骨折，大腿骨頸部骨折，股関節脱臼，手舟状骨骨折，距骨頸部骨折などに合併することが多い．

症状・臨床所見

■ 偽関節
- 関節の異常可動性および持続する疼痛．

■ 変形癒合
- 異常な癒合による関節の可動域制限．

■ 関節拘縮
- 関節の正常な可動域制限．

- 屈曲や進展が困難となるので，日常生活動作などにさまざまな障害が起こりうる．無理に動かすと痛みが生じることもある．

■ 骨壊死
- 骨壊死が発生しても症状はなく，壊死骨に圧壊が生じることで初めて痛みが生じる．

検査・診断・分類

■ 偽関節
- 1か月に1回単純X線撮影を行って，骨折の治癒過程を比較する．評価が難しい場合は，CT撮影を行って確認する．
- 一般的に，治療開始6〜8か月（骨折の状態や部位などにより癒合期間は行ってではない）経過しても骨癒合がまったく起こらないものを偽関節とよび，3か月間 X線写真上の変化は認めないが治癒過程は停止していない遷延癒合とは区別する．
- 遷延癒合か偽関節かの区別には，骨シンチグラフィが役立つ．
- 偽関節は，単純X線写真上，骨折部に仮骨形成がある象の足型・馬の足型，および無仮骨型に分類できる（図2）．

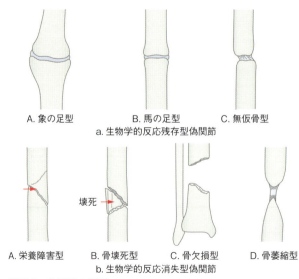

■ 図2　偽関節の分類
生物学的反応残存型偽関節は非感染性であるが，生物学的反応消失型偽関節では活動性の骨髄炎が存在するか潜在性感染がしばしば確認される．
(Weber BG, et al：Pseudarthrosis. Hans Huber, 1976)
(鳥巣岳彦：骨折・脱臼．改訂3版（冨士川恭輔ほか編），p.49, 南山堂, 2012)

■変形癒合
- 外観の変形や単純X線写真により診断する．

■関節拘縮
- 関節可動域の制限の有無をみる．
- 拘縮が関節外あるいは関節内のいずれの要因によるのかは，その後の治療方針決定に重要である．

■骨壊死
- 早期の骨壊死は単純X線上の変化がみられない．
- MRIや骨シンチグラフィは早期診断に有用である．

治療

■偽関節
- 感染がある場合にはまずその治療を行う．
- 象の足型・馬の足型では不十分な固定性により偽関節となるので，手術により十分な固定性を追加する．
- 無仮骨型の偽関節は生物学的活性が低下しているので，骨移植手術を行う．
- 骨形成を促進する代表的な治療は低出力超音波法で，そのほか電気刺激，体外衝撃波刺激などがある．

■変形癒合
- 骨折の初期治療において，自然矯正が進むように適切な整復および固定を行う．

■関節拘縮
- 拘縮が生じてしまうとその改善は簡単ではないので，初期治療において適切な整復と強固な固定を行い，術後の早い段階で可動域訓練を始めて，拘縮を予防する．
- 良肢位の外固定により足関節拘縮を予防する．
- 温熱療法や超音波療法，電気療法など，そのほかの理学療法がある．
- 理学療法で改善しないときは，非観血的授動術，鏡視下授動術，観血的授動術などの外科的治療が必要となる（表3）．

■骨壊死
- 骨壊死は時間経過に伴って拡大することはないので，症状がなければ経過を観察する．
- 保存療法での治癒が可能な場合は過重制限を行う．
- 圧壊が進行した場合は，人工物への置換など外科的治療が必要になる．

■表3 各種授動術の適応と特徴

	適応	利点，注意点
非観血的授動術	拘縮の原因が関節内の癒着のみと考えられる場合	術中骨折，膝蓋腱断裂などの危険性を考慮し，強い抵抗がある場合は終了する．
		可動域が改善しない場合には，関節鏡下授動術や観血的授動術に移行することを術前に説明しておく．
鏡視下授動術	拘縮の原因が主に関節内にある場合	関節内病変に対して病態の把握がしやすく，病態に応じて段階的に剥離操作を行うことができる．
		症例によっては，関節外の剥離操作も可能である．
		可動域が改善しない場合には，観血的授動術に移行することを術前に説明
観血的授動術	拘縮の原因が主に関節外にある場合	関節内，関節外要因どちらにも対応できる．
		関節外の広範な癒着や大腿四頭筋の瘢痕化などを伴う拘縮に対しては第一選択となる．
		皮膚の瘢痕化が著しい場合，皮膚移植や皮弁が必要になることがある．
		手術侵襲が大きく，他の術式に比べて術後再拘縮を起こすリスクが高い．

（田川泰弘ほか：骨折治療の要点と盲点（松下隆編）．p.243, 文光堂, 2009）

捻挫・打撲

捻挫・打撲

T145,T796　vascular injury, compartment syndrome

疾患概念
捻挫，打撲はともに外力によって生じる軟部組織の損傷である．捻挫は関節包や靱帯など関節支持組織の損傷であり，打撲は鈍的外傷による皮下組織の圧挫損傷である．スポーツ時に生じる障害として頻度が高く，初期の応急処置としてのRICEが重要となる．

誘因・原因

- 外力による軟部組織の損傷である．
- スポーツ中などに接触，転倒などの外力を受けて生じる．
- 捻挫では，足関節の内反捻挫（図1）が最も多い．
- 打撲の受傷部位としては，外傷を受けやすい四肢，とくに下肢が多い．

症状・臨床所見

- 捻挫は，介達外力によって関節可動域を超える運動を強制されたことによる関節包や靱帯の損傷で，圧痛，関節の自・他動痛，関節不安定性がみられる．
- 打撲は，鈍的な直達外力による皮下組織の圧挫損傷であり，一般的には創を伴わない．腫脹，硬結，皮下出血，圧痛，自発痛がみられる．
- 大腿前面の打撲では，内出血後の膝関節屈曲制限が生じることがある．
- 下腿の打撲後にはコンパートメント症候群（p.246）が生じることがある．

検査・診断・分類

- 単純X線写真により，骨折のないことを確認する．
- 捻挫による靱帯損傷の程度を診断するのにストレス撮影（図2）が有効なことがある．
- 足関節捻挫の重症度分類
  - Ⅰ度：靱帯損傷なし，腫脹・疼痛軽度，荷重可能．
  - Ⅱ度：靱帯部分断裂，腫脹・疼痛中等度，荷重不能なことが多い．
  - Ⅲ度：靱帯完全断裂，腫脹・疼痛重度，荷重不能．

治療

- 捻挫，打撲ともに初期の応急処置としてRICEを行う．
  - Rest：安静；装具（図3）やシーネでの固定，荷重制限．
  - Ice：冷却；氷を用いる．凍傷を起こさないように注意．
  - Compression：圧迫；弾性包帯で圧迫し，内出血や浮腫の増悪を防ぐ．
  - Elevation：挙上；患部を挙上し，腫脹を軽減する．
- 捻挫で靱帯断裂による不安定性が残存する場合，靱帯再建術や縫合術が行われる場合がある．

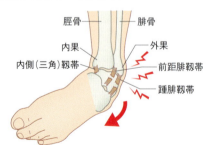

■図1　足関節内反捻挫の模式図

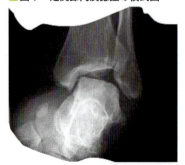

■図2　内反ストレス撮影のX線写真

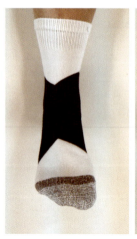
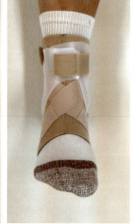

■図3　足関節装具

血管損傷，区画症候群

血管損傷，区画（コンパートメント）症候群

T145, T796　vascular injury, compartment syndrome

疾患概念
血管損傷のほとんどは交通事故，労働災害，医原性（カテーテルなどによる）などの血管外傷として発生する．区画症候群は，四肢の骨と筋膜によって構成される区画（コンパートメント）の内圧が，なんらかの原因によって上昇し，神経障害や筋壊死に至るものである．

血管損傷

- 一般的には治療が必要となるのは動脈損傷である．静脈の場合はあまり問題視されない．
- 動脈損傷の分類を図1に示す．交通事故，労働災害，カテーテルなどによる医原性などの血管外傷として発生する．例として松葉杖による腋窩の動脈瘤が，慢性的な鈍的外傷でまれに生じることがあげられる．血管が断裂していない損傷は動脈のみの場合が多く，症状として血管攣縮，挫滅による解離，血栓形成などによる血行障害が現れる．血管が断裂している場合は静脈損傷，神経損傷を合併していることが多い．
- 血管外傷には開放性損傷と閉鎖性損傷があるが，開放性損傷の同定は容易だが，閉鎖性損傷の場合は必ずしも容易ではない．診断の遅れにより重度の虚血症状から組織壊死を招き，切断に至る例もある．
- 閉鎖性損傷の診断では，四肢末端では皮下血腫に伴う虚血症状（疼痛，蒼白，冷感，知覚異常，運動麻痺など）によって診断可能であるが，血管造影，ドプラー血流計などで確定診断する．
- 末梢動脈損傷に対する治療方針を図2に示す．
- 損傷部位，血行再建までの時間によっては，区画（コンパートメント）症候群が避けられず，適切な筋膜切開が必要となる．また，開放創の感染のコントロールも重要である．

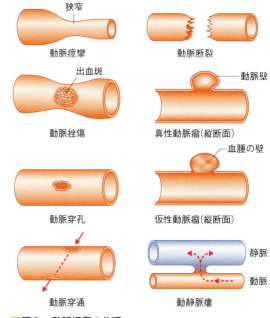

■図1　動脈損傷の分類
〔加藤博之：標準整形外科学．第11版（内田淳正監），p.717，医学書院，2011〕

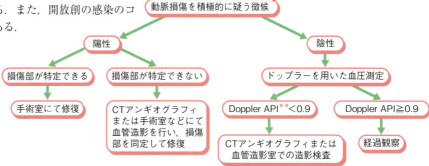

*動脈損傷を積極的に疑う徴候：下記のうちいずれか1つがあれば陽性
1）末梢動脈の拍動減弱あるいは消失
2）大量の外出血
3）進行性に増大する血腫，あるいは拍動性血腫
4）スリル（thrill）の触知と持続性雑音の聴取（外傷性動静脈瘻）
5）末梢の虚血症状：疼痛，蒼白，冷感，知覚異常，運動麻痺

**Doppler API：Doppler arterial pressure index（ドプラーを用いて測定した患肢対健常上肢の収縮期血圧比）

■図2　末梢動脈損傷に対する治療方針
（日本外傷学会外傷初期診療ガイドライン改訂第4版編集委員会編：外傷初期診療ガイドライン．改訂第4版JATEC，p.169，へるす出版，2012）

区画症候群（コンパートメント症候群）

- 四肢の骨と筋膜によって構成される区画（コンパートメント）の内圧が，なんらかの原因によって上昇し，神経障害や筋壊死に至るものである．
- 急性：骨折，外傷性筋肉内出血，ギプスや包帯などによる長時間の圧迫，動脈損傷
- 慢性：長距離走などの特別なスポーツ活動
- 前腕（図3），下腿（図4）に発生する頻度が高い．前腕では掌側区画に最も多く（フォルクマン拘縮：図5），下腿では前方区画に発生しやすい（前脛骨区画症候群）．
- 四肢虚血症状（疼痛，蒼白，冷感，知覚異常，運動麻痺など）のうち，疼痛の増強が最初にみられる．知覚異常など他の症状が出現する前に治療を開始する必要があり，虚血症状のすべてがそろっている場合には，緊急処置を要するほど進行していることを意味する．
- 診断は区画内圧測定（図6）を行う．また，血液生化学検査では，組織破壊によるクレアチンホスホキナーゼ（CPK），乳酸脱水素酵素（LDH），ASTの上昇，ミオグロビン尿がみられる．
- 治療は，まず組織が圧迫を受けた状況であれば，それを取り除く．症状に改善がみられず，区画内圧が30mmHg以上，拡張期血圧との差が20mmHg以下のときなどでは，積極的に筋膜切開を行う．
- 筋膜切開後は，組織の腫脹が著しいために開放創のままとし，2～3週間後に腫脹の軽減を待って縫合するが，植皮を行うこともある．

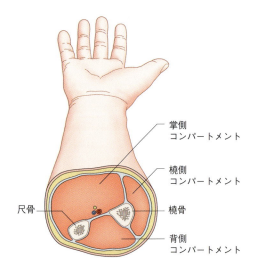

■図3　前腕のコンパートメント

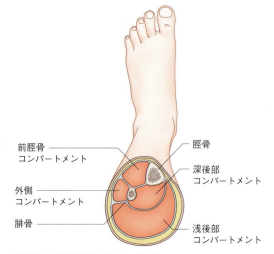

■図4　下腿のコンパートメント

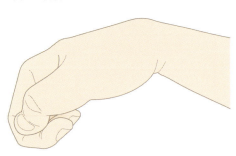

■図5　フォルクマン拘縮
ギプス，骨片などによる前腕の血行不全や正中・尺骨神経麻痺によって起こる手の拘縮．手関節屈曲，母指内転，MP関節過伸展，IP関節屈曲拘縮を呈する．

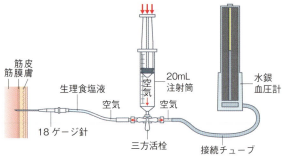

■図6　簡易筋内圧測定装置
トランスデューサ付きの装置もあるが，緊急の場合には水銀血圧計を用いた簡易装置で対応することもある．

| AST：aspartate transaminase | クレアチンホスホキナーゼ（CPK）：creatine phosphokinase | 乳酸脱水素酵素（LDH）：lactate dehydrogenase | フォルクマン拘縮：Volkmann contracture |

皮膚損傷，筋損傷，挫滅症候群

T140, T14.6, T795　skin injury, muscle injury, crush syndrome,

疾患概念
皮膚損傷にはさまざまな程度のものが含まれるが，開放創では初期治療を誤ると感染症を合併するリスクが高くなる．筋損傷には開放性と閉鎖性のものがある．挫滅症候群は重量物などによって四肢・骨盤あるいは腹部が長時間圧迫されたあと，これを取り除いた際に起こる一連の病態で，致命的な臓器障害をまねくことがある．

皮膚損傷

- 皮膚損傷の種類のうち主なものを表1に示す．
- 開放性損傷を「創」，閉鎖性損傷を「傷」という．
- 症状は，損傷の原因によってさまざまであるが，開放創の場合は，汚染の程度，神経・血管・腱損傷の有無を評価する必要がある．
- 治療は，開放創に対しては適切な麻酔下で，golden hour（受傷後6時間）内に洗浄，ブラッシング，デブリードマンを行い，可能なら縫合して創を閉鎖する．閉鎖不能の場合は創を開放して感染予防に努め，創部の状態によっては後日植皮などを行う．

表1　皮膚損傷の種類

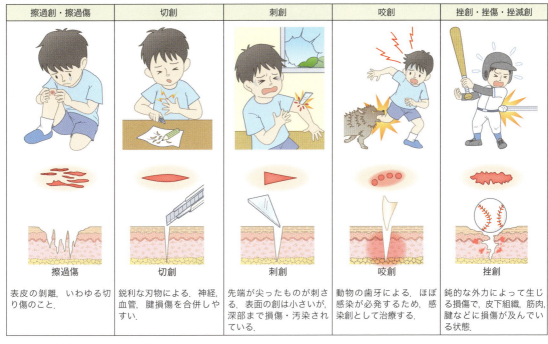

筋損傷

- 筋損傷には開放性と閉鎖性のものがある．開放性筋損傷は皮膚損傷が筋内まで及んで生じ，閉鎖性筋損傷はいわゆる肉離れ，スポーツ外傷で多発する．
- 外傷性筋肉内出血や長距離走などの特別なスポーツ活動で，区画（コンパートメント）症候群（compartment syndrome）を起こすことがある（p.216参照）．
- 治療は，開放性の場合は感染予防に洗浄，デブリードマンを行う．閉鎖性であれば経過観察とともに適切なリハビリテーションを行う．
- 損傷した筋は，通常，筋膜縫合のみで十分で筋線維自体を縫合する必要はない．

挫滅症候群

- 挫滅症候群は，圧挫症候群，クラッシュシンドロームともいわれる．
- 骨格筋が長時間にわたり圧迫され虚血となり筋細胞が壊死し，その圧迫の解除後に壊死した骨格筋細胞内成分（ミオグロビンやカリウムなど）が，大量に血管内に流出して致命的な臓器障害を生じる（図1）．
- 圧迫による虚血のため，損傷された組織の血管透過性が亢進して，血漿成分が大量に血管外に漏出して腫脹するため，低容量性ショックや区画（コンパートメント）症候群を引き起こす（p.216参照）．
- 早期には身体所見に乏しいのが特徴であるが，圧迫解除後早期における臨床像を表2に示す．
- 血液生化学検査ではミオグロビン尿，クレアチンホスホキナーゼ（CPK），尿素窒素（BUN），クレアチニンの上昇がみられる．臨床像では，心電図上テント状T波の出現，代謝性アシドーシス，高カリウム（K）血症を呈する．
- 受傷機転から長時間にわたる骨格筋の圧迫が疑われる症例では，挫滅症候群を念頭において診療にあたり，循環動態の管理（カリウムを含まない細胞外液の大量投与），高K血症，急性腎不全に対する治療を行う．
- 挫滅症候群に合併した区画症候群に対する筋膜切開術は，全身状態をさらに悪化させる場合もあり，慎重に考慮する．

■ 表2　圧迫解除後早期における挫滅症候群の臨床像

受傷機転	・長時間に及ぶ骨格筋の圧迫
局所所見	・体表所見は乏しい：圧痕，熱傷様の表皮剥離 ・腫脹は軽度 ・四肢の知覚運動麻痺 ・末梢動脈拍動の触知可能
全身所見	・意識，バイタルサインは正常 ・軽度の血液濃縮と代謝性アシドーシス ・ミオグロビン尿と尿量の減少 ・心電図にてテント状T波：高カリウム血症

（日本外傷学会外傷初期診療ガイドライン改訂第5版編集委員会編：外傷初期診療ガイドライン．改訂第5版JATEC，p.183，へるす出版，2017より一部改変）

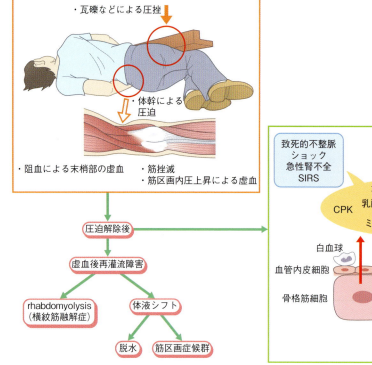

■ 図1　挫滅症候群の発生機序
（日本外傷学会外傷初期診療ガイドライン改訂第4版編集委員会編：外傷初期診療ガイドラインJATEC．改訂第4版，p.172，へるす出版，2012より一部改変）

尿素窒素（BUN）：blood urea nitrogen　　｜　　クレアチンホスホキナーゼ（CPK）：creatine phosphokinase

四肢(指)切断

dismemberment

疾患概念

四肢(指)切断では，まず出血のコントロールによる全身状態の管理が必要である．次に，切断肢(指)の状態から再接着の適応の有無を判断する．再接着を行える施設は限られているのが現状であり，再接着の適応がある場合には，切断肢(指)に適切な処置をしながら一刻も早くそのような施設に搬送することが重要である．

誘因・原因

- 受傷原因としては，上肢は労働災害が多く，下肢では労働災害，交通災害，閉塞性動脈硬化症が多い．
- 四肢(指)切断とは，外傷により血管を損傷し，血行再建を行わなければ患肢(指)が壊死してしまう状態である．
- 患肢(指)が身体から完全に切離しているものを完全切断，皮膚や腱などの組織で一部体と連続しているものを不全切断という．

症状・臨床所見

- 四肢(指)を損傷し，損傷部より先では血流が途絶している．
- 切断肢(指)の状態により，再接着術の適応を考慮する．

検査・診断・分類

- 完全切断では診断は明らかである．
- 不全切断では単なる骨折や軟部組織損傷と誤認することがあり，血流の有無に注意が必要である．

治療

- 最初に行うべき治療は全身状態の管理であり，とくに断端からの出血を止血することが重要である．
- 断端の止血は，ガーゼなどにより圧迫するが，それで止血できない場合には中枢部を駆血することもある．
- 再接着の適応は①全身状態，②切断レベル，③切断肢(指)の損傷・汚染の程度，④切断肢(指)の阻血時間，⑤社会的要因などを考慮して決定する(表1)．
- 下肢切断外傷に対しては切断四肢重症度スコア(MESS)(表2)があり，これが7点以上の症例では患肢温存が困難であるため，最初から切断が勧められる．
- 四肢の断端形成術を行う場合には，義肢装着を念頭に切断高位を決定する(図1)．基本的には断端が長いほうが有利であり，より遠位で切断するのが原則であるが，脛骨結節より近位での下腿切断は伸展機構のない断端となるので膝離断とする．また大腿骨顆部以遠での大腿切断，脛骨遠位1/3以遠での下腿離断は義足装着時の外観の問題から望ましくない．
- 義肢装着の可能な断端を成熟させるために，近年

■ 表1 切断指再接着の適応

	適応	その他
全身状態		全身合併症がある場合，生命を脅かす合併損傷がある場合，自傷行為，精神病患者の場合などは適応から除外される．
切断レベル	母指切断，多数指切断，単指切断(切断が遠位の場合)	単指切断(切断が基節部の場合は術後機能が不良なため，指をよく使う労働者などでは適応は慎重となる)
損傷・汚染の程度	鋭利切断，末梢側が温存されている挫滅切断	引き抜き切断の場合の適応は慎重に考慮される．多重切断，高度に汚染されている場合は適応除外
阻血時間	通常，常温下で6～8時間，冷却保存(0～4℃)で12～24時間が限界とされている．	長時間の阻血後でも再接着に成功した例は多い．
社会的要因	若年者(どんな切断でも)，女性，接客業では単指切断でも適応となる．	高齢者(本人が強く希望した場合のみ適応)

■表2 MESS score

骨軟部組織損傷	
低エネルギー（安定した単純骨折など）	1
中エネルギー（開放骨折/粉砕骨折，転位のある骨折など）	2
高エネルギー（高スピードでの交通事故など）	3
超高エネルギー（上記に加え，軟部組織欠損のあるもの）	4
ショック	
安定（収縮期血圧＞90mmHg）	0
不安定な低血圧	1
持続する低血圧	2
患肢阻血（阻血時間6時間以上のとき2倍する）	
阻血なし（脈拍を触れる）	0
軽度の阻血（脈拍は減弱か消失するが，血流は正常）	1
中等度の阻血（capillary refillingの減弱）	2
高度の阻血（capillary refillingの消失）	3
年齢	
29歳以下	0
30歳～50歳	1
51歳以上	2
計	(1～14)

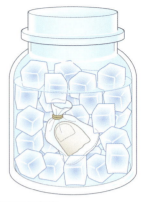

■図2　切断指の保存法
指を直接氷の中に入れない．切断指は清潔なガーゼなどに包み，ビニール袋の中に密封する．

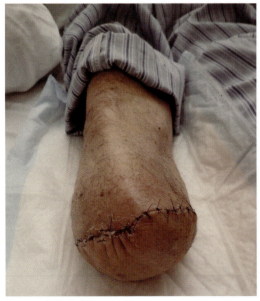

■図1　断端形成術

シリコンライナーを用いた管理が勧められている．また，これにより早期のリハビリテーションも可能となり，切断後の関節拘縮の予防に有効である．

● 切断後に幻肢痛や断端痛を生じることがあり，抗痙攣薬や三環系抗うつ薬などの薬物療法に加えて，神経ブロック療法，神経刺激療法などが用いられる．物理療法や身体イメージを是正するための理学療法も行われる．

● 再接着のために切断肢（指）を保存する場合には，簡単に消毒したのち，ガーゼに包んでビニール袋に入れ，それを氷水の中に入れて保存する．切断肢（指）の組織を凍らせないように，直接，氷水に浸けてはならない（図2）．

● 指切断に対する断端形成術では，使いやすい断端を形成することが求められる．骨は皮膚で被覆できる長さとして，先端を鈍に整えるが，末節骨や中節骨で不十分な長さの基部のみしか残せない場合には使用に不便であり，断端の変形拘縮を防ぐためにも切除したほうが良い．指神経は軟部に埋没するように鋭的に切断して，神経腫発生を予防する．

● 断端を縫合せずにウェットドレッシングを行う閉鎖療法では，断端形成術よりも治療期間が長くなるものの，肉芽に覆われ整容的にも良好な指断端を得ることができる．

切断四肢重症度スコア（MESS）：mangled extremity severity score

腱・靭帯損傷

腱・靭帯損傷

T14.6, T14.3　tendon injury, ligament injury

疾患概念
骨折やスポーツ外傷，関節リウマチに伴う炎症，加齢に伴う変性などによる腱断裂は，アキレス腱，肩腱板断裂，手指，上腕二頭筋の長頭腱，膝蓋腱などに好発する．関節に過度な負荷がかかることによる靭帯損傷は，足関節，膝関節，肩鎖関節などに好発する．

誘因・原因

- 腱・靭帯の断裂は，瞬間的に過度の外力（スポーツ外傷によるアキレス腱断裂），あるいは加齢による変性（肩腱板断裂，いわゆる五十肩）などによって生じる．好発部位は，上記のほか手指，上腕二頭筋の長頭腱，膝蓋腱などで，骨折やスポーツ外傷，関節リウマチに伴う炎症，加齢に伴う変性などにより起こる．
- 靭帯損傷は，足関節，膝関節，肩鎖関節などに多く，軽度な捻挫から重度の靭帯断裂まである．スポーツなどで関節に過度の外力が加わることによって生じる．

症状・臨床所見

- 断裂部に疼痛や圧痛，腫脹などが生じる．
- アキレス腱や膝蓋腱の断裂では断裂部の陥凹（図1），上腕二頭筋長頭腱断裂では筋の下垂がみられ，またアキレス腱の断裂の際には受傷者が断裂音を聞くことがある．

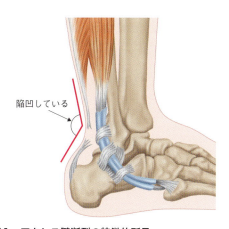

■図1　アキレス腱断裂の特徴的所見
（落合慈之監：整形外科疾患ビジュアルブック．p.229，学研メディカル秀潤社，2012）

検査・診断・分類

- 腱損傷：受傷の状況を聴取し，静止時および動作時の疼痛・圧痛や，腫脹などをみる．さらに，触診により上述の特徴的所見などを観察．判断が難しい場合は，MRIや関節鏡検査などの画像診断を併用する．
- 靭帯損傷：受傷初期の検査・診断などは腱損傷と同様であるが，急性期には疼痛に対する反応が強く正確な評価が難しいため，ストレス下単純X線撮影を行う．重度の場合はMRIなどを行う（図2）．
- 靭帯損傷は完全断裂と部分断裂に分類され（図3），重症度は3度に分類される（表1）．

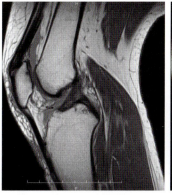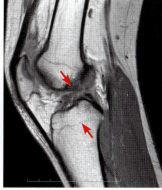

■図2　正常な前十字靭帯（ACL）と損傷した前十字靭帯のMRI
（山口　玲：膝関節・下腿②靭帯損傷．整形外科ビジュアルナーシング（近藤泰児監），p306，学研メディカル秀潤社，2015）

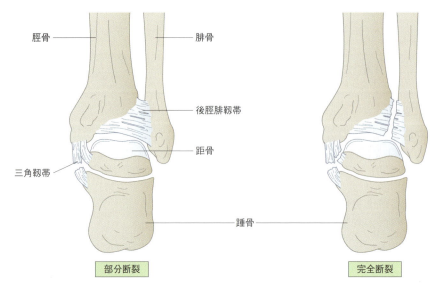

■図3 三角靱帯損傷の分類
部分断裂：脛腓靱帯損傷がない場合は，三角靱帯は部分的に断裂している．
完全断裂：脛腓靱帯損傷がある場合は，三角靱帯は完全に断裂している．

■表1 靱帯損傷の重症度分類

第1度（軽症）	一部線維の断裂．関節包は温存．
第2度（中等症）	部分断裂．多くは関節包も損傷される．
第3度（重症）	完全断裂．関節包断裂も随伴．

（落合慈之監：整形外科疾患ビジュアルブック．p.219，学研メディカル秀潤社，2012）

治療

- 応急処置は，捻挫や打撲などと同様RICE療法が基本である（図4）．
  - R：rest（安静）
  - I：icing（冷却・寒冷）
  - C：compression（圧迫）
  - E：elevation（挙上）
- 腱・靱帯損傷では，受傷部位や重症度にもよるが，あまり活動的ではない中高年者では筋力増強などの保存的治療，若年者やスポーツ選手などでは外科的治療が一般に選択される．また，治癒が比較的良好な関節外靱帯は保存療法が行われることが多い．

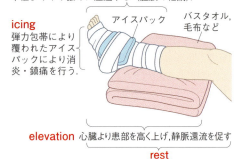

■図4 RICE療法

前十字靱帯（ACL）：anterior cruciate ligament

スポーツ外傷・障害

sports injuries

疾患概念

スポーツ活動中に急激な外力を受けることによって生じる脱臼や骨折，断裂などのスポーツ外傷と，骨・軟骨・筋肉・靱帯などの同じ部位に繰り返される動作によって負荷がかかり続けることにより損傷が生じるスポーツ障害がある．治療の目標はもとのスポーツへの復帰で，リハビリテーションなどを含む総合的なアプローチが求められる．

誘因・原因

- スポーツ活動中，しばしば，単一の急激な外力によって骨や軟骨，筋肉，靱帯，腱などの身体組織に損傷を生じることがある．
- 同じ動作を繰り返すことによって，特定の骨や筋肉，靱帯などに過剰な負荷がかかり損傷が生じることがある．オーバーユース症候群などともよばれ，野球肩，テニス肘，ランナー膝，疲労骨折などがある．

症状・臨床所見

- 軽いものから激痛までさまざまな疼痛がある．運動時だけ痛みが生じることもある．
- 受傷部に，発赤や腫脹，熱感，外出血または内出血などがみられる．
- 受傷部の変形や，関節可動域の制限あるいは消失などがみられる．また，関節の不安定性がみられることもある．

検査・診断・分類

- 身体所見，問診などの結果に応じて，単純X線やCT，MRI，超音波検査などの画像診断を実施する．

治療

■応急処置

- 受傷の現場においては，適切な診断や治療を受けるまでの応急の処置が求められる．
- 捻挫や打撲，肉離れなどでは，表1に示すRICE療法が応急処置の基本となる．
- 重度の痛みを伴う場合は，非ステロイド性抗炎症薬(NSAIDs)を用いることもある．

■保存療法

- スポーツ外傷・傷害の治療はスポーツへの復帰が最大の目標になり，脱臼や肉離れ，靱帯損傷では多くの場合，安静や外固定，装具療法などを行う．
- 受傷部への運動負荷は段階的に進め，それ以外は早期の運動再開で筋力や機能の維持に努める．
- スポーツへの復帰を目指し，それぞれの症例の経過や状況に応じてリハビリテーションを含めた総合的なアプローチを行う．

■手術療法

- スポーツへの早期復帰のため，保存療法で回復をはかるのではなく手術療法を選択することがある．
- 保存療法が奏効しない症例や，半月板損傷や腱断裂，靱帯断裂などでは手術を施行する．

■表1　RICE療法

R：rest(安静)	患部を動かさないようにする．
I：icing(冷却)	水や氷，アイスバッグなどで患部を冷やす．
C：compression(圧迫)	テーピングや弾性包帯で患部を圧迫気味に固定する．
E：elevation(挙上)	患部を心臓より高い位置にする．

主なスポーツ損傷

■肉離れ(筋の部分断裂)

- 肉離れは筋の部分的または完全な断裂で，大腿四頭筋，ハムストリング，下腿三頭筋などに多く生じる．筋に強い収縮力や過伸長などが加わったときに生じる．しばしば，筋腱移行部に損傷が生じる．
- 違和感を感じ軽い腫脹を示す軽度のものから，歩行に支障が生じるほどの痛みを示す中等度，激痛

により歩行ができない重度のものまであり，重症例では受傷部を指で圧迫することにより欠損が触知できる．
- 重症度の判定にはMRIや超音波による画像診断が有効である．
- 保存的に治療されることが多いが，腱の付着部における断裂があるなどの重症例ではときに手術を選択することがある．

■ 膝靱帯損傷
- 膝関節は構造が複雑で，また内側側副靱帯や外側側副靱帯，前十字靱帯，後十字靱帯など機能上重要な靱帯があり（図1参照），スポーツ中に急激な外力を受けることで損傷する頻度が高い．
- 内側側副靱帯損傷（図1）や前十字靱帯損傷はよくみられるスポーツ外傷で，積極的に手術療法を適用することが多い．

■ 半月板損傷
- 半月板は密なコラーゲンを多く含む線維軟骨で，膝関節の安定と緩衝に重要な機能を果たしており，スポーツ選手などのように活動性の高い人にとっては非常に重要な組織である．
- 半月板の損傷の症状としては，受傷直後の激痛と続発する関節腫脹がある．また，動作時の引っかかり感や可動域制限，断裂した半月板が嵌頓することによって膝を動かせなくなるロッキングなどがある．
- 診断は，単純X線撮影では異常は認められないので，MRIが最も有用な方法である．
- 治療は，大腿四頭筋の訓練や薬物療法・温熱療法などの保存的治療，半月板縫合や部分切除などの関節鏡視下手術のいずれかを選択する．
- 詳細は，Part 6 半月板損傷（p.438）参照．

■ アキレス腱断裂
- スポーツ活動中に受傷することが多く，一般に30～40歳台に好発する．
- 受傷時，しばしば本人が断裂音（ポップ音）を自覚することがある．受傷者はよく，「バットでふくらはぎを殴られたような感じ」，「足を，突然後ろから蹴られたような感じ」などと表現する．
- 健側と比べると，アキレス腱レリース（起伏）の消失が認められ，また受傷部の陥凹がみられる（図2）．
- 腹臥位で膝を90°曲げたとき，患側は腱がつながっ

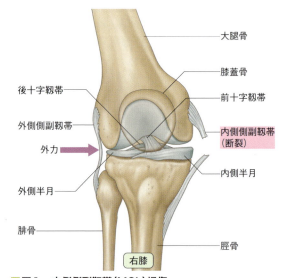

■ 図1　内側側副靱帯（MCL）損傷
（落合慈之監：整形外科疾患ビジュアルブック．p.227，学研メディカル秀潤社，2012）

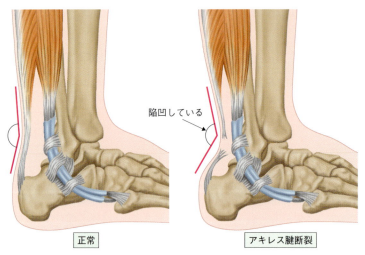

■ 図2　アキレス腱断裂
（落合慈之監：整形外科疾患ビジュアルブック．p.229，学研メディカル秀潤社，2012）

ていないため底屈しない(図3).
- トンプソンテスト(Thompson's squeeze test：図4)が陽性になる
- アキレス腱断裂は，MRIにより鮮明に描出できる．超音波もまた，有用である．
- 治療は，ギプスや装具固定による保存療法と腱縫合などの手術療法がある．表2に示す，それぞれの利点および欠点を説明し，患者の活動の状況などを考慮して方針を決定する．

■ 疲労骨折
- スポーツ活動などによって骨折にはいたらない程度の負荷が同じ部位に繰り返し加わることによって生じる骨折．オーバーユースによる典型的な疾患で，10歳台の男子に多くみられる．
- 画像診断の第1選択はX線撮影であるが，初期では画像上の変化に乏しいことが多い．したがって問診や触診が重要で，疲労骨折の好発部位を理解しておく必要がある．早期診断にはMRIが優れている．

- 下肢に生じることが多く，好発部位は脛骨内顆，骨幹部，足関節内顆，腓骨，中足骨あるいは足舟状骨などである．なお，臨床的には腰椎が最も多いとの報告もある．

■ 外傷性肩関節脱臼
- スポーツ中に急激な外力が骨，軟骨，筋肉，靱帯
- 肩関節は最も脱臼しやすい関節で，一般にラグビーや柔道のようなコンタクトスポーツの選手に起こりやすい．
- 受傷者はしばしば，脱臼したほうの手や腕を健側の手で押さえるような格好をするが，診断は骨折の可能性なども考慮して単純X線撮影を行う．
- 受傷後は時間の経過を置かずに徒手的整復を行うが，筋肉の発達したスポーツ選手などでは覚醒での整復が難しく全身麻酔が必要になることもある．整復後は3週間ほどの固定を行う．
- 反復性肩関節脱臼(p.353)となった場合は，軟骨や靱帯の劣化を避けるために手術適応となることがある．

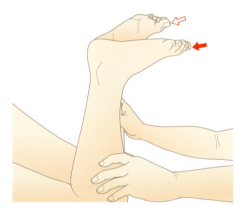

■ 図3　自然底屈位
腹臥位で膝を90°屈曲すると，正常なら足関節は軽度底屈する(⇦)が，患側は底屈しない(←)．

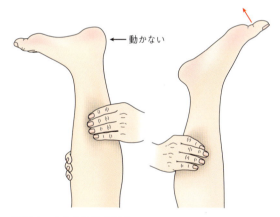

■ 図4　トンプソンテスト
患者を腹臥位にし，膝を90°屈曲させ，ふくらはぎを手でつかむ．正常では足関節が底屈するが，断裂していると底屈しない．
(鈴木香梨ほか：腱(腱縫合，移植・移行術)の手術および術前・術後ケア．整形外科ビジュアルナーシング(近藤泰児監)，p.126，学研メディカル秀潤社，2015)

■ 表2　保存療法と手術療法の利点・欠点

保存療法	利点	入院の必要がない，感染リスクがない，手術までの待機時間がない
	欠点	治療に時間がかかる，再断裂のリスクが手術より高い，深部静脈血栓症のリスクがある
手術療法	利点	保存より早期復帰が可能，再断裂リスクが低い
	欠点	感染リスクがある，創部痛が出ることがある

前十字靱帯(ACL)：anterior cruciate ligament ｜ 内側側副靱帯(MCL)：medial collateral ligament ｜ 非ステロイド性抗炎症薬(NSAIDs)：nonsteroidal anti-inflammatory drugs

末梢神経損傷

末梢神経損傷

疾患概念
末梢神経損傷は，開放創での損傷，外傷・骨折や，圧迫によるもの，絞扼性神経障害などが原因となる．

| T14.4 | peripheral nerve injury |

- 末梢神経損傷は病態や原因によって分類される．
- 病態による分類ではセドン(Seddon)の分類(図1)がある．末梢神経損傷の程度を一過性神経伝達障害，軸索断裂，神経断裂に分けている．
- 原因には開放創での損傷，外傷・骨折(牽引，圧挫など)に伴うもの，圧迫(睡眠，腫瘍など)により発症するもの，絞扼性神経障害などがある．原因による治療方針を述べる．

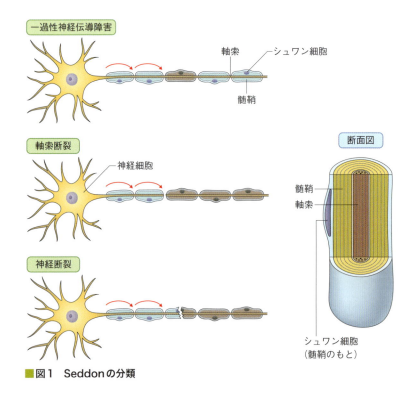

■図1　Seddonの分類

外傷の種類による治療方針の判断

■開放創
- 切創・刺創など開放創に伴う神経損傷では完全麻痺である場合，神経は断裂している可能性が高い．
- 理想的には瘢痕形成がない早期に神経修復を行うのが望ましい．

■圧迫麻痺
- 睡眠や術中の不良肢位など，長時間同じ場所を圧迫することにより生じた麻痺である．
- 睡眠圧迫麻痺の場合にはneurapraxia(一過性神経不働化)が多いが，長時間の圧迫ではaxonotmesis(軸索断裂)となり回復に時間がかかる．
- 保存治療で回復がみられるが，長時間の圧迫では回復しないこともある．

■閉鎖性損傷に伴う麻痺
- ティネル(Tinel)徴候(図2)の推移や筋力回復を参考に3か月程度まで経過を観察し，回復傾向がなければ手術を行う．

■牽引損傷
- 腕神経叢損傷，分娩麻痺や膝複合靱帯損傷時の総腓骨神経麻痺などがあげられる．
- 軽症のものから神経断裂あるいは引き抜き損傷に至るまで，損傷程度はさまざまである．
- ティネル徴候の推移や筋力回復を参考に，3か月程度まで経過を観察し，回復傾向がなければ手術を行う．
- 引き抜き損傷の可能性がある腕神経叢損傷では，

- 画像診断などを参考に，早期に手術の必要性を判断する．
- 代表的な末梢神経損傷である腕神経叢損傷，ならびにその1つである分娩麻痺について述べる．

■腕神経叢損傷

- 上肢をつかさどる頸椎神経根(C5～T1)は互いに分岐・合流し叢を形成する．この部位を腕神経叢(図3)という．
- 交通事故(オートバイ走行中の転倒)やスキーなど高速滑走スポーツでの転倒などにより強い鈍的外傷が加わると，神経叢が牽引されて麻痺となる．
- 腕神経叢損傷にはいくつかの麻痺パターンが存在し，それぞれ臨床像が異なる．
- 麻痺の分布する範囲によりC5，6型，C5～7型，C5～8型(これらを上位型という)，全型，下位型などに分類される(表1)．
- 神経根損傷は大きく節前損傷と節後損傷に分けられる．
- 前者はいわゆる根引き抜き損傷で，神経修復不能であり，他の神経を移行する(肋間神経移行術)などして機能回復をはかる．
- 後者は神経移植の適応となる．T1神経根引き抜き患側では患側の眼瞼下垂・縮瞳・眼球陥凹の症状が出るホルネル(Horner)徴候(図4)がみられる．

■分娩麻痺

- 分娩麻痺(birth palsy)とは，分娩の際の腕神経叢の牽引損傷である．
- 頭位分娩と骨盤位分娩(図5)では損傷の様態が異なり，臨床像と回復経過に相違がある．
- 麻痺を生じやすい分娩形式がわかっているので，麻痺発生の危険性を十分把握して，発生を回避することが必要である．
- 頭位分娩では，巨大児で肩甲難産(図6)の場合に生じやすい．この場合には上神経幹から牽引され，麻痺は徐々に下位神経根へ広がるので，上位型(Erb型)麻痺から全型麻痺までの病状を呈する．

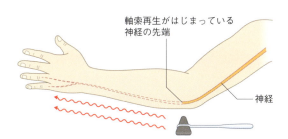

■図2　ティネル徴候
末梢神経損傷では損傷部位を叩打するとその支配領域に生じるしびれ感(放散痛)

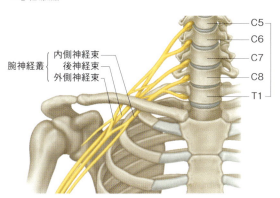

■図3　腕神経叢

■表1　麻痺の領域による分類

上位型麻痺	●肩と肘は動かないが，手首から先は動く．第5, 6頸神経損傷．
下位型麻痺 (Klumpke麻痺)	●肩と肘は動くが，手首から先が動かない．第7, 8頸神経と第1胸神経損傷．
全型麻痺	●腕が動かず，完全弛緩性麻痺．

上位型麻痺　下位型麻痺　全型麻痺

・対光反応は正常，軽度の眼瞼下垂と瞼裂狭小，眼球陥凹を伴う．
・暗所で患眼が縮瞳している．

■図4　ホルネル徴候

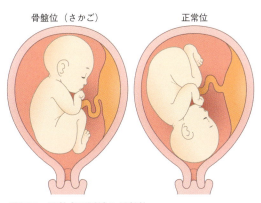

■図5　頭位(正常位)と骨盤位

- C5, 6神経根は有連続性断裂となり，再生がみられるが過誤神経支配となりやすい．
- 生後3か月程度で手関節背屈が可能であれば，過誤支配の可能性は低い．
- 上位型(Erb型)麻痺では，肩周囲筋・肘屈筋・手関節伸展ができないため，肩内転・肘伸展・前腕回内・手関節掌屈位となり，ウェイターが後ろ手でチップを受け取る様子に似たウェイターチップポジション(waiter's tip position：図7)を呈する．
- 骨盤位では低体重の場合，頸部の娩出時に神経に牽引が生じて麻痺が発生し，引き抜き損傷となりやすく，また両側性に発症することもある．下位型(Klumpke型)麻痺などもみられる．
- 近年，分娩麻痺の治療は若年で神経回復が良好であることから，腕神経叢損傷に準じ神経移植や神経移行を組み合わせたさまざまな神経手術が行われる．

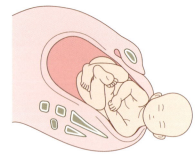

■図6　肩甲難産

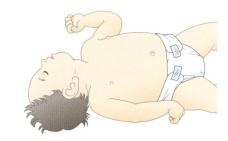

■図7　ウェイターチップポジション

治療

■保存治療
- 神経が回復するまでの期間，関節拘縮を予防する．回復が認められれば筋力強化訓練を行う．
- 回復までの期間が数か月以上必要であると見込まれれば，必要に応じて装具を作製する．

■手術治療
- 神経に対する手術治療は，損傷形態，部位，年齢，受傷からの期間などによって異なる．
- 手術成績は一般に，端々縫合の成績が神経移植などに優っている．
- また，手術部位から終末器官までの距離が短いほど，年齢が若年であるほど，受傷からの期間が短いほど回復がよい．
- 神経修復を行うか，腱移行術などによる機能再建を行うか，あるいは機能再建をあきらめざるを得ないかは，これらの条件を勘案して治療方針を決定する．

術式

- 端々縫合が可能であれば最も成績がよい．しかし，断端間にギャップが生じ，縫合により神経に緊張が強くなる場合には神経移植を行うほうがよい．
- 指神経などでは人工神経による架橋縫合も行われるが，自家神経移植が一般的である．
- 縫合や移植で修復できない場合には，別の神経を採取して損傷神経の遠位部に縫合する神経移行術(神経交差縫合)を行う場合や，腱移行術，腱固定術，関節固定術などの機能再建術を行うこともある．

■手術時期
- 瘢痕形成がない早期に神経修復を行うのが理想的であるが，一般には数週間以降に行われ，3か月程度までにティネル徴候の推移を参考に経過を観察し手術の適否を判断する．
- 6か月を過ぎると神経手術の成績は悪化する(分娩麻痺を除く)．
- 筋腱移行による機能再建では手術時期の制限はなく，関節拘縮の除去や移行筋の訓練を十分行ってから手術を行う．

脊椎・脊髄損傷

脊椎・脊髄損傷

T141.T093 | spinal injury, spinal cord injury

疾患概念
脊椎損傷は、衝突、転落、転落などの機械的外力が原因で、交通事故や自殺企図によって発生することが多い。高齢者では、骨粗鬆症があると軽微な外力によって発症する。脊髄損傷は、外傷や脊椎・脊髄の疾患により、脊髄が完全から不完全に損傷したことで、運動麻痺、感覚麻痺、自律神経障害が生じる状態をいう。

誘因・原因

脊椎損傷

- 交通事故や労働災害、スポーツ外傷などによる衝突、高所からの転落、転倒、落下物の下敷きなどが原因で発生する。
- 高齢者は、骨粗鬆症との合併があると転倒などの軽微な外力で発症する。
- 受傷機序としては、垂直性圧迫、屈曲、回旋、伸展、剪断などである。
- 脊椎と脊髄は隣接しているため、脊髄損傷を合併する危険性が高い。

脊髄損傷

- 脊髄は脳から続く中枢神経であり、脊椎（脊柱管）を通り、運動神経・感覚神経・自律神経の伝導路となっている。
- 交通事故によるものが最も多く、高所からの転落、スポーツ外傷などの高エネルギー外傷、高齢者では転倒の頻度が高い。
- 20歳台の若年層と50歳台後半に多く発症する。
- 自殺企図などによる高所からの転落では、胸髄以下の損傷が多い。
- 高齢者の加齢による骨強度の低下により、家庭内での転倒などによる発症が増加している。

症状・臨床所見

脊椎損傷

- 交主な全身症状として、①呼吸障害（脊髄損傷、上位頸胸髄損傷や肋骨骨折、肺損傷との合併）、②外傷性ショック（脊髄損傷や頸部、胸部、腹部の損傷との合併）、③麻痺性イレウスがある。その他、失神感やめまいが上位頸椎骨折でみられる。
- 局所的な症状として、①損傷箇所の激しい疼痛、②骨折レベルの圧痛、叩打痛、③脊椎の支持機能と運動機能の障害がみられる。
- 合併損傷として、脊髄損傷が高率で合併し、椎骨動脈不全症候群や血気胸がみられる。まれに内蔵ヘルニアなども生じる。

脊髄損傷

- 脊髄の外傷や脊椎・脊髄の疾患により、脊髄が損傷したことで運動麻痺・感覚麻痺・自律神経障害が生じる。
- 脊髄が損傷されると損傷部位以下の神経伝達が遮断され、運動麻痺や感覚麻痺に加え、膀胱直腸障害、自律神経障害、呼吸機能障害などが生じる。

■ **運動障害（運動麻痺）**
- 完全麻痺：脊髄を完全に横断し、損傷した髄節より遠位の神経が遮断されて運動や知覚、深部反射が消失した状態。
- 不全麻痺：脊髄が損傷しても一部の神経伝達が残存し、運動・知覚・深部反射が部分的に残っている状態をいう。図1に損傷部位による運動障害を示す。
- 髄節レベルによる分類：脊髄の損傷された部位（髄節）により、運動麻痺や感覚障害の分布が異なる。頸髄レベルの損傷であれば上下肢の障害（四肢麻痺）、胸髄以下の損傷であれば体幹および下肢の障害（対麻痺）となる（図2）。

■ **感覚障害**
- 脊髄が部分的に損傷した場合、触覚・温痛覚・深部感覚の一部に障害が出現することがある（図1）。

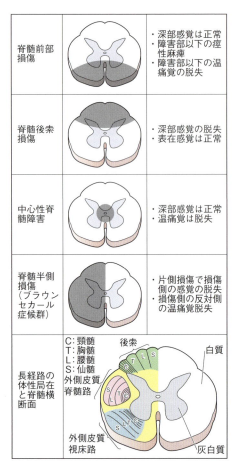

■図1 損傷部位による不全麻痺の分類
（落合慈之監：リハビリテーションビジュアルブック第2版. p.241, 学研メディカル秀潤社, 2016）

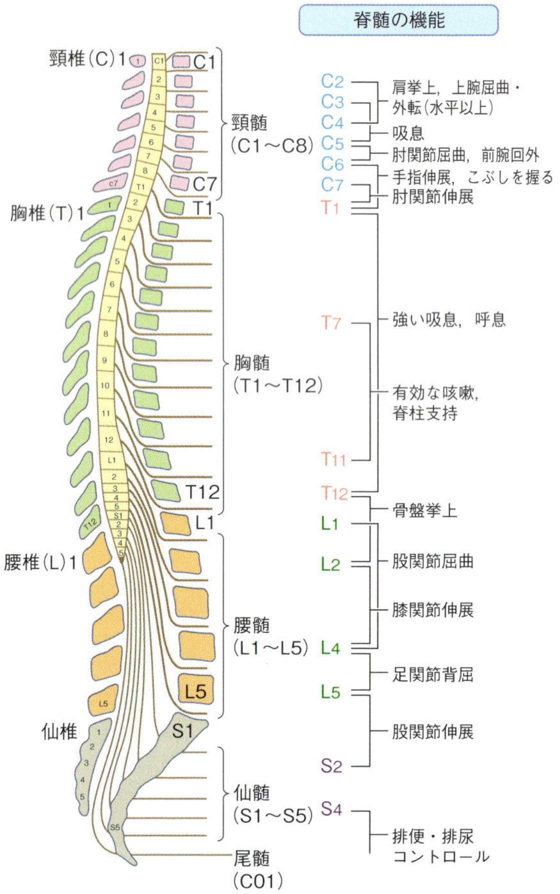

■図2 脊髄神経と機能
（落合慈之監：リハビリテーションビジュアルブック第2版. p.241, 学研メディカル秀潤社, 2016）

■随伴障害
- 仙髄の障害による排尿障害（急性期では尿閉），中位胸髄-腰髄損傷では消化器障害，上位胸髄-頸髄損傷では呼吸障害，循環器障害がある．合併症としては褥瘡などがあげられる（表1）．

■表1 脊髄損傷に随伴する障害とその合併症

循環器障害	徐脈，血圧低下，全身浮腫，肺水腫，循環血液量の減少，静脈還流障害など
消化器障害	麻痺性イレウス，消化性潰瘍，膵炎，排便障害（宿便），急性胃拡張
呼吸障害	気道分泌物の増加＋喀痰の貯留による換気不全，胸郭の奇異運動＋横隔膜筋疲労による呼吸不全，無気肺，肺炎など
排尿障害	急性期の尿閉，尿路感染症，尿道憩室／瘻孔，尿管結石，回復期の膀胱尿管逆流，水腎症，自律神経過緊張反射など
その他の合併症	過高熱／低体温，褥瘡，異所性骨化，拘縮，痙縮，遅発性脊柱変形，外傷性空洞症など

（落合慈之監：整形外科疾患ビジュアルブック. p.224, 学研メディカル秀潤社, 2012）

検査・診断・分類

■画像診断（図3, 4）
- 単純X線検査：脊椎アライメントの異常，椎体前面の腫脹像，棘間開大などの軟部組織の異常，脊椎構成要素の骨折・脱臼，頭蓋，胸郭など脊椎隣接骨の骨折や臓器の合併損傷を読影する．
- CT検査：骨傷を詳細に評価できるため，単純X線で診断が不確定な場合や手術適応および術式選択に不可欠である．

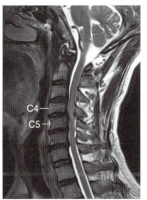 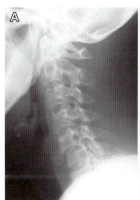 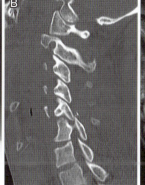 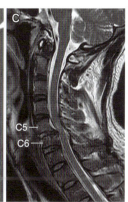

■ 図3　頸椎MRI T2強調像
74歳男性，非骨傷性頸髄損傷（C4/5）

■ 図4　頸椎脱臼骨折，頸髄損傷の画像
A：単純X線，B：CT，C：MRI T2強調像
41歳男性頸椎脱臼骨折，頸髄損傷（C5/6）

- MRI検査：脊髄損傷では，X線検査のあと，T1，T2強調像より，脊髄損傷の程度の観察や運動麻痺の予後予測を行う．
- 脊椎損傷の高位診断は単純X線およびCT像より，デニスのthree-column-theory（p.312参照）に沿って骨傷を判断し，最大損傷高位をもって診断する．

■ 神経学的診断

- 脊髄損傷の麻痺の重症度を判定する方法として，米国脊髄障害協会尺度（ASIA impairment scale）（p.96）やFrankelの分類（p.96）が用いられる．
- 脊髄損傷の高位診断：徒手筋力テスト（MMT）と感覚テストにより，正常の知覚/運動機能を認める最下位の髄節をもって判定する．
- 横断位診断：①知覚障害の対称性，解離性，②運動障害の対称性/非対称性，③上肢と下肢の重度差，④完全ないし部分的反射障害，⑤麻痺の回復パターン，を総合して損傷部位を予測する．

治療

初期治療

■ 救命処置と全身管理

- 全身管理：受傷直後より72時間から1週間程度は脊髄ショック期という．筋の弛緩，尿閉，肺炎，起立性低血圧などの合併症を起こしやすいため，全身の管理が重要となる．
- 脊髄ショック：損傷直後にはすべての反射が消失し，弛緩性麻痺・血圧低下が起きる．脊髄ショックは数日から数週間で回復し，不全損傷の場合は運動や感覚の一部に回復が認められる．
- 呼吸管理：気道の確保から人工呼吸までを呼吸機能障害に応じて行う（気管切開が原則），肺合併症（肺炎・無気肺）の予防のため，体位変換による排痰や口腔内の清潔保持を行う．
- 循環管理：起立性低血圧の予防のため，体位変換や起立訓練を行う．深部静脈血栓症の予防も行う．
- 消化器管理：麻痺性イレウス・急性胃拡張（経鼻胃管による持続的吸引），胃十二指腸潰瘍・消化管穿孔/出血（内視鏡的止血術）があれば適宜対応する．
- 尿路管理：急性期に尿閉があれば間欠的または持続的に導尿を行う．手圧，腹圧による排尿訓練と自己導尿法の習得を行う．

■ 急性期リハビリテーション

- 呼吸管理：呼吸器リハビリテーションとして，排痰，胸郭の可動域の改善，呼吸筋の強化を行う．あわせて咳嗽介助（図5，6）も行う．
- 良肢位保持：褥瘡予防のため，2時間おきに体位変換をし，枕やクッションを使用して，良肢位を保持する．
- 拘縮予防：早期からの予防が必要である．肩，股，足（足趾・手指）に好発する．他動的な関節可動域訓練を行う．

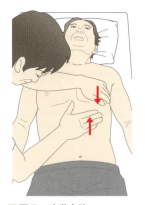

■図5　咳嗽介助
(落合慈之監：リハビリテーションビジュアルブック第2版．p.244, 学研メディカル秀潤社, 2016)

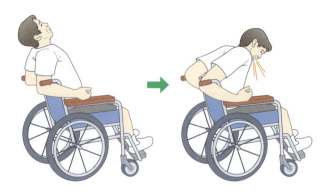

■図6　車椅子での自力咳嗽
(落合慈之監：リハビリテーションビジュアルブック第2版．p.244, 学研メディカル秀潤社, 2016)

慢性期治療

■外科的治療
- 遅発性脊柱変形(不安定型骨折，骨折，脱臼などの放置による後彎変形が原因)が発生した場合は，変形矯正固定術，椎体楔状骨切り術を行う．遅発性脊髄障害(外傷性脊髄空洞症)が発生した場合は，シャントの形成を行う．

■随伴症状，合併症の処置・管理
- 関節周囲の軟部組織が骨化する異所性骨化(膝・股・肘関節に好発)：骨化の初期の関節可動域訓練を最小限にする(過度の訓練が原因となる)，薬物療法，骨化切除術．
- 尿路感染症：排尿障害による導尿のカテーテルから雑菌が入り，感染症，敗血症を起こすことがある．排尿法の習得，薬物療法を行う．

■回復期リハビリテーション
- 徐々に坐位の保持時間が延長されてきたら，基礎的な関節可動域訓練，筋力増強訓練，坐位バランス訓練，プッシュアップの練習を始める．
- ベッド上での坐位保持，起居動作から，車椅子への移乗動作，車椅子動作(図7)，立位保持，歩行動作へと移行する．並行してADL訓練を行う．損傷脊椎の安定性に応じて，各種の訓練を選択する．

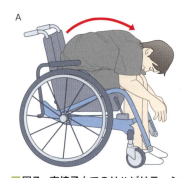
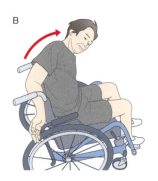

■図7　車椅子上でのリハビリテーション
A：褥瘡予防：前屈　B：褥瘡予防：側屈
(落合慈之監：リハビリテーションビジュアルブック第2版．p.249, 学研メディカル秀潤社, 2016)

日常生活動作(ADL)：activities of daily living　｜　米国脊髄障害協会(ASIA)：American Apinal Injury Association
徒手筋力テスト(MMT)：manual muscle test

Part 6
部位別疾患各論

Chapter1　胸郭
Chapter2　頸椎・脊椎
Chapter3　胸椎
Chapter4　腰椎
Chapter5　脊柱変形（脊柱側彎症）
Chapter6　肩関節および上腕
Chapter7　肘関節および前腕
Chapter8　手関節および手指
Chapter9　骨盤
Chapter10　股関節および大腿
Chapter11　膝関節および下腿
Chapter12　足関節および足

鎖骨骨折・脱臼（肩鎖関節，胸鎖関節）

S42.00　fracture/dislocation of clavicle

疾患概念
鎖骨骨折は肩の外側からの介達外力か，直達外力により生じる鎖骨中央1/3，外側1/3，内側1/3で分類される骨折である．この順番で起こる頻度が高い．

誘因・原因

- 鎖骨骨折は，肩を下にして転倒するなどの介達外力によって生じることがほとんどで，若年男子に多い．
- 鎖骨中央1/3（骨幹部）の骨折では，末梢骨片は上肢の重量に引かれ，中枢骨片は胸鎖乳突筋に引かれて頭側凸の変形を生じる．骨折部で重なり合って患側の肩幅が狭くなる（図1, 2）．

■肩鎖関節脱臼
- 肩鎖関節脱臼は，コンタクトスポーツで肩を下にして転倒したときに多い．

■胸鎖関節脱臼
- 胸鎖関節脱臼は，肩外側からの介達外力や前方からの直達外力で生じるがまれである．

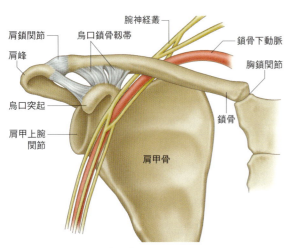

■図1　肩関節と腕神経叢

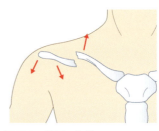

■図2　鎖骨の転位

症状・臨床所見

- 外傷機転の聴取，局所の変形，疼痛部位を確認する．
- 患者は患側の上肢を健側の手で抱えて来院することが多い．また，鎖骨下にある腕神経叢を損傷して，しびれや麻痺が生じていることもある．

■肩鎖関節脱臼
- 肩鎖関節脱臼は，鎖骨外側端が頭側に突出し，これを圧迫すると整復されるが手を離すと脱臼位に戻る piano key sign を認める．
- 前方脱臼（図3A）：肩関節の過度の外転・外旋などによって起こる．脱臼骨頭は肩甲骨関節窩前方，烏口突起下に位置する．
- 後方脱臼（図3B）：肩関節の過度の内転・外旋位強制で生じる．骨頭は肩甲骨関節窩後方に位置する．前方より頻度は低い．

■胸鎖関節脱臼
- 胸鎖関節脱臼はまれで，多くは前方脱臼である．後方脱臼は縦隔損傷を疑う．

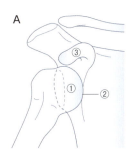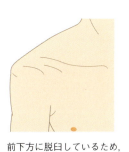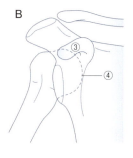

① 脱臼
② 肩甲骨関節窩前方
③ 烏口突起
④ 肩甲骨関節窩後方

前下方に脱臼しているため，肩峰が角ばって突出している

■図3　前方・後方脱臼
A：前方脱臼，B：後方脱臼

検査・診断・分類

- 単純X線検査では鎖骨前後像のほか，骨折部位により肩鎖関節，胸鎖関節撮影も確認する．脱臼の程度は，健側を撮影して左右を比較する．
- 鎖骨遠位部（外側端）骨折では，ニア（Neer）の分類（p.351参照）を用いる（図4）．
- Ⅰ型は烏口鎖骨靱帯が正常で転位の少ない骨折．安定しているので保存療法の適応．
- Ⅱ型は烏口鎖骨靱帯の損傷があり，転位の大きい不安定型骨折で手術の適応となる．
- Ⅲ型は肩鎖関節内骨折で，関節症性変化をきたしやすい．
- 肩鎖関節脱臼はロックウッド（Rockwood）の分類で，Ⅲ，Ⅳ，Ⅴ，Ⅵ型がこの脱臼にあたる（図5）．

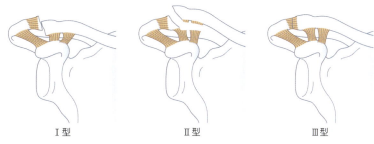

Ⅰ型　　　Ⅱ型　　　Ⅲ型

■図4　鎖骨遠位部（遠位端）骨折

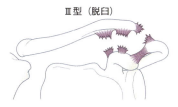

Ⅲ型（脱臼）

肩鎖靱帯・烏口鎖骨靱帯がともに断裂し，鎖骨が前方にずれているもの．

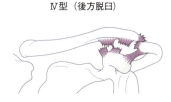

Ⅳ型（後方脱臼）

肩鎖靱帯・烏口鎖骨靱帯がともに断裂し，鎖骨が後方にずれているもの．

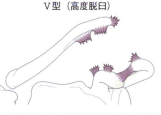

Ⅴ型（高度脱臼）

肩鎖靱帯・烏口鎖骨靱帯がともに断裂し，鎖骨が完全にはずれているもの．

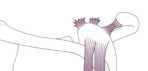

Ⅵ型（下方脱臼）

鎖骨の端が下にずれているもの．非常にまれ．

■図5　ロックウッド分類

治療

- 中央1/3の骨折では，保存的治療で良好な成績が報告されている．肩を後方にそらせると整復が得られやすい．鎖骨バンド（図6）や8の字包帯（図7）で固定する．変形が強くても機能障害を残すことは少ない．
- 固定は，小児では仮骨がX線上に認める2～3週，成人では4～6週が必要である．
- 肩鎖関節脱臼は，烏口鎖骨靱帯の断裂があっても転位が軽度の場合は，脱臼は戻らないが保存的に加療することができる．
- 胸鎖関節脱臼は，鎖骨骨折と同様な保存療法を行う．K-wire固定は縦隔，胸郭への迷入のおそれがあるのでなるべく行わない．
- 手術適応となるのは，開放骨折の場合，突き上げた骨片により皮膚が貫通しそうな場合，腕神経叢圧迫症状のある場合，鎖骨遠位部骨折で烏口鎖骨靱帯が断裂している場合，偽関節になった場合などである．手術はK-wireで骨片を貫通させる方法やプレート固定などである．

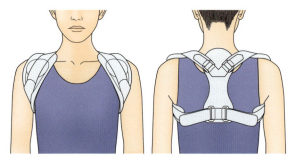

■図6　鎖骨バンド（クラビクルバンド）

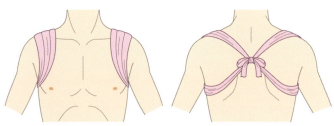

■図7　8の字包帯

胸郭

肋骨骨折（血気胸）

S22.30, J94.2　rib fractures, hemopneumothorax

疾患概念
胸部に直達または介達外力によって起こる．外力には転倒，転落などがある．また，上体をひねり筋力に牽引されるような動作が続くときにも生じることがある（疲労骨折）．肋骨は相互間が比較的強固に連結されているために転位は少ないが，複数の骨折では，血気胸，奇異呼吸，動揺胸郭の合併をみることがある．

誘因・原因

- 強い直達外力により生じるが，骨粗鬆症などの骨脆弱性がある場合，転倒などの軽微な外力で生じることもある（図1）．
- ゴルフのスウィングなど同一作業の繰り返しによる疲労骨折もある．

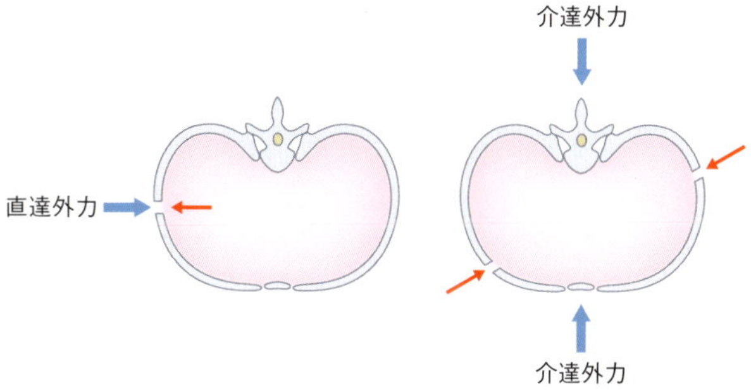

症状・臨床所見

- 局所の疼痛，圧痛，運動時痛があり，呼吸や咳・くしゃみによって著明となる．
- 意識障害やチアノーゼがある場合，肺・縦隔損傷で血気胸（図2），大血管損傷の可能性も考えておく．
- 肋骨が2か所以上で折れている場合，胸郭の運動をみて奇異呼吸*がないかをみておく（フレイルチェスト*）．

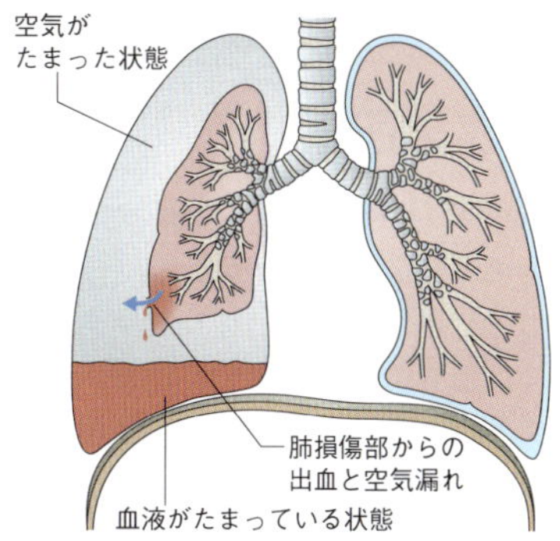

検査・診断・分類

- 単純X線は骨折，血気胸（図2），大血管陰影，縦隔陰影をチェックするために，肺野条件と骨条件で撮影する．
- 単純X線で骨折線が認められなくても，明らかな外傷歴と軽い呼吸でも疼痛がある場合には骨折として治療する．

治療

- 胸郭の動きを抑制し，骨折部の安静を保つために胸部固定帯（図3）を用いる．
- 血気胸など肺損傷の場合は，胸腔ドレナージを行う．
- 骨折に対しての手術は，高度のフレイルチェスト以外では適応とはならない．

■図1　肋骨骨折
直達外力：外力が直接肋骨に作用．
介達外力：外力がかかった部位から離れた部位の骨折．

■図2　血気胸
気胸と血胸が同時に発生した状態をいう．気胸・血胸は胸膜腔にそれぞれ気体・血液が貯留した状態である．外傷による肺の損傷によって起こることが最も多い．

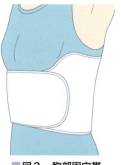

■図3　胸部固定帯

用語解説

奇異呼吸（paradoxical respiration），フレイルチェスト（flail chest）
肺の胸膜欠損部に一方向弁作用が起こると（気胸），呼気と吸気が規則正しく行われず，呼吸困難からチアノーゼを起こすことがある．このような異常な呼吸運動を奇異呼吸という．複数（両側とも，あるいは片側）の肋骨骨折がある場合，骨片は胸郭内に落ち込み，胸郭全体の連続性が絶たれて吸気時に胸郭が陥没し，呼気時に突出する奇異呼吸を示す．このように骨片が不安定な状態になったときをフレイルチェスト（動揺胸郭）という．

胸郭出口症候群

G54.0 | thoracic outlet syndrome

疾患概念
第1肋骨で形成される胸郭出口において腕神経叢，鎖骨下動静脈が圧迫されることにより，痛み，しびれ，だるさなどが発症する．症状が悪化するような負荷を避けるよう指導し，治療には物理療法のほか，斜角筋ブロックや星状神経節ブロックも行われる．

誘因・原因

- 鎖骨窩から第1肋骨と鎖骨，鎖骨の下の烏口突起に付着する小胸筋までの隙間を胸郭出口という（図1）．
- 胸郭出口において腕神経叢，鎖骨下動静脈が圧迫されることにより発症したものをいう．
- 第1肋骨と鎖骨の間の空間に腕神経叢と鎖骨下動静脈があり，後方は中斜角筋，前方は前斜角筋が走る．小胸筋はやや遠位にある．この中に頸肋，小斜角筋，異常な線維性索状物が介在することで症状を生む．
- 肩の挙上や外転の運動で肋鎖間は閉鎖し，なで肩や鎖骨がまっすぐで生理的前彎があると一層狭くなりやすい．

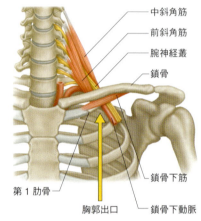

■図1　胸郭出口部の解剖．

症状・臨床所見

- 20〜30歳台の女性に多く，頸椎捻挫や肩周囲の外傷などでも発症することがある．
- 麻痺など他覚的な神経脱落症状は明らかでない場合が多く，血管の圧迫，牽引による上肢のしびれ，痛み，こり，だるさ，チアノーゼ，冷感などの自覚症状が主である．
- 発汗異常，めまい，嘔気，頭痛などもあり，自律神経由来のものと鑑別しがたい．まれに筋萎縮も起きる．

検査・診断・分類

- 腱反射は正常でスパーリング(Spurling)テスト（図2A），ジャクソン(Jackson)テスト（図2B）は陰性．
- モーレイ(Morley)テスト（図3）は鎖骨上窩で腕神経叢を指で圧迫すると疼痛，放散痛を誘発する．
- アドソン(Adson)テスト（図4A）は，頸椎をやや伸展し反対側に回旋し，息を深く吸って止めるテスト．頸椎の回旋・伸展時に，橈骨動脈の脈が弱いと陽性である．
- ライト(Wright)テスト（図4B）は，両腕を真横に開き前腕が地面に垂直になるように肘を直角に曲げる肩外転外旋位をとったときに橈骨動脈の拍動が減弱・消失する．
- エデン(Eden)テスト（図5）は両肩を伸展位で下方に引いたときに橈骨動脈の拍動が減弱・消失する．
- ルース(Roos)テスト（図6）は，ライトテストの姿勢で3分間拳を握って開く動作を行わせる運動負荷テスト．重症例では3分間継続できない．
- 単純X線で頸椎・肋骨変形，頸肋を確認する．ライトテストの姿勢で鎖骨下動脈造影を行い，圧迫所見をみる．診断は以上を組み合わせて行う．
- 頸椎椎間板ヘルニア，頸髄症，肘部管症候群，脊髄空洞症，脊髄腫瘍，腕神経腫瘍を鑑別する必要がある．

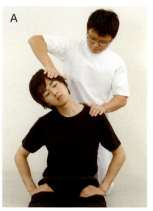
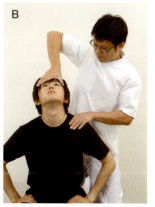

■図2　スパーリングテストとジャクソンテスト
A：スパーリングテスト，B：ジャクソンテスト

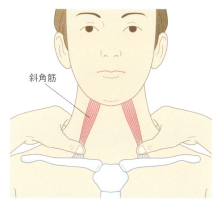

■図3　モーレイテスト

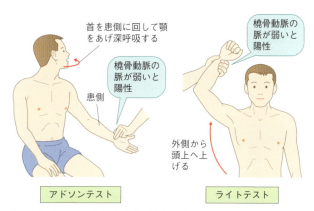

■図4　アドソンテストとライトテスト

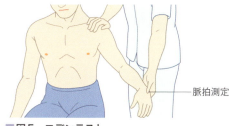

■図5　エデンテスト
脈拍の減弱・消失で陽性と判断する．

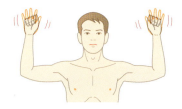

■図6　ルーステスト
ライトテストの姿勢で3分間拳を握って開く動作を行わせるが，重症例ではできない．

治療

- 症状が悪化するような上肢の肢位や負荷を避けるよう指導する．
- 温熱療法などの物理療法のほか，体操療法，薬物療法，斜角筋ブロックや星状神経節ブロックなどを組み合わせて行う．
- 手術は日常生活や就業に支障がある場合に行うが，牽引による症状には効果がないと考えられている．
- 重症例は，圧迫因子により第1肋骨切除，頸肋切除，前斜角筋切除を行う．同様な症状は，動揺性肩関節（肩関節が緩く，亜脱臼しやすい状態）でも生じる．

胸部の変形（漏斗胸）

Q67.6 | funnel chest

疾患概念
多くは先天性で胸郭前壁と腹部の境界付近が陥凹している状態をいう．男子に多く，3歳までに軽減することが多い．保存療法はなく，4歳以降で美容的矯正，心肺機能および精神的苦痛の改善を目的に手術適応がある．

誘因・原因

- 胸郭前壁と腹部の境界付近がロート状に凹んでいる（陥凹している）状態をいう（図1）．
- 胸骨につながっている肋軟骨の変形が原因と考えられている．
- 多くは先天性でマルファン（Marfan）症候群，片側の大胸筋・肋骨欠如，ポーランド（Poland）症候群*に合併することが多い．

●用語解説

ポーランド症候群
先天性に胸筋欠損や手の発育不良，形成不全が同時に発生する患者をはじめて発表した人の名前をとり，ポーランド症候群という．

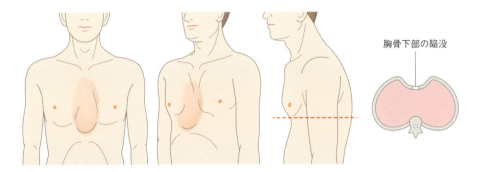

■図1　漏斗胸

症状・臨床所見

- 男子に多く，3歳までに軽減することが多い．
- 美容上の問題以外に症状はほとんどない．
- 肺活量が半分程度に減ってしまうため，風邪を引きやすいなど呼吸器症状がみられることもある．

検査・診断・分類

- 視診で診断可能である．
- 胸部X線像やCT像により，客観的に陥凹の程度を評価できる．

治療

- 保存療法はない．
- 手術適応は4歳以降に，美容的矯正，心肺機能および外見上の問題での引け目を感じるなどの精神的な問題の改善を目的に行われる．
- 変形した胸骨を翻転させる胸骨翻転法，肋軟骨を切除して挙上する胸骨挙上法や人工の器具を用いる方法が行われる．

頸椎・脊椎

脊椎の構造と機能

structure and function of the spine

脊椎の構造と機能

- 脊椎は頭部・体幹を含む上半身を支えるとともに，頸椎や腰椎を中心とする可動性を備えている．
- 脊柱管内には脊髄や馬尾などの神経が走行しており，分岐した神経根は各高位の椎間孔から外に出て末梢神経となり，四肢・体幹の運動機能や知覚機能を司っている．前方と側方から見た脊椎全体を図1に示す．
- 脊椎は，7個の頸椎(C)と12個の胸椎(T)および5個の腰椎(L)，それに仙椎(S)，尾椎からなり，全体で脊柱を構成している．仙椎は椎骨どうしが癒合して一塊となっており，腸骨とともに骨盤の構成要素となっている．
- 7個の頸椎のうち，第1頸椎を環椎，第2頸椎を軸椎とよび，これらは第3～7頸椎と形が異なる特殊な構造をしている(p.273参照)．
- 脊椎を前方から見ると，頸椎が小さく，胸椎がその次で，腰椎は最も大きい．頸椎が頭部の荷重を支えるのに対して，腰椎は上半身全体を支えている．また，胸椎は12本の肋骨とともに胸郭を形成し，肺などの内臓を保護している．
- 脊椎を側方から見ると，頸椎と腰椎は前方に弓なりに彎曲しており，生理的前彎となっている．それに対して胸椎は後方に弓なりに彎曲しており，生理的後彎となっている．全体として脊髄はS字カーブを描くように弓なりの構造となっている．

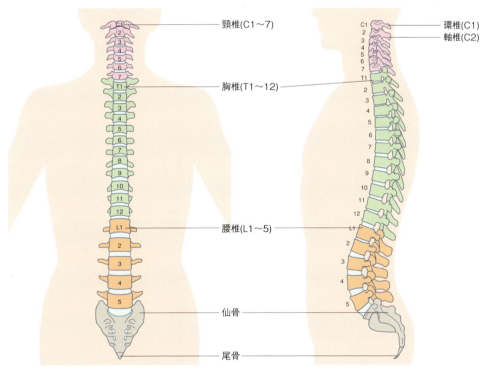

■図1　前方・側方より見た脊椎

椎間板，脊椎結合の靱帯および脊柱管

- 2つの椎骨の椎体と椎体の間には椎間板が存在する．椎間板内部には柔らかい髄核組織が存在し，椎間板の外側は線維輪とよばれる軟骨組織で構成されている．また，椎間板上下には軟骨終板が存

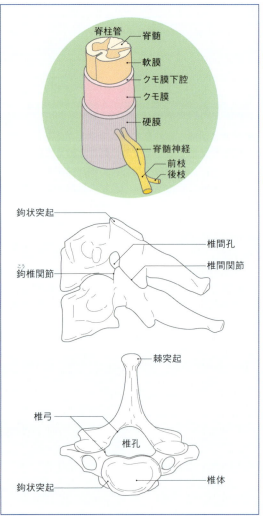

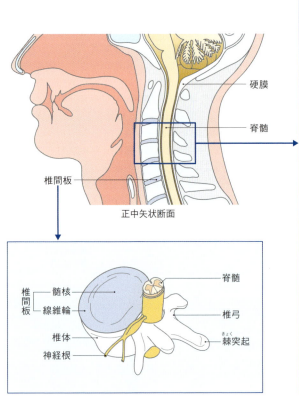

■図2　脊椎を結合する靱帯

在する（図2）．
- 2つの椎骨の後方部分は椎間関節で結合している．そのほか，脊椎を結合する靱帯として前縦靱帯・後縦靱帯・黄色靱帯・棘間靱帯・棘上靱帯などがある（図3）．
- 椎体後面は後縦靱帯で連結されており，また，椎弓間は黄色靱帯で連結されている．
- 脊椎は上下に連なり脊柱を構成しているが，椎体後面と椎弓からなる椎孔を上下に連ねた空間が脊柱管を形成している．
- 脊柱管内部には硬膜やクモ膜に囲まれた脊髄と，脊髄から分枝した神経根や馬尾神経が走行している（図2）．

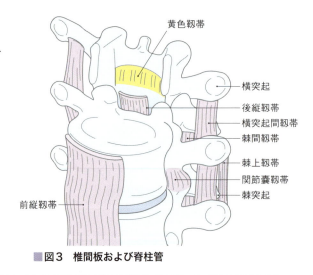

■図3　椎間板および脊柱管

| 頸椎(C)：cervical spine | 腰椎(L)：lumbar spine | 仙椎(S)：sacral spine | 胸椎(T)：thoracic spine |

頸椎・脊椎

頸椎の構造と機能

structure and function of the cervical spine

環椎と軸椎

- 上位頸椎を構成する環椎（第1頸椎）と軸椎（第2頸椎）は（図1），第3頸椎以下と比べて特殊な構造をしている．
- 環椎は前方部の環椎前弓と，後方部の環椎後弓を合わせてリング状の形をしている．
- 軸椎は椎体の上方が歯突起とよばれる突起となっており，環椎前弓と軸椎歯突起は十字靱帯（図2）により結合している．
- これらの特殊構造により大きな関節可動域が得られ，環軸関節は頸椎の回旋や屈曲伸展における大きな役割を果たしている

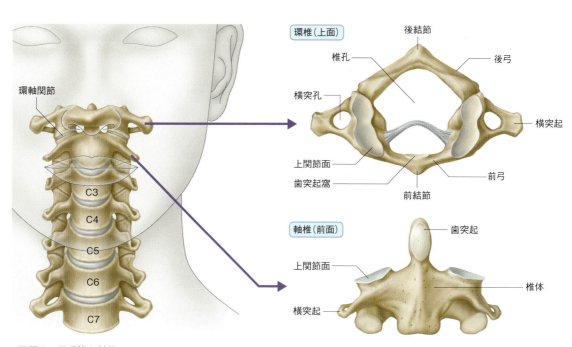

■図1 足環椎と軸椎

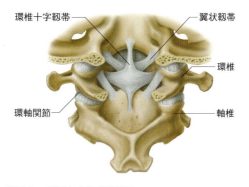

■図2 環椎十字靱帯（背面）

第3頸椎以下

- 第3頸椎以下の構造では，頸椎は椎体の大きさに比べて椎体より後方の椎弓が大きく，頸椎椎弓は頸部脊柱管の安定化に寄与している（図3）．
- 後方にある椎間関節は頸椎では椎間関節面が斜め上方を向き，関節面は平らに近い．この形態的特徴により頸椎では屈曲・伸展・回旋運動が行いやすくなっている．

頸椎椎体間

- 頸椎椎体間（図4）には椎間板が存在する．椎間板は主に内部の髄核組織と外部の線維輪とからなる．
- 椎体側方に鉤状突起が存在し，上下の椎体間で鉤椎関節〔ルシュカ（Luschka）関節〕を形成している．

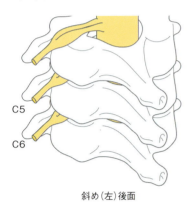
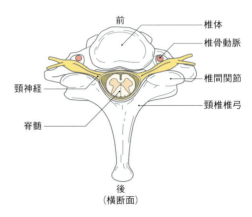

■図3　第3頸椎以下の構造

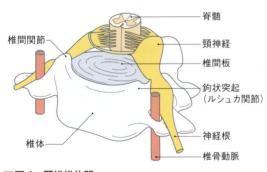

■図4　頸椎椎体間

神経根・椎骨動脈

- 脊柱管の内部を通る頸髄から枝分かれした神経根は，椎間孔を通って脊柱管の外に出る．
- 頸椎には横突孔があり椎骨動脈（図5）が通っている．鎖骨下動脈から分岐した椎骨動脈は頸椎の横突孔を通って上方に向かい，軸椎の横突孔を抜けた後，後方に蛇行して環椎後弓上縁に存在する椎骨動脈溝から頭蓋内へ入り脳底動脈に連絡している．

■図5　椎骨動脈

頸椎・脊椎

頸椎の先天異常

Q76.4 | congenital anomaly of cervical vertebrae

疾患概念
頭頸移行部は，腰仙椎部とともに脊椎の先天異常の好発部位で，種々の骨形態異常がみられ，個々の奇形が複合してみられることも多い．環軸椎脱臼・亜脱臼は，環椎と軸椎歯突起部を連結する横靱帯の破綻や歯突起部の骨形態異常などにより，環椎-軸椎間の異常可動性や脱臼，亜脱臼を生じることをいう．頸部痛や脊髄圧迫による麻痺を呈することがある．

誘因・原因
- 胎生期の骨の形成不全や癒合不全に伴う骨形態異常．

症状・臨床所見
- 頭蓋底陥入症：頭蓋底の低形成により上位頸椎（主に歯突起）が大後頭孔内に陥入．中年以降に，脳幹・小脳・脊髄などの神経症状や椎骨動脈循環不全症状など多彩な症状をきたす．
- 歯突起骨（os odontoideum）：歯突起形成異常の1つで，歯突起が軸椎椎体から分離したもの．著明な環軸関節不安定症を呈し，後頭部痛や脊髄麻痺の原因となる（図1）．
- Klippel-Feil症候群：先天性頸椎癒合症．短頸，毛髪線低位，頸部可動域制限を3主徴とする．中年以降に残存可動椎間の不安定性や脊柱管狭窄をきたし，頸髄症の原因となる（図2）．

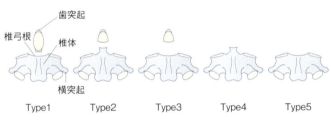

■図1　歯突起形成異常（Greenbergの分類）
Type 1：歯突起骨（os odontoideum），Type 2：終末小骨（ossiculum terminale），Type 3：歯突起基部無形成（agenesis of odontoid base），Type 4：頂上部の無形成（agenesis of apical segment），Type 5：歯突起無形成（agenesis of odontoid process）

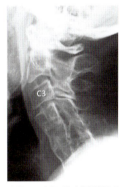

■図2　Klippel-Feil症候群（62歳女性）
C4～C7の癒合椎．C3/4で不安定すべりを生じ，頸髄症を発症した．

検査・診断・分類
- 単純X線：頭蓋底陥入症では頭蓋計測法を行う（図3）．
- CTにて詳細な形態評価．MRIで脳幹や脊髄圧迫の確認．

治療
- 神経症状発現時には手術治療が行われる．

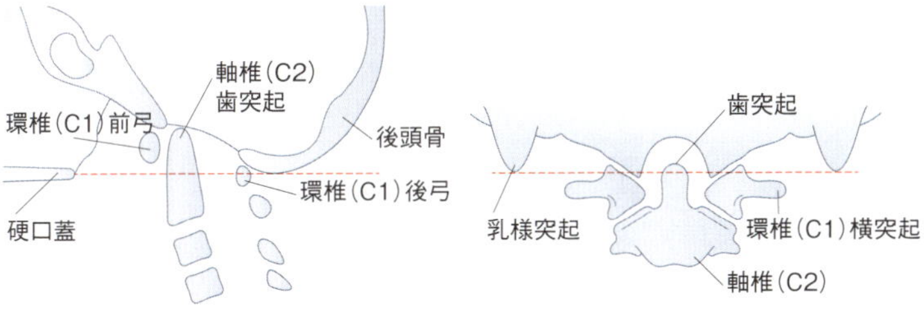

■図3　頭蓋底陥入症のX線計測
A．McGregor line：側面像で硬口蓋後縁と後頭骨下縁を結ぶ線．歯突起先端がこの線を7mm以上超えると頭蓋底陥入症．
B．bimastoid line：正面像で両側の乳様突起先端を結ぶ線．歯突起先端がこの線を10mm以上超えると頭蓋底陥入症．
（内田淳正監［馬場久敏］：標準整形外科学．第11版，p.484，医学書院，2011より改変）

環軸椎脱臼・亜脱臼

誘因・原因

- Down症候群にみられる横靱帯の弛緩，歯突起骨（os odontoideum）などの先天異常や，後天性では外傷や関節リウマチの炎症による横靱帯のゆるみなどが原因となる．

症状・臨床所見

- 頸部や後頭部の痛み，不安定性や亜脱臼が重度の場合は脊髄麻痺を生じる．

検査・診断・分類

- 単純X線（図4）：側面像で環椎歯突起間距離（ADI），脊髄余裕空間（SAC）などの計測値（図5）を指標として，不安定性や亜脱臼の程度を評価する．
- MRI（図6）で脊髄圧迫の確認をする．

治療

- 軽症例では頸椎カラーなどの保存治療．
- 脊髄麻痺発症時や難治性の頸部痛に対しては手術治療（環軸椎後方固定術：図7）が行われる．

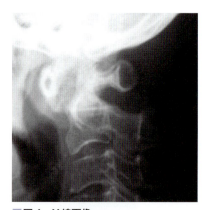

■図4　X線画像
関節リウマチによる環軸椎亜脱臼

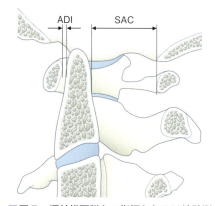

■図5　環軸椎亜脱臼の指標となるX線計測
ADI：正常は成人では3mm以下，小児では4mm以下
（Os odontoideumによる環軸椎亜脱臼ではADIは正常）
SAC：13mm以下では脊髄麻痺発症の危険性が高い

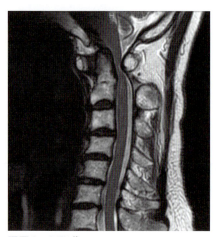

■図6　MRI像
図4とは別症例のMRI画像である．

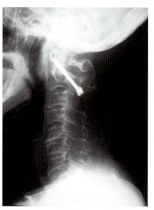

■図7　環軸椎後方固定術の1例

環椎歯突起間距離（ADI）：atalanto-dental interval　　｜　　脊髄余裕空間（SAC）：space available for spinal cord

頸椎・脊椎

変形性頸椎症

M4784 | degenerative cervical spondylosis

疾患概念
椎間板の退行変性に伴い，椎間板腔の狭小化，椎体辺縁の骨棘形成などの変化が生じる．変形性頸椎症とは，これら頸椎の加齢変化に伴う頸部周囲の疼痛，こり感などの局所症状を呈した状態をいう．さらに神経根症や脊髄症を呈するようになったものを頸椎症性神経根症・脊髄症とよぶ．高齢化で比較的頻度の高い疾患である．

Summary Map

誘因・原因
- 椎間板の加齢による退行変性が原因である．
- 中下位頸椎に好発する．

病態
- 頸椎の加齢変化に伴う頸部周辺の疼痛やこり感などの局所症状をいう．

症状・臨床所見
- 項部，上背部の痛みやこり，頸部の可動域制限などが生じる．
- 椎間孔，脊柱管の狭窄により神経根や脊髄が圧迫され，神経症状を引き起こすことを頸椎症性神経根症，頸椎症性脊髄症という．

検査・診断 分類
- 単純X線により，椎間板の狭小化，椎体辺縁の骨硬化や骨棘形成や頸椎アラインメントの異常などを認める．

治療
- 疼痛軽減のための対症療法．
- 薬物療法：消炎鎮痛薬，筋弛緩薬など
- 理学療法：頸椎牽引，温熱療法など

誘因・原因

- 椎間板の加齢による退行変性が原因である．
- 椎間板の変性に伴い，椎間板腔は狭小化し，椎骨や椎間関節への負荷が増大する．その結果，椎体の上下縁やルシュカ（Luschka）関節など椎体辺縁において反応性の骨増殖により骨棘が形成される．
- 椎間関節は変性して狭小化し，さらには頸椎柱の配列異常などが生じる（図1）．
- 中下位頸椎に好発する．
- 椎間板変性の過程で，椎間可動性は初期には増加し，変性の進行に伴い減少する．

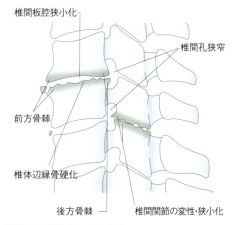

図1 頸椎症による変化
（内田淳正監［馬場久敏］：標準整形外科学第11版．p.490, 医学書院，2011を改変）

症状・臨床所見

- 項部や上背部の痛みやこり感，頸部の可動域制限などを生じる．
- さらに項部筋群の緊張により後頭部痛を生じる筋緊張性頭痛の原因ともなる．
- 椎間孔や脊柱管の狭窄を生じて神経根や脊髄が圧迫され，神経症状を引き起こすこともある．これを頸椎症性神経根症，頸椎症性脊髄症という．

検査・診断・分類

- 単純X線撮影により椎間板腔の狭小化，椎体辺縁の骨硬化・骨棘形成，生理的前彎の消失や過前彎などの頸椎アライメント（関節などの位置関係）異常などを認める（図2）．
- これらの変化自体は，程度の差はあっても基本的には加齢変化であり，必ずしも病的な所見ではない．中高年では高頻度に認められる．これら頸椎の変性変化に起因する頸部周囲の局所症状が生じた場合に変形性頸椎症と診断する．

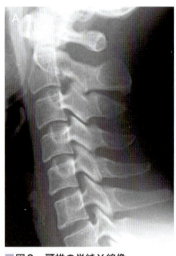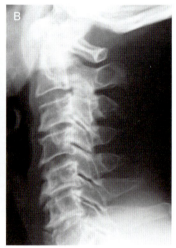

■図2　頸椎の単純X線像
A．若年者の頸椎，B．変形性頸椎症
若年者では椎間板腔の狭小化や椎間関節の変性がみられないが，変形性頸椎症の場合，上記に加え，前方・後方の骨棘や椎体の辺縁硬化がみられる．

治療

- 項背部の痛みやこり感を軽減・解消するための対症療法を行う．
- 薬物療法：消炎鎮痛薬，筋弛緩薬などの内服や外用薬の処方を行う．
- 理学療法：頸椎牽引，温熱療法，腰痛体操など．

頸椎・脊椎

頸部脊椎症性脊髄症・神経根症

M4712 M4722　cervical spondylotic myelopathy, cervical spondylotic radiculopathy

疾患概念
頸椎症に伴って脊柱管や椎間孔の狭窄を生じ，脊髄症や神経根症を呈した状態である．中高年の疾患である．脊髄症は生来の脊柱管径が狭いと発症しやすく，加えて頸部後屈による脊髄圧迫の増大は脊髄症発症の動的因子として重要である．神経根症は保存治療で治癒することが多いが，進行した脊髄症は手術治療が適応となる．

Summary Map

誘因・原因
- 頸椎の変性変化に伴う脊柱管や椎間孔の狭窄による脊髄や神経根の圧迫．

病態
脊髄症
- 膨隆した椎間板や骨棘による前方圧迫，肥厚した黄色靱帯や椎間関節による後方圧迫などの静的圧迫に加え，頸椎後屈による動的圧迫などが脊髄症の発症に関与する．
- もともと発育性脊柱管狭窄がある場合は，より脊髄圧迫が生じやすくなる．

神経根症
- 前方からはルシュカ関節や椎体後側方の骨棘，後方からは椎間関節の肥厚により椎間孔の狭窄を生じる．

症状・臨床所見
脊髄症
- 脊髄圧迫高位の髄節障害および尾側の痙性四肢麻痺が生じる（巧緻運動障害，歩行障害，四肢・体幹の知覚障害など）．
- 進行すると膀胱直腸障害などが生じる．

神経根症
- 一側性の上肢のしびれ，疼痛など，スパーリングテスト陽性．進行すると知覚障害，筋力低下・筋萎縮など．

検査・診断 分類
- 単純X線撮影（前後像，側面像，斜位像），MRI，CT

治療
脊髄症
- 保存療法として，頸椎カラー固定や持続牽引などを行う．重度あるいは進行性の麻痺の場合は，前方除圧固定術，後方除圧術（椎弓形成術）が適応となる．

神経根症
- 痛みに対する保存療法として消炎鎮痛薬などの投与，頸椎カラー固定などを行う．
- 難治例には神経ブロックや前方・後方椎間孔除圧術などを行う．

誘因・原因

■脊髄症
- 頸椎の退行変性に伴い，膨隆した椎間板や骨棘による前方からの圧迫や，肥厚した黄色靱帯や椎間関節による後方からの圧迫などにより，脊柱管狭窄状態（図1）が生じていることが，原因の1つにあげられる．
- これらの静的圧迫に加え，前屈・後屈などによる動的圧迫が脊髄症の発症に関与する．とくに後屈時には，黄色靱帯が脊髄側に押し出されたり，椎体後縁と椎弓の幅が狭まるpincer mechanism（挟み込み機構：図2）によって動的狭窄（dynamic stenosis）が増強される．
- また生来の脊柱管径が狭い（発育性脊柱管狭窄：developmental spinal canal stenosis）と，より脊髄圧迫が生じやすくなる．

■神経根症
- 前方からはルシュカ関節（Luschka joint）や椎体後側方の骨棘により，後方からは椎間関節の肥厚により椎間孔の狭窄（図3）を生じ，神経根が圧迫され症状が出たものをいう．

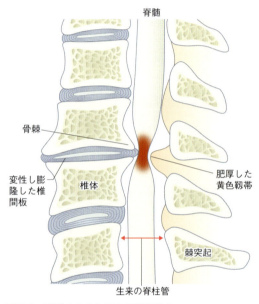

■図1　頸椎症変化に伴う脊柱管狭窄
〔日本整形外科学会：頸椎症性脊髄症．症状・病気をしらべる，http://www.joa.or.jp/jp/public/sick/condition/cervical_spondylotic_myelopathy.html（2017年9月21日検索）を参考にして作成〕

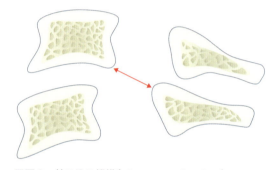

■図2　挟み込み機構（pincer mechanism）
椎体の後方すべりにより，頸椎伸展時に椎体後下縁と1つ下位の椎弓頭側縁，あるいは黄色靱帯との間で硬膜管の絞扼が生じる．

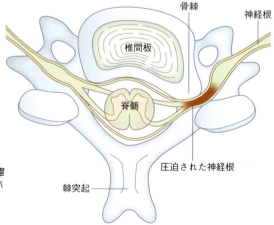

■図3　頸椎症変化に伴う椎間孔狭窄
〔日本整形外科学会：頸椎症性神経根症．症状・病気をしらべる，http://www.joa.or.jp/jp/public/sick/condition/cervical_radiculopathy.html（2017年9月21日検索）を参考にして作成〕

症状・臨床所見

■脊髄症
- 脊髄圧迫高位の髄節障害とそれより尾側の索路障害による痙性四肢麻痺（spastic tetraplegia）が基本であるが，脊髄内の障害部位の広がりによって症状のバリエーションがある（表1）．
- 手指の巧緻運動障害（箸の使用・書字・ボタンかけなどが困難）や歩行障害（痙性歩行），四肢・体幹の感覚障害などがみられ，進行すると膀胱直腸障害（頻尿，尿勢低下，残尿感，便秘）も生じる．
- 障害髄節高位の腱反射は低下し，それより尾側の反射は亢進する．進行すると病的反射も出現する．

■神経根症
- 神経根の刺激症状として，多くは一側性に上肢のしびれ，疼痛が出現する．
- スパーリング（Spurling）テスト（図4）が陽性となることが多い．
- 進行すると当該神経根領域の感覚障害，筋力低下を生じ，筋萎縮に至ることもある．

> 頸椎症性筋萎縮症：上肢の近位筋あるいは遠位筋に限局した著明な筋力低下，筋萎縮を生じ，感覚障害はないか，ごく軽度という特殊な麻痺像を呈する．解離性運動麻痺，キーガン（Keegan）型麻痺ともよばれる．前根あるいは脊髄前角の限局性の障害が原因と考えられる．運動ニューロン疾患との鑑別が重要．

■表1　頸髄症の病型分類（Crandallの分類）

横断性障害 （transverse lesion syndrome）	脊髄全横断性の障害．最も多い．
運動系機能障害 （motor system syndrome）	運動麻痺が主体．錐体路あるいは前角の障害．
脊髄中心部症候群 （central cord syndrome）	脊髄中心部の障害．上肢麻痺が主体．
ブラウン・セカール症候群 （Brown-Séquard syndrome）	脊髄の片側の障害．典型的には障害側の運動麻痺および深部覚障害と対側の温痛覚障害．
上腕神経・脊髄症候群 （brachialgia and cord syndrome）	上肢の疼痛と脊髄症状を合併する．

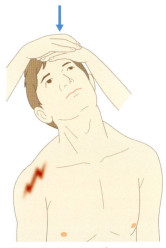
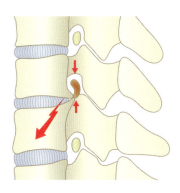

■図4　スパーリングテスト
頭部を後屈および側屈させた状態で注意深く下方に圧をかける．椎間孔を狭めて神経根に刺激を加えることで，患側上肢の疼痛を誘発する．
〔徳橋泰明監（植松義直）：脊椎脊髄ハンドブック．第2版，p.82，三輪書店，2010〕

検査・診断・分類

- 単純X線検査(図5, 6):前後像・側面像でアライメント異常,骨棘,発育性狭窄の有無を,斜位像で椎間孔狭窄の有無を,前後屈像で不安定性(3mm以上のずれ)やdynamic stenosisの有無などを確認する.
- MRI検査:脊髄圧迫の程度や脊髄実質の状態を非侵襲的に把握でき,本症に必須の検査である.病巣部にT2強調像で高輝度変化がみられることが多い.
- CT検査:骨棘を含めた脊柱管や椎間孔の骨性形態の評価を行う.術前検査として有用である.脊髄造影後CT(CTM)では,クモ膜下腔や脊髄の圧迫を骨性要素とあわせて詳細にとらえられる.
- 臨床所見より予想される脊髄責任病巣高位と画像所見の一致により診断するが,ときに神経内科疾患などとの鑑別が問題となる.

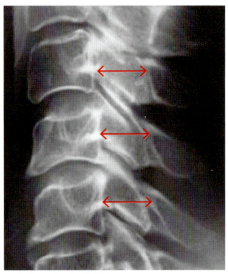

図5 固有脊柱管前後径
椎体後縁と椎弓腹側縁との距離.12mm以下は発育性脊柱管狭窄.

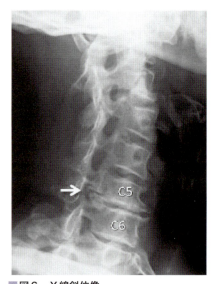

図6 X線斜位像
ルシュカ関節の骨棘(矢印)による椎間孔狭窄(右C5/6)がみられる.

治療

■脊髄症
- 軽症例では頸椎カラー固定や持続牽引などの保存治療を行う.
- 重度あるいは進行性の麻痺は手術治療の適応で,術式は前方法と後方法に大別される.
- ・前方除圧固定術:前方から椎体,椎間板を切除して脊髄を除圧し,椎体切除部に骨移植をして椎体間固定を行う.病変が1~2椎間に限局し,発育性脊柱管狭窄を伴わない症例に行われることが多い.
- ・後方除圧術:日本で開発された椎弓形成術(laminoplasty,脊柱管拡大術:図7, 8)が広く行われている.重度の後彎例を除くほとんどの症例で適応となり,後療法も簡便である.主な合併症として軸性疼痛(項背部の痛み)がある.

■神経根症
- 投薬(消炎鎮痛薬,筋弛緩薬,ビタミンB_{12},激痛に対しては短期の副腎皮質ステロイド薬内服),頸椎カラー固定などの保存治療で治癒することが多い.
- 難治例では神経ブロックや手術治療(前方あるいは後方からの椎間孔除圧術)が行われることもある.

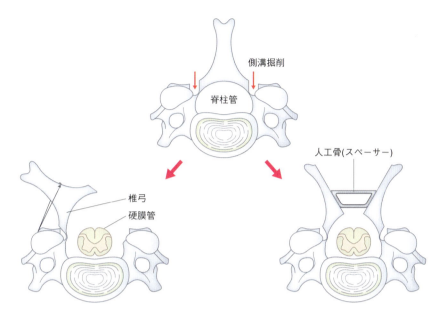

■ 図7　椎弓形成術（脊柱管拡大術）
〔伊藤達雄ほか編[伊藤達雄]：臨床脊椎脊髄医学．p.159，三輪書店，1996より改変〕

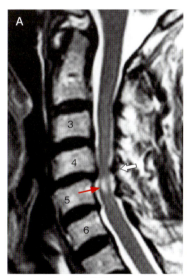
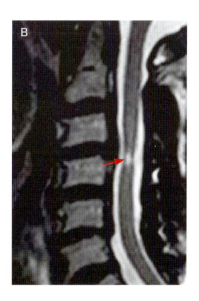

■ 図8　椎弓形成術前後MRI
A．術前MRI（T2強調像）：C4/5レベルでの脊髄の圧迫（白抜き矢印）と，同部およびやや尾側の脊髄内に高輝度変化（赤矢印）を認める．
B．C3-6椎弓形成術後（棘突起縦割式）：Aとは別症例．脊髄の圧迫は解除されている．髄内高輝度変化は残存（赤矢印）．

頸椎・脊椎

頸椎後縦靱帯骨化症

M4882　ossification of posterior longitudinal ligament of the cervical spine

疾患概念

後縦靱帯骨化症（OPLL）は脊柱靱帯骨化症の1つで，椎体の後面すなわち脊柱管側を頭尾方向に連結する後縦靱帯が骨化し，その増大に伴い脊髄が圧迫されて脊髄症を引き起こす．頸椎はその好発部位である．アジア人に多く，白人は少ない．日本人の発生頻度は約3％で，男女比は約2：1である．厚生労働省指定の難治性疾患の1つである．

Summary Map

誘因・原因	●遺伝的因子の関与や肥満，糖尿病，カルシウム代謝異常など，多数の因子が発症に関与していると考えられる．
病態	●頸椎の後縦靱帯の骨化が増大し脊髄を前方から圧迫して脊髄症を生じたものである．原因は不明だが，頸椎はOPLLの好発部位である． ●OPLLは前縦靱帯骨化症や黄色靱帯骨化症など，他の脊柱靱帯骨化症を合併する．強直性脊椎骨増殖症，びまん性特発性骨増殖症などの疾患の一部分症としてOPLLが合併していることも多い．OPLLの進行はきわめて緩徐である．
症状・臨床所見	●画像上の圧迫は強くても無症候性あるいは軽症のことも多い．主な症状は圧迫性脊髄症による痙性四肢麻痺である．手指のしびれなどで発症し，年単位の長い経過で緩徐に進行することが多い． ●軽微な外傷を契機として急速に進行したり，脊髄損傷となる例もある．50歳前後での発症が多い．
検査・診断分類	●単純X線の側面像で骨化をとらえることができる．脊柱管狭窄率（骨化占拠率）50％以上では脊髄症発症のリスクが高い． ●MRIは脊髄圧迫の程度を把握する必須の検査である．CTはOPLLの形態把握に優れ，横断面あるいは再構成矢状断像で骨化形態を詳細に評価できる． ●脊髄造影後CTは術前検査として有用である．胸椎部のOPLLやOYLが合併していることも少なくないため，全脊椎の画像スクリーニングが望ましい．
治療	●治療法は頸椎症性脊髄症とほぼ同様である． ●軽症例では頸椎カラー固定や持続牽引などの保存治療が，重度あるいは進行性の麻痺は手術治療が適応となる．後方除圧術（椎弓形成術）が広く行われている．

誘因・原因

●後縦靱帯骨化症（OPLL）とは，後縦靱帯の骨化（図1）が増大し，脊髄を前方から圧迫して脊髄症を生じたものである．ただし骨化巣の増大はきわめて緩徐であるため，脊髄はその可塑性により比較的高度の圧迫まで耐えられる．その結果，頸椎症性脊髄症などに比べ，画像上の圧迫は強くても無症

- 候性あるいは軽症のことが多い．
- 発症原因は単一ではなく，肥満，糖尿病，カルシウム代謝異常など多数の因子が関与していると考えられる．また，家系内発生率が高い（患者兄弟で30％）ことから，遺伝的因子の関与が示唆されている．
- 脊髄症の発症には動的因子の関与も重要である．たとえば連続型骨化では，椎間可動性が減少あるいは消失して静的圧迫のみとなるため，高度の圧迫でも発症しにくい．
- OPLLは，しばしば前縦靱帯骨化症（OALL）や黄色靱帯骨化症（OYL）など，他の脊柱靱帯骨化を合併する．広範な靱帯骨化を呈する強直性脊椎骨増殖症（ASH），びまん性特発性骨増殖症（DISH）などの疾患の一部分症としてOPLLが合併していることも多い．
- 頸椎はOPLLの好発部位である．

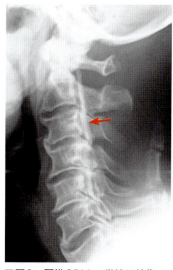

■図1　頸椎OPLLの単純X線像
C1〜6まで後縦靱帯の骨化がみられる．

頸強直性脊椎骨増殖症：フォレスティエ（Forestier）病ともよばれる．前縦靱帯の広範かつ著明な骨化を呈する疾患である．X線は強直性脊椎炎に類似するが，炎症所見を伴わず，仙腸関節，椎間関節は罹患しない．頸椎前方の巨大な骨増殖では嚥下障害を生じることがある．
びまん性特発性骨増殖症：脊柱のほか四肢関節の靱帯骨化も伴う．

症状・臨床所見

- 主な症状は圧迫性脊髄症による痙性四肢麻痺（spastic tetraplegia）である．手指のしびれなどで発症し，年単位の長い経過で緩徐に進行することが多い．
- 転倒など軽微な外傷を契機として急速に進行したり，脊髄損傷となる例もある．
- 50歳前後での発症が多いが，広範に病変を呈するような骨化傾向の強い症例では，より若年で発症することもある．

検査・診断・分類

■単純X線検査
- 側面像で骨化をとらえることができる．骨化の形態により4分類される（図2）．
- 脊柱管狭窄率（骨化占拠率：図3）を計測する．一般に狭窄率50％以上では脊髄症発症のリスクが高い．

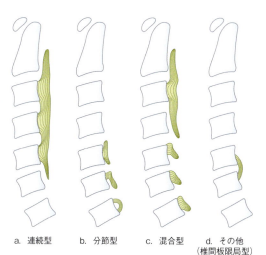

a. 連続型　　b. 分節型　　c. 混合型　　d. その他（椎間板限局型）

■図2　OPLLのX線分類

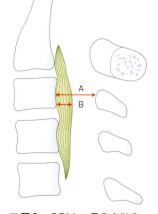

■図3　OPLLの骨化占拠率（脊柱管狭窄率）
B/A×100（％）

■**MRI検査（図4）**
● 脊髄圧迫の程度を把握する必須の検査である．骨化巣は低信号となるが靱帯の肥厚との区別はできない．脊髄症の責任高位では髄内輝度変化（T2強調像で高信号）がみられることが多い．

■**CT検査（図5）**
● OPLLの形態把握にはMRIよりも優れている．横断面あるいは再構成矢状断像で骨化形態を詳細に評価できる．脊髄造影後CTでは，クモ膜下腔や脊髄の圧迫を骨化とともに詳細にとらえられ，術前検査として有用である．

■**診断**
● 臨床所見より予想される責任高位と画像所見の整合性により診断する．胸椎部のOPLLやOYLが合併していることも少なくないため，全脊椎の画像スクリーニングが望ましい．

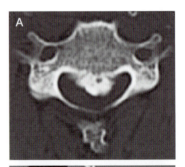

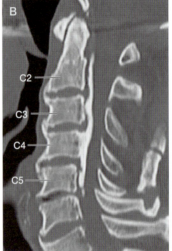

■**図4　MRI**
A．術前MRI（T2強調像）
B．C3〜7椎弓形成術後（MRI）
術前像では，広範な脊柱管の狭窄がみられ（→），髄内輝度変化を伴うが，術後像では脊柱管の狭窄が改善している．

■**図5　CT**
A．横断像：後縦靱帯の骨化により，脊柱管が狭窄している．
B．再構成矢状断像：C2〜5まで連続型のOPLLがみられる．

治療

● 治療法は頸椎症性脊髄症とほぼ同様である．
● 軽症例では頸椎カラー固定や持続牽引などの保存治療を行う．重度あるいは進行性の麻痺は手術治療の適応となる．
● 狭窄率の大きい場合などに軽症であっても予防的に手術が行われることもあるが，明確な基準はない．
● 前方除圧固定術：前方から骨化巣を摘出あるいは菲薄化（骨化浮上術）して脊髄を除圧し，椎体切除部には骨移植をして椎体間固定を行う．広範な病変などでは技術的な困難がある．
● 後方除圧術：椎弓形成術（laminaplasty）は後療法も簡便で広く行われている．ただし後彎例や骨化占拠率の大きい症例（50％以上）では，前方圧迫が残存し成績が劣ることがある．

強直性脊椎骨増殖症（ASH）：ankylosing spinal hyperostosis　｜　びまん性特発性骨増殖症（DISH）：diffuse idiopathic skeletal hyperostosis　｜　前縦靱帯骨化症（OALL）：ossification of anterior longitudinal ligament　｜　後縦靱帯骨化症（OPLL）：ossification of posterior longitudinal ligament　｜　黄色靱帯骨化症（OYL）：ossification of yellow ligament

頸椎・脊椎

頸椎椎間板ヘルニア

M502 | cervical disc herniation

疾患概念
頸部の椎間板組織が線維輪断裂部から脱出したもの．後方あるいは後側方へ脱出して脊髄や神経根を圧迫し，脊髄症，神経根症を生じる．中下位頸椎に好発する．30〜50歳台の男性に多いが，腰椎椎間板ヘルニアとは異なり20歳台以下での発症は少ない．

Summary Map

誘因・原因
- 頸部の椎間板の退行変性に基づく線維輪断裂部からの椎間板組織の脱出．

病態
- 椎間板組織が線維輪断裂部から脊柱管内や椎間孔内へ脱出して，脊髄症，神経根症を生じる．
- 頸椎椎間板ヘルニアの脱出組織は，髄核だけでなく軟骨終板の断片を含むことが多い．

症状・臨床所見
- 頸椎症性脊髄症，神経根症と同様．

検査・診断・分類
- 単純X線で椎間板腔の狭小化や骨棘形成などがみられることもあるが，特異的な所見ではない．脊柱管前後径を計測する．
- MRIが最も有用である．椎間板の変性や脱出，脊髄の圧迫などを明瞭にとらえられる．脊髄造影後CTは術前検査として有用である．

治療
- 投薬，頸椎カラー，牽引，神経ブロックなどの保存治療で治癒することが多い．保存治療抵抗性の神経根性疼痛や脊髄症は手術治療の対象になる．通常，前方除圧固定術が行われる．発育性脊柱管狭窄を伴う場合は椎弓形成術が行われることもある．

誘因・原因

- 椎間板の退行変性により，椎間板組織が線維輪断裂部から脊柱管内や椎間孔内へ脱出して，脊髄症，神経根症を生じたものである．
- 頸椎椎間板ヘルニアの脱出組織は，腰椎椎間板ヘルニアと異なり，髄核のみの場合はまれで，軟骨終板の断片を含むことが多いのが特徴である(図1)．
- 高エネルギーの頸椎損傷で外傷性のヘルニアを生じることもあるが，病態が異なる．

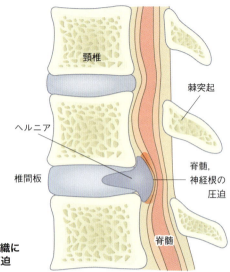

図1　脱出椎間板組織による脊髄，神経根の圧迫

症状・臨床所見

- 症状は頸椎症性脊髄症，神経根症と同様である．
- 手指の巧緻運動障害(箸の使用・書字・ボタンかけなどが困難)や歩行障害(痙性歩行)(図2)，四肢・体幹の感覚障害など，進行すると膀胱直腸障害(頻尿，尿勢低下，残尿感，便秘)．
- 刺激症状として，一側性の上肢のしびれ，疼痛など，進行すると筋萎縮に至ることもある．

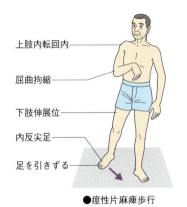
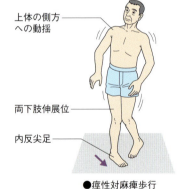

図2　痙性歩行

検査・診断・分類

■単純X線検査
- 椎間板腔の狭小化や骨棘形成などがみられることもあるが，特異的な所見ではない．発育性脊柱管狭窄(先天性の脊柱管狭窄)があると脊髄症を生じやすいため，脊柱管前後径を計測する．

■MRI検査
- 最も有用である．椎間板の変性や脱出，脊髄の圧迫などを明瞭にとらえることができる．一般に脱出した髄核はT1強調画像で低信号，T2強調画像で高信号を呈する．加齢に伴い無症候性の椎間板変性や膨隆も増加してくるため，注意が必要．

■CT検査
- 脊髄造影後CTは術前検査として有用である．

■診断
- 臨床所見からの高位診断と画像のヘルニア高位の一致により確定診断となる．

治療

■ 保存治療
- 頸椎症性脊髄症・神経根症と同様に，投薬，頸椎カラー固定，牽引，神経ブロックなどで治癒することが多い．

■ 手術療法
- 保存治療抵抗性の神経根性疼痛や頸髄症は手術治療の対象になる．通常，前方除圧固定術（図3, 4）が行われる．発育性脊柱管狭窄を伴う場合，固定術後の隣接椎間障害を懸念して椎弓形成術が行われることもある．

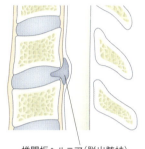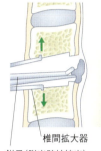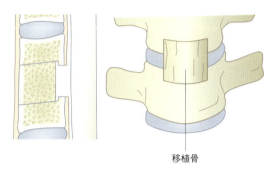

■ 図3　前方除圧固定術
前方より椎間板および上下椎体の一部を削開した後，脱出椎間板や骨棘を切除して脊髄を除圧する．次いで椎体間に移植骨を挿入する．
（内田淳正監[馬場久敏]：標準整形外科学．第11版，p.490，医学書院，2011を改変）

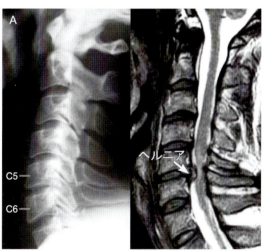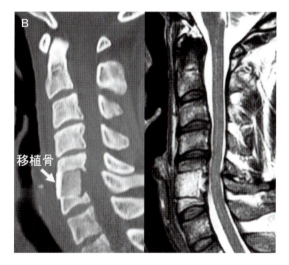

■ 図4　C5/6椎間板ヘルニア前方除圧固定術前後
A. 前方除圧固定術前：30歳男性，C5/6の椎間板ヘルニアがあり，髄内輝度変化を呈している．
B. 前方除圧固定術後：脊柱管狭窄は改善している．

頸椎・脊椎

頸椎の感染症

疾患概念

頸椎の感染症罹患率は胸椎・腰椎と比較すると低い．しかし感染した場合の麻痺発生率は高く，ひとたび椎体炎から硬膜外膿瘍などを発症すると，四肢麻痺など重症化することが多い．このため，早期診断・早期治療が重要となる．

infection of the cervical spine

誘因・原因

- 椎体の骨髄炎や隣接する感染源からの拡散，遠位部の感染源からの血行性の感染などによる．
- 手術，硬膜外ステロイド注射，腰椎穿刺，硬膜外カテーテル挿入などによる直接的な細菌感染もありえる．
- 大部分の症例では成人で発現する．

グリセル(Grisel)症候群

- 小児に多くみられる頸椎の感染症で，扁桃腺など上気道や口腔内の感染巣から炎症が頸椎に波及し，発熱・疼痛とともに環軸椎間前方あるいは回旋性亜脱臼が生じる．このために斜頸を生じることがある．
- 環軸椎回旋位固定，炎症性斜頸．環軸椎回旋位亜脱臼ともいう．

症状・臨床所見

- 発熱，罹患高位部の疼痛，神経学的欠損(不全麻痺，膀胱障害など)が生じる．

検査・診断・分類

- 検査は化膿性椎体炎と同様である．
- Gd(ガドリニウム)造影MRI(図1)にて罹患した椎体終板や椎間板および膿瘍が造影される．膿瘍が増悪すると硬膜を圧排し重度の神経症状を呈する場合もある．

治療

- 抗菌薬の適切な投与と装具療法を含めた局所の安静が重要である．
- ただし，神経学的欠損を認め悪化をきたしている患者は，早急に手術を行うべきである．

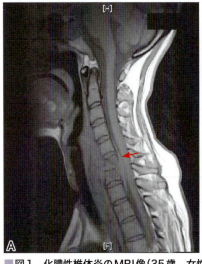 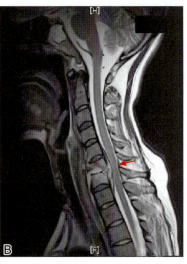

■図1　化膿性椎体炎のMRI像(35歳，女性)
縦隔炎よりC6/7化膿性椎体炎を発症．頸椎硬膜外膿瘍を認め，四肢麻痺を呈した．
A：T1強調像；C6/7の病巣部を中心に低輝度を呈している．
B：T2強調像；病巣部は高輝度を呈している．硬膜外膿瘍を認め脊柱管を圧排している．

頸椎・脊椎

頸椎腫瘍

疾患概念
頸椎に発生する腫瘍は，良性あるいは悪性の原発性頸椎腫瘍と，転移性頸椎腫瘍とに大別される．無症状の場合もあるが，進行すると頸部痛や脊髄症状が出現する

D434　bone tumors of the cervical spine

誘因・原因

- 頸椎に原発する腫瘍を原発性頸椎腫瘍とよぶ．
- 他の部位に原発した悪性腫瘍が頸椎に転移したものを転移性頸椎腫瘍とよぶ．末期がん患者では高率に脊椎への転移が起こる．脊椎転移の頻度は，腰椎，胸椎，頸椎，仙椎の順に高い．原発がんが明らかではなく，脊椎転移で初めてがんの存在が判明することもある．

症状・臨床所見

- 無症状の場合もある．
- 腫瘍により頸椎の支持性が失われると，脊髄が圧迫されて頸部痛や四肢・体幹のしびれや痛みなどが出現する．
- 進行すると四肢の運動麻痺，膀胱直腸障害などが生じる．

検査・診断・分類

- X線，CT，MRIなどの画像検査を行う（図1）．
- 原発不明の転移性腫瘍の場合は原発巣の検索を行う．

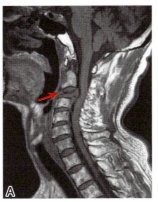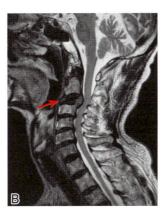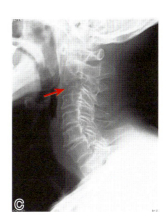

■図1　肺がんのC3椎体への転移例（70歳台，男性）
A，BはMRI矢状断像，Cは単純X線側面像．第3頸椎への転移を認め，椎体は圧潰している．

治療

■原発性頸椎腫瘍
- 良性腫瘍で無症状の場合は経過観察でよい．
- 疼痛や脊髄麻痺がある場合は，腫瘍の摘出，脊柱再建を行う．
- 放射線療法や化学療法が有効なものには，まず保存的に治療を行う．

■転移性頸椎腫瘍
- 生命予後，痛み・麻痺の状態を考慮し，手術適応があるか否かを判断する．
- 全身状態が不良な症例や多発転移などで手術適応のない場合には，放射線治療などを行う．

頸髄腫瘍

D434　cervical spinal cord tumor

疾患概念
脊髄腫瘍は脊髄およびその周囲組織にできる腫瘍で，主に脊髄，神経根，硬膜から発生する．硬膜腫瘍，硬膜内髄外腫瘍，髄内腫瘍に大別される．特異な形態を示すものとして砂時計腫がある．頸髄腫瘍は，大後頭孔部から頸・胸移行部までに発生する腫瘍である．

誘因・原因

- 全脊髄腫瘍のうち，頸椎の発生率は約2割である．
- 脊髄腫瘍は硬膜外腫瘍，硬膜内髄外腫瘍，髄内腫瘍に大別される（図1A〜C）．
- 腫瘍が硬膜内-硬膜外，硬膜内−硬膜外−脊椎外というように複数の領域に及ぶものを砂時計腫という（図1D）．砂時計腫の約4〜5割が頸椎に発生する．

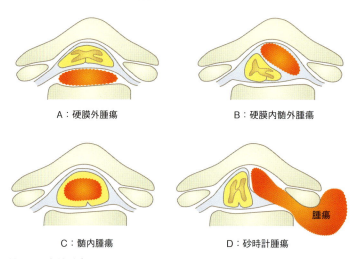

■図1　脊髄腫瘍の分類
A：硬膜外腫瘍，B：硬膜内髄外腫瘍，C：髄内腫瘍，D：砂時計腫瘍

症状・臨床所見

- 頸肩腕への放散痛を自覚する．
- その後に脊髄症状（感覚障害・運動障害・膀胱直腸障害）が発現することが多い

検査・診断・分類

- 単純X線検査では腫瘍存在高位に一致した椎弓根間距離の拡大，椎弓根の侵食がみられる．砂時計腫では椎弓孔の拡大がみられることがある．
- MRIで腫瘍が描出される．より鮮明に描出するにはガドリニウム造影が有効であることが多い．

治療

- 脊髄腫瘍は放射線感受性が低く，外科的に摘出することが原則である．

頸椎・脊椎

頸椎損傷・頸髄損傷

D434 | cervical spine injury, cervical cord injury

疾患概念
頸椎部の脊柱を構成する骨，靭帯組織，脊髄，神経根の損傷である．交通事故，転落，スポーツなどによる高エネルギー外傷が多い．そのため頭部外傷などを合併していることも多い．脊髄損傷による麻痺が進行・残存する可能性があるので，早期診断・早期治療が重要である．

誘因・原因

- 頸椎部の脱臼や骨折は交通事故，転落，転倒，スポーツなどの高エネルギー外傷が多い．
- 脱臼や骨折がなく脊髄損傷が発生することがある．多くは中高年層で，頸椎症や頸椎後縦靱帯骨化症などの脊柱管狭窄があり，主に頸部の過伸展により急激な圧迫を受けて損傷される．このような非骨傷性頸髄損傷はわが国では頸髄損傷の約半数を占め，近年，割合が増えている．

症状・臨床所見

- 罹患高位部の疼痛，神経学的欠損などが生じる．脊髄損傷を伴う場合は四肢の感覚異常や脱力を訴える．脊髄損傷の程度によっては，呼吸困難，血圧低下，膀胱直腸障害など重篤な合併症が生じる可能性がある．
- 重症頭部外傷を伴うことも多い．多発外傷や頭部外傷例では常に頸椎・頸髄損傷合併の可能性を考えなければならない．

■頸髄損傷による麻痺
- 上位頸椎部の完全麻痺の多くは呼吸筋の麻痺を伴い致命的である．
- 中下位頸椎部の損傷では高位によって運動麻痺の程度が異なる．
- 受傷時は重度の麻痺であっても，仙髄回避(sacral sparing)*を認める場合は麻痺が改善する可能性が高い．
- 非骨傷性頸髄損傷では中心性頸髄損傷が多い．中心性脊髄損傷では，脊髄灰白質を中心として生じる損傷を反映し，上肢の麻痺程度が下肢より強い．下肢の障害はよりすみやかに軽減し，上肢優位の障害が残る．

●用語解説
仙髄回避(sacral sparing)
仙髄支配領域である会陰部の知覚が保たれている状態をいう．脊髄損傷がある場合，仙髄の機能が残っていることを確認できれば完全損傷を免れていることになる．今後，麻痺が回復してくる可能性があることを示す指標である．

検査・診断・分類

- 神経学的評価，単純X線やCT，MRIなどの画像診断による評価，全身的検索が必要になる．
- 脊椎損傷の種類を表1に示す．
- ハングマン骨折のX線像(図1)，頸椎破裂骨折およびジェファーソン骨折のCT像(図2, 3)を示す．
- 頸髄損傷程度の評価ではフランケル(Frankel)分類(表2)，ASIA(米国脊髄損傷協会)スコア，脊髄損傷高位評価(表3)などが用いられる．

■表1 頸椎損傷の種類

上位頸椎損傷(C1.2)	環椎後頭関節脱臼 環椎骨折：ジェファーソン骨折(図3)，後弓骨折，外側塊骨折などがある． 軸椎骨折：歯突起骨折，ハングマン骨折(図1)，軸椎椎体骨折などがある．
中下位頸椎損傷(C3-7)	圧迫骨折：過屈曲外力にて発生．安定型骨折である． 破裂骨折：屈曲外力に軸圧が加わって発生．脊柱管内に転位した椎体後壁骨折を認める(図2)． 脱臼骨折：過屈曲脱臼，過伸展圧迫損傷に大別される．多くが不安定型骨折である．

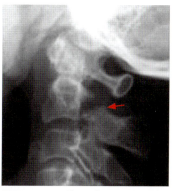

■図1　ハングマン(Hangman)骨折のX線像
軸椎関節突起間骨折：脊髄損傷の合併は少ない．

■表2　フランケル分類（脊髄損傷の重症度評価）

評価	運動(motor)	感覚(sensory)	機能
A：complete	完全麻痺	感覚脱失	運動，感覚とも完全麻痺
B：sensory only	完全麻痺	不全麻痺	運動完全麻痺，感覚はある程度残存
C：motor useless	不全麻痺：有用でない	不全麻痺	運動機能は幾分残存しているが，実用性はない
D：motor useful	不全麻痺：有用である	不全麻痺	運動機能は実用的で，介助歩行ないし独歩可能
E：normal	正常	正常	運動知覚障害等の神経症状はない

■表3　頸髄損傷高位と運動機能障害

損傷高位	筋力評価	障害される運動機能
C1, 2	僧帽筋，胸鎖乳突筋低下	
C3	頸部筋有用，横隔膜麻痺	頸部の前屈，回旋
C4	横隔膜有用，上肢筋力麻痺	呼吸，肩甲骨挙上
C5	上腕二頭筋	肘関節屈曲
C6	手根伸筋手関節背屈	
C7	上腕三頭筋，手根屈筋	肘関節伸展，手関節掌曲
C8	指屈筋	指屈曲
T1	骨間筋	指の開き

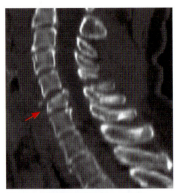

■図2　頸椎破裂骨折のCT像
高所より転落し，C6破裂骨折を認める．

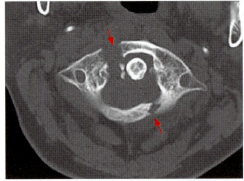

■図3　ジェファーソン（Jefferson）骨折のCT像
環椎（C1）骨折：圧迫力による前弓と後弓の骨折を認める．

治療

- 治療の原則は頸椎不安定性の改善，神経組織の除圧と脊柱再建である．図4, 5に歯突起骨折と頸椎脱臼骨折の治療を示す．
- 脊髄損傷の場合は，とくに全身状態や合併症に対して十分に注意を払う必要がある．

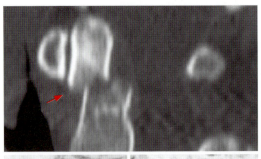

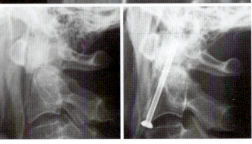

■図4　歯突起骨折
軸椎歯突起骨折：頸部に剪断力が生じ発生する．不安定型は手術治療の適応となる．

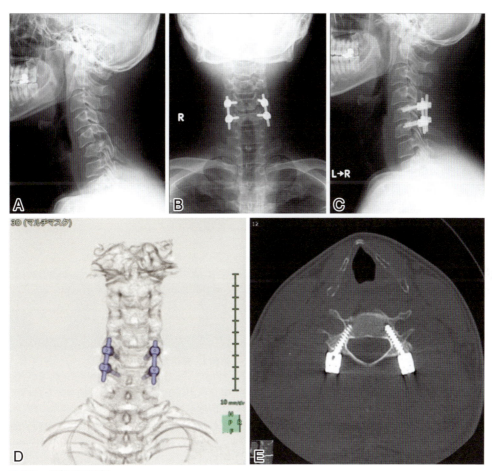

■ 図5　頸椎脱臼骨折
42歳男性，自転車にて転倒し頭部をぶつけ受傷した．
A：術前X線　C5/6脱臼骨折を認める．
B：術後X線　頸椎正面像
C：術後X線　頸椎側面像；頸椎椎弓根スクリュー（E参照）にて後方固定術施行．
D：術後3D-CT；青色：後方固定（スクリューおよびロッド）
E：術後CT；頸椎後方より，スクリューは椎弓根に挿入され前方の椎体に達する．

米国脊髄損傷協会（ASIA）：American Spinal Cord Injury Association

Supplement

S134

むち打ち症

whiplash injury

■原因
- 急激な加速や減速により，頸椎部がムチのようにしなることで受傷する．追突事故で生じることが多い．
- 一般的に損傷が頸部軟部組織にとどまり，頸椎や脊髄・神経根の損傷を伴わない状態をいう．
- 1960年前後の急速な自動車普及に伴う交通事故の増加により注目されたが，"むち打ち症"という呼称に難治のイメージが伴うようになり過剰な不安をあおるため，近年では頸椎捻挫あるいは外傷性頸部症候群とよばれることが多い．

■症状
- 受傷の翌日になって強い頸部痛や頭痛を自覚することが多い．
- さらに頸椎の可動域制限や上肢のしびれ感，後頭部痛，悪心，めまい，耳鳴り，目のかすみなど，いわゆるBarré-Liéou（バレ・リュー）症候群とよばれる症状がみられることもある（表1）．
- 病態は多様であるが，他覚所見は少ない．

■治療
- 症状と重症度により異なるが，消炎鎮痛薬，筋弛緩薬，抗不安薬などの処方や一時的な頸椎カラー装着（図1）などにより多くは短期に治癒する．

■表1　外傷性頸部症候群の重症度分類（ケベック分類，1995年）

グレード	症状
0度	頸部愁訴なし
Ⅰ度	頸部の痛み・こり・圧痛あり，理学的所見なし
Ⅱ度	頸部愁訴・頸椎可動域制限・圧痛あり
Ⅲ度	頸部愁訴・神経学的所見（筋力低下・感覚障害・腱反射低下消失）あり
Ⅳ度	頸部愁訴・骨折・脱臼あり

＊頭痛・悪心・めまい・耳鳴りなど頸部以外の症状はどのグレードでも生じうる．

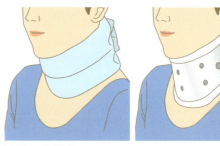

■図1　頸椎カラー

- 症状が遷延する場合，精神的ケアを含めた多面的治療が必要となる．
- むち打ち症の一部の原因病態はクモ膜・硬膜損傷による低髄液圧症候群で，ブラッドパッチ療法（硬膜外自家血注入）が有効であるとの主張がある．

Supplement

M5312

頸肩腕症候群

cervico-omo-brachial syndrome

- 広義の頸肩腕症候群は頸部，肩から腕，手指にかけて痛みやしびれを生じるすべての疾患群を指す．
- このうち診断可能な疾患を除外し，原因が確定できないものを（狭義の）頸肩腕症候群とよぶ．とくに鑑別を要するのは頸椎疾患と胸郭出口症候群である．
- 狭義の頸肩腕症候群はデスクワークやストレスを原因とする場合が多く，持続的に手指を使う作業や長時間の単調な労働で起こりやすい．かつてキーパンチャーやタイピストの労働災害として問題となり，現在ではパソコン業務などに関連する職業病となっている．
- 若年層から起こり，男性より女性のほうが多い．
- 治療は対症療法で，消炎鎮痛薬，筋弛緩薬，抗不安薬などの処方，温熱療法，体操療法，マッサージなどを行う．はり治療が有効なこともある．
- 特定の作業に関連して起こったと考えられる場合は，作業の環境改善や休止を指導する．

頸椎・脊椎

リウマチ性脊椎症

疾患概念
関節リウマチが進行した患者に起こりやすい病変である。関節リウマチによる炎症が脊柱の関節、靱帯、椎間板などに波及して変形や不安定性を呈するものをいう。

M0698 | rheumatic spondylosis

誘因・原因

- 関節リウマチは、全身の滑膜関節が慢性炎症により関節破壊をきたす疾患である。
- 脊椎の椎間関節も滑膜（関節包の内側にある膜）を有する滑膜関節で、ここにリウマチ病変を起こし関節破壊が起こることでリウマチ性脊椎病変が起こる。
- 頸椎に好発するが、なかでも環椎（第1頸椎）と軸椎（第2頸椎）に特徴的な環軸椎前方亜脱臼（図1）が代表的な病変である。
- 環椎と軸椎の連結には椎間板がなく、左右側方の椎間関節と正中の軸突起-環椎前弓の関節により連結されていて、いずれも滑膜関節であるためリウマチ病変による関節破壊が起こりやすく、これが亜脱臼変形をきたしやすい原因である。
- 第3頸椎以下の頸椎にも椎間関節の破壊による亜脱臼が起こることがあり、軸椎下亜脱臼とよばれるが、環軸椎亜脱臼より頻度は低い。
- 第3頸椎以下には椎間関節の破壊のほか、椎間板変性、椎体終板の破壊などさまざまな病変を起こし、後彎変形や強い前彎変形などをきたすこともまれではない。
- これらの亜脱臼や彎曲変形により脊髄への圧迫が起こり、さまざまな脊髄障害をきたす。

症状・臨床所見

- 頸部痛、異常音、可動域制限などの局所症状と、神経根刺激による後頭部や四肢への放散痛、いろいろな程度の脊髄麻痺などの神経症状が混在する（表1）。
- 四肢の神経症状は、リウマチによる関節症状と重なり、厳密な判定は困難なことが多い。

表1 リウマチ性脊椎症の主な症状

頸椎症	頸部痛、頸椎可動域制限、軋音　など
神経根症状	上肢のしびれ、放散痛、感覚異常　など
脊髄症	上肢の巧緻運動障害、歩行障害、下肢腱反射異常、神経因性膀胱　など

検査・診断・分類

- 単純X線像により亜脱臼（図2）や彎曲異常を診断評価する。機能撮影像を加え評価する場合が多い（図3）。
- 神経刺激症状や麻痺症状がある場合にはMRIにて診断・評価する。

治療

- 疼痛に対しては、頸椎カラーが有効である。
- 脊髄麻痺症状（四肢痙性不全麻痺）を呈する場合には、保存的療法では限界があり手術が考慮される。
- 手術法は、変形の種類と程度、脊髄圧迫の形態と程度などによりさまざまな方法がとられるが、脊髄の除圧手技と変形脊椎の矯正固定手技が基本となる。

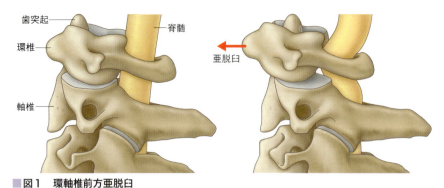

■図1　環軸椎前方亜脱臼

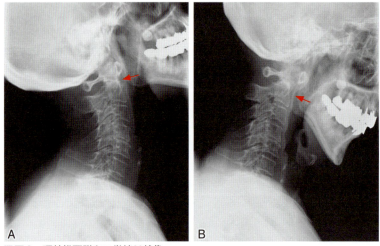

■図2　環軸椎亜脱臼の単純X線像
A：伸展位，B：屈曲位
伸展位(A)では，環椎と軸椎は正常な位置関係になっているが，屈曲位(B)では環椎が軸椎に対し前方にずれている（亜脱臼）．

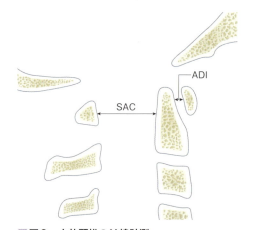

■図3　上位頸椎のX線計測
環椎-歯突起間距離（ADI），異常値3mm以上（成人）．脊髄余裕空間（SAC），脊髄圧迫の危険性は13mm以下

環椎-歯突起間距離（ADI）：atlantodental interval　　｜　　脊髄余裕空間（SAC）：space available for spinal cord

Supplement

透析脊椎症

hemodialysis related spondyloarthropathy

- 透析脊椎症は，長期透析患者の体内に蓄積したβ₂ミクログロブリンがアミロイドとして脊椎周囲に沈着して生じる．
- 透析脊椎症はその病態から，破壊性の病変が生じる破壊性脊椎関節症(DSA)と，靱帯肥厚を生じる硬膜外アミロイド沈着(EAD)に分かれるが，両者が同時に存在することもある(図1)．

DSA

- DSAは椎間板へのアミロイド沈着により，椎間板腔の狭小化から椎体癒合をきたす．また，椎間関節に病変が及ぶと不安定性が生じる(図2)．
- 脊椎の変形や不安定性に伴う脊柱管狭窄による脊髄症状が出現する(p.321参照)．
- 頸椎病変では後方除圧術(椎弓形成術)を行うが，不安定性の強い症例では椎体固定術を行う．腰椎病変では不安定性を伴う場合が多くインストゥルメンテーションを併用した腰椎後方固定術(PLIF)を行うが，侵襲の大きい手術であり，全身状態から困難な場合もある(p.128参照)．

EAD

- EADは靱帯へのアミロイド沈着により，後縦靱帯や黄色靱帯が肥厚して脊柱管狭窄を生じ，脊髄，神経根の圧迫による脊髄症状が出現する(図3, 4)．
- 不安定性が軽度であれば，後方除圧術(頸椎病変では椎弓形成術，腰椎病変では椎弓切除術：図5)を行う．

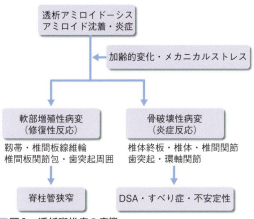

■ 図1　透析脊椎症の病態
(久野木順一ほか：透析性脊椎症の診断と治療．整形・災害外科，46(5)：644, 2003を一部改変)

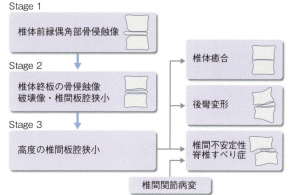

■ 図2　DSAの病態
(久野木順一ほか：透析性脊椎症の診断と治療．整形・災害外科，46(5)：645, 2003)

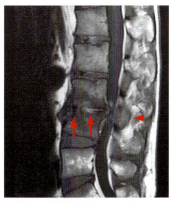

■ 図3　透析脊椎症のMRI像
DSAによる椎体癒合(→)とEADによる黄色靱帯の肥厚(▶)のため，脊柱管狭窄が生じている．

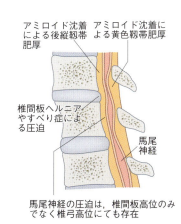

■ 図4　透析脊椎症の模式図　　■ 図5　椎弓切除術

破壊性脊椎関節症(DSA)：destructive spondyloarthropathy　｜　硬膜外アミロイド沈着(EAD)：extradural amyloid deposit　｜　腰椎後方固定術(PLIF)：posterior lumbar interbody fusion

頸椎・脊椎

斜頸

| M43.62 | torticollis |

疾患概念
斜頸とは頭部が斜めに傾いた拘縮位をとるものをいう．筋性，骨性，外傷性，炎症性，眼性，痙性など種々の原因がある．乳児に発症する筋性斜頸が最も多い．小児では頭部炎症性疾患で環軸椎回旋位固定が続発することがある．

Summary Map

誘因・原因
- 先天性，後天性に分けられる．先天性筋性斜頸の原因は不明だが，胎児期の肢位（逆子）に関連があると考えられている．
- 後天性では，頸部炎症や動作により環軸関節の転位・亜脱臼などが起こると環軸椎回旋位固定を生じることがある．
- 成人では中枢神経障害や心因性による痙性斜頸がある．斜視によるものは眼性斜頸という．

病態
- 先天性筋性斜頸：最も多い．胸鎖乳突筋の拘縮により生後間もなく発症し，1歳までに自然治癒することが多いが，難治化するものもある．
- 先天性骨性斜頸：頸椎の癒合椎などの奇形に伴って生じる．
- 環軸椎回旋位固定：頸部炎症性疾患後や首をひねる動作後に環軸椎の転位・脱臼を起こしたものである．多くは数日で回復するが，再発することがある．
- 痙性斜頸：頸部筋群の異常な筋緊張により成人に起こる．

症状・臨床所見
- 頸部は一側に傾斜し，顔面は反対側に回旋する．
- 環軸椎回旋位固定では強い痛みがある．

検査・診断・分類
- 筋性斜頸は頸部の触診，骨性斜頸は単純X線検査を行う．
- 筋性斜頸，骨性斜頸ではない乳児の斜頸は，眼性斜頸を考え，頭傾斜試験を行う．
- 環軸椎回旋位固定は開口位正面X線検査，CT，3D-CTなどを行う．

治療
- 筋性斜頸：多くは1歳までに自然治癒するが，難治例は3歳ごろに手術治療（切腱術など）を行う．
- 環軸椎回旋位固定：軽症例は消炎鎮痛薬や頸椎カラーで治療する．改善がみられなければ持続牽引を行う．難治例や再発例ではハローベスト固定による環軸関節のリモデリング療法が行われるようになった．
- 痙性斜頸：脳神経外科，神経内科，心療内科的な治療を行う．

誘因・原因

- 先天性筋性斜頸（congenital muscular torticollis）：原因は不明だが，胎児期の肢位（逆子）に関連があると考えられている．出生後まもなく，一側の胸鎖乳突筋に拘縮が起こり生じる（図1）．
- 先天性骨性斜頸（congenital osseous torticollis）：頸椎部での癒合椎などの骨性奇形による．
- 環軸椎回旋位固定（AARF）：小児に発症する．頸部炎症や外傷，首をひねる動作などが誘因となり，環軸関節の回旋性の転位，亜脱臼が生じる．
- 痙性斜頸（spasmodic torticollis）：頸部筋群の異常な筋緊張により生じる斜頸である．中枢神経障害によるもの，心因性のものなどがあり，ほとんどが成人に起こる．
- 眼性斜頸（ocular torticollis）：斜視（strabismus）に伴い頭位傾斜をとる．

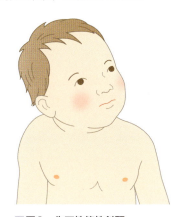

■図1　先天性筋性斜頸
（内田淳正監［馬場久敏］：標準整形外科学　第11版，p.483，医学書院，2011）

症状・臨床所見

- 先天性筋性斜頸：生後1〜3週ごろに胸鎖乳突筋に腫瘤を生じ，頸部は患側に側屈し，健側に回旋する．6か月ほどで自然治癒することが多いが，胸鎖乳突筋の線維化を生じ難治となることもある．
- 先天性骨性斜頸：加齢とともに変形が進行する場合もある．
- 環軸椎回旋位固定：頸椎の炎症性疾患のあとや，振り向く動作などで首をひねったときなどに，強い痛みとともに首が動かせなくなる．
- 痙性斜頸：ほとんどが成人に起こる．精神的緊張で増悪し，安静や臥位で軽減する．
- 眼性斜頸：乳児期からみられる．対象を注視すると斜頸が強くなる．

検査・診断・分類

- 筋性斜頸は頸部の触診，骨性斜頸は単純X線検査で診断する．乳児期で筋性斜頸，骨性斜頸でなければ眼性斜頸を考え，頭傾斜試験（head tilt test）を行う．
- 環軸椎回旋位固定は開口位正面X線検査，CT，3D-CTなどで診断，分類する．フィールディング（Fielding）分類（図2）が用いられる．

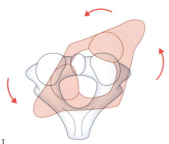

タイプⅠ
環椎の前方転位がなく，歯突起が回転軸となっている．
最多．

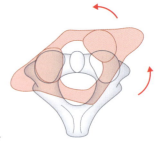

タイプⅡ
前方転位3～5mm．一側の環軸関節が回転軸となる．
横靱帯損傷あり．

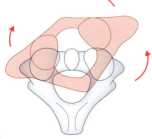

タイプⅢ
前方転位＞5mm．横靱帯と翼状靱帯の損傷あり．

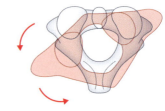

タイプⅣ
後方転位（歯突起の形成不全に伴う）．

■図2　環軸椎回旋位固定の分類（Fielding分類）
(Fielding JW, et al：Atlanto-axial rotatory fixation. J. Bone Joint Surg, 59A：37-44, 1977)

治療

- 筋性斜頸：難治例は顔面非対称の原因となるため，3歳ごろに手術治療（切腱術など）を行う．
- 痙性斜頸：脳神経外科，神経内科，心療内科的な治療を行う．
- 眼性斜頸：眼科での斜視手術を行う．

■環軸椎回旋位固定
- 軽症例は消炎鎮痛薬や頸椎カラーで治療する．改善がみられなければ持続牽引を行う．
- 関節の変形を伴う難治例や再発例では，徒手整復後2～3か月ハローベスト固定（図3）を行う環軸関節のリモデリング療法[1]が成績良好で，かつて行われていた環軸椎固定術が回避できるようになった．

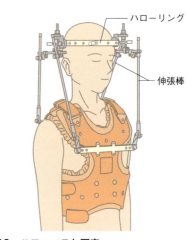

■図3　ハローベスト固定

環軸椎回旋位固定（AARF）：atlanto-axial rotatory fixation

胸椎

胸椎の構造と機能

structure and function of thoracic spine

- 胸椎（図1）は第1胸椎から第12胸椎まで12個あり，肋骨と椎体後側面（肋骨窩）と横突起（横突肋骨窩）で結合し胸郭を形成している．
- このため，胸椎は頸椎や腰椎と比べて構造学的な強度と安定性が高いという特徴を有している．
- ただし，肋骨のうち下位にある第11，12肋骨は，他の肋骨のように前方で肋軟骨や胸骨を通じて一体化していないので，他と比べて構造学的に弱くなっている（図2）．
- 脊柱管内を通る胸髄から分岐した神経根（図3）は，椎間孔を出たあと，胸髄神経となる．

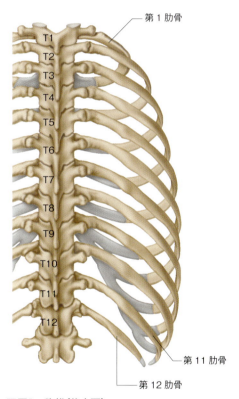

■図1　胸椎（後方面）

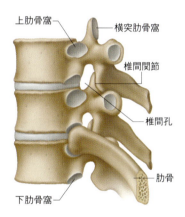

■図2　胸椎と肋骨
肋骨は胸椎の上下肋骨窩と横突肋骨窩の2点で結合している．

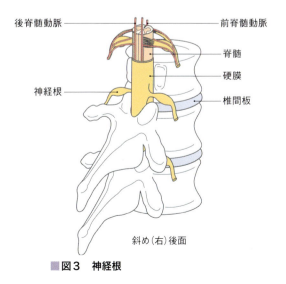

■図3　神経根

胸椎

胸椎椎間板ヘルニア

M51.2　thoracic disc herniation

疾患概念
胸椎は胸郭により可動性が制限されており，椎間板ヘルニアは頸椎，腰椎に比べまれである．下位胸椎部が好発部位で，40歳台以降にみられる．脊柱管内の脊髄が圧迫され脊髄症を呈する．背部痛や胸郭帯状痛といった非特異的なものや，腰椎疾患と間違えてしまう下肢麻痺を主症候としてくる場合があり，診断に難渋することがある．

Summary Map

誘因・原因
- 椎間板の変性によって内部の髄核が脱出し，脊柱管内の脊髄が圧迫されて脊髄圧迫症状が起こる．発生部位は脊椎の動的因子が関与するため，下位胸椎レベルに多くみられる．

病態
- 後方へ突出した椎間板ヘルニアにより脊柱管内の脊髄が圧迫を受け，脊髄症状を呈する．すなわち，錐体路障害としての下肢の痙性麻痺（急性発症のときは弛緩性の場合もある）と下半身の感覚障害，進行すれば膀胱直腸障害を呈する．

症状・臨床所見
- 背部痛や胸部帯状痛のほか，病巣レベル以下の感覚障害など．

検査・診断・分類
- 病変描出にはMRIが優れている．

治療
- 脊髄麻痺がみられる場合には，手術的治療が選択される．

誘因・原因

- 胸椎は胸郭により可動性が少なく，椎間板ヘルニアの発生は頸椎，腰椎に比べてまれである．
- 発生部位に関しては，脊椎の動的因子が関与するため下位胸椎レベルに多くみられる（図1）．
- 好発年齢は，40歳台以降の中高年である．

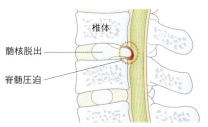

■図1　胸椎椎間板ヘルニア

症状・臨床所見

- 非特異的な背部痛（backache）や胸部帯状痛（thoracic girdle pain）を訴えたり，病巣レベル以下の感覚障害を主訴として来院する場合が多い．
- 神経学的所見は，下肢の筋力低下，痙性歩行，腱反射亢進と病的反射（バビンスキー反射，クローヌス）が出現し，進行すると膀胱直腸障害を認める．

検査・診断・分類

- 画像診断は，胸椎部は肋骨が存在するため，単純X線では評価が困難である．
- MRIが病変描出には優れている（図2）．
- 単純CTや脊髄造影後CTは，ヘルニアの骨化や骨棘のチェックができ，有用である．

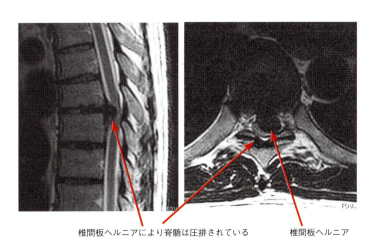

■図2　胸椎椎間板ヘルニア（T8/9）

治療

- 脊髄麻痺がみられる場合には保存療法はほとんど無効であり，手術的加療が選択される．
- 手術は，前方または前側方から除圧固定術や後方からのヘルニア摘出術である．一般的には前方，前側方からの椎間板摘出と椎体間固定術（p.127参照）が施行される．

胸椎

胸椎後縦靱帯骨化症，黄色靱帯骨化症

M48.84, M48.89　thoracic posterior longitudinal ligament ossification, ossification of yellow ligament

疾患概念
日本人は，欧米人に比べて脊柱管内靱帯骨化症が多い．靱帯の骨化により脊柱管内の脊髄が圧迫を受け，脊髄症状を呈する．後縦靱帯骨化は中位胸椎に，黄色靱帯骨化は下位胸椎レベルに多くみられる．好発年齢は40歳台以降の中高年である．保存的療法は無効なことが多く，進行性の麻痺症状を呈せば手術加療が必要である．

Summary Map

誘因・原因
- 脊柱にある後縦靱帯・黄色靱帯の骨化・増大によって脊柱管が狭くなり，脊柱管内の脊髄が圧迫されて起こる．後縦靱帯骨化症，黄色靱帯骨化症が，それぞれ互いを伴うことが多い．
- 後縦靱帯骨化症では，糖尿病を合併していることが多い．

病態
- 脊髄が圧迫を受けることで，体幹から下肢の脊髄症状が出現する．
- 脊髄障害の程度や広がりにより，両側性のことも一側性のこともある．同時に下肢の脱力や歩行困難も認められることが多く，症状は自然に消失したり増悪したりすることがある．
- 錐体路障害としての下肢の痙性麻痺（急性発症のときは弛緩性の場合もある）と，下半身の感覚障害，進行すれば膀胱直腸障害を呈する．

症状・臨床所見
- 背部痛，胸部帯状痛のほか，病巣レベル以下の感覚障害．

検査・診断・分類
- 脊柱管評価にはMRIが，靱帯の骨化の描出にはCTが優れている．

治療
- 脊髄麻痺がみられる場合には，手術的治療が選択される．

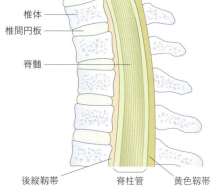

■図1　後縦靱帯と黄色靱帯

誘因・原因

- 日本人は，欧米人に比べて脊柱管内靱帯骨化症が多くみられる．
- 後縦靱帯骨化症では糖尿病を合併していることが多い．
- 後縦靱帯骨化症は生理的後彎部位である中位胸椎に，黄色靱帯骨化症は下位胸椎に多く認められ，40歳以降の中高年層に多くみられる．
- 後縦靱帯骨化症は頚椎から胸椎にかけて多椎体にわたって存在することや，椎間板症や黄色靱帯骨化症を合併することもよくある（図1）．

症状・臨床所見

- 多くの場合，非特異的な背部痛や胸部帯状痛を訴えたり，病巣レベル以下の感覚障害を主訴として来院する．
- 神経学的所見は，下肢の筋力低下，痙性歩行，腱反射亢進と病的反射（バビンスキー反射，クローヌス）が出現し，進行すると膀胱直腸障害を認める．

検査・診断・分類

- 胸椎部には肋骨が存在するため，単純X線では評価が困難である．
- 脊柱管評価にはMRIが優れている（図2, 3）．
- 単純CTや脊髄造影後CTは，靱帯の骨化かヘルニアによる圧迫かを鑑別するうえで有用である．
- 後縦靱帯，黄色靱帯の骨化の描出にはCTが必要である（図4, 5）．

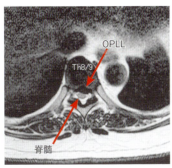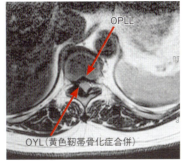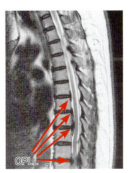

■図2　胸椎後縦靱帯骨化症（OPLL），MRI像
T6～7，8～9，10～11にOPLLが認められる．

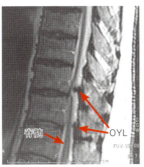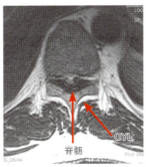

■図3　胸椎黄色靱帯骨化症（OYL），MRI像
OYLにより脊髄は後方から圧排されている．

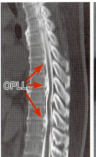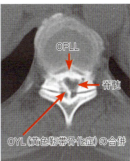

■図4　胸椎後縦靱帯骨化症（OPLL），脊髄腔造影後CT像
後縦靱帯の骨化による前方からの圧迫と，黄色靱帯骨化により右後方から脊髄が圧迫を受けている．

治療

- 脊髄麻痺がみられる場合には保存療法はほとんど無効で，手術的加療が選択される．
- 後縦靱帯骨化症に対しては，前方からの除圧固定術や後方からの椎弓切除術が選択され，黄色靱帯骨化症に対しては，後方からの椎弓切除術による除圧術が施行される（場合によって固定術を併用することもある）．

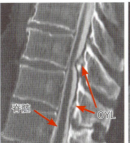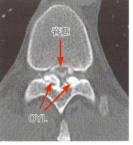

■図5　胸椎黄色靱帯骨化症（OYL），脊髄腔造影後CT像
両側の黄色靱帯骨化により後方から脊髄が圧迫を受けている．

後縦靱帯骨化症（OPLL）：ossification of posterior longitudinal ligament ｜ 黄色靱帯骨化症（OYL）：ossification of yellow ligament

胸椎

胸椎の感染症
（結核性脊椎炎）

M4909　infection of the thoracic spine, tuberculous spondylitis

疾患概念
胸椎の感染症においても疾患概念は他の脊椎の感染症と同様である．ただし，結核性脊椎炎（脊椎カリエス）においては，罹患高位は胸椎～上位腰椎において多く，診断・治療の遅れが疾患治癒の遷延化を引き起こすため，疾患の理解が重要である．

誘因・原因

- 結核性脊椎炎（脊椎カリエス）は，結核菌の脊椎における血行性感染で起こる．
- 膿瘍が形成され，骨破壊を起こす（図1）．
- 好発部位は，胸椎から上部腰椎である．

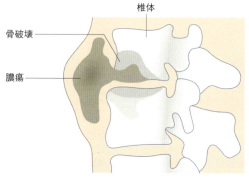

■図1　結核性脊椎炎による膿瘍形成

症状・臨床所見

- 疼痛：進行性自発痛，叩打痛
- 脊柱不撓性（脊柱の屈曲に制限があること）や脊柱変形（亀背変形：図2）
- 冷膿瘍＊：流注膿瘍＊，腸腰筋膿瘍など
- 脊髄圧迫対麻痺：ポット（Pott）麻痺＊

用語解説

冷膿瘍，流注膿瘍
冷膿瘍は結核性膿瘍のことで，脊椎カリエスに合併する膿瘍のこと．発赤や熱感を伴わないため冷膿瘍とよばれる．膿瘍が重力などによって抵抗の少ない下方に移動し，病巣から離れたところ（腸骨部，腸腰筋部など）に貯留した状態を流注膿瘍という．

Pott麻痺
脊椎結核により発生した結核性肉芽，膿瘍，腐骨，脊椎変形などが脊髄を圧迫して起こる脊髄麻痺のことで，18世紀の英国の外科医 Percivall Pottの名にちなんで命名された．

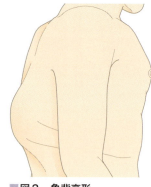

■図2　亀背変形

検査・診断・分類

- 単純X線では初期には骨変化はとらえにくいが，進行期には高度の椎体破壊を認める．
- CTにて罹患部の椎体破壊，腐骨や腸腰筋膿瘍を認める（図3A, B）．
- ガドリニウム造影MRIにて，膿を囲む肉芽が造影される辺縁造影効果（rim enhancement）を認める（図3C）．
- 針生検などによる膿の培養は，診断の確定に重要である．
- 最近では結核菌のDNAを増幅するPCR法や，RNAを増幅するMTD法により感度と特異性が向上している．

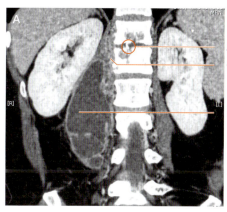
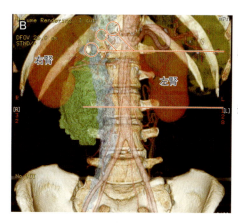
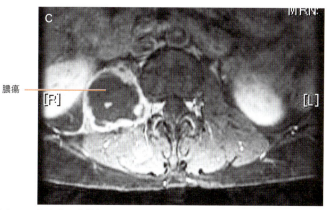

■ 図3　脊椎カリエス（42歳，女性），T12/L1
A：CT像；T12/L1椎間板レベルに腐骨を伴い，腸腰筋膿瘍を認める．
B：3D-CT像；T12/L1より流注膿瘍を認める（緑色に着色されている）．また，腐骨も認める．
C：ガドリニウム造影MRI像；膿瘍を囲む肉芽組織を反映する辺縁増強効果（rim enhancement）を認める．

治療

- 治療の原則は，全身状態の改善，装具などによる局所の安静，3〜4剤の抗結核薬療法である（表1）．ただし，抗結核薬投与中は副作用の発現に十分注意する．
- 保存的治療が効果なく，脊髄麻痺や脊柱変形の進行例には手術療法が適応とされる．

■ 表1　抗結核薬の副作用

イソニアジド（INH）	肝障害，末梢神経障害
リファンピシン（RFP）	肝障害，皮膚症状
エタンブトール塩酸塩（EB）	視力障害
ストレプトマイシン硫酸塩（SM）	聴力障害（難聴，耳鳴り），腎障害，肝障害
ピラジナミド（PZA）	肝障害

エタンブトール塩酸塩（EB）：ethambutol hydrochloride　｜　イソニアジド（INH）：isoniazid　｜　MTD法：mycobacterium tuberculosis direct　｜　ピラジナミド（PZA）：pyrazinamide　｜　リファンピシン（RFP）：rifampicin　｜　ストレプトマイシン硫酸塩（SM）：streptomycin sulfate

胸椎

胸椎の腫瘍

D480　thoracic tumor

疾患概念
胸椎に発生した腫瘍．原発性腫瘍と転移性腫瘍に大別される．無症状の場合もあるが，背部痛や下肢の麻痺が出現した場合には，手術を含めた治療を考慮する．

誘因・原因
- 多くの末期がん患者は，高率に脊椎への転移が起きる．原発性は明らかではなく，脊椎転移で初めてがんの存在が判明することもある．
- 転移部位は，腰椎が最も頻度が高く，次いで胸椎，頸椎，仙椎の順に低くなる．

症状・臨床所見
- 無症状の場合もある．
- 腫瘍によって背部痛が出現．さらに，脊髄が圧迫されて下肢の疼痛，両下肢麻痺，膀胱直腸障害などが出現する．

検査・診断・分類
- 単純X線，CT，MRI（図1）などの画像検査を行う．
- 転移性腫瘍の場合は，原発巣の検索を行う．

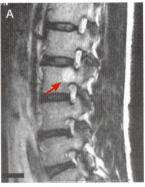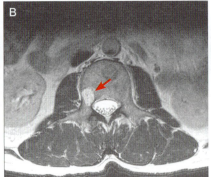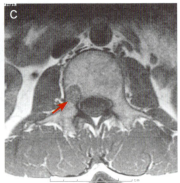

■図1　血管腫（59歳，男性）
A：MRI矢状断像，B，C：MRI横断像．矢印の部位に血管腫を認める．

治療

■原発性腫瘍
- 良性腫瘍で無症状の場合は経過観察．
- 放射線療法や化学療法が有効なものには，まず保存的治療を行う．
- 疼痛や脊髄麻痺がある場合，腫瘍の摘出，脊柱再建術を行う．

■転移性腫瘍
- 生命予後，痛み・麻痺の状態を考慮し，手術適応があるか否か判断する．
- 全身状態が不良な症例，多発転移などで手術適応のない例には，放射線治療を行う．

胸椎

胸髄の腫瘍

D434　tumors of the thoracic spinal cord

疾患概念
脊髄腫瘍は，脊髄およびその周囲組織にできる腫瘍で，主に脊髄，神経根，硬膜から発生する．腫瘍の局在から，硬膜腫瘍，硬膜内髄外腫瘍，髄内腫瘍に大別され，特異な形態を示すものとして砂時計腫がある．

誘因・原因

- 主に脊髄，神経根，硬膜から発生する腫瘍．腫瘍の位置から硬膜腫瘍，硬膜内髄外腫瘍，髄内腫瘍に大別され，砂時計腫という特殊な形態を示すものがある（脊髄腫瘍の項p.162参照）．
- 全脊髄腫瘍のうち胸椎での発生は約40％である．
- 砂時計腫は，そのうちの27％である．

症状・臨床所見

- 主に，背部痛や側胸部の痛みを自覚する．その後に脊髄症状（感覚障害，運動障害，膀胱直腸障害）を発現することが多い．

検査・診断・分類

- MRIで腫瘍は描出されるが，ガドリニウム造影MRIにてより鮮明に描出されることが多い（図1）．

治療

- 脊髄腫瘍は放射線感受性が低く，外科的に摘出することが原則である．

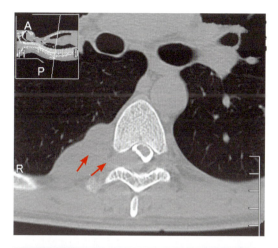
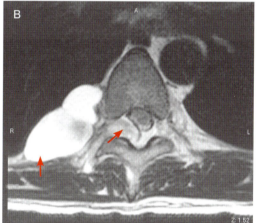
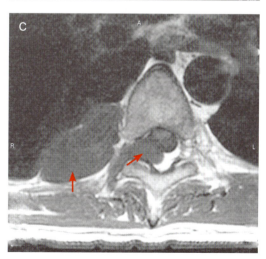

■ 図1　ダンベル腫瘍（39歳，男性）
砂時計腫で，ダンベル状の形態をしている．
A：CT横断像，B，C：MRI横断像．右側より椎間孔内外にひろがっている．

胸椎

胸椎損傷，胸髄損傷

S2200, S241　thoracic spine injury, thoracic spinal cord injury

疾患概念
胸椎部の脊柱を構成する骨・靱帯組織・脊髄・神経根の損傷である．胸椎は肋骨と連結し胸郭を形成するため，頸椎や腰椎に比べて可動性が少なく損傷しにくい構造となっているが，胸椎を損傷した場合は胸髄損傷も起こりやすい．胸腰椎移行部は可動性が高く，骨折などによる脊髄円錐部と馬尾の損傷が起こりやすい．

誘因・原因

- 交通事故，スポーツ，転落，転倒などの高エネルギー外傷にて発症することが多い．

症状・臨床所見

- 罹患高位部の疼痛，神経学的欠損などが生じる．脊髄損傷を伴う場合は四肢の異常知覚や脱力を訴える．胸部損傷，腹部臓器損傷などの合併の可能性も考えなければならない．
- T1〜T10の損傷で胸髄を損傷すると下肢の対麻痺が生じる．胸椎は頸椎および腰椎に比較して相対的に脊柱管腔が狭く，脊髄損傷時は完全麻痺になりやすい．
- T11〜L2の損傷を胸腰椎移行部損傷という．T1〜T10に比べ可動性が高く，損傷が起こりやすい．この部分には脊髄円錐部と馬尾神経がある．
- 脊髄末端である脊椎円錐部は通常T12〜L1にあり，第3仙髄以下の髄節から構成されている．脊髄円錐部損傷では会陰部に限局した感覚障害および膀胱直腸障害を認める．

検査・診断・分類

- 神経学的評価，胸椎・胸髄損傷の画像診断による評価，全身的検索が必要になる．
- 脊髄損傷程度の評価ではフランケル（Frankel）分類，ASIA（米国脊髄損傷協会）スコアなどが用いられる．
- 脊椎損傷分類と不安定性は治療法を選択する際に重要となる．基本的にはデニス（Denis）の提唱した脊柱を前方・中央・後方の3部分に分ける理論（three column theory：図1）に基づいて判定される．この考えは近年の胸椎・腰椎損傷の種々の分類に導入されている．

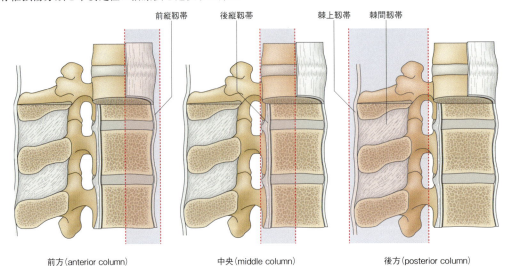

■図1　デニスのthree column theory
脊柱中央（middle column）の損傷が神経症状の出現や不安定性と密接に関係する．

- 胸椎骨折の分類を表1に示す．

■ 表1　胸椎骨折の分類

圧迫骨折	過屈曲損傷で脊柱前方のみが損傷される．
破裂骨折	脊椎に垂直な軸圧がかかって脊柱前方と中央が損傷される．軸圧以外に屈曲，回旋，側屈などが加わるものもある．
シートベルト損傷	過屈曲で脊椎前方が支点となり，脊柱中央と後方が伸展され損傷される．水平方向に骨折するチャンス(Chance)骨折(図2)もこの骨折型に分類される．
脱臼骨折	圧迫・屈曲・回旋・剪断により脊柱の3つの部分がすべて損傷される．

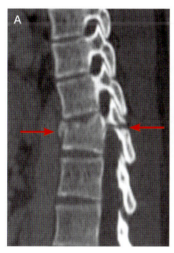 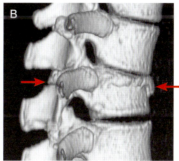 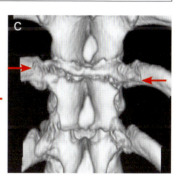

■ 図2　Chance骨折
T11チャンス骨折：骨折線が棘突起—椎弓—椎弓根—椎体と骨成分に認められる．
A：X線画像，B，C：3DCT画像

治療

- 治療の原則は胸椎脊柱支持性の獲得，神経組織の除圧，新たな神経障害の予防である．
- 脱臼および変形の整復固定が必要である．胸腰椎装具などで外固定を行う(図3)．

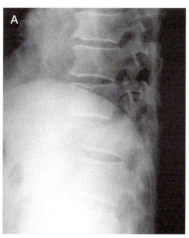 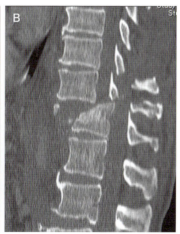 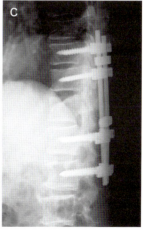

■ 図3　胸椎脱臼骨折
T11/12脱臼骨折を認め，後方固定術を施行した．
A：術前X線，B：術前CT，C：術後X線

米国脊髄損傷協会(ASIA)：American Spinal Cord Injury Association

腰椎

腰椎の構造と機能

structure and function of the lumbar spine

- 腰椎（図1）の前方部分は，頸椎・胸椎と比べて大きな椎体と椎間板が積み重なって生理的前彎を形成している．
- 後方部分は上位腰椎と下位腰椎の関節突起から成る椎間関節で連結している．
- 側面から見ると，椎間孔の前面には腰椎椎間板があり，後面には椎間関節がある．
- 頸椎，脊椎，腰椎の椎間板ヘルニア（p.287，304，315参照）や腰部脊柱管狭窄症（p.321参照）では，椎間板の後方への膨隆や椎間関節の変形肥大による神経の圧迫が生じるが，その位置関係をよく理解しておきたい．

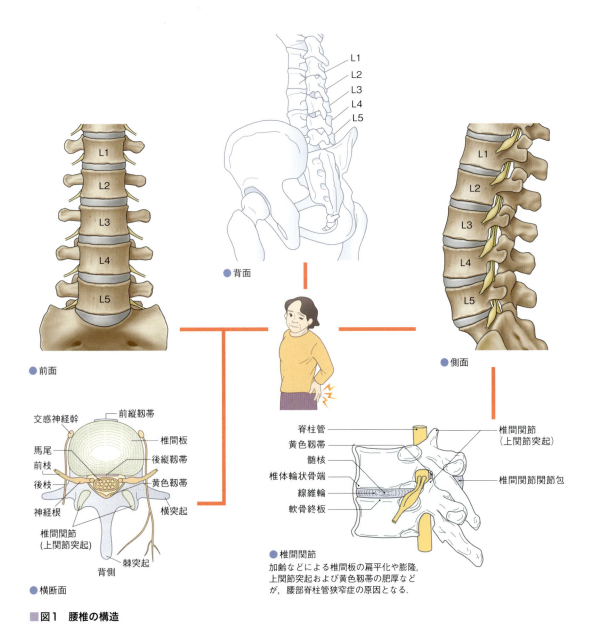

● 椎間関節
加齢などによる椎間板の扁平化や膨隆，上関節突起および黄色靱帯の肥厚などが，腰部脊柱管狭窄症の原因となる．

■ 図1　腰椎の構造

腰椎

腰椎椎間板ヘルニア

疾患概念
椎間板の線維輪にできた亀裂から髄核が線維輪の外へ押し出された状態である．押し出されたヘルニア塊が神経組織を圧迫することで，神経刺激症状や麻痺症状を呈する．頸椎，胸椎にも起こるが，腰椎に好発する．症状は腰椎の場合，神経根や馬尾神経に障害が起こり，腰から殿部，下肢に放散する特徴的な痛みを呈し，日常生活に支障をきたす．

M51.2　lumbar disc hernia

Summary Map

誘因・原因	●椎間板の変性（老化）によって起こる．変性は10歳台後半から始まる． ●好発年齢は，20～40歳台で，男性に多い．
病態	●椎間板の変性によって弾力性が失われ，椎間板に反復して力が加わると，線維輪の亀裂が生じて髄核が押し出される． ●髄核が後縦靱帯や神経根を圧迫，あるいは圧迫による周辺への炎症を起こして腰痛，下肢痛が生じる．
症状・臨床所見	●腰痛，下肢痛，下肢の筋力低下・感覚障害，歩行障害など．
検査・診断・分類	●神経刺激症状の誘発テスト，神経脱落症状の検索，画像診断ではMRIが有用． ●脱出の程度により分類される．
治療	●臥床安静，コルセット，神経ブロックなどの保存療法と，ラブ法などの手術療法が行われる．

誘因・原因

●椎間板の線維輪にできた亀裂から髄核が押し出され，神経組織を圧迫することにより発症する（図1）．単なる膨隆状態のものから完全に脱出し遊離するものまでさまざまである（図2）．
●脱出部位は後縦靱帯外側が多いが，脊柱管の外側で椎間孔内や椎間孔外に起こることもあり，部位により特徴的な症状を呈する．
●男性に多く，20～40歳台の壮年期に好発する．

●発生高位では80％以上が第4-5腰椎間(L4/5)，第5腰椎-仙骨間(L5/S)に発生する．発生高位により傷害される神経根は異なり，それぞれ特徴的な神経症状を呈する．
●線維輪の亀裂の原因は，腰部への過度の負担が引き金となることが多いが，家族性発生例も珍しくはなく，個体それぞれの素因の関与があることも考えられている．

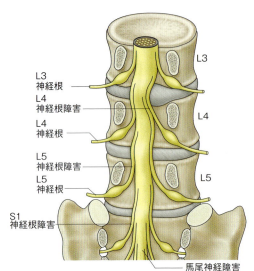
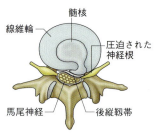

■図1　腰椎椎間板ヘルニアの好発部位
(落合慈之監：リハビリテーションビジュアルブック第2版. p.138, 学研メディカル秀潤社, 2016)

a. 膨隆（bulging）　b. 突出（protrusion）　c. 脱出（extrusion）　c. 遊離脱出　d. 硬膜内脱出（sequestration）

■図2　ヘルニアの分類
(落合慈之監：リハビリテーションビジュアルブック第2版. p.138, 学研メディカル秀潤社, 2016)

症状・臨床所見

- 脊椎症状と下肢症状がある．
- 脊椎症状としては，腰痛のほか，腰部の不動性，腰部の伸展制限や屈曲制限などがある．また，痛みを避けるため逃避性の姿勢，すなわち腰部の前屈位姿勢や体幹の側方偏位（疼痛性側彎）を呈する．
- 下肢症状としてはいわゆる坐骨神経痛で，臀部から大腿-下腿に放散する痛みが，姿勢や歩行などで増強するのが特徴的である．ヘルニアの発生高位により下肢への放散痛の様相も異なってくる．
- 一般的には，10歳台などの若年者では脊椎症状が強く，20～40歳台では下肢症状が強い．高齢者では安静時痛は軽く，歩行などにより下肢症状を起こして脊柱管狭窄症にみられる間欠跛行が主な症状となることが多い．

検査・診断・分類

- 臨床検査としては，神経刺激症状（下肢の痛み，しびれなど）の誘発テストと神経脱落症状（麻痺症状）の検索がある．
  ■神経刺激症状の誘発テスト
- 下肢伸展挙上（SLR）テスト（図3）
・仰臥位で患側下肢の膝を伸展したまま下肢を挙上することで，殿部-大腿後面-下腿に痛みが誘発され

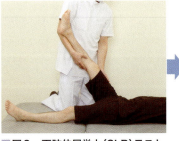 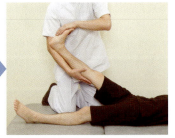

■図3　下肢伸展挙上（SLR）テスト

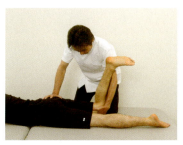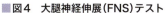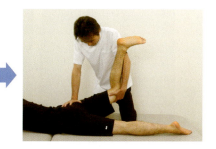

■図4 大腿神経伸展(FNS)テスト

■表1　ヘルニア発生部位別の神経脱落症状

ヘルニアの発生部位	障害部位	神経脱落症状
L3/4	L4神経根	大腿四頭筋(膝の伸展)の筋力低下，膝蓋腱反射の低下，膝下下腿前面の感覚障害
L4/5	L5神経根	前脛骨筋(足関節の背屈)，長母趾伸筋(母趾の伸展)，長趾伸筋(足趾の伸展)の筋力低下，母趾の感覚障害
L5/S	S1神経根	下腿三頭筋(足関節の底屈)，長母趾屈筋(母趾の屈曲)，長趾屈筋(足趾の屈曲)の筋力低下，アキレス腱反射の低下消失，小趾側の感覚障害

■表2　腰椎椎間板ヘルニアの画像検査

画像検査	臨床的意義
単純X線	側面像で椎間板壁の狭小化がみられることが多いが，特徴的な所見はない．悪性腫瘍や炎症性疾患を除外することに臨床的意義が高い．
MRI	椎間板ヘルニアの診断に最も意義のある検査である．T2強調像で髄核の脱出や硬膜・神経根の圧迫が描出され，ヘルニアの大きさや発生部位の詳細がわかる．
脊髄造影	MRI以上の情報は得られないが，造影下でのCT像により硬膜・神経根と骨組織の関係がより詳しく描出される．術前検査としての意義がある．
椎間板造影	椎間板内に造影剤を注入し，造影剤が椎間板外へ流出する状況が描出される．椎間孔外のヘルニアの確定診断に有用である．
神経根造影	神経根に沿って造影剤を注入し，神経根の圧迫部位を描出する．椎間孔外のヘルニアの診断に有用であるが，局所麻酔薬を同時に注入することで神経根ブロックを併せて行える治療的価値がある．

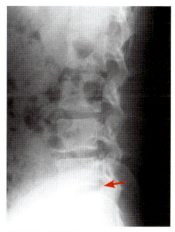

■図5　X線像
L4/5の椎間板腔の狭小化を認める．

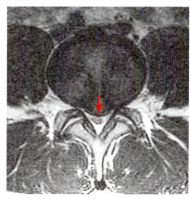

■6　MRI：T2強調像(横断面)
椎間板が脊柱管の正中にせり出し(矢印)，馬尾神経を圧迫している．

る．ラセーグ(Lasegue)徴候ともよばれ，腰椎椎間板ヘルニアの代表的な臨床検査である．
● 大腿神経伸展(FNS)テスト(図4)
・患者を腹臥位にし，膝を屈曲して股関節を伸展すると大腿前面に痛みが誘発される．L2/3，L3/4のヘルニアに特徴的な徴候である．
● 神経学的所見(神経脱落症状の検索)
・L3/4のヘルニアではL4神経根，L4/5のヘルニアではL5神経根，L5/SのヘルニアではS1神経根が圧迫され，それぞれ特徴的な神経脱落症状を呈する(表1)．
● 線維輪の亀裂によって，押し出された髄核の脱出の程度によって膨隆からまれに起こる硬膜内脱出まで5分類される(図2)．
● 画像検査(表2)としては，単純X線(図5)，MRI(図6，7)，脊髄造影，椎間板造影，神経根造影がある．

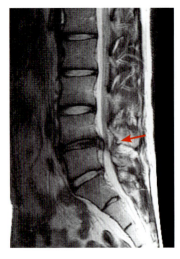

■図7　MRI：T2強調像（矢状面）
L4/5の椎間板の変性（他の椎間板と比べて低輝度）と後方の脊柱管内に突出している．

治療

- 保存療法と手術療法がある．

保存療法

■臥床安静
- 安静により神経根の炎症の緩和が期待される．安静の程度は絶対的なものではなく，症状の程度による．日常生活や仕事で必要な作業行動は許可する．動きによってヘルニア自体が悪化することはないからである．

■コルセット
- 腰部の安静と免荷効果により鎮痛効果が期待できる．簡易的な腰痛ベルトからオーダーメードの軟性コルセットまでいろいろな種類がある．

■薬物療法
- 消炎鎮痛薬を痛みの程度と状況により使用する．筋弛緩薬の併用も有用であることが多い．薬剤でヘルニア自体の形状を治すものはない．

■牽引療法
- 安静による鎮痛の効果はあるが，ヘルニアを治す目的ではない．

■体操療法
- 急性期の効果は一定しない．慢性期には腹筋を主とする体幹筋の筋力強化や腰椎前彎を減少させる腰痛体操などが有効である．

■神経ブロック
- 硬膜外ブロック，神経根ブロックなどがあり，保存療法の中では最も強力な治療法である．

手術療法

■ラブ（LOVE）法
- 椎弓間から硬膜，神経根，ヘルニア塊へアプローチし，ヘルニア塊を取り除く手術である（p.127参照）．腰椎椎間板ヘルニアの代表的な手術法で広く行われている．最近は内視鏡下に行われることも多いが，手術効果に差はないとされている．

■経皮椎間板摘出術
- 椎間板の髄核を摘出し，ヘルニア塊を縮小させる方法である．局所麻酔で行えるので手術侵襲は小さいが，ヘルニア塊そのものを摘出することはできないので効果に限界がある．髄核をレーザーの熱により蒸散させる方法もあるが，線維輪や隣接する椎体終板に変性を起こしてかえって悪化させることもあり，有用な治療法ではなく一般的には行われなくなっている．この治療法が保険適用になっていないのはこのためである．

■脊椎固定術
- 椎間板ヘルニアの治療では一般的ではないが，再発を繰り返す場合や明らかな椎間不安定性を呈する例に適応となる．

大腿神経伸展（FNS）テスト：femoral nerve stretch test　｜　下肢伸展挙上（SLR）テスト：straight leg raising test

腰椎

変形性腰椎症

疾患概念
腰椎の退行性変化(加齢変化)を認め，それによる腰痛などの症状を呈するものの総称である．腰部脊柱管狭窄症や変性すべり症はこの疾患の1つの型である．

M47.86 | lumbar spondylosis deformans

誘因・原因

- 腰椎は椎骨，椎間板，椎間関節，各種靱帯，傍脊柱筋群により構成されているが，それぞれの組織にさまざまな形と程度で退行性変化が起こる．
- 椎骨では辺縁の骨硬化や骨棘形成，椎間板では髄核の水分喪失による弾性低下と扁平化，椎間関節では関節軟骨の摩耗と骨増殖・骨棘形成，靱帯では靱帯内の骨化形成，傍脊柱筋の筋力低下などがさまざまな程度に起こる．
- ただし，これらは生理的変化の一部とも考えられ，病的な変化ではない．これらの変化を原因として，日常生活に支障をきたす症状が出た場合に病的なものとされる．

症状・臨床所見

- 単なる腰痛が最も多い症状である．
- 腰痛の発現様式はさまざまで，重いものを持ち上げることや中腰の作業など腰に負荷がかかるときに起こる場合，起き上がるときや立ち上がるときなど姿勢を変えるときに起こる場合，長時間同じ姿勢を続けていると起こる場合などである．
- 下肢の根性疼痛(神経痛様疼痛)や神経脱落症状(下肢の筋力低下，感覚障害)を呈する場合には，臨床症状と画像所見により腰部脊柱管狭窄症と診断されることが多い．
- 腰椎の後彎変形や側彎変形が主な臨床所見になることもある．

検査・診断・分類

- 単純X線で椎間板の狭小化，骨棘形成，骨硬化像，関節肥厚像，すべり変形，後彎・側彎変形などを判定評価する(図1)．MRIやCTは鑑別診断を要するときに有用である．
- すべり変形がある場合には変性すべり症，後彎・側彎変形が強い場合には変性後彎症，変性側彎症に分類し診断する．
- 臨床症状および画像診断が腰部脊柱管狭窄症の場合には，腰部脊柱管狭窄症と診断する．

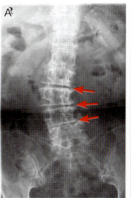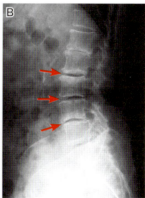

■図1　変形性腰椎症の単純X線像
正面像(A)で椎体辺縁の骨棘形成(矢印)と側彎変形を認める．側面像(B)で椎間板の狭小化(矢印)と椎体終板の骨硬化像を認める．

治療

- 保存療法が基本で，その内容は腰痛症に準ずる(Supplement腰痛症を参照)．変形後彎症，変形側彎症の頑固な腰痛に対しては，手術的治療が適応されることもある．
- 手術法は，広範囲の脊椎固定術になるために侵襲が大きく適応は多くない．

Supplement

M54.5

腰痛症

lumbar pain

- 腰痛という症状はあるが，画像診断など他覚的な検査によって腰椎に器質的変化が認められない場合の診断名である．
- 多くは症状の軽快と悪化を繰り返す慢性のものである．
- 痛みの発生部位として傍脊柱筋，椎間板，椎間関節などいろいろな部位が推測されるが，他覚的に確定できることはまれである．
- 治療の基本は生活指導である（図1）．腰への負荷を軽減するために，①体重コントロール，②中腰や前傾姿勢での持ち上げ作業の回避，③長時間同一姿勢を続けることの回避，④腹筋背筋の強化，を基本として患者の生活環境にあった指導を行う．
- 症状増悪期には，薬物療法（各種鎮痛薬，筋弛緩薬，貼付剤），理学療法〔体操療法（図2），温熱療法，牽引療法〕，装具療法（コルセット）〕も併用する．
- 痛みを主訴とする病態すべてに共通することであるが，症状の程度は病状の程度より心因的な要素に大きく影響される場合が多いので，病態判定にはこの観点からの評価も欠かせない．

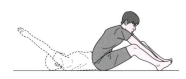
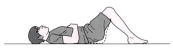
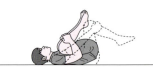
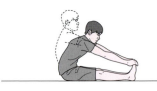
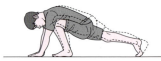
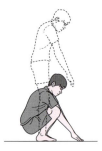

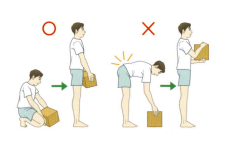
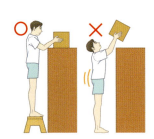
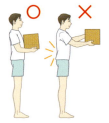
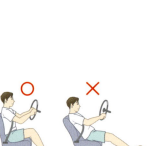

■図2　腰痛体操の１例（ウィリアムス体操）

（落合慈之監：リハビリテーションビジュアルブック第２版，p.141，学研メディカル秀潤社，2016）

■図1　腰痛症に対する生活指導

腰椎

腰部脊柱管狭窄症

M48.06 | lumbar spinal canal stenosis

疾患概念
腰椎部の脊柱管が狭窄状態になり、馬尾神経や神経根が圧迫され神経刺激症状や神経脱落症状を呈したもの。主に中高年に発症し、間歇跛行が特徴的。疾患概念としては比較的新しいもので、以前は「高齢者の坐骨神経痛」といわれていた。なお、腰部脊柱管の狭窄状態があっても、下肢の神経症状を呈していないものはこの疾患の範疇に入らない。

Summary Map

誘因・原因	● 腰椎を構成する多くの組織の**退行性変化**(加齢変化)が、**狭窄**状態を形成する原因となる。
病態	● 脊柱管狭窄状態により**馬尾神経**や**神経根**は**圧迫**される。その形態変化は徐々に進み、神経組織もある程度までは順応して無症状で経過する。 ● 限界を超えると**神経刺激症状**(下肢の痛み、しびれ)や**神経脱落症状**(下肢の筋力低下、感覚障害)を呈するようになる。
症状・臨床所見	● **神経性間歇跛行**が典型的な症状。症状は立ち仕事や歩行などで増悪するため、形態上の変化の程度だけでなく、日常生活や仕事での活動性の程度によっても症状の重症度は左右される。
検査・診断・分類	● 間歇跛行の把握および**血管性間歇跛行**との鑑別。脊柱管の狭窄状態にはMRIが、骨組織の詳細にはCTが有用。
治療	● 生活指導、コルセット、薬物療法などの**保存療法**、 ● 効果が不十分な場合は手術的治療を行う。

誘因・原因

● 腰椎の退行性変化(加齢変化)は、脊柱管が狭くなる方向に進む。
● 椎間板の髄核は、加齢とともに水分含量が少なくなり弾力性が低下するとともに線維輪の膨隆が進み、脊柱管内にせり出すようになる。それとともに脊柱管後方の黄色靱帯もたわみ、脊柱管内にせり出す(図1)。
● また、脊柱管の側方にある椎間関節も加重負荷から起こる変形性関節症変化を呈し、骨棘の形成や骨増殖をきたし、脊柱管の側方および後方を占拠するようになる。

● このような腰椎を構成する多くの組織の退行性変化が、脊柱管狭窄状態を形成する原因である。
● また、無症状で経過している脊柱管狭窄状態に、わずかな椎間板ヘルニアの病態が加わり、急性発症することもある。
● 退行性変化の程度には個体差が大きい。脊柱管の広さも個体差が大きく、もともと広い場合には退行性変化が高度でも発症しにくく、狭い場合にはわずかな退行性変化でも発症する。また、身体の他の器官や組織の退行性変化とは直接的な関連はない。

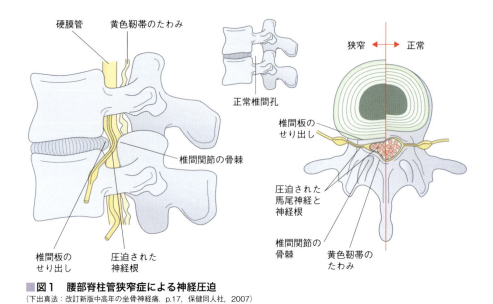

■図1　腰部脊柱管狭窄症による神経圧迫
(下出真法：改訂新版中高年の坐骨神経痛. p.17, 保健同人社, 2007)

症状・臨床所見

- 歩いていると臀部から大腿・下腿に痛みやしびれが強くなって歩けなくなり，しばらく休むとまた歩けるようになるという神経性間歇跛行(neurogenic intermittent claudication：図2)が典型的な症状である．
- このような症状は，日常生活の中でたとえば台所での立ち仕事や仰臥位で長時間寝ているときにも起こる．腰椎の前彎が強制される姿勢や動作にて起こる症状で，診察の際に腰を伸展すると同様の症状が誘発されることが多い(図3)．
- 神経学的には，軽症の場合は上記の神経刺激症状のみで神経学的異常所見は呈さないが，重症の場合には筋力低下，深部腱反射の低下または消失，知覚鈍麻などの神経脱落症状も呈する．さらに，会陰部の異常感覚，尿意切迫・尿失禁・便失禁などの膀胱直腸障害を呈することもある．

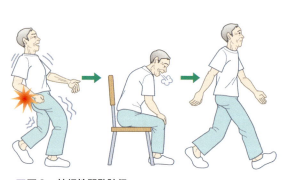

■図2　神経性間歇跛行

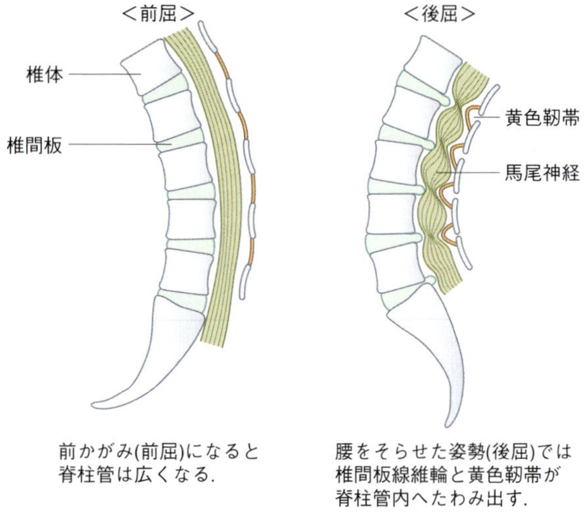

■図3　腰椎の前・後屈に伴う脊柱管形態の変化
後屈(伸展)すると脊柱管の容積が減少し，馬尾の圧迫が強くなる．
(下出真法：改訂新版中高年の坐骨神経痛. p.19, 保健同人社, 2007)

検査・診断・分類

- 問診による間歇跛行の状況を把握することが最も大切で，これにより診断はほぼ確定する．
- 間歇跛行には，閉塞性動脈硬化症にみられる血管性のものがあるために鑑別が必要となる．足背動脈の拍動の有無など血流のチェックは欠かせないが（血管性では動脈が触れない），まれに趾尖脈波や血管造影などの検査が鑑別に必要となることもある．
- 画像検査では，単純X線像は腫瘍病変や炎症性疾患を除外するためのルーチン検査として行う．
- 脊柱管の狭窄状態を判定評価するには，MRIが最も診断的価値がある．
- 骨組織の詳細を知るには，CTが最も有用だが，脊髄造影CTがより診断的価値が高い（図4）．ただし，造影検査は侵襲の点から手術を前提として行われるのが一般的である．
- 神経学的検査による他覚的な神経障害の状況と自覚症状のパターンによって馬尾型，神経根型，混合型に分類される（表1）．
- しかし，神経症状とMRIなどで判定される狭窄部位とは必ずしも一致しない．この点は椎間板ヘルニアと異なる（p.315参照）．脊柱管狭窄症の症状発現には，神経の機械的な圧迫に加え，不安定性による動脈圧迫や神経への血流障害が関与しているためと考えられている．

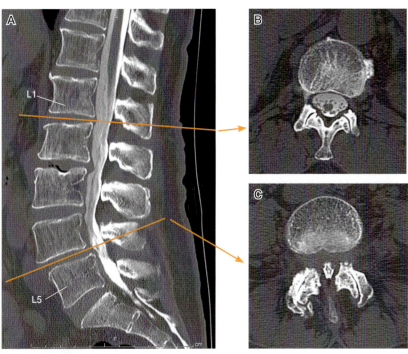

■図4　脊髄造影下CT像
A：正中矢状断像．L2/3以下の狭窄を認める．
B：L1/2高位の横断像．脊柱管は広く，造影剤もよく描出されている．
C：L4/5高位の横断像．椎間板の後方にはりだし，椎間関節の骨棘形成や骨増加により脊柱管が著しく狭窄され，造影剤の描出はわずかになっている．

■表1　神経性間歇跛行の機能的分類

神経障害形式	自覚症状	他覚症状
馬尾型	下肢・殿部・会陰部の異常感覚	多根性障害
神経根型	下肢・殿部の疼痛	単根性障害
混合型	馬尾型＋神経根型	多根性障害

馬尾型　　　神経根型(両側)　　　神経根型(片側)

混合型(馬尾＋両側神経根)　　混合型(馬尾＋片側神経根)

治療

- 保存療法としては，生活指導，コルセットおよび理学療法，薬物療法，神経ブロック(p.112参照)などがある．これらはいずれも対症療法で，症状を緩和させることが目的ではあるが，日常生活や仕事に支障がない程度まで効果がでれば治療は成功である．
- 保存療法での効果が不十分な場合や，進行性の筋力低下または馬尾神経症状を呈する場合には，手術的治療を選択する．
- 手術法は狭窄部位の神経圧迫を取り除く除圧術が基本で，椎弓切除術，開窓術などがある(p.128参照)．
- 脊椎固定術を加えることもあるが，その適応は術者により異なり，一定の基準がまだ明確にされていないのが現状である．

Supplement

広範囲脊柱管狭窄症

- 頸椎，胸椎，腰椎の2か所以上に脊柱管狭窄症による神経障害(脊髄，馬尾神経，神経根の障害)を呈した状態をいう．
- 独立した疾患概念ではなく，診断および治療が煩雑になることから，厚生労働省が難病として特定疾患にあげた疾患名である．
- 頸椎症性脊髄症と腰部脊柱管狭窄症の合併が最も頻度が高いが，脊柱管がもともと狭い場合(発育性脊柱管狭窄症とよばれる)に好発し，壮年期より発症することが多い．
- 保存療法では治療効果に限界があり，多数回の手術を要するのが一般的である(図1)．

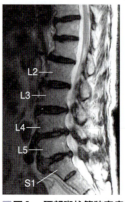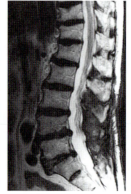

■図1　腰部脊柱管狭窄症のMRI像
A：術前．第2腰椎から仙骨まで分節状に馬尾神経が圧迫されている(T2強調像)．
B：術後．第2腰椎から仙骨までの椎弓切除後，馬尾神経への圧迫は消失している(T2強調像)．

腰椎

腰椎変性すべり症

M43.16　degenerative lumbar spondylolisthesis

疾患概念
腰椎の退行性変化（加齢変化）の一現象で，椎弓に分離症がなく椎骨間にすべり変形を呈したものをいう．無分離すべり症といわれることもある．すべり変形部での脊柱管狭窄による症状が臨床上の問題となるため，腰部脊柱管狭窄症の一病態に分類される．

Summary Map

| 誘因・原因 | ●**椎間板の変性**と**椎間関節の変性**が進む過程で剪断力が作用してすべり変形が生じる． |

| 病態 | ●形態上前傾の強い下部腰椎ほど剪断力がかかり，L4/5に好発する． |

| 症状・臨床所見 | ●すべり変形自体では症状は呈さない．二次的に起こるすべり変形部での**脊柱管狭窄**により症状を呈する． |

| 検査・診断・分類 | ●単純X線側方向像で確認される．
●脊柱管狭窄による馬尾神経・神経根の圧迫状態はMRIにて判定評価．
●CTはすべり変形のほか**骨構造の退行性変化**の評価に有用． |

| 治療 | ●主に**保存療法**を行う．手術療法は**脊椎固定術**が一般的である． |

誘因・原因

● 個々の椎骨間は，椎体間を連結する椎間板と後方左右一対の椎間関節により連結されているが，椎間板の変性と椎間関節の変性が進む過程で剪断力（ズレを起こす作用）が作用してすべり変形が生じる．

● 形態上前傾の強い下部腰椎ほど剪断力がかかるが，L5/S間は靱帯組織が強固なためすべり変形は起こりにくく，L4/5に好発すると考えられている．

症状・臨床所見

● すべり変形自体では症状は呈さないが，二次的に起こるすべり変形部での脊柱管狭窄により症状を呈する．そのため，症状，臨床所見は腰部脊柱管狭窄症と同様である（p.321）．

● いったん発症すると腰部脊柱管狭窄症より症状が高度になる傾向がある．
● L4/5に好発し，中高年の女性に多い．

検査・診断・分類

- 単純X線側方向像ですべり変形が確認される(図1)．すべり変形の程度を評価する方法は分離すべり症と同様である(p.327)．また，腰椎前屈位-後屈位での機能撮影像により椎間不安定性の評価が行われる．
- 脊柱管狭窄(spinal canal stenosis)による馬尾神経・神経根の圧迫状態はMRIにて判定評価する(図2A, B)．
- CT像はすべり変形のほか骨構造の退行性変化の評価に有用である．
- とくに脊髄造影下でのCT像は，骨構造の馬尾神経・神経根の圧迫状態がより詳しく判定できる利点がある(図2C)．ただし，侵襲の点から手術を前提とした検査として位置づけられている．

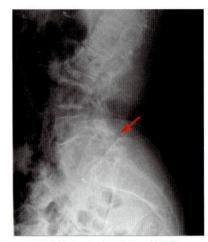

■図1　腰椎変性すべり症の単純X線画像
〔増田和浩：腰椎変性すべり症，整形外科ビジュアルナーシング(近藤泰児監，畑田みゆき編)．p.280, 学研メディカル秀潤社，2015〕

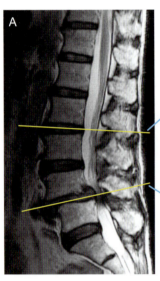
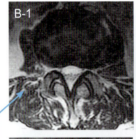
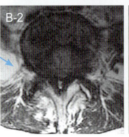
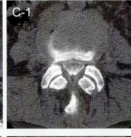
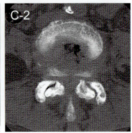

■図2　腰椎変性すべり症のMRI像と脊髄造影下CT像
A：MRI矢状断像(T2強調)．L4/5のすべり変性部で高度の脊柱管狭窄を呈している．
B-1：L2/3高位(正常部位)のMRI横断像(T2強調)．
B-2：L4/5すべり変性部のMRI横断像(T2強調)．高度の脊柱管狭窄により，馬尾神経の描出がごくわずかになっている．
C：脊髄造影下CT像(水平断)．MRIと同様だが椎間関節の変性の詳細がよくわかる．

治療

- 保存療法は腰部脊柱管狭窄症と同様である(p.321)．
- 手術療法の適応も同様であるが，手術法は単なる神経除圧術ではなく脊椎固定術(spinal fusion：図3)が一般的である(p.128)．

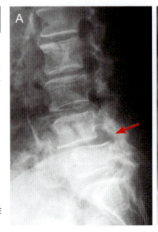
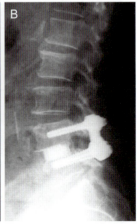

■図3　変性すべり症に対する後方椎体間固定術の術前，術後の側方向像
A：術前．椎間板の狭小化とすべり変性が目立つ．
B：術後．椎間に椎体間スペーサが入り，すべり変性の矯正と固定が行われている．

腰椎

腰椎分離症・腰椎分離すべり症

M43.06, M43.16　lumbar spondylolysis, lumbar separation spondylolisthesis

疾患概念

脊椎分離症とは、腰椎椎弓の関節突起間部（狭部）の骨性連絡が絶たれた状態をいう。分離症のある椎骨が下位椎骨に対し前方にずれた状態を分離すべり症という。分離症がなく、ずれる状態の変性すべり症（p.325）に対する名称である。

Summary Map

誘因・原因	● 骨成熟が完成していない**少年期の過度のスポーツ活動**が原因であることが多い．
病態	● 腰の運動，特に回旋運動を繰り返していると，**関節突起間部にストレスが集中**し**疲労骨折**が起こる．この疲労骨折が骨癒合しないと偽関節状態になり分離症が形成される． ● 下位椎骨との連結状態が不安定であるため，成人期に入って徐々に前方にずれ，**分離すべり症**となる．
症状・臨床所見	● 分離症特有の症状はない．少年期に疲労骨折を起こした時期には強い腰痛が出るが，これは疲労骨折の痛みと考えるのが妥当である． ● 中高年になり腰椎の退行性変化が進むと，**分離部に骨棘**を形成することがある．その場合，頑固な**根性坐骨神経痛**を呈することがある．
検査・診断・分類	● **単純X線**斜位像にて判定が行われ，すべり症の程度は単純X線側方向像にて計測する． ● 詳細判定を要する場合にはCT像を用いる．
治療	● **少年期**に起こる疲労骨折の段階で，**腰部安静**にて骨癒合が可能． ● **慢性腰痛**に対しては，症状の程度に応じた**対症療法**が主． ● 根性疼痛が難治性の場合には手術療法を行う．

誘因・原因

● 骨成熟が完成していない少年期の過度のスポーツ活動が原因であることが多い．
● とくに体幹の伸展，腰椎回旋を伴うスポーツ（野球，バスケットボール，サッカー，柔道，ラグビー，ウエイトリフティングなど）を繰り返していると，関節突起間部にストレスが集中し疲労骨折が起こる．
● この疲労骨折が骨癒合しないと偽関節状態になり分離症が形成されると考えられている．
● 分離症は下位椎骨との連結状態が不安定であるため，成人期に入って徐々に前方にずれることがある．これが分離すべり症（図1）である．

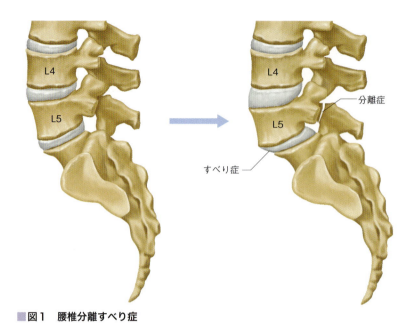

■ 図1　腰椎分離すべり症

症状・臨床所見

- 分離症特有の症状はない．少年期に疲労骨折を起こした時期には強い腰痛が出るが，これは疲労骨折の痛みと考えるのが妥当である．
- 成人の分離症が腰痛の原因になるか否かについては議論が多い．分離症のある腰椎は下位の腰椎との連結状態に欠陥があるため，腰痛発生の原因になることは容易に想像できるが，分離症の有無による腰痛発生の頻度には差がないことが明らかになっているからである．
- 中高年になり腰椎の退行性変化が進むと，分離部に骨棘を形成することがある．その場合，分離部骨棘による神経根圧迫が起こり，頑固な根性坐骨神経痛を呈することがある．
- すべり症に発展した場合でも，変性すべり症（p.325）のように脊柱管の狭小化は起こらず，馬尾神経障害を起こすことはない．
- しかし，すべり変形部の退行性変化により分離部近傍の骨棘形成などが頑固な根性疼痛を起こすことがある．

検査・診断・分類

- 分離症の確認は単純X線斜位像にて行われる（図2）．
- 詳細判定を要する場合にはCT像を用いる．
- MRIは少年期に起こる疲労骨折が新鮮なものか否かを判定するのには有用だが，そのほかでは診断的価値は限られる．
- すべり症の程度は単純X線側方向像にて計測判定する．Meyerding法（図3）が簡便実用的で広く用いられている．数値化して表現する場合には%-slip（Marique-Taillard法：図4）を用いる．

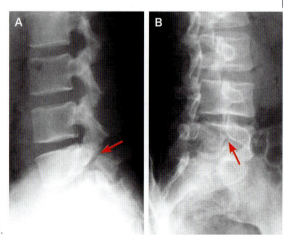

■ 図2　分離症の単純X線像
A：左側方向像．L5椎弓に骨欠損部を認める（矢印）．
B：右斜位像．椎弓根像の正中側に骨欠損部を認める（矢印）．

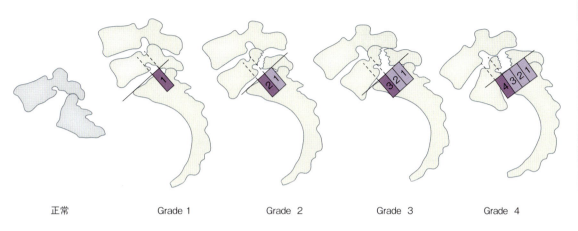

■図3　Meyerding分類
椎体の下位幅を4つに分割している.

(Meyerding HW：Spondylolisthesis. Surg Gynec Obstet, 54：371-377, 1932)

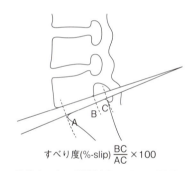

すべり度(%-slip) $\dfrac{BC}{AC} \times 100$

■図4　椎体すべりの計測法(Marique-Taillard 法)
(Taillard W：Le spondylolisthesis chez l'enfant et l'adolescent(Etude de 50 cas). Acta Orthop Scand, 24(2)：115-144, 1954)

治療

- 少年期に起こる疲労骨折の段階で，新鮮なものはスポーツ活動の禁止，コルセット使用などでの腰部安静にて骨癒合が可能であるが，陳旧例では分離症となる.
- 慢性腰痛に対しては，分離症のない慢性腰痛と同じ治療となる．安静，コルセット，体操療法，理学療法，薬物療法など症状の程度に応じた対症療法が主となる.
- すべり症による根性疼痛が難治性の場合には手術療法が選ばれる.
- 手術法はすべり変形部の脊椎固定術で，現在はインストゥルメンテーションを併用した後方椎体間固定術が一般的である(p.128参照).

腰椎

腰椎の感染症（腸腰筋膿瘍）

| K650 | infection of the lumbar spine, liopsoas muscle abscess |

疾患概念
腰椎の感染症は、胸腰椎・腰仙椎を含むと脊椎感染症の60～70％で最も多く占める。近年、脊椎インストゥルメンテーション手術も増加しており、それに伴い術後の医原性脊椎感染症も増加している。また、腰椎の感染症の類似疾患では腸腰筋膿瘍が増加しており、早期診断・治療するためにも病態把握が重要である。

誘因・原因

- 基礎疾患（糖尿病など）をもつ易感染性宿主（compromised host）の増加に伴い増加している。内科や外科など他科で初診を受ける場合も多く診断が遅れやすい。
- 近年、脊椎インストゥルメンテーション手術*などによる医原性脊椎感染症も増加している。
- 腰背部の疼痛と発熱が伴う原因不明の感染症の場合には、本疾患の可能性を常に念頭におく必要がある。

用語解説

インストゥルメンテーション手術
術後に早期離床などを目的とし、スペーサー（骨の隙間を埋める人体用セメント）やネジ、プレートを使って固定の補強を行うことをいう。

症状・臨床所見

- 腰部から股関節部にかけての疼痛を認め、股関節は内転・屈曲を呈し、いわゆる腸腰筋肢位（psoas position：図1）をとる。
- 股関節の運動により疼痛が増悪し、歩行は困難となる。

検査・診断・分類

- 血液および生化学検査で白血球増多、赤沈亢進、炎症性反応（CRP）陽性などの急性炎症所見を認める。
- 単純X線像にて、腸腰筋陰影の消失または腫大像がみられる。
- CTやMRIにより、腸腰筋腫大像や膿瘍の広がりをみることができる（図2）。

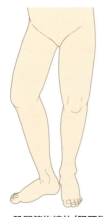

■図1 股関節拘縮位（腸腰筋肢位）

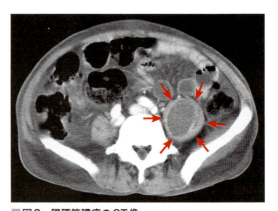

■図2 腸腰筋膿瘍のCT像
50歳台男性、腰痛、歩行不能にて受診。左腸腰筋部に辺縁が造影される膿瘍を認める。

治療

- 起炎菌の同定後、適切な抗菌薬を投与する。
- 膿瘍が軽度の場合には抗菌薬の投与のみで治癒可能であるが、基本的には膿瘍がある場合には早期の手術療法が有効である。

腰椎の腫瘍

D48.0　tumor of lumbar spine

疾患概念
腰椎に発生した腫瘍．原発性腫瘍と転移性腫瘍に大別される．原発性は骨を構成する組織から腫瘍が発生するもので，良性と悪性がある．転移性は，体内の別の腫瘍が転移したもので，中高年者に多い．

誘因・原因

- 多くの末期がん患者に，高率に脊椎への転移が起こる．原発巣が明らかではなく脊椎転移で初めてがんの存在が判明することもある．
- 転移部位は，腰椎（図1）が最も多く，胸椎，頸椎，仙椎の順に低くなる．

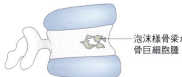

泡沫様骨梁がみられる骨巨細胞腫

■図1　腰椎腫瘍

症状・臨床所見

- 無症状の場合もある．
- 腫瘍によって腰痛が出現する．
- さらに，脊髄が圧迫され，下肢の疼痛，両下肢麻痺，膀胱直腸障害などが出現する．

検査・診断・分類

- 単純X線，CT，MRIなどの画像検査を行う．
- 転移性腫瘍の場合は，原発巣の検索を行う（図2，3）．

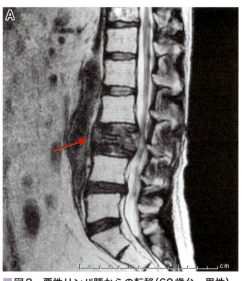
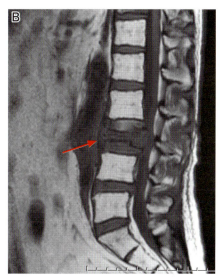

■図2　悪性リンパ腫からの転移（60歳台，男性）
A，B：MRI矢状断像．第3腰椎に転移性腫瘍を認め，椎体は圧潰している．

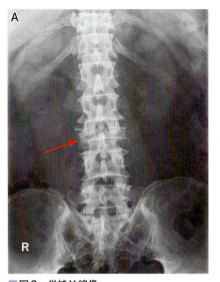
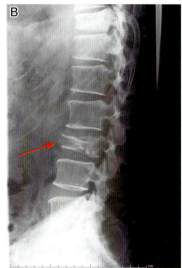

■図3　単純X線像
A：正面像，B：側面像．図2と同一症例．第3腰椎は圧潰している．

治療

■**原発性腫瘍**
- 良性腫瘍で無症状の場合は経過観察．
- 疼痛や脊髄麻痺がある場合，腫瘍の摘出，脊柱再建を行う．
- 放射線療法や化学療法が有効なものには，まず保存的に治療を行う．

■**転移性腫瘍**
- 生命予後，痛み・麻痺の状態を考慮し，手術適応があるか否か判断する(図4)．
- 全身状態が不良な症例，多発転移などで手術適応のない例には，放射線治療を行う．

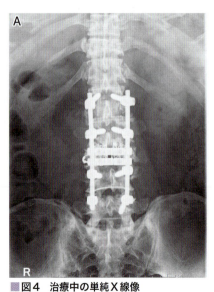
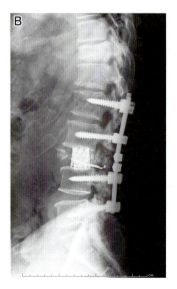

■図4　治療中の単純X線像
A：正面像，B：側面像．図2，3と同一症例．第3腰椎椎体は全摘して，後方よりインストゥルメンテーションにて固定．

腰椎

円錐および馬尾神経腫瘍

疾患概念
脊髄は腰椎で枝分かれして馬尾神経という多数の神経となる．腰椎の脊柱管内に発生する腫瘍は，馬尾神経腫瘍とよばれる．腰痛，神経根痛で発症し，しびれ，弛緩性麻痺などが生じる．

D434　conus syndrome, tumor of cauda equina

誘因・原因

- 原因は不明であるが，神経鞘腫，髄膜腫など良性腫瘍がほとんどである．
- 神経鞘腫（約70％）は神経根から発生，発育する．硬膜内外に広がったものを砂時計腫（hour-glass tumorあるいはdumbbell tumor，p.162, 292, 311参照）とよび，椎間孔から脊柱外に進展することも多い．
- 髄膜腫は硬膜から発生する腫瘍で，中年女性に多い．

症状・臨床所見

- 腰痛，神経根痛で発症し，しびれ，弛緩性麻痺などが生じる．
- 腰痛で発症することが最も多い．ついで根性疼痛が出現し，さらには下肢筋力低下や下肢，会陰部の感覚障害，膀胱直腸障害を生じる．

腰痛発見から神経症状出現までに数年を要することがあるため，保存療法に奏効しない腰痛があるときには，早期にMRIを行うことがすすめられる．症状の多様性からほかの腰椎疾患，とくに椎間板ヘルニアや腰椎分離すべり症などと誤診されることがある．

検査・診断・分類

- 単純X線像では，椎弓根間距離の拡大，脊柱管前後径の拡大，椎体の限局性の圧痕，砂時計腫では片側椎間孔の拡大がみられる．また，腫瘍の石灰化像は髄膜腫に高頻度にみられる．
- MRI像では，神経鞘腫が造影される（図1）．
- 砂時計腫の鑑別が術前診断の大切なポイントである．造影CTを行い，椎間孔の変形の有無を参考にする．髄膜腫は均一に造影され，肥厚した硬膜の付着部も造影される．

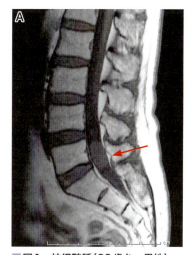
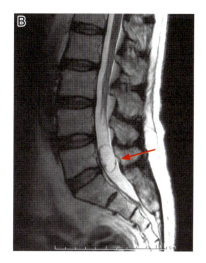

■図1　神経鞘腫（60歳台，男性）
MRI矢状断像．第5腰椎レベルの硬膜内の腫瘍を認める．手術にて切除を行い，診断は神経鞘腫であった．

治療

- 患者の年齢，症状から手術適応を判断する．
- 手術は，一般に椎弓切除を行ったうえで，馬尾腫瘍摘出を行う．

腰椎

腰椎損傷，馬尾神経損傷

S32.0, S34.3　lumbar spine injury, cauda equina damage

疾患概念
腰椎部の脊柱を構成する骨，靱帯組織，馬尾，神経根の損傷である．腰椎の骨折，脱臼は交通事故，転落，転倒などの外傷のほか，骨粗鬆症などで生じることが多い．腰椎損傷により馬尾神経が圧迫あるいは損傷されると，下肢に左右非対称の麻痺が出現する．

誘因・原因

- 交通事故，スポーツ，転落，転倒などにより受傷することが多い．
- 高度の骨粗鬆症がある場合は，転倒・転落などの受傷機転がある場合と，外傷歴のはっきりしないものや前屈などの日常動作のみで圧迫骨折を発症することがある．

症状・臨床所見

- 罹患高位部の疼痛，神経学的欠損などが生じる．
- 馬尾神経損傷を伴う場合は，一側または両側の下肢の異常知覚や脱力を訴える．
- 骨粗鬆症による圧迫骨折では，体動困難な高度の疼痛を訴えるものから，独歩可能な軽微な疼痛を訴えるものまでさまざまである．
- 高エネルギー外傷の場合は，腹部臓器損傷や骨盤部損傷などを合併している可能性もある．

検査・診断・分類

- 神経学的評価，単純X線・CT・MRIなどの画像診断による評価，全身的検索が必要になる．
- 脊髄損傷程度の評価ではフランケル(Frankel)分類(表1)などが用いられる．脊椎損傷分類と不安定性は治療法を選択するうえで重要である．
- 馬尾神経損傷では，下肢から会陰部に及ぶ感覚障害と，下肢の運動障害が出現する．ただし脊髄損傷と異なり，感覚や運動障害は一側もしくは両側に出現し，左右非対称となりやすい．
- 椎体の骨折はデニス(Denis)の three column theory に基づいて，圧迫骨折，破裂骨折(図1)，脱臼骨折(図2)などに分類される．そのほか横突起骨折(図3)，棘突起骨折などが生じることがある．
- 横突起骨折は転落，スポーツ外傷によって横突起の骨折を生じ，受傷部位に疼痛を認める．単純X線では判別がつかないこともあり，CTが有用である．なお，治療は骨折部ブロックや外固定等の保存療法を行う．

■表1　フランケル分類

A. complete(完全麻痺)	損傷高位以下の感覚，運動神経完全麻痺
B. sensory only(知覚のみ)	運動神経完全麻痺，感覚はある程度温存
C. motor useless(運動不全)	損傷高位以下の筋力はあるが，実用性はない．
D. motor useful(運動機能あり)	損傷高位以下の筋力の実用性がある．補助具の有無にかかわらず，歩行可能
E. recovery(回復)	感覚，運動とも正常．反射の異常はあってもよい．

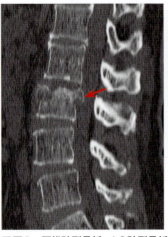
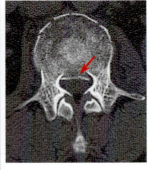

■図1　腰椎破裂骨折：L2破裂骨折
脊柱管内に陥入した椎体後壁骨片を認める．

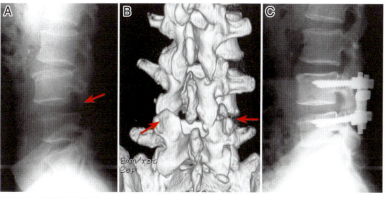

■ 図2　腰椎脱臼骨折
L4/L5脱臼骨折．L4～5左椎間関節のinterlockingを認める（A, B矢印）．L4/L5脱臼整復および後方固定術（C）を施行した．

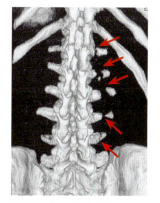

■ 図3　腰椎横突起骨折 3D-CD像
右側の多発腰椎横突起骨折を認める．

治療

- 脱臼および変形の整復固定により，腰椎脊柱支持性の獲得，神経組織の除圧と新たな神経障害の予防を行う．原則的には，安静および腰椎装具などによる外固定，神経ブロックなどの保存的治療が選択される．
- 骨粗鬆症による圧迫骨折では，安静および腰椎装具などによる外固定により大部分の症例で骨癒合が得られる．
- 保存療法で骨癒合が得られず，椎体偽関節や椎体圧潰を呈し，疼痛や神経障害といった遅発性障害を発症した場合は，椎体形成術（vertebroplasty：図4）やバルーン椎体形成術（kyphoplasty）などが選択されることもある．
- バルーン椎体形成術は，バルーンを挿入して圧潰された椎体を整復した後，その空洞箇所に骨セメントを充填する方法である（図5）．

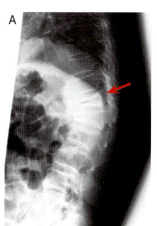
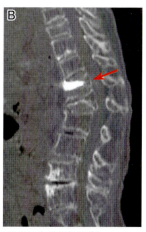

■ 図4　骨粗鬆症圧迫骨折の単純X線像および術後CT像
T12およびL1圧迫骨折を認める（A）．T12の偽関節に対して椎体形成術を行った（B）．

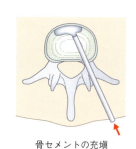

骨セメントの充填

■ 図5　バルーン椎体形成術

Supplement

Q05
二分脊椎

spina bifida

- 胎生期の脊椎形成過程で，骨性の椎弓形成が不十分なため，さまざまな程度の椎弓欠損が生じる先天奇形である．脊椎破裂などの神経管奇形（神経管閉鎖障害）を伴う場合と，骨性異常のみの場合がある．腰椎レベルに多い（80％）．
- 潜在性二分脊椎（spina bifida occulta）と顕在性二分脊椎（spina bifida aperta）がある（図1）．

潜在性二分脊椎

- 椎弓の欠損はあるが，皮膚や筋肉はほぼ正常で，髄膜（硬膜，クモ膜）は脊椎外に脱出していないもの．偶然発見されることが多い．
- 単純X線前後像で椎弓の正中部に裂け目を確認できる．
- L5とS1椎弓に多発するが，臨床上，治療の対象になることは少ない．

顕在性二分脊椎

- 椎弓欠損部から髄膜または神経組織が体外に脱出しているもの．皮膚の欠損を伴うものもある．
- 髄膜瘤（meningocele）：脊椎披裂部から髄膜（硬膜，クモ膜）が腫瘤状に膨隆している状態．内容物は脳脊髄液のみで，神経組織は含まれず，神経障害を伴わない．
- 脊髄髄膜瘤（myelomeningocele）：髄膜瘤に加えて，脊髄や馬尾の脱出を伴うもの．水頭症やキアリ（Chiari）Ⅱ型奇形（脳幹や小脳の一部が脊柱管内に嵌入）を高率に合併し，重度な神経症状を伴うことが多い．

脊髄髄膜瘤の治療

- 治療の目的は残された神経機能を温存し，感染などの増悪因子を取り除くことにある．感染予防の観点から，生後超早期に瘤の修復や髄液短絡術などの外科的処置が必要となる．

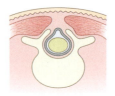
潜在性二分脊椎

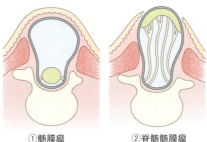
①髄膜瘤　②脊髄髄膜瘤
顕在性二分脊椎

■図1　二分脊椎の種類
（内田淳正ほか監［馬場久敏］：標準整形外科学第11版．p509, 医学書院, 2011.）

Supplement

G83.4

馬尾症候群

cauda equine syndrome

- 馬尾とは仙髄円錐より下，すなわちL2の椎骨以下にある神経根の集まりを指す(図1)．
- 馬尾症候群とは，巨大な中心性ヘルニア，馬尾腫瘍，腰部脊柱管狭窄症などにより，馬尾が圧迫されて症状が出現したものである．
- 症状は両下肢の疼痛，感覚障害，運動麻痺のほかに膀胱直腸障害，会陰部のしびれ感や感覚障害，性機能不全が特徴的に出現する(表1)．
- 腰椎椎間板ヘルニアに伴う馬尾症候群は，ほとんどが急性発症であり，この症状がみられる場合は緊急手術が必要となる．発症から48時間以内と以後では，膀胱直腸障害，下肢運動感覚障害の回復に有意差がみられるとの報告がある．

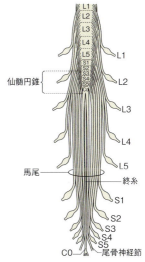

■図1　馬尾神経

■表1　馬尾症候群でみられる症状・反射

疼痛		下肢(強い)
感覚障害		会陰部，下肢
運動障害		下垂足，下肢筋萎縮
膀胱直腸障害		あり
深部腱反射	膝蓋腱反射	なし
	アキレス腱反射	なし
病的反射	バビンスキー徴候	なし
	肛門反射	なし
間歇跛行		あり

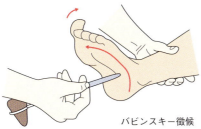

バビンスキー徴候

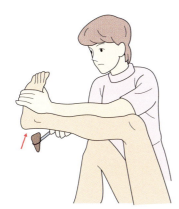

アキレス腱反射(中枢(L5)S1, 2)　　膝蓋腱反射(中枢L2〜4)

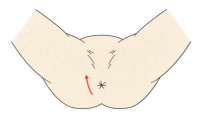

肛門反射(中枢S3, 4 (5))

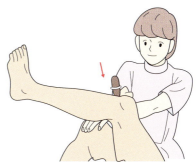

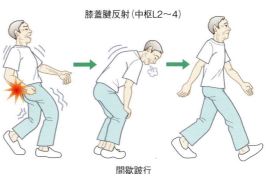

間歇跛行

脊柱変形（脊柱側彎症）

脊柱の構造と機能：総論

structure and function of spinal canal

■脊柱側彎症
- 脊柱の前額面での（側方への）彎曲異常のこと．回旋変形などを伴って三次元的な脊柱変形を生じる．
- 原因の特定できない特発性側彎症が最も多くの頻度を占める．
- その他に神経筋原性，先天性など多種の疾患により生じる．
- 側彎症の分類を表1に示す．

■身体所見
- 背部からの視診上，立位での両肩の不等高（図1），体幹側方のライン（ウエストライン）の非対称，肋骨隆起，肩甲骨の突出などがみられる．
- 肋骨隆起は前屈位で増強される（図2）．
- 原因疾患に由来する症状を合併し，全身関節弛緩性や皮膚病変が存在することがある．

■画像所見
- 立位全脊椎単純X線正面像で脊柱の側彎変形が確認できる（p.340）．
- 側彎の程度はコブ（Cobb）法にて計測する．カーブの上下端で最も傾いた椎体を終椎と呼び，その終板のなす角をコブ（Cobb）角とする（図3）．
- Cobb角の角度により側彎症の重症度が分類される（表2）．
- 複数のカーブがある場合はそれぞれについてCobb角を計測して記載する．
- カーブの三次元的な評価のためにはCT検査が必須である．また脊髄空洞症やキアリ奇形の合併などを除外するためにMRI検査が行われることがある．

■表1　側彎症の分類（代表的疾患）

I．特発性
　A．乳幼児（0〜3歳）
　B．学童期（3〜10歳）
　C．思春期（10歳〜）
II．神経筋原性
　A．神経原性
　　1．上位ニューロン障害
　　　a．脳性麻痺
　　　b．脊髄小脳変性症
　　　c．脊髄空洞症
　　　d．脊髄腫瘍
　　　e．脊髄損傷
　　2．下位ニューロン障害
　　　a．ポリオ
　　　b．その他のウイルス性脊髄炎
　　　c．脊髄性筋萎縮症
　　　d．脊髄髄膜瘤
　B．筋原性
　　1．多発関節拘縮症
　　2．筋ジストロフィー
III．先天性
　1．形成異常（半椎，楔状椎，蝶形椎）
　2．分節異常（片側癒合，両側癒合）
IV．神経線維腫症
V．間葉系異常（Marfan症候群，Ehlers-Danlos症候群など）
VI．関節リウマチ
VII．外傷性
VIII．脊椎外拘縮
IX．骨軟骨異形成症
X．骨感染症
　その他

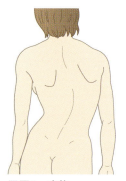

■図1　立位
両肩の不等高，体幹側方のライン非対称，腰の左右不等高，肋骨隆起，肩甲骨の突出などがみられる．

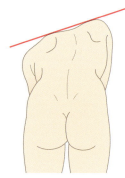

■図2　前屈位
肋骨隆起がわかりやすい．

■表2　側彎症の重症度分類

コブ角の角度	分類
10〜25°	軽度
25〜35°	中度
40〜80°	重度
80°以上	高度

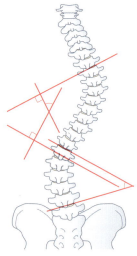

■図3　コブ角の計測法
彎曲の上下端で最も傾いた椎体の終板のなす角で計測する．

脊柱変形（脊柱側彎症）

特発性側彎症

M41.29 | idiopathic scoliosis

疾患概念
骨の成長とともに脊柱がねじれながら側方に彎曲する原因不明の疾患．乳幼児期から思春期までに発症．骨の成長が止まるまで進行することが多い．早期に発見し，さらなる変形を予防あるいは遅らせる治療を行う．手術による脊柱の矯正・固定も行われる．彎曲が強度になると肺活量の低下などを引き起こすこともある．

Summary Map

誘因・原因
- 原因不明の側彎症を特発性側彎症という．

病態
- 脊柱が側方へ異常に彎曲する側彎症のうち原因不明のものをいう．側彎症の半数以上を占める．
- 側彎症と名づけられているが，実際には回旋変形を伴って三次元的に彎曲する．個々の椎骨の形状は正常であり，彎曲は脊柱の連結異常により生じる．
- 乳幼児期から思春期までに発症あるいは発見され，骨の成長とともに彎曲が進行することが多い．

症状・臨床所見
- 両肩の不等高，体側ラインの非対称，肋骨隆起，肩甲骨の突出などを認めるが，変形が軽度のうちは発見されにくい．
- 変形が進行すると，腰痛，背部痛，肺活量の低下などがみられることがある．

検査・診断・分類
- 単純Ｘ線検査で脊柱の変形を確認する．側彎の程度はコブ角で表す．彎曲の三次元的な評価にはCT検査が必須である．
- 脊髄空洞症やキアリ奇形の合併などの鑑別にMRI検査が行われることがある．

治療
- 彎曲が軽度の症例や，骨成熟後で50°以下の彎曲に関しては経過観察でよい．
- 25°を超える彎曲に対しては装具療法が行われる．45°を超える場合や，骨成熟後であっても50°を超える場合は手術の適応となる．現在主流となっているのは脊柱後方矯正固定術である．
- 治療と同時に，精神的ケアも重要である．

誘因・原因

- 原因不明の側彎症を特発性側彎症という．側彎症のなかで最も多い．有病率は10°以上の側彎症で1～3％の頻度とされている．
- 側彎症以外は全身的疾患が見られず，その原因に関しては不明であるが，遺伝学的研究など，原因究明の研究が行われている．

症状・臨床所見

症状
- 無症状なことが多く，彎曲が軽度なうちは本人・家族では気がつきにくい．
- 学校検診や胸部Ｘ線検査などで偶然発見されることが多い．
- 彎曲が重症化すると肺活量の減少をきたす．コブ（Cobb）角60～100°では肺活量が予測値の60～80％程度，100°を超える場合は肺活量が予測値の50％程度に減少するとされる．

検査・診断・分類

■画像検査
- 全脊椎単純X線検査で脊柱の側彎変形が確認できる.
- 側彎の程度はX線像からコブ(Cobb)法で計測する. すなわち彎曲の上下端で最も傾いた椎体を終椎と呼び, その終板のなす角をコブ角とする. 複数の彎曲がある場合はそれぞれについてコブ角を計測して記載する.
- 骨成熟の度合い(骨の成長がどこまで完了しているか)を腸骨X線像からリッサー(Risser)法(図1)により計測する. これは腸骨翼の骨端核の出現の度合いを6段階で評価するもので, 骨端核出現前をグレード0, 骨端線の完全に閉鎖したものをグレード5とする.
- 彎曲の三次元的な評価にはCT検査が必須である.

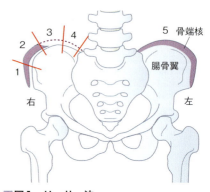

■図1　リッサー法
骨端核出現前をグレード0, 骨端線の完全に閉鎖したものをグレード5とする.

治療

- 彎曲の進行は成長期に起きやすい. したがって成長の度合いを考慮して治療を検討する必要がある. 女性では初潮後2年程度まで(約14歳ころ), 男性では16歳ころまでに急速な成長が起きる. リッサー法に照らせば, グレード0〜1で急速な成長が起き, グレード4〜5で成長が終息していく.
- 経過観察：コブ角が25°までの症例や, 骨成熟後で50°以下の彎曲に関しては, 経過観察のみ行う.
- 装具療法：骨成長期にあって, 25°を越える彎曲に対しては装具療法(図2)が行われる. 装具療法は, 彎曲を矯正するというよりは進行を抑えることを目的とする.

■手術療法
- コブ角が骨成長期で45〜50°の場合や, 骨成熟後であっても50°を超える場合に適応となる.
- 手術法は, 体幹の側方を切開して椎体を金属で固定する前方法, 背側を切開して椎骨の後方を金属で固定する後方法, 前後合併手術などがある.
- 現在, 主流となっているのは背側からアプローチする脊柱後方矯正固定術である(図3).

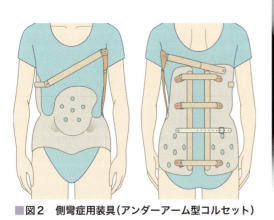

■図2　側彎症用装具(アンダーアーム型コルセット)

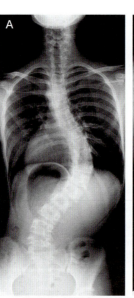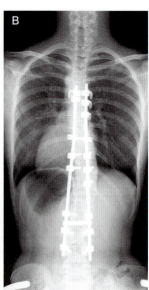

■図3　側彎症の手術前後の単純X線像
脊柱後方矯正固定術の例.
A術前：立位, 正面像. 脊柱の側彎変形が確認できる. B：術後

脊柱変形（脊柱側彎症）

先天性脊柱変形

疾患概念
椎骨の先天的な奇形により脊柱に側彎をきたしているもので，側彎以外にも後彎，前彎，複合的な奇形などを生じうる．また，心臓・腎臓などの奇形を合併していることが多い．治療は手術療法が基本である．

Q67.5, Q76.4 congenital spinal deformity

Summary Map

誘因・原因
- 原因不明の**先天性疾患**である．

病態
- **胎生期**に椎体の**形成異常**あるいは椎体同士が癒合する**分節異常**が生じて，骨の成長とともに側彎・後彎などの脊柱変形が起きたものである．
- 心臓・腎臓など他の臓器の奇形を合併することも多い．椎体の奇形は，**半椎・楔状椎・蝶形椎・片側癒合椎，両側癒合椎**などがあり，これらが組み合わさって複雑な脊柱変形が生じる．
- 変形が進行しやすいものでは**胸郭形成不全**から**呼吸困難**を生じることもあり，積極的治療が必要となる．

症状・臨床所見
- 背骨が曲がっていることに親が気づいたり，乳幼児検診や心臓病の検査などで発見される．

検査・診断・分類
- **単純X線検査，CT検査**で診断する．心臓や腎臓の奇形を合併することが多いので，それらの検査も必要である．

治療
- 軽度の変形のみであれば無治療でよいこともあるが，変形が進行する場合は**手術治療**を行う．合併症によっては，心臓手術などを先行させる場合もある．

誘因・原因

- 椎骨の椎体部分の先天的な奇形による側彎症である．
- 胎生6週までの非常に早期に発生するとされるが，遺伝性に関してはいまだ証明されていない．

症状・臨床所見

- 椎体の形成異常（椎体の変形）によるものと，椎体の分節異常（椎体同士の癒合）によるものに分類される．
- 1つ以上の奇形が複合され，その組み合わせにより多種の脊柱変形をきたしうる．
- 脊柱変形が著しい場合は，胸郭形成不全症候群を引き起こすことがある．胸郭が十分な大きさを確保できないため，肺の成長・活動が阻害され，呼吸困難を生じる病態である．
- 25%が腎奇形，10%が心奇形を合併することに注意が必要である．

検査・診断・分類

■検査
- 単純X線検査で椎体の形状をみる．
- 先天性側彎症である場合は，心臓その他の疾患を合併していることが考えられるので，それらの検査も必要である．

■形成異常
- 正常な椎骨の形成が障害されて生じる(図1)．
- 単純X線では三角形の椎骨がみられる．こうした椎骨が楔状に存在することにより，側彎，後彎，前彎変形，複合変形を生じる．

■分節異常
- 脊椎が1か所以上で異常に癒合しているものをいう(図2)．
- 癒合した部分では脊柱の成長が遅くなる．したがって片側が癒合している場合は，その部分の成長が障害されて反対側のみ成長するため，変形が進行する．

- 複合的な奇形も起こりうるため，症状を三次元的に把握するためにCT検査が必須である(図3)．

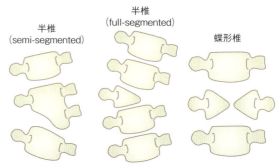

■図1　形成異常による彎曲
半椎：奇形椎のなかで最も頻度が高い．左右の脊椎原基の一側の形成不全により生じる．隣接椎体との関係によりsemi-segmented, full-segmentedなどの分類がある．
蝶形椎：左右の脊椎原基の正中での骨化不全により生じる．

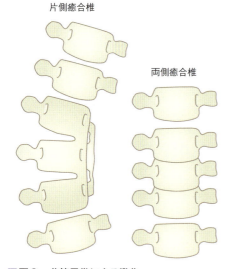

■図2　分節異常による彎曲
片側癒合椎：脊椎が片側で癒合したもの．側彎などの変形を生じやすい．
両側癒合椎（塊椎）：脊椎が両側で癒合したもので，変形が進行しにくい．

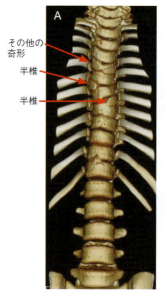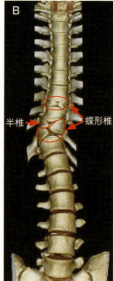

■図3　3D-CT画像
A. 半椎：両側半椎，その他が合併した奇形椎が存在する．
B. 蝶形椎：2か所の蝶形椎に加え半椎も存在する．このように複合的な奇形を呈することも多い．

治療

- 進行しやすい変形の場合は慎重な経過観察が必要である．片側癒合椎と反対側の半椎の組み合わせや，片側に多数の半椎が存在する症例などで脊椎変形が進行しやすい．
- 装具療法の有効性は低い．
- 変形が進行する場合は手術療法（脊椎固定術，半椎切除術など）の適応となる場合がある．

脊柱変形(脊柱側彎症)

その他の脊柱変形

spine deformity

神経線維腫症(neurofibromatosis)

- 常染色体優性遺伝の疾患である．17番染色体長腕に関連する1型と，22番染色体長腕に関連し，両側性聴神経腫瘍が特徴的な2型とがある．
- 骨病変が生じるのは1型であり，約20〜30％の症例で脊柱変形を生じる．カフェオレ斑(褐色斑)や皮膚神経線維腫が特徴的である．1型はレックリングハウゼン(Recklinghausen)病とも呼ばれる．
- 神経線維腫症に生じる脊柱変形は，特発性側彎症同様の変形が生じる場合と，dytrophic typeと呼ばれる1型神経線維腫症に特有の変形を生じることがある(図1)．後者の変形は，高度な変形で，短く急峻なカーブを特徴とする．すなわち短椎間で角状の鋭角的な彎曲を示し，重度の椎体回旋，椎体の侵食などを伴う．
- この変形は装具療法が無効で，進行すれば手術適応になることが多い．また異常な後彎を呈することもある(図2)．

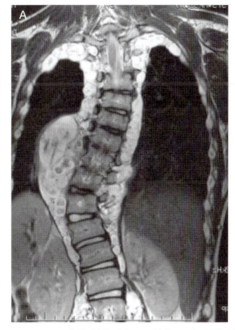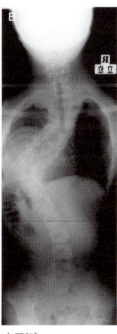

■図1　1型神経線維腫症のX線像，MRI画像(左右反転)
A．X線像：短く急峻なカーブ，重度の椎体回旋を伴い，高度な変形を示す．
B．MRI：MRIでは椎体近傍に多発する神経線維腫が存在している．

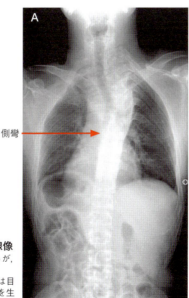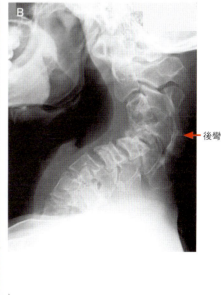

■図2　1型神経線維腫症のX線像
A：立位正面像では側彎症が存在するが，頸椎の変形は目立たない．
B：同じ症例の頸椎側面像．正面像では目立たなかったが，著明な後彎変形を生じていることがわかる．

マルファン症候群(Marfan syndrome)

- 常染色体優性遺伝の疾患である．結合組織の異常が基本にあり，近眼，細く長い四肢や指，関節過伸展などが特徴である．
- クモ状指，眼病変(水晶体の亜脱臼など)，心血管系病変(大動脈弁閉鎖不全，解離性大動脈瘤など)に脊柱変形(側彎症など)を合併する(図3)．
- 家族性，眼病変，心血管病変，側彎症，漏斗胸または鳩胸のうち2項目以上で診断される．

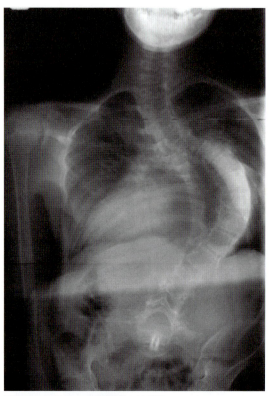

■図3 マルファン症候群のX線像
高度な側彎症を呈し，胸郭変形を伴っている．上腕骨に四肢が長いことが反映されている．

神経筋原性脊柱変形(neuromuscular spine deformity)

- かつては麻痺性脊柱変形とよばれていた．ポリオ患者に多くみられたが，現在は脳性麻痺，脊髄腫瘍，筋ジストロフィーなどの基礎疾患のある症例の比率が高い．とくにキアリ(Chiari)奇形(小脳扁桃が大後頭孔をこえて下垂したもの)，脊髄空洞症を伴う症例で脊柱側彎症の頻度が高い．
- 重度の脳性麻痺やドゥシェンヌ(Duchenne)型筋ジストロフィーなどの症例では，脊椎変形が重度になると座位バランスをとることが困難になるなどの問題が生じる．こうした症例では手術適応になることがある．

肩関節および上腕

肩関節および上腕の構造と機能

structure and function of shoulder joint and upper arm

肩関節の構造（図1）

- 肩の骨格は，鎖骨，肩甲骨，上腕骨で構成される．
- 肩関節とは，3つの解剖学的関節（肩鎖関節，肩甲上腕関節，胸鎖関節）と，2つの機能学的関節（肩峰下関節，肩甲胸郭関節）を総称してよぶ．
- 狭義の肩関節は，肩甲骨と上腕骨で作られる肩甲上腕関節を指す．

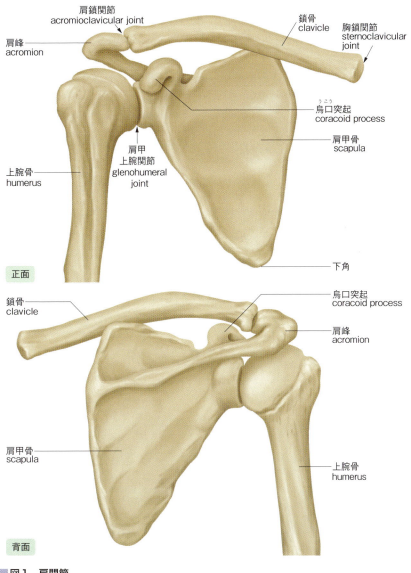

図1　肩関節

肩関節の筋群（図2）

- 肩関節を覆っている筋群は、①胸郭から肩甲骨に付く筋群、②胸郭から上腕骨に付く筋群、③肩甲骨から上腕骨に付く筋群の3群に分類される
- ①は、肩甲胸郭関節の筋群であり、僧帽筋、大菱形筋、小菱形筋、肩甲挙筋、前鋸筋、小胸筋から成る。
- ②は、胸郭上腕間の筋群であり、大胸筋、広背筋から成る。
- ③は、肩甲上腕関節の筋群であり、三角筋、棘上筋、棘下筋、大円筋、小円筋、肩甲下筋、烏口腕筋、上腕二頭筋、上腕三頭筋から成る。
- 肩甲上腕関節の筋群が、肩関節の動きに直接関与しており、とくに三角筋が肩の挙上運動に重要な役割を果たす。

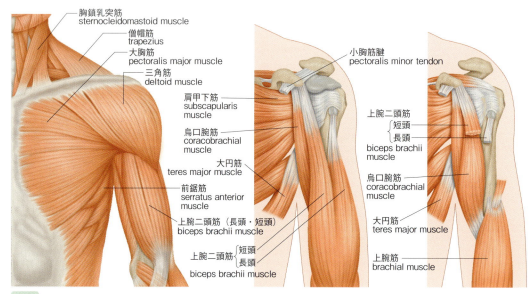

正面

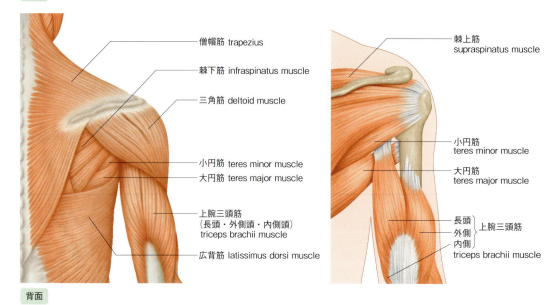

背面

■図2　肩の筋群

肩の運動

- 肩関節は，人体で最大の可動域をもつ関節である．肩関節の運動には屈曲（前方挙上），伸展（後方挙上），外転（側方挙上），内転，内旋，外旋，水平内転，水平外転である（表1）．
- 肩関節の挙上運動，下降運動を行うと回旋を伴う複合的な動きをする．これを端的に示しているのが「コッドマンの逆説（パラドックス）」と呼ばれる現象である．
- コッドマンのパラドックスとは，たとえば，上肢下垂位で前方挙上をすると，挙上位では掌は体幹側を向いているが，この肢位から内転すると下垂位に戻った時は掌は体幹と反対の外側を向いている（図3）．

■表1 肩の運動
（日本整形外科学会，日本リハビリテーション医学会）

	運動方向	参考可動域角度	基本軸	移動軸	測定部位および注意点	参考図
肩 shoulder（肩甲帯の動きを含む）	屈曲（前方挙上）forward flexion	180	肩峰を通る床への垂直線（立位または坐位）	上腕骨	前腕は中間位とする 体幹が動かないように固定する 脊柱が前後屈しないように注意する	
	伸展（後方挙上）backward extension	50				
	外転（側方挙上）abduction	180	肩峰を通る床への垂直線（立位または坐位）	上腕骨	体幹の側屈が起こらないように，90°以上になったら前腕を回外することを原則とする	
	内転 adduction	0				
	外旋 external rotation	60	肘を通る前額面への垂直線	尺骨	上腕を体幹に接して，肘関節を前方90°に屈曲した肢位で行う 前腕は中間位とする	
	内旋 internal rotation	80				
	水平屈曲 horizontal flexion (horizontal adduction)	135	肩峰を通る矢状面への垂直線	上腕骨	肩関節を90°外転位とする	
	水平伸展 horizontal extention (horizontal abduction)	30				

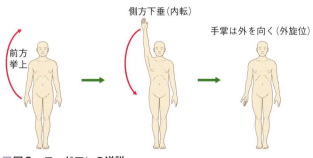

■図3 コッドマンの逆説

肩の運動に関係する末梢神経

- 肩周囲の筋肉は，副神経と腕神経叢で支配されている．
- 腕神経叢の分枝でとくに重要な末梢神経は，肩甲上神経と腋窩神経である（図4）．
- 肩甲上神経は，棘上筋に筋枝を出し，棘下筋を支配する．麻痺を起こすと棘上筋・棘下筋の萎縮，筋力低下がみられる．
- 腋窩神経は，肩甲上腕関節の下方の神経を司る．腋窩神経が損傷されると上腕近位外側の感覚障害や外転障害が起きる．

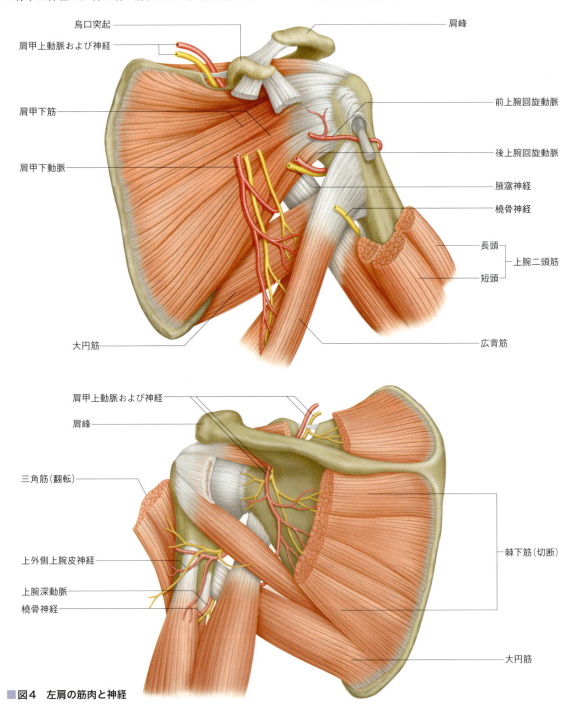

■図4　左肩の筋肉と神経

肩関節および上腕

肩関節部の骨折・脱臼

S4210　fracture and dislocation of the shoulder joints

疾患概念
肩関節は非常に広い可動域を有している一方で，骨折や脱臼が起こりやすい．それは受傷時の状況や年齢などによってさまざまであるが，どのような病態であるかにかかわらず上肢の可動性に大きな障害をきたす．若年での脱臼経験は，反復性肩関節脱臼に移行しやすくなる．

Summary Map

誘因・原因
- 転倒や交通事故，スポーツなどで起こりやすい．**高齢者では骨粗鬆症**が原因となることもある．

病態
- 鎖骨骨折：広範な年齢層に，転倒などに伴って起こる．
- 上腕骨近位端骨折：高齢者では転倒時に手をつくなどして，若年者では交通事故や運動中に起こる．
- 肩甲骨骨折：発生頻度はあまり多くない．
- 肩関節脱臼：前方脱臼と後方脱臼があるが，大部分は**前方脱臼**である．低年齢での受傷は，反復性肩関節脱臼に移行しやすくなる．
- 肩鎖関節脱臼：スポーツ中の接触プレイや交通事故などで肩に強い外力が加わって起こる．

症状・臨床所見
- 受傷部に**激しい圧痛**と**腫脹**がみられ，変形をきたしていることもある。上肢は，動かすことができない．

検査・診断・分類
- 単純Ｘ線撮影．必要に応じてMRIやCTも行う．

治療
- 可能であれば用手的に脱臼や骨折部を整復後，固定をして保存的治療を行う．徒手整復ができない場合や神経・血管に損傷をきたしている場合は手術適応となる．

誘因・原因

- 骨折が起こりやすい肩関節部の主な部位は鎖骨，上腕骨近位端，肩甲骨など，脱臼が起こりやすい部位は肩関節，肩鎖関節などである．
- 鎖骨骨折：転倒などで起こることが多く，肩関節部の骨折のなかでは最も多い．ほぼ80％が鎖骨骨幹部（中央1/3の部分）に好発する．
- 上腕骨近位端骨折：骨粗鬆症をもつ高齢者が転倒したときなどに起こりやすい．若年者ではスポーツや事故などで強い外力を受けることで起こる．
- 肩甲骨骨折：他の部位に比べて頻度は高くないが，高所からの転落や事故などで直接外力を受けることで起こることが多い．肋骨の骨折を合併することがある．
- 外傷性肩関節脱臼：一般に，肩甲上腕関節脱臼をいう．前方脱臼，後方脱臼に分類され，前者が約90％と圧倒的に多発する．
- 外傷性肩鎖関節脱臼：スポーツ中の接触プレイ，事故などで肩を強打したときに起こることが多い．肩鎖関節の安定性を保っている肩鎖靱帯，烏口鎖骨靱帯の断裂の程度が寄与する．

症状・臨床所見

- 激しい痛みと腫脹，皮下出血を認め，上肢を動かすことができない．
- 脱臼では，受傷者はしばしば脱臼の際「ゴリッ」という音を聞き，脱臼したほうの手や腕を健側の手で押さえる姿勢をとることが多い．また，肩の丸みがなくなり，左右の高さが違ってみえる．

検査・診断・分類

- 最初は触診，単純X線撮影により行う．必要に応じてMRIやCT（3D-CT）を施行し，血腫の存在や軟部組織損傷の有無，骨傷の程度など詳細な評価を行う．

治療

■鎖骨骨折

- 骨幹部（中央1/3の部分）骨折では，徒手整復ののち鎖骨バンドで固定し，原則として保存療法を行う．
- 複数骨折で骨破片が皮膚を刺激している，神経や循環系の障害があるなどの場合は手術適応とすることがある．
- 遠位端骨折の場合は，しばしば手術適応とされる．

■上腕骨近位端骨折

- 肩関節機能の回復を治療の目的とし，多少の変形治癒は許容する．
- 治療法は一般に，ニア（Neer）分類（図1）に基づいて決定される．
- 脱臼を伴う場合，または転位が少ない場合は，整復後に体幹固定をして保存的治療を行う．
- 転位が大きい場合は，骨折観血的整復内固定術などの手術適応となる．ニア分類4パートでは人工骨頭置換術適応となることもある．

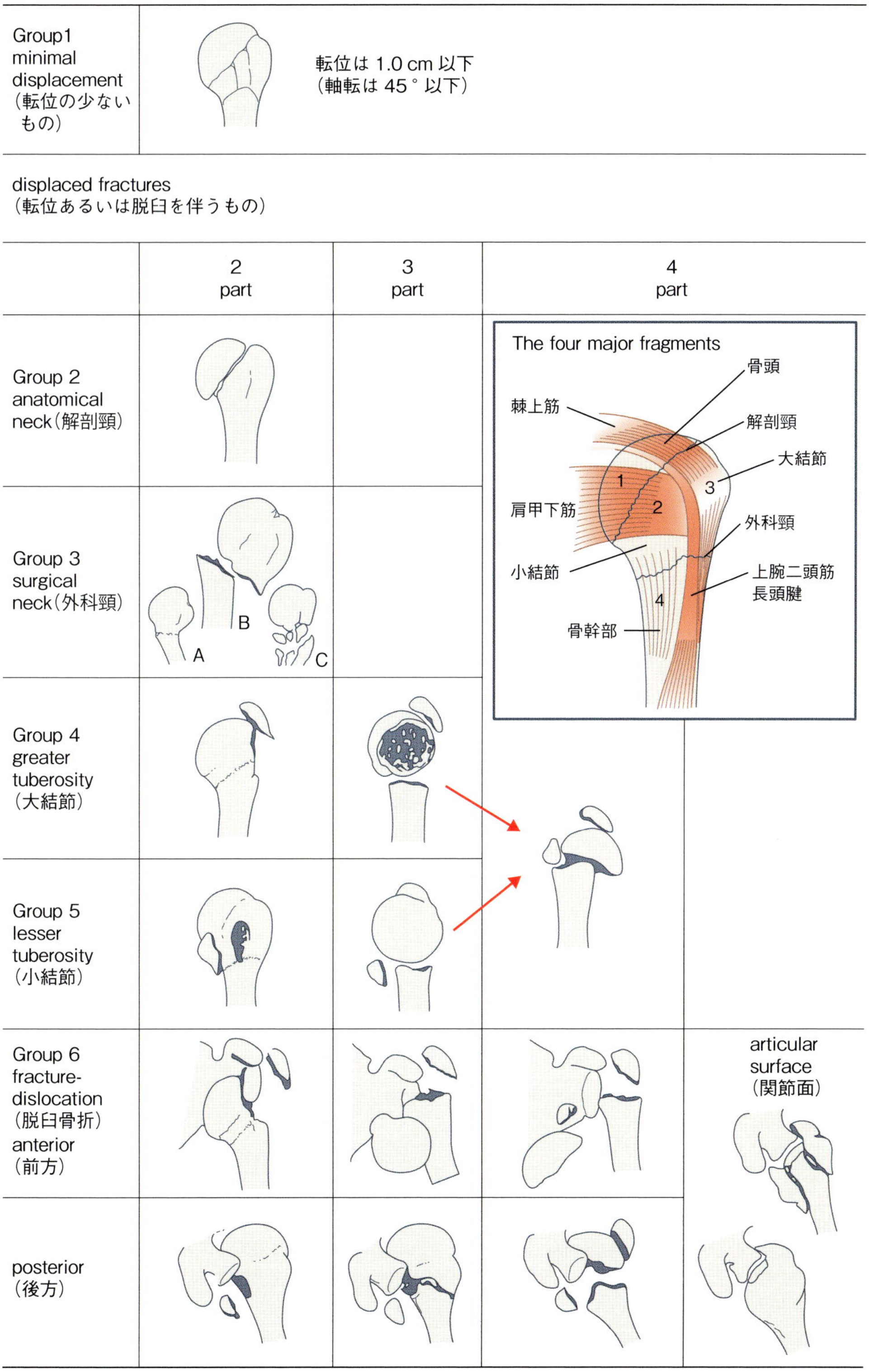

■ 図1　上腕部近位端骨折のニア（Neer）分類
（Neer CSⅡ：Displaced proximal humeral fractures. Part Ⅰ. Classification and evaluation. J Bone Joint Surg Am 52：1077～1089. 1970を改変）

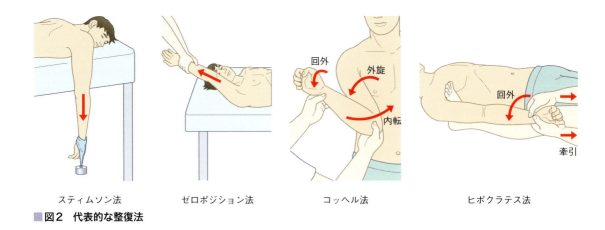

スティムソン法　　　　　ゼロポジション法　　　　　コッヘル法　　　　　　　ヒポクラテス法

■ 図2　代表的な整復法

I型（捻挫）

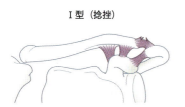

肩鎖靱帯が部分的に損傷しているもの．

II型（亜脱臼）

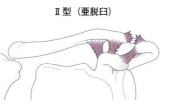

肩鎖靱帯が断裂し，烏口鎖骨靱帯が部分的に損傷しているもの．

III型（脱臼）

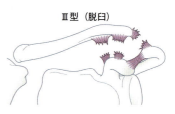

肩鎖靱帯・烏口鎖骨靱帯がともに断裂し，鎖骨が前方にずれているもの．

IV型（後方脱臼）

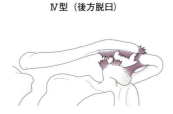

肩鎖靱帯・烏口鎖骨靱帯がともに断裂し，鎖骨が後方にずれているもの．

V型（高度脱臼）

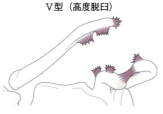

肩鎖靱帯・烏口鎖骨靱帯がともに断裂し，鎖骨が完全にはずれているもの．

VI型（下方脱臼）

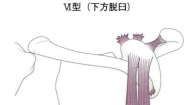

鎖骨の端が下にずれているもの．非常にまれ．

■ 図3　肩鎖関節脱臼のロックウッド(Rockwood)分類

■ **外傷性肩関節脱臼**
- 患者の特性（年齢・性別，体型，整復時の環境）によって，スティムソン(Stimson)法，ゼロポジション法，コッヘル(Kocher)法，ヒポクラテス(Hippocrates)法などの整復法を使い分ける（図2）．
- 高齢者では大結節骨折を合併していることもある．また，整復によって骨折が生じる可能性もある．
- 若年の患者では反復性肩関節脱臼に移行しやすい．

■ **外傷性肩鎖関節脱臼**
- 治療はロックウッド(Rockwood)分類に基づいてなされ，一般にI型・II型は保存的治療，IV型は手術治療適応とされる（図3）．III型は，疼痛の程度や美容上の理由によって手術的とされることもある．
- II～IV型では鎖骨遠位端の突出がみられるが，手で押すと元に戻り離すとまた突出するという，いわゆるピアノキーサイン(piano-key sign)が陽性となる．

反復性肩関節脱臼

M24.4　recurrent dislocation of shoulder joint

疾患概念
外傷によって起こった肩関節脱臼をきっかけに，繰り返される脱臼を反復性肩関節脱臼という．体質的な関節弛緩性のない関節不安定症である．初回脱臼が若年であるほど反復性脱臼に移行しやすい．コンタクトスポーツが原因で起こるが，脱臼の回数を増すごとに軽微な外力で起こるようになり，日常動作でも起こるようになる．

Summary Map

誘因・原因
- 外傷による肩関節脱臼は，ラグビーや柔道などのコンタクトスポーツによるものが多く，一度脱臼を起こすとその後も脱臼しやすくなる．
- 初回脱臼によりバンカート損傷などにより機能不全となり，脱臼を繰り返すと考えられている．

病態
- 肩関節の外傷性脱臼を起こしたのちに，脱臼を繰り返す状態をいう．
- 初回脱臼も反復性脱臼もほとんどが前方脱臼である．
- 初回脱臼が若年であるほど反復性脱臼に移行しやすく，20歳以下で初回脱臼を起こすと80％以上が反復性に移行する，40歳台以降での初回脱臼の場合は，再発はほとんどないのが一般的である．

症状・臨床所見
- 脱臼を繰り返す，また脱臼するのではないかという不安感が生じる．
- 前方脱臼は，誘発される外転・外旋動作を他動的にとると不安感が生じる．これを前方不安感テストという．

検査・診断・分類
- 単純X線で，上腕骨骨頭後外側部の陥凹がみられる．
- MRIで，バンカート損傷を診断し，骨傷があれば関節造影やCTで診断する．

治療
- 根治のためには手術療法が必要である．
- バンカート修復術などが行われる．
- 近年では関節鏡下手術が主流である．

誘因・原因

- 外傷による肩関節脱臼は，ラグビー，柔道などのコンタクトスポーツによるものが多く，一度脱臼をするとその後も脱臼しやすくなり，回数を増すごとに寝返りなどの軽微な日常動作でも脱臼が起こりやすくなることを反復性肩関節脱臼という．
- 初回脱臼で，バンカート（Bankart）損傷（関節唇の損傷，下関節上腕靱帯（IGHL）の関節窩からの剥離，関節窩の剥離骨折）や下関節上腕靱帯の実質断裂（関節包断裂）や上腕骨頭側での損傷（HAGL損傷）を生じて機能不全に陥り，脱臼を繰り返す（図1）.
- 肩関節は，上腕骨と肩甲骨との間の関節で，接触面が小さく不安定で，関節包や関節唇という軟部組織が付帯している．脱臼により，関節窩から関節唇靱帯複合体が剥離・磨耗したものをバンカート病変（Bankart lesion）という．これが整復されないまま経過するとその部分から反復性脱臼を起こしやすくなる．

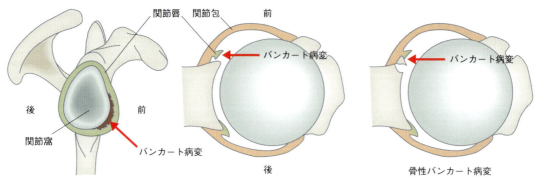

■図1　反復性肩関節脱臼の病態

- コンタクトスポーツでの脱臼などにより衝撃が強い場合，関節唇だけでなく，関節唇靱帯複合体の骨も一緒に剥離骨折を起こすことがある．これを骨性バンカート病変(bone Bankart lesion)という．
- 関節包の弛緩・断裂や靱帯の弛緩も原因となることがある．

症状・臨床所見

- 症状は，繰り返される脱臼である．
- 前方脱臼は，外転・外旋動作によって誘発されるので他動的に行う(図2)と脱臼への不安感が生じる．これを前方不安感テストという．
- 反復性脱臼には個人差があり，脱臼の原因となったスポーツを継続することによって再発するものから，寝返りやくしゃみなど日常動作によって引き起こされる場合もある．

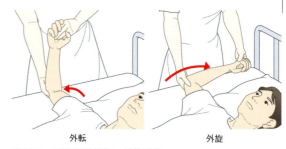

■図2　肩関節の外転・外旋動作

検査・診断・分類

- 単純X線像では上腕骨骨頭後外側部の陥凹(ヒル・サックス病変)がみられる．
- MRIでは，バンカート病変を診断し，骨性バンカート病変はCT検査が有用である．

治療

- 初回脱臼が20歳以下の場合は，80%以上が反復性脱臼に移行するため，根治には手術療法を行う．
- バンカート損傷にはバンカート修復術，関節包断裂には関節包修復術が行われる．
- 近年では，関節鏡下手術が主流である．

下関節上腕靱帯上腕骨頭側剥離損傷(HAGL)：humeral avulsion of the glenohumeral ligament　｜　下関節上腕靱帯(IGHL)：inferior glenohumeral ligament

肩関節および上腕

肩関節周囲炎（五十肩）

M750　shoulder periarthritis, frozen shoulder

疾患概念
かつては50歳台に好発する原因のはっきりしない肩の疼痛と可動域制限を主訴とする肩関節疾患を総称していたが，現在では原因のはっきりした腱板断裂，石灰性腱炎を除いた疾患群を五十肩と呼んでいる．

誘因・原因

- 加齢や過労による肩関節，筋肉，肩周囲組織の変性が原因で発症すると考えられている．

症状・臨床所見

- 主な症状は，疼痛と可動域制限である．衣服の着脱や髪を結ぶなどさまざまな日常生活動作が困難になる．
- 典型的な五十肩は，凍結進行期（フリージング期），凍結期（フローズン期），解凍期（ソーイング期）の病期があり，1年程度で軽快する．
- 凍結進行期には，肩から腕にかけての疼痛で運動が制限され，安静時痛や夜間痛（患側を下にした時の側臥位痛が特徴的）も出現し，徐々に拘縮が進行する．凍結期になると拘縮が完成し，肩の可動域制限が強くなるが，疼痛は軽快に向かう．解凍期で，拘縮が徐々になくなり，可動域が回復する．

検査・診断・分類

- 五十肩の単純X線検査で特有の所見はない．
- 石灰性腱炎の単純X線写真を図1に示す．

治療

- 保存療法が基本である．
- 凍結進行期の疼痛が強い時期は，患部の安定や保温，ヒアルロン酸や副腎皮質ステロイド薬の注射などの薬物療法を行うこともある．
- 理学療法として，図2のような体操を行う．夜間痛の改善のための就寝時の良肢位など日常生活指導も行う．
- 近年は，超音波ガイド下腕神経叢ブロック後に拘縮をとるマニピュレーションを行うこともある．

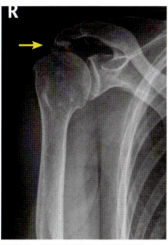

■図1　石灰性腱炎のX線写真

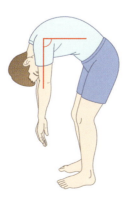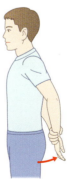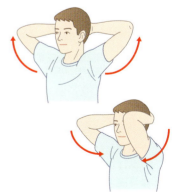

凍結進行期向け　　凍結期向け　　解凍期向け

■図2　可動域改善のための体操例

肩関節および上腕

腱板断裂

S460　rotator cuff tear

疾患概念
腱板は，棘上筋腱，棘下筋腱，小円筋腱，肩甲下筋腱から構成されており，その腱性部分が断裂あるいは部分(不全)断裂し，腱線維の連続性が失われた状態をいう．腱板断裂のほとんどが棘上筋腱および棘下筋腱であり，肩甲下筋腱が1割程度とされている．保存的治療または手術的治療が選択される．

誘因・原因

- 腱板断裂は，50歳以上の年齢に好発する．加齢による腱の変性をはじめ，腱板収縮による応力集中，外傷などさまざまな要因が相まって発症する（図1）．
- 腱板断裂には断裂の程度によって，完全断裂と部分断裂があり，部分断裂はさらに部位によって，関節面断裂，腱内断裂，滑液包面断裂にわけられる．
- 年齢とともに，症状が出ない無症候断裂の頻度が高まる．若年者の場合，投球動作の繰り返しなどスポーツに伴って生じる場合が多く，部分断裂の比率が高くなる．
- 棘上筋腱の断裂が最も頻度が高いが，棘上筋腱の付着部付近は血流に乏しく損傷の自然修復は難しい．

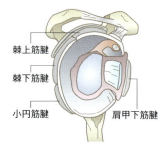

開放した肩関節（外側面）

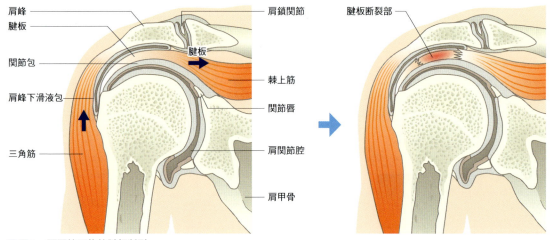

■ 図1　肩関節回旋筋腱板断裂
肩峰下滑液包・腱板の変性，慢性炎症が基盤に存在．腱板が断裂し，肩関節の運動時に正常なリズム・バランスが崩れる．

症状・臨床所見

- 症状として，疼痛や筋力低下，可動域制限などがあげられる．
- 疼痛：動作時痛とともに，夜間痛や安静時痛を認めることが多い．
- 筋力低下：内外旋の際の筋力低下がみられる．外転位を保持できないことが多く，「後ろの物を取れない」「物を肩より上に挙げられない」などの訴えが多い．
- 可動域制限：外傷性の場合は，とくに自動運動が非常に困難である．変性による断裂でも可動域が制限されることが多い．

検査・診断・分類

- 単純X線像では，骨頭上方化によって肩峰骨頭間距離が減少する．ほかにも骨棘形成がみられる．
- 現在では，MRIは超音波検査によって確定診断がなされることが多い．
- 徒手テストでは，断裂腱断端が肩峰を通過する60～120°の範囲での痛みを生じるインピンジメント徴候を調べるインピンジメントテスト（図2）やドロップアームテスト（図3），衝突することで起こる棘上筋腱断裂の診断として棘上筋テスト（図4）などがある．

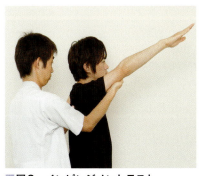

■図2　インピンジメントテスト
　　　　（NeeR'sインピンジメントテスト）

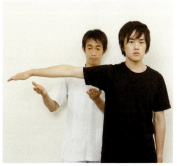

■図3　ドロップアームテスト
上肢を挙上し，徐々に下ろして90°付近で手を離したときに上肢が保持できず落ちてしまうものを陽性とする．また，抵抗をかけて痛みを確認することもある．

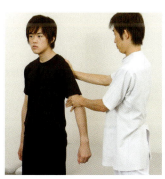

■図4　棘状筋テスト

治療

- 保存的治療：変性を基盤とした腱盤断裂には，非ステロイド性抗炎症薬（NSAIDs）の内服，ステロイドやヒアルロン酸等による薬物療法，ストレッチや可動域訓練等の理学療法など保存的治療を選択する．それでも改善が見られない場合は，手術的治療が選択される．
- 手術的治療：若年者に多い外傷性断裂やスポーツによる断裂には，手術的治療を選択する．断絶した腱板を縫合する手術と，断裂した腱板は修復せずに疼痛の原因となる滑膜の切除を行う手術，人工関節置換術などがある．
- 近年では，関節鏡視下に縫合されることが多い．鏡視下腱板修復術では，スーチャーアンカー（図5）という道具を用いて腱板断端を上腕骨に縫着する．

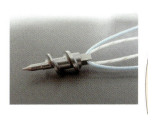
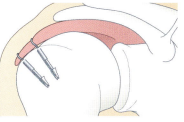

■図5　スーチャーアンカーとスーチャーアンカー法
（落合慈之監：整形外科疾患ビジュアルブック，p.249，学研メディカル秀潤社，2012）

肩峰骨頭間距離（AHI）：acromio humeral interval　｜　非ステロイド性抗炎症薬（NSAIDs）：nonsteroidal anti-inflammatory drugs

肩関節および上腕

上腕骨骨幹部の骨折

S42.30　humerus diaphysis fracture

疾患概念
上腕骨近位端および遠位端骨折を除く，大胸筋の上腕骨付着部から肘頭窩近傍の関節外部での骨折である．上腕骨骨幹部は開放骨折が少なく，血流がよく骨癒合が得られやすい部位であるため，合併症がなければ保存的治療を選択する．

Summary Map

誘因・原因	● 交通事故，転落，転倒，投球，腕相撲などによる．

病態	● 交通事故・転落・転倒など直達外力による場合のほかに，投球や腕相撲による自家筋力での骨折が特徴である．一般に骨癒合が得られやすく，治癒良好である．合併症として，橈骨神経麻痺が生じることがある．

症状・臨床所見	● 上腕部での疼痛，患部の変形・腫脹，不安定性などがあげられる．肘から遠位に橈骨神経麻痺（下垂手など）が現れることがある．

検査・診断・分類	● 単純X線検査によって，骨折の位置と転移の程度を確認し診断する．

治療	● 多くの場合に保存的治療が選択されるが，横骨折や短い斜骨折で不安定な場合，二重骨折や病的骨折などには手術的治療が適応となる．

誘因・原因

- 交通事故・転落・転倒など直達外力による場合のほかに，投球や腕相撲による自家筋力での骨折（投球骨折，腕相撲骨折）が特徴である．直達外力による場合は横骨折，自家筋力による場合は斜骨折やらせん骨折が多い．
- 骨粗鬆症による多発骨折の合併や，骨転移などの病的骨折が高齢者にみられる．

症状・臨床所見

- 上腕部での疼痛，患部の変形・腫脹，不安定性などがあげられる．
- 橈骨神経が圧迫されると，肘から遠位に橈骨神経麻痺（下垂手など）が現れることがある．橈骨神経麻痺は受傷直後からみられる場合と，経過中に出現する場合があるため，常に注意深く観察する必要がある．
- 血管損傷によって，手指の冷えや変色がみられる．

検査・診断・分類

- 単純X線検査によって，骨折の位置と転移の程度を確認し診断する．血管損傷が疑われる際には，超音波検査や造影剤を用いた検査を行う場合もある．

- 骨折部位は，骨折骨幹部を近位1/3部，中央1/3部，遠位1/3部に3等分して表す（図1, 2）．
- 上腕骨骨幹部骨折は，AO分類によって3タイプに分類する（図3）．

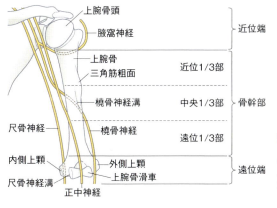

■図1　上腕骨の区分け
（落合慈之監：上腕骨骨幹部の骨折，整形外科疾患ビジュアルブック，p.250，学研メディカル秀潤社，2012）

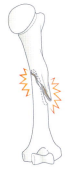

■図2　上腕骨骨幹部骨折

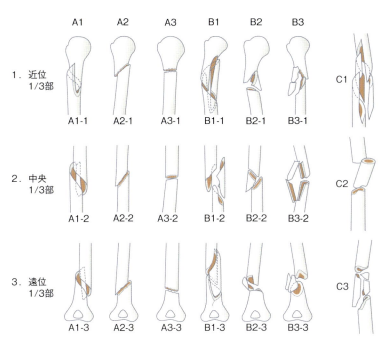

■図3　上腕骨骨幹部骨折のAO分類
A：単純骨折．A1：らせん骨折，A2：斜骨折（30度以上），A3：横骨折（30°未満）
B：楔状骨折．B1：らせん型，B2：屈曲型，B3：破片型
C：複雑骨折（粉砕骨折）．C1：らせん型，C2：分節型，C3：不規則型
（Müller MEほか：骨折治療のためのAO分類法．p67, 69, 71, 79, 81, シュプリンガー・フェアラーク東京，1991をもとに作図）

治療

- 多くの場合に保存的治療が選択される．とくに接触面の広い斜骨折やらせん骨折は保存的治療の効果が高い．横骨折や短い斜骨折で不安定な場合，二重骨折や病的骨折などには手術的治療が適応となる．
- 保存的治療療法：U字型副子，吊り下げギプス，機能的装具（ファンクショナルブレース），三角巾などによる固定などを行う．
- 手術的治療：大きくわけて髄内釘固定とプレートによる固定がある．低侵襲であるため，髄内釘を用いた閉鎖式髄内釘固定法が用いられることが多い．

肩関節および上腕

橈骨神経麻痺

G56.3 　radial nerve paralysis

疾患概念
橈骨神経が圧迫あるいは損傷されて生じる上腕から指にかけての麻痺である．腕枕のように長時間上腕が圧迫されつづけた場合などに起きやすく，肘〜指の運動麻痺，痺れなどの症状が出る．肘関節より近位で麻痺が生じる上位型と肘関節より遠位で麻痺が生じる下位型に分けられる．

Summary Map

| 誘因・原因 | ●橈骨神経の圧迫あるいは損傷による．圧迫は長時間の腕枕などで起こりやすい．上腕骨骨幹部骨折，神経炎や血腫などが原因となることもある． |

| 病態 | ●橈骨神経は上腕・前腕の外傷や圧迫，使い過ぎなどの影響を受けやすい．
●骨・軟部組織に圧迫されて麻痺を生じた場合は，1か月〜数か月以内に自然回復することが多い． |

| 症状・臨床所見 | ●上腕〜手指の痺れ，感覚障害，運動麻痺（下垂手・下垂指） |

| 検査・診断・分類 | ●下垂手・下垂指・感覚障害の範囲で傷害部位を診断する． |

| 治療 | ●神経の圧迫や牽引により生じた麻痺の場合は経過観察あるいは局部安静などの保存療法で回復を待つ．回復しない場合，麻痺が進行する場合は手術治療を検討する．
●外傷性に神経断裂を生じた場合は早期に縫合処置を行う． |

誘因・原因

- 多くは橈骨神経が圧迫されて生じる．
- 橈骨神経は上腕骨の周りをらせん状に走行しているため（図1），上腕が圧迫されると容易に上腕骨に押しつけられる状態になる．このため，腕を身体の下敷きにした状態，あるいは腕枕など上腕が圧迫された状態で寝た場合に，起きて麻痺に気がつくようなことがしばしばみられる．
- 刃物やガラス，上腕骨骨折に伴う骨片による直接損傷，血腫やガングリオンなどによる圧損傷なども起こりうる．
- 前腕近位部では，「フローゼ（Frohse）のアーケード」とよばれる回外筋入口部で軟部組織に絞扼され，麻痺を生じる．

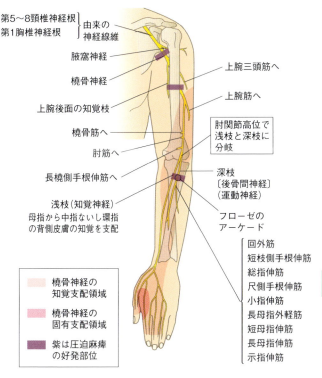

■図1　橈骨神経の走行と圧迫の好発部位

症状・臨床所見

- 橈骨神経は，母指から中(環)指の背側・手背橈側・前腕・上腕遠位の背橈側の感覚と，運動では肘関節の伸展・前腕の回外・手関節と手指MP関節の伸展を支配する．
- 橈骨神経が肘関節レベルより近位で麻痺すると，これらの領域に感覚障害が生じ，かつ，手関節の背屈・手指MP関節の伸展が不能となる下垂手(drop hand：図2)を呈する．
- 橈骨神経は肘関節レベルで深枝と浅枝に分岐する．深枝(後骨間神経)は運動神経であり，深枝のみの麻痺の場合は下垂指(drop finger：図3)となり，感覚障害は生じない．浅枝は知覚神経であり，浅枝のみの麻痺の場合は運動麻痺は起こらず，母指付け根付近の感覚障害を呈する．

検査・診断・分類

- 下垂手，下垂指，感覚障害の範囲で傷害部位を診断する．
- 麻痺の範囲と程度を確認するため針筋電図検査などを行うことがある．
- 腫瘍による圧迫や神経断裂が疑われる場合はMRI等の画像検査を追加する．

治療

- 圧迫麻痺の多くは1か月～数か月で自然回復する．必要に応じて装具などでの局所安静，ビタミンB_{12}製剤の服薬などを行う．
- 回復しない場合は手術治療を検討する．神経剝離術の他，不可逆性の神経損傷を呈した場合は腱移行術など機能再建手術を行うことがある．

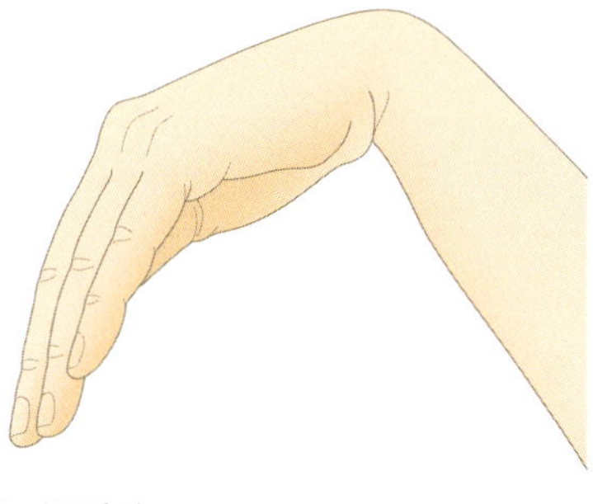

■図2　下垂手
手首の背屈と指の中手指節関節(MP関節)の伸展ができなくなり，手首から先がだらりと垂れ下がった状態になる．感覚障害を併発する．

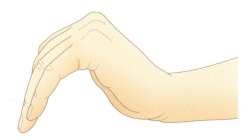

■図3　下垂指
手首の背屈はできるが，MP関節の伸展ができなくなり，指が垂れ下がった状態になる．感覚障害は起こらない．

中手指節(MP)関節：metacarpophalangeal joints

肘関節および前腕の構造と機能

structure and function of elbow joint, forearm

■**肘関節の構造と回旋運動（図1, 2）**
- 肘関節は，腕橈関節，腕尺関節，上橈尺関節の3つの関節体から構成されている複合関節体である．これらの関節は関節包に包まれており，骨と靱帯によって安定性を保っている．
- 安定性を保つためには，骨では上腕骨滑車と尺骨の滑車切痕が，靱帯では内側側副靱帯，外側側副靱帯，橈骨輪状靱帯が重要である．肘関節は，全体が薄くてゆるい関節包によって包まれている．関節包は繊維包と滑膜からなり，袋状に関節の周囲を取り巻いている．
- 肘関節は蝶螺関節で，屈曲・伸展の1軸上の動きのみとなる．屈曲・伸展運動は，腕橈関節と腕尺関節によって可能となる．腕橈関節は，上腕骨小頭と橈骨頭で形成される球関節である．腕尺関節は，上腕骨滑車と尺骨滑車切痕で形成される蝶番関節である（p.11参照）．
- 肘関節の屈曲・伸展運動に加え，上橈尺関節と下橈尺関節によって回旋運動が可能となる．上橈尺関節は車軸関節であり，下橈尺関節との協調によって橈骨が尺骨の周りを回旋する．肘関節を屈曲し，手のひらが上を向くように回旋する運動を「回外」，手のひらが下を向くように回旋する運動を「回内」という．

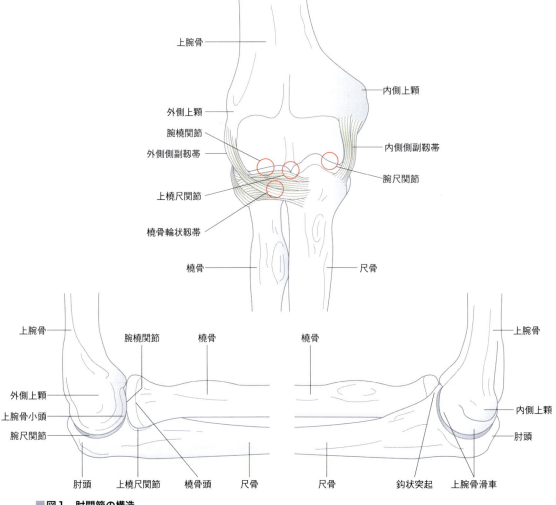

■**図1　肘関節の構造**

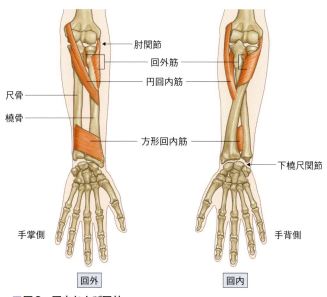

■図2　回内および回外

■肘関節運動の主な筋肉(図3)

- 肘関節運動を司る主な筋肉には，以下のようなものがある．
- 屈筋(肘を曲げる)：上腕筋，上腕二頭筋，腕橈骨筋，橈側手根伸筋．
- 伸筋(肘を伸ばす)：上腕三頭筋，肘筋．
- 回外筋：回外筋，上腕二頭筋，腕橈骨筋．
- 回内筋：円回内筋，方形回内筋，橈側手根屈筋．

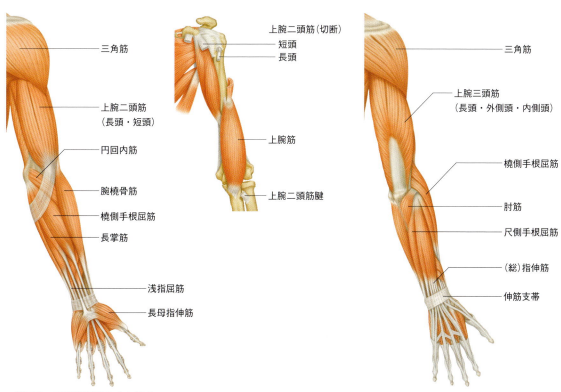

■図3　肘関節運動の主な筋肉

肘関節および前腕

上腕骨遠位端骨折

S42.40　fracture of distal extremity of humerus

疾患概念
肘関節周辺の骨折では、上腕骨遠位端骨折が最も多くみられる（図1）。なかでも顆上部・外側上顆・内側上顆の骨折が多く、これらは小児に好発する。顆上骨折は、鉄棒や滑り台などからの転落が原因であることが多い。転落の際に肘関節伸展位で手をつくと、外顆骨折、内側上顆骨折などが起こりうる。

Summary Map

上腕骨顆上骨折
- 小児の骨折のなかでは最も頻度が高い。3〜8歳の幼児から学童に生じる。受傷時に神経の損傷（しびれ・麻痺）や血行障害を合併しやすい。整復不良のまま癒合すると、将来、肘の変形（内反肘）をまねくことが多い。重度の血流障害によってフォルクマン拘縮（Volkmann contracture）の危険性があるため、注意深く観察する必要がある。

上腕骨外顆骨折
- 小児の肘関節周辺骨折では、顆上骨折に次いで頻度が高く、5〜6歳に好発する。末梢骨片に前腕の筋肉が付着していることで、骨片が回転転位（ずれ）しやすい。関節内骨折であり、転位が残ると偽関節となる。その後、成長に伴って肘の変形（外反肘）をきたし遅発性尺骨神経麻痺をまねくため、手術的治療が選択される。

上腕骨内側上顆骨折
- 骨端線閉鎖以前の9〜14歳に多くみられる骨端核の裂離骨折である。小児の肘周辺骨折のなかでは外顆骨折の次に多い。肘関節の脱臼を合併すると、骨片が関節内に陥入し尺骨神経障害を生じることがある。手術をしても肘の運動機能に障害が残ることがあるため、知覚運動障害のチェックが必要である。

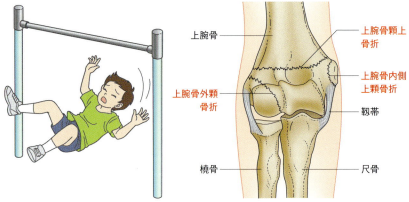

■図1　上腕骨遠位端骨折

誘因・原因

■上腕骨顆上骨折（顆上骨折）（図2）
- 鉄棒や滑り台などからの転落が原因になることが多い。
- その際、肘を伸ばした状態で手を突いて転倒し、肘が過伸展されることによる伸展位型が95%を占める。転倒の際に、肘屈曲位で肘後方を突いたときにみられることもあるがまれである。
- 伸展位型では、骨折部で橈骨神経や正中神経が圧迫されやすい（図3）。骨片転位が激しい場合、上腕動脈が損傷されることがある。

■上腕骨外顆骨折（外顆骨折）
- 転倒の際，肘関節伸展位で手を突き，肘を外反する力が加わったときに起こりやすい．
- 外顆は，肘筋，手根伸筋，指伸筋など付着する筋が多いため，強い回転転位を示す．

■上腕骨内側上顆骨折（内側上顆骨折）
- 肘関節伸展位で，肘に外反の力が加わると，内側上顆に付着する筋群が骨端核を牽引し裂離骨折（剝離骨折とほぼ同義）を引き起す（図4）．
- 基本的に関節外骨折だが，まれに関節包が損傷されて骨片が関節内に入り込むこともある．

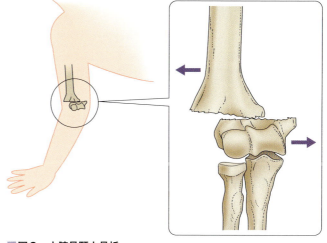

■図2　上腕骨顆上骨折

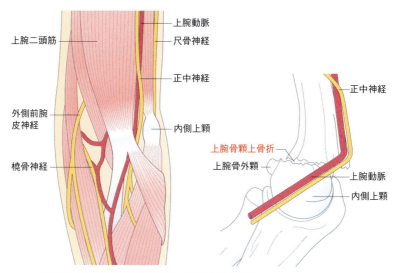

■図3　上腕動脈，正中神経，橈骨神経の走行
肘関節の前面に上腕動脈，正中神経，橈骨神経が走行する．

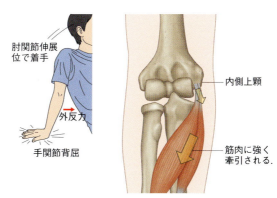

■図4　内側上顆骨折
肘が外反強制され，筋肉に強く牽引される．

症状・臨床所見

■顆上骨折
- 肘関節部の強い痛みを伴い，自動運動ができなくなる．6～8時間で腫脹が強くなり，神経麻痺も起こりうる．

■外顆骨折
- 肘関節の外側に限局した疼痛と，肘関節の腫脹を認める．転位がわずかで，腫脹がほとんどない場合もある．

■内側上顆骨折
- 肘内側上顆部の腫脹と疼痛，皮下出血を認める．

検査・診断・分類

■顆上骨折
- 両側の単純X線撮影を行い，健側と比較する．転位がある骨折はX線で明らかであるが，転位がない場合は見逃す可能性もあるため，fat pad sign（関節内血腫）を探す．
- 骨折の評価と手術適応の指標には，阿部の分類が有用である（図5）．
- 血行障害やしびれ，手指の運動麻痺をチェックする．血行障害に関しては手指の色や橈骨動脈の拍動を確認する．腫脹が著しい場合は，フォルクマン拘縮の5P症状の有無を確認する（フォルクマン拘縮を参照）．

■外顆骨折
- 単純X線検査で外側顆部に骨折線が認められた場合は，確定診断となる．X線分類にワズワース（Wadsworth）分類がある（図6）．
- 骨折線が明らかではない場合もあるため，後日外固定をして再検査する．転位がない場合は，fat pad signも同時に探す．

■内側上顆骨折
- 両側の単純X線検査によって骨端核の位置を健側と比較する．内側顆部の骨折線が認められた場合，確定診断となる．
- ワトソン・ジョーンズ（Watson-Jones）の分類では，骨片の転位の状態をⅠ～Ⅳ型に分類している（図7）．
- 肘関節の脱臼を合併した場合，骨片が関節内に陥入し尺骨神経障害を生じることがある．そのため，知覚運動障害のチェックが必要である．

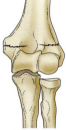 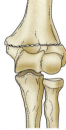 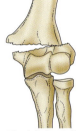 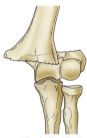

Ⅰ型：転位なし　Ⅱ型：屈曲転位が主体のもの　Ⅲ型：中等度の転位で，骨片間に接触あり　Ⅳ型：転位が著明．骨片間に接触なし

図5　阿部の分類

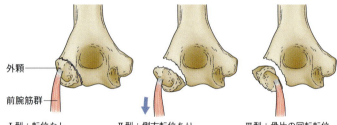

Ⅰ型：転位なし　Ⅱ型：側方転位あり　Ⅲ型：骨片の回転転位

図6　外顆骨折（ワズワース分類を改変）

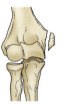 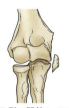 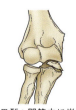 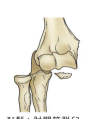

Ⅰ型：軽い転位　Ⅱ型：関節レベルまで骨片転位　Ⅲ型：関節内に嵌入　Ⅳ型：肘関節脱臼を伴う骨折

図7　ワトソン・ジョーンズ分類

治療

■顆上骨折
- 骨折の転位がみられない阿部Ⅰ型では，90°屈曲位でギプス固定をする．
- 阿部Ⅱ型では，徒手整復後に100～120°の屈曲位でギプス固定を行う．経過観察中に再転位した際には，阿部Ⅲ型，Ⅳ型の骨折と同様に全身麻酔下で徒手整復後，経皮的ピンニングを行う．
- 骨折の整復位を保持することが循環障害と骨折の再転位を防ぐとされ，経皮的ピンニングが採用されている（図8）．

［後療法］
- 自動的可動域訓練は，X線像で仮骨が認められ，転位しづらくなる4週前後で行う．
- 異所性骨化による拘縮をまねくため，強制的他動的可動域訓練には注意が必要である．

［合併症］
- 神経麻痺は，経過が良好な場合が多い．3か月間の経過観察後に改善傾向がみられない場合は，神経剥離術を行う．
- 整復がうまくいかなかった場合，内反肘(p.369参照)となることが多い．可動域・整容面・肘安定性が問題となる場合は，矯正骨切り術の適応となる．

■外顆骨折
- 転位がない場合は，肘90°屈曲位，回内外中間位で上腕から手までのシーネ固定とする．
- 転位が1mm以下では，4～6週程度のギプス固定を行う．転位が2～3mm以上では，全身麻酔下で観血的整復固定術を行う（図9）．転位の少ないものは，症状が軽く初診時に骨折を見逃されがちである．また，1週間前後で転位が増すことがあるため，X線撮影による再検査が必要である．

［合併症］
- 転位が残ってしまうと偽関節となったり，外反肘（p.369参照）をきたしてしまう．遅発性尺骨神経麻痺が生じることもあるため，著しい外反肘の場合は，矯正骨切り術を行う．

■内側上顆骨折
- Ⅰ型はギプスシーネ固定し，約3週間後に自動運動を開始する．外固定中に転位することがあるので，注意して観察する．
- Ⅱ～Ⅳ型で徒手整復が難しい症例などは，観血的整復固定術が適応となる（図10）．

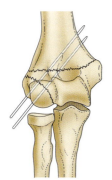
平行に刺入する．

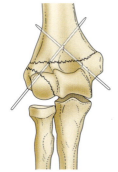
交差刺入

■図8　顆上骨折における経皮的鋼線刺入法
(加藤貞利ほか：小児上腕骨顆上骨折．関節外科，28(1)：38, 2009より一部改変)

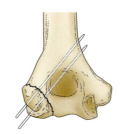

■図9　外顆骨折
2本の鋼線による固定．

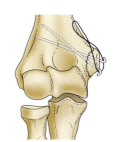

■図10　内側上顆骨折
骨片を整復し，tension band wiringによる骨接合術．

Supplement

T796

フォルクマン拘縮

Volkmann contracture

- フォルクマン拘縮は（図1），骨折や高度の打撲を受けた際に血管が損傷や圧迫を受け，うっ滞や腫脹からコンパートメント内圧が上昇し生じる筋肉の阻血性壊死や，正中・尺骨神経の麻痺による手の拘縮をさす．不可逆性で機能回復が困難なため，早期発見と予防が重要である．
- 10歳以下の小児に多発し，上腕骨顆上骨折などの後遺症としてみられる．
- 検査として，血管造影，筋膜内圧測定などを行う．
- 循環障害の徴候として，pain（疼痛），pulselessness（脈拍消失），paralysis（麻痺），paleness（蒼白），paresthesia（感覚異常）の5Pがある（図2）．とくに，ギプス固定後や術後などが要注意である．骨折部の腫脹は，6〜12時間でピークとなる．肘周辺ではなく手に痛みを感じ，前腕の屈筋群に変性が起こりやすい．
- 早期診断が重要となるため，5P症状がみられるかを確認する．5Pの症状がみられる場合は，ギプスや包帯などの圧迫を除去する．重度の場合は，皮膚・筋膜切開などを行い減圧する．

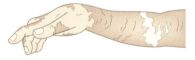

■図1　フォルクマン拘縮

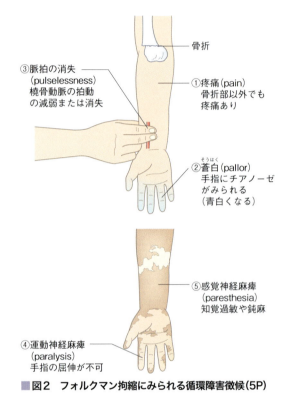

■図2　フォルクマン拘縮にみられる循環障害徴候（5P）

Supplement

M2112, M2102

内反肘，外反肘

cubitus varus, cubitus valgus

- 肘関節を伸展させ前腕回外位の状態での上腕骨軸と尺骨軸の角度を，肘外偏角（carrying angle：CA）という（図1）．正常肢位は10°前後であり，上腕に対して前腕が軽度外反している．
- 正常肢位と比較して，内に向いている場合を内反肘（cubitus varus）（図2），外に向いている場合を外反肘（cubitus valgus）という（図3）．

■内反肘
- 小児上腕骨顆上骨折後に多くみられ，内反変形治癒を発生しやすい．
- 症状として整容面だけでなく屈曲制限があることが多く，関節可動域，肘後外側回旋不安定症がみられる．また，遅発性尺骨神経麻痺をきたす場合がある．
- 軽度の場合は経過観察でよいが，問題のある場合は矯正骨切り術を行う．手術時年齢は10歳前後である．

■外反肘
- 小児上腕骨外顆骨折後の偽関節が原因で生じることが多い．
- 可動域制限があっても許容範囲内で痛みはなく，とくに機能障害を認めないが，成長とともに肘外偏角が増強し外反変形がみられる．外傷後，数年後に遅発性尺骨神経麻痺を発症する．進行性であるため，手術的治療の適応となる．
- 小児の場合は，偽関節手術を行う．

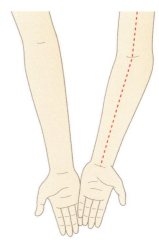

■図2　内反肘（左側）

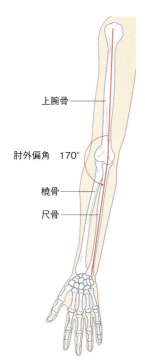

■図1　肘関節の外反偏角

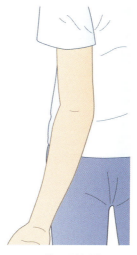

■図3　外反肘（右側）

肘関節および前腕

肘関節部の骨折・脱臼

S52.00, S53.1　fracture/dislocation of elbow joint

疾患概念
肘頭骨折は，転倒した際に肘を突くことで起こる．付着している上腕三頭筋の強力な牽引によって転位しやすい．橈骨頭骨折は，転落時などに前腕回内位で手をつき，橈骨頭へ軸圧が加わって骨折する．肘関節脱臼は，転倒した際に，肘関節が過伸展した状態で前腕回外位で手を突いて発生しやすい．

誘因・原因

■**肘頭骨折**
- 転倒の際に肘をつくことによる肘頭への直達外力や，上腕三頭筋の強力な牽引力によって起こる骨折である（図1）．成人によくみられる．

■**橈骨頭骨折**
- 橈骨頭頸部骨折ともいう．
- 転落の際に，前腕回内位で手をついて橈骨頭へ軸圧が加わって生じる．肘の骨折の1～3割程度である．

■**肘関節脱臼**
- 転倒した際に，肘関節が過伸展した状態で前腕回外位で手を突くと発生しやすい．
- 上腕骨に対して，橈骨および尺骨が一体となって脱臼する．約9割が，尺骨が上腕骨に対して後ろに脱臼する「後方脱臼（posterior dislocation）」である（図2）．
- 小児や高齢者では顆上骨折となってしまうため，成人にみられることが多い．

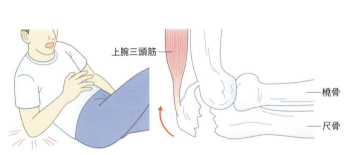

■**図1　肘頭骨折**
上腕三頭筋により，骨片は牽引され転位する．

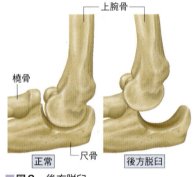

■**図2　後方脱臼**

症状・臨床所見

■**肘頭骨折**
- 肘関節の疼痛や腫脹がみられる．
- 転位が起こりやすい．転位があると，尺骨骨幹部との間に陥凹がみられ，肘の自動伸展ができなくなる．

■**橈骨頭骨折**
- 肘関節外側痛，腫脹のほか，橈骨頭は近位橈尺関節の一部であるため，前腕の回内外制限や回内外での疼痛がみられる．
- 転位が小さくても強い疼痛，自発痛を訴えることが多い．転位のある場合は，肘が腫脹し橈骨頭部の圧痛を認める．

■**肘関節脱臼**
- 肘頭が後方に突出する．肘関節が軽度屈曲位あるいは伸展位でばね様に固定され，自動運動不能となる．
- 尺骨神経麻痺症状がみられることもあり，フォルクマン拘縮（volkmann contracture）を引き起こす可能性がある．

検査・診断・分類

■肘頭骨折
- 単純X線検査での肘関節正面像，側面像で診断する（図3）．
- 粉砕型では，両斜位像やCT像が有用である．

■橈骨頭骨折
- 単純X線検査での肘関節正面像，側面像で診断する．転位が少ない場合は診断が難しいこともあり，治療選択の際にはMorrey分類が用いられている（図4）．
- 骨折型が明確ではない場合は，CT検査を行うことで骨接合の治療方針をイメージしやすい．

■肘関節脱臼
- 単純X線像にて診断を確定する．剥離骨折など合併する骨折がないかもあわせて確認する．

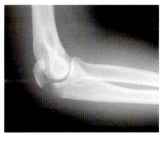

■図3 肘頭骨折，X線側面像
（近藤泰児監：整形外科ビジュアルナーシング．p255，学研メディカル秀潤社，2015）

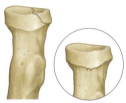 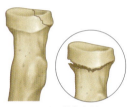 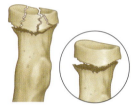 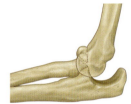

Type1：転位なし　　Type 2：転位あり　　Type 3：粉砕骨折　　Type 4：肘関節脱臼に合併したもの

■図4　Morrey分類（Morrey, 2000）

治療

■肘頭骨折
- 肘頭は上腕三頭筋の付着部であり，筋の収縮によって転位しやすいため，手術的治療の適応が多い．

[保存的治療]
- 転位の少ない骨折の場合は，3週間程度肘関節45°屈曲位でギプス固定後，可動域訓練を行う．ただし抵抗下や抗重力の自動伸展や他動屈曲は行わない．

[手術的治療]
- 転位のあるものは内固定術を行う．通常はtension band wiring（引き寄せ鋼線締結法）とし，キルシュナー鋼線2本と軟鋼線で締結する．
- 粉砕骨折ではプレート固定を行う．

[合併症・後遺症]
- 可動域制限（拘縮）を起こしやすい．可能であれば術後数日後から，疼痛，腫脹の状態をみながら自動介助運動を開始して拘縮を予防する．
- そのほかの合併症として，変形性関節症，尺骨神経麻痺などがあげられる．

■橈骨頭骨折
[保存的治療]
- 転位のないMorrey分類Type1は，保存的治療の適応となる．3～4週間のギプス固定で治療可能である．

[手術的治療]
- Morrey分類 Type2以降では，転位の大きいものは手術的治療の適応となる．
- 橈骨頭は肘関節の安定性や前腕からの力の伝達に重要な役割を果たしているため，可能な限り切除は避け，観血的整復固定術をすすめる．
- 可動域訓練の開始は，骨折部の固定性によって判断する．まず回旋運動から始め，屈伸運動は自動運動を主体とする．

[合併症・後遺症]
- 成人では関節拘縮をきたしやすいほか，偽関節，変形治癒，橈骨頭壊死，肘関節伸展屈曲制限，神経障害などがみられる．

■肘関節脱臼
- 上腕を固定し前腕を牽引しながら，肘頭を後方から押し戻すように屈曲させて整復する．受傷直後であれば無麻酔でも可能であるが，必要に応じて全身麻酔下にて行う．その後，3週間程度ギプス固定を行う．
- 靱帯損傷を伴い，整復時に関節不安定性が認められる場合は靱帯再建術を行う．

Supplement

M24-92

肘内障

pulled elbow

■原因
- 小児に特有の疾患で，6歳児までに好発する．小児が親などに急に手を引っ張られたり，ねじられたりした際に発症する(図1)．
- 手が末梢側に牽引されたことにより，橈骨頭が橈骨輪状靱帯から逸脱しそうになる亜脱臼の状態になる(図2)．

■症状
- 患児は腕を動かそうとすると疼痛で泣き叫ぶことがある．上肢を下垂させ動かしたがらず(図3)，前腕を回内できない．
- 肘の腫脹や変形が認められない．

■検査・診断
- 外見上で腫脹が認められず，X線所見が正常の場合，本症が疑われる．腫脹が認められるようであれば肘関節周囲の骨折や損傷を疑う．

■治療
- 徒手整復を行う．回外法(回内法)にて親指で肘頭骨を押さえ，前腕を回外するとともに肘を屈曲させるとクリック音を伴い整復される(図4)．
- 年齢とともに発症することはなくなる．後遺症が出ることは少ないが，再発の可能性を防ぐため，親などに手を引っ張らないように指導する．

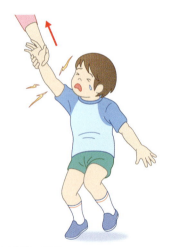

■図1　肘内障の原因
とっさに子どもの手を引っ張り上げたときなど．

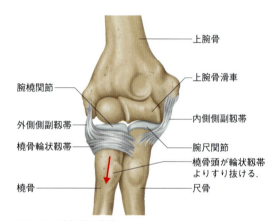

■図2　肘内障の病態
末梢に牽引され，橈骨頭が輪状靱帯よりすり抜ける．

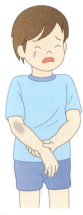

■図3　患児の状態
上肢を下垂し，前腕を回内させ腕を動かさない状態．

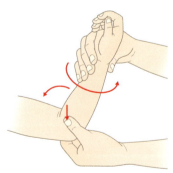

■図4　回外法

(図1〜4，落合慈之監：整形外科疾患ビジュアルブック．p.264，学研メディカル秀潤社，2012)

肘関節および前腕

尺骨神経麻痺

疾患概念
刃物などによる直接損傷や圧迫などが原因で起こる．尺骨神経が支配する手内筋の麻痺により環小指のMP関節の過伸展，PIP・DIP関節屈曲位となり鉤爪変形を呈する．

| G56.2 | ulnar nerve palsy |

- 尺骨神経は，感覚では環指尺側1/2と小指の掌背側を，運動では主に手内筋（intrinsic muscle）を支配する．
- 尺骨神経が麻痺すると，その支配する手内筋の麻痺により環小指のMP関節過伸展，PIP・DIP関節屈曲位となり，鉤爪（claw hand）変形（図2）を呈する．
- 尺骨神経麻痺の原因としては，刃物やガラスなどによる直接損傷や物理的な圧迫による間接的な損傷，また，絞扼性神経麻痺としては肘部管症候群とGuyon（ギヨン）管症候群がある．

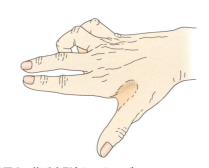

■図2　鉤爪変形（claw hand）
尺骨神経支配の手内筋の麻痺により起こり，環小指のMP関節過伸展，PIP・DIP関節屈曲位となる．

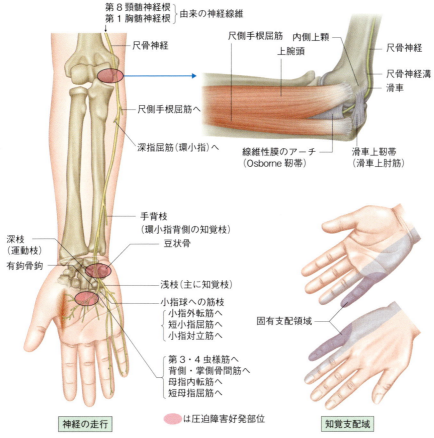

■図1　尺骨神経の走行
〔右上のみ長野　昭編（生田義和ほか）：末梢神経障害．図説整形外科診断治療講座13．p.107，メジカルビュー社，1991を改変〕

| 遠位指節間（DIP）関節：distal interphalangeal joint | 中手指節間（MP）関節：metacarpophalangeal joint | 近位指節間（PIP）関節：proximal interphalangeal joint |

上腕骨外側 / 内側上顆炎
（テニス肘，外側型野球肘 / 内側型野球肘）

M77.12　lateral supracondylar inflammation of forearm, tennis elbow

疾患概念
テニス肘は，主に短橈側手根伸筋の起始部（外側上顆部）が肘外側で障害されることにより起こる．野球肘は急性・慢性の肘関節痛の総称で，障害の部位によって外側型，内側型などに分類される．外側型は前腕と上腕の関節面の軟骨に変性・壊死が生じ，内側型は内側上顆炎や内側側副靱帯に損傷をきたす．

Summary Map

テニス肘
- 40〜50歳台の女性に多く，前腕伸筋腱の変性などで発症し，手首の背屈動作での疼痛が特徴的である．安静，ストレッチなどの保存療法が行われ，無効な場合には手術が行われる．

野球肘
- 野球肘は投球動作を繰り返すことで生じる肘関節痛で，外側型，内側型などがある．外側型よりも内側型の発症が多い．
- 外側型野球肘は，関節面の軟骨下骨の骨化障害から一部が離れ，進行すると関節内遊離体となる．投球後に肘外側に疼痛を自覚し，進行すると日常生活でも疼痛を感じるようになる．単純Ｘ線検査による病期に見合った治療法が選択される．
- 内側型野球肘は，上腕骨内側上顆を牽引する力が繰り返し働くことにより内側側副靱帯損傷が生じ，肘内側痛が起こる．肘関節に外反ストレスを加えた単純Ｘ線撮影で診断する．

誘因・原因

■テニス肘（図1）
- テニスのバックハンドストロークを繰り返すなど，オーバーユースによる上腕骨外側上顆に付着する伸筋腱の変性，断裂などにより発症する．
- 日常生活においては，中年女性に多く生じる．

■野球肘（図2）
- 外側型（離断性骨軟骨炎）は肘外側の軟骨下骨に外反ストレスが，内側型は肘を外反させる力が繰り返し加えられることで発症する．

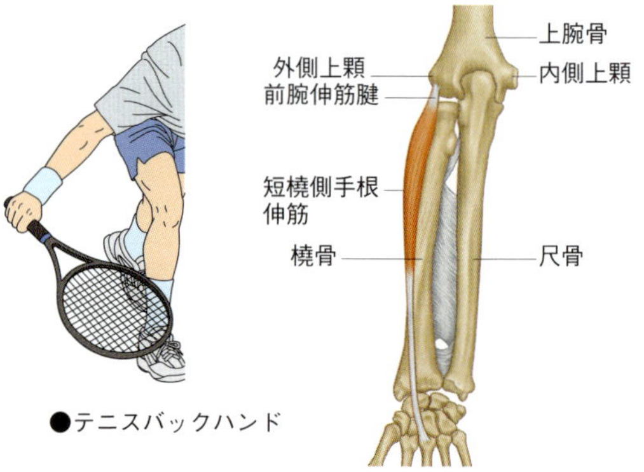

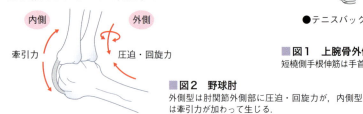

●テニスバックハンド

図1　上腕骨外側上顆炎（テニス肘）
短橈側手根伸筋は手首を伸ばす筋肉で，上腕骨外側上顆に付着する．

図2　野球肘
外側型は肘関節外側部に圧迫・回旋力が，内側型は牽引力が加わって生じる．

症状・臨床所見

■テニス肘
- 動作時に肘外側部痛が生じる．
- 労働に伴う発症が多く，タオル絞りや掃き掃除の手首を背屈する動作で疼痛が現れる．

■野球肘
- 初期には，症状はあまり発現しないか，軽微である．
- 主な症状は投球時や投球後に現れる肘外側あるいは内側の疼痛で，投球を中止して安静にすることより軽快する．重症下すると，関節可動域が制限され，日常生活においても疼痛が発現する．
- 外側型では，剥離した骨・軟骨片がはまり込んで関節が動かせなくなるロッキング症状が現れ，時

間の経過により変形性関節症をきたすことがある．
- 内側型では，肘の不安定感が現れることがある．

まれに，手の小指側にしびれが出現することがある．

検査・診断・分類

■ テニス肘
- chairテスト，トムゼンの手技，あるいは中指伸展テストにより，肘外側の疼痛誘発テストを行う（図3）．
- 腱の変性や断裂の有無の確認にはMRI検査を行う．

■ 野球肘
- 外側型では，肘関節を45°屈曲させて正面像を撮影することで，透亮期，分離期，遊離期の特異的な像を確認する（図4）．
- 内側型では，肘関節に外反ストレスを加えてX線撮影を行うことで，内側側副靱帯の障害を診断する．
- ともにMRIで正確な診断を行うことができる．

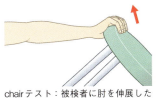 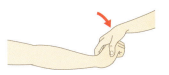 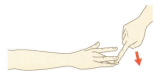

chairテスト：被検者に肘を伸展したまま椅子を持ち上げさせると（前腕は回内），外側上顆部に痛みが生じる．

トムゼン（Thomsen）の手技：被検者の手関節を肘を伸展したまま握りこぶしを背屈させておき，検者が被検者の手関節を掌屈させようとすると，外側上顆部に痛みが生じる．

中指伸展テスト：被検者に肘と中指を伸展させておき，検者がこれを掌側に圧迫すると，外側上顆に痛みが生じる．

■ 図3　上腕骨外側上顆炎における疼痛誘発テスト

（Orthopädische Praxis. 265：13，1977を参考にして作成）

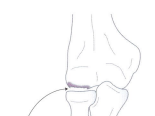 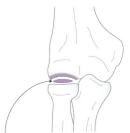 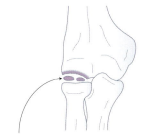

透亮期：上腕骨小頭部に透明巣（骨が薄く写る部分）を認める．

分離期：骨片との間の透明帯がみられる．

遊離期：遊離体がみられる．

■ 図4　X線正面像（肘関節45°屈曲位）

治療

■ テニス肘

[保存的治療]
- 運動を一時休止して患部を安静に保つ．
- ストレッチやスポーツ後のアイシング，湿布や塗り薬，テニス肘サポーター（テニス肘バンド），スポーツ選手では理学療法なども用いる．
- 少量のステロイド薬の患部への局所注射は有効であるが，筋肉や腱を劣化させることがあるので，短期間には2～3回を超えないようにする．

[手術療法]
- 重症の場合には，筋膜の切開や筋腱の延長など，さまざまな方法が試みられている．

■ 野球肘
- 初期には，投球動作を禁止して局所を安静にし，回復をはかる．
- 外側型の分離期後期や遊離期では遊離骨軟骨片の摘出や遊離しはじめた骨軟骨片の再固定，骨軟骨移植など，内側型の重症例では靱帯再建術などが試みられる．
- 早期に発見するためのメディカルチェックや，原因となる投球過多を抑え，適切な投球フォームを指導するなどの予防が重要となる．

肘関節および前腕

前腕部の骨折
（モンテジア骨折）

G52.90　forearm fracture, Monteggia fracture

疾患概念
尺骨近位3分の1の骨折に橈骨頭の脱臼を合併した病態である．Bado分類が用いられ，小児では1型が60〜70％と多く，橈骨頭の脱臼を見逃しやすいので，注意が必要である．

■ 誘因・原因

- 転倒・転落の際に手を地面につくなどの介達外力を受けて受傷することや，打撃を防ぐために直達外力を受けることで受傷する．
- 尺骨近位3分の1の骨折に橈骨頭の脱臼を合併する．
- 成人でもみられるが，小児で多くみられる．

■ 症状・臨床所見

- 疼痛や変形を起こす．橈骨頭の前方脱臼で後骨間神経を圧迫し，橈骨神経麻痺を起こすことがある（図1）．

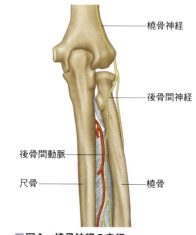

■図1　橈骨神経の走行

■ 検査・診断・分類

- 橈骨頭の脱臼が見逃されやすいので，X線検査では肘関節部を含めた評価に留意する．
- X線分類ではBado分類を用い評価する（図2）．小児では1型が60〜70％と多い．

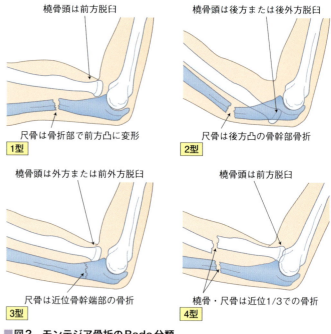

■図2　モンテジア骨折のBado分類

■ 治療

- 保存療法としては，尺骨の矯正により安定整復をえる．手術療法として観血的整復のうえ，プレート固定や髄内固定を行う．
- 小児では徒手整復と外固定を行うことが原則である．

手関節および手指

手の構造と機能

structure and function of the hand

骨・関節の構造

- 手関節は橈骨，尺骨，および8個の手根骨から成る（図1）．手根骨は近位手根列（舟状骨，月状骨，三角骨）および遠位手根列（大菱形骨，小菱形骨，有頭骨，有鉤骨）に分かれる．手根骨のうち豆状骨は尺側手根屈筋腱の中にある種子骨である．

- 橈骨と近位手根列の間を橈骨手根関節，近位と遠位手根列の間を手根中央関節といい，両者が連携して手関節の背屈掌屈および橈屈尺屈運動を行っている．

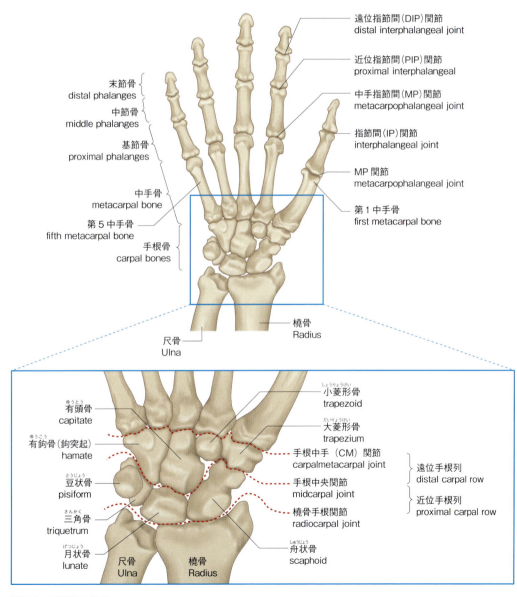

■図1　手関節の構成

- 橈骨と尺骨の遠位部の連結を遠位橈尺関節という．三角線維軟骨複合体（TFCC）で連結され，手関節の回旋運動（回内・回外運動）を司る（図2）．
- 手根骨の遠位には，5本の中手骨がある．さらに指部には基節骨，中節骨，末節骨がある．
- 手は平面的な構造でなく，縦横に美しい曲線を描いており，縦アーチ，横アーチとよばれる（図3）．手根骨と第2，3中手骨の固定された部分を中心に縦横のアーチが動くことにより，物を自由に握りつまむことができる．

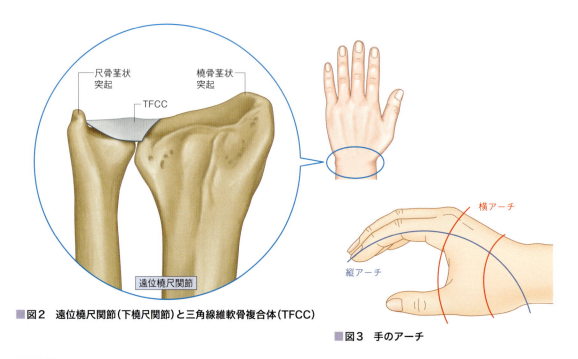

■図2　遠位橈尺関節（下橈尺関節）と三角線維軟骨複合体（TFCC）

■図3　手のアーチ

手根管

- 手掌で屈筋腱と正中神経が通る空間を手根管といい，その表層は屈筋支帯，背側は手根骨である（図4）．手根管内において正中神経の伝導速度が低下する疾患が手根管症候群（p.209）であり，指先のしびれを起こす疾患の1つである．

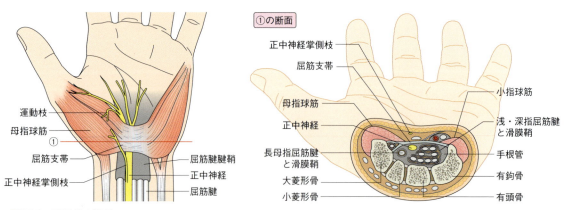

■図4　手根部の解剖
正中神経は手関節の近位で母指球部の知覚枝である掌側枝を分枝したあとに，手根骨と屈筋支帯で構成される骨線維性のトンネルの中を，長母指屈筋腱（1本）と示・中・環・小指の浅・深指屈筋腱（合計8本）とともに通過する．手根管症候群の発症には手根管の解剖学的特徴が関与している．
（落合慈之監：脳神経疾患ビジュアルブック．p.241，学研メディカル秀潤社，2009）

皮膚

- 手の皮膚は掌側と背側で全く皮膚の性質が異なる．
- 掌側皮膚は厚く耐久性に優れ，人種を問わず色素が少なく，無毛である．物をつかみやすくするために発汗があり，また皮膚と深部の間に線維があり，皮膚の動きが制限されている．個人に特有な指紋，掌紋がある．
- 背側皮膚は薄く，伸縮性，移動性に富み，関節が自由に動きやすくなっている．

筋肉，腱

- 手の運動には多数の筋肉，腱が関与している．前腕から起始し腱を介して手指に停止する外在筋，起始停止とも手部にある内在筋（手内筋）がある．
- 外在筋はさらに屈筋群と伸筋群に分けられる．内在筋には母指球筋，小指球筋，骨間筋，虫様筋がある（図5）．
- 屈筋腱はMP関節以遠では靱帯性腱鞘（滑車，pulley）に覆われており，屈曲時に腱の浮き上がり（bowstring）を防いでいる（図6）．手関節背側には伸筋支帯があり，伸筋腱を6つの区画（compartment）に分けている（図7）．

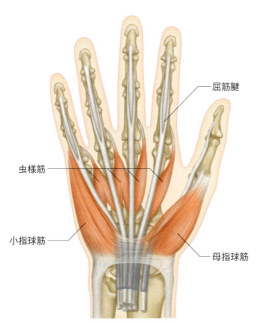

■図5　屈筋腱と内在筋

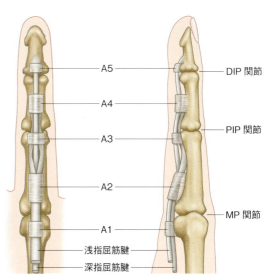

■図6　屈筋腱と靱帯性腱鞘（pulley）
靱帯性腱鞘（プーリー）は腱全体を一様に覆うのではなく，腱に大きな力がかかる所では肥厚し，指の動きをスムーズにしている．肥厚した部分をA1〜A5という．

■図7　伸筋腱と伸筋支帯（compartment）
コンパートメント（compartment）は，筋膜で区画された小空間をいう．
コンパートメント1：長母指外転筋腱と短母指伸筋腱
コンパートメント2：長橈側手根伸筋腱と短橈側手根伸筋腱
コンパートメント3：長母指伸筋腱
コンパートメント4：総指伸筋腱と示指伸筋腱
コンパートメント5：小指伸筋腱
コンパートメント6：尺側手根伸筋腱

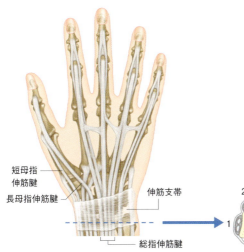

神経

- 大脳皮質の運動野，感覚野において手の占める領域は広大であり，身体のどこよりも密に神経支配がなされている(図8).
- 掌側では手掌中央を正中神経，尺側を尺骨神経が走行し，総指神経，指神経に分岐している．手の知覚は掌側の橈側寄りが正中神経，背側が橈骨神経，尺側は掌側背側とも尺骨神経により支配されている(図9).

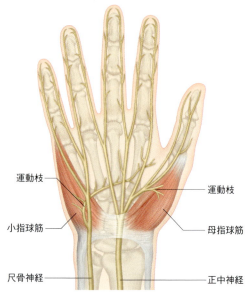

■図8　手の神経

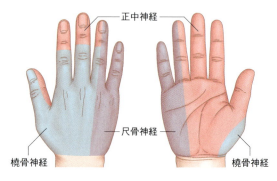

■図9　手の知覚神経支配

血管

- 動脈は橈骨動脈(radial artery)と尺骨動脈(ulnar artery)があり，手掌で吻合して動脈弓を形成，そこから総指動脈，指動脈が分岐して指尖にいたっている(図10)．静脈は背側に皮下静脈が発達している(図11).

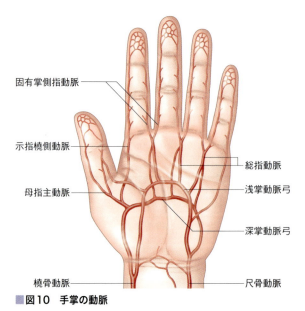

■図10　手掌の動脈

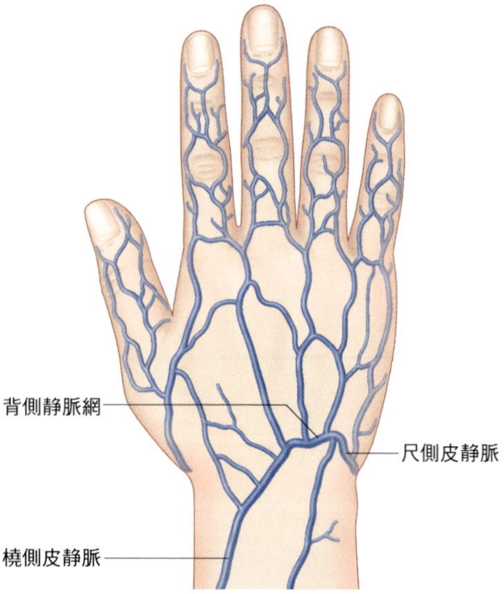

■図11　手背の静脈

手の皮線, ランドマーク

- 手の掌側面には多数のしわ, すなわち皮線 (crease) があり (図12), これは手指の円滑な運動の助けになるとともに, 深部構造のランドマークともなっている (図13). 診断や治療計画において有用である.
- 遠位手首皮線の位置には橈側に舟状骨結節, 尺側に豆状骨を触知できる. 橈骨手根関節はこれよりも近位にある. 遠位には大菱形骨結節, 有鉤骨鉤突起をやや深部に触知する.
- 手の背側面には皮線がなく, 橈骨茎状突起, 尺骨茎状突起, Lister 結節が骨関節の指標となる (図14). 母指を自動伸展したときにできる短母指伸筋腱と長母指伸筋腱の間のくぼみは, 解剖学的嗅ぎタバコ入れ (anatomical snuff box) とよばれ, 舟状骨体部や橈骨動脈深枝の位置に一致する (図15).

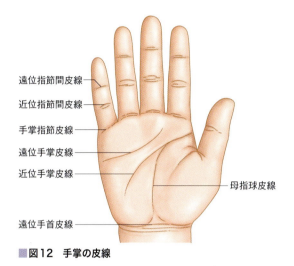

■図12　手掌の皮線

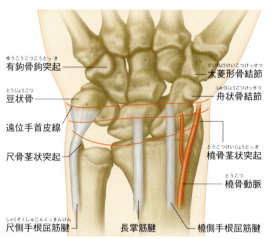

■図13　手関節掌側のランドマーク

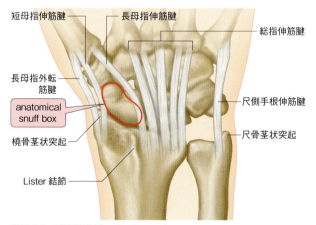

■図14　手関節背側のランドマーク

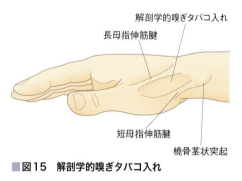

■図15　解剖学的嗅ぎタバコ入れ

尺側皮静脈：basilic vein　｜　橈側皮静脈：cephalic vein　｜　遠位指節間 (DIP)：distal interphalangeal　｜　指節間 (IP)：interphalangeal　｜　中手指節間 (MP) 関節：metacarpophalangeal joint　｜　近位指節間 (PIP)：proximal interphalangeal　｜　三角線維軟骨複合体 (TFCC)：triangular fibrocartilage complex

手関節および手指

手関節部の骨折

S62.80　wrist fracture

疾患概念

手関節部の骨折は橈骨遠位端，手根骨の舟状骨，月状骨，三角骨，有鉤骨などにみられる．橈骨遠位端骨折は高齢者が転倒して手をついたときに発生することが多い．手根骨骨折は初診時見逃されることが多い骨折である．そのなかでは舟状骨骨折が圧倒的に多い．偽関節になることもしばしばあり，早期の診断治療が重要である．

Summary Map

| 誘因・原因 |
- 橈骨遠位端骨折：骨粗鬆症を有する高齢の女性に多い．
- 手根骨骨折：舟状骨骨折が圧倒的に多く，橈骨遠位端骨折と同様に手をついて転倒したときに発生する．有鉤骨骨折（鉤突起骨折）は，ほとんどがスポーツ活動中に発生する．

● **用語解説**

回内回外
手掌を上に向けた状態から下に向ける動作を回内，その逆の動作を回外という．

回外位

回内位

| 病態 |
- 関節外骨折（コレス骨折，スミス骨折）と関節内骨折がある．骨折の形態を正確に診断し，早期の機能回復がはかれる治療を選択することが重要である．
- 橈骨遠位端骨折では，手掌側を走行する正中神経（p.378参照）が圧迫されて母指～環指までの感覚障害が起こることがある（手根管症候群）．
- 舟状骨骨折では，治療を受けずに放置された場合に，偽関節（癒合しない骨折）となることがある．

| 症状・臨床所見 |
- 橈骨遠位端骨折：関節外骨折のコレス骨折では「フォーク状変形」という特有の変形がみられる．
- 手根骨骨折：舟状骨骨折では背側の解剖学的嗅ぎタバコ入れに圧痛，腫脹を生ずる．有鉤骨骨折では手掌の尺側，豆状骨の遠位橈側に圧痛を生じる．

| 検査・診断・分類 |
- 橈骨遠位端骨折：単純X線撮影でほとんどの診断が可能である．
- 手根骨骨折：舟状骨骨折ではMRI検査が有効である．有鉤骨骨折ではCT検査を行うのが確実である．

| 治療 |
- 橈骨遠位端骨折：転位（骨位置のずれ）が少ない場合には簡単な副木ないしはスプリント固定，転位が大きい場合は徒手整復後のギプス固定か手術療法．
- 手根骨骨折：舟状骨骨折では，転位が少ない場合にはギプス固定，転位が大きい場合などはヘッドレススクリュー（headless screw）を挿入する手術が一般的．有鉤骨骨折では骨片摘出術を行うのが一般的．

誘因・原因

■橈骨遠位端骨折
- 橈骨遠位端骨折（distal radius fracture）は，骨粗鬆症を有する高齢の女性に多く，転倒して手をついたときに発生する．若年者ではスポーツ活動中などに発生することが多い．

■手根骨骨折
- 舟状骨骨折：橈骨遠位端骨折と同様に手をついて転倒したときに発生する．とくに若年者のスポーツ活動で発生することが多い．高齢者では舟状骨骨折はまれである．
- 有鉤骨骨折（鉤突起骨折）：ほとんどがスポーツ活動中に発生する．野球のバットのグリップエンド，テニスのラケットなどにより，手掌部尺側に衝撃が加わり発生する．

症状・臨床所見

■橈骨遠位端骨折
- 手関節の運動痛，腫脹が高度である．手関節の背屈掌屈のみならず，回内回外*制限も生ずる．コレス骨折（Colles' fracture）では外見上「フォーク状変形（dinner fork deformity）」という特有の変形がみられる（図1）．

■手根骨骨折
- 舟状骨骨折（scaphoid fracture）：手関節の掌側では舟状骨結節（図2），背側では，解剖学的嗅ぎタバコ入れ（anatomical snuff box：図3）に圧痛，腫脹を生ずる．手関節の掌屈，背屈で運動時痛が強い．しかし，なかには疼痛が軽く本人が骨折に気がつかないまま偽関節になってしまうこともある．
- 有鉤骨骨折（hamate fracture）：有鉤骨鉤突起骨折（図4）ともいう．手掌の尺側，豆状骨の遠位橈側に有鉤骨鉤突起（図5）を触れるが，この部位に圧痛が強く，バットやラケットを握れない．

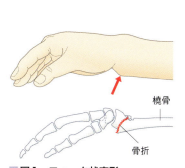

■図1 フォーク状変形（コレス骨折）

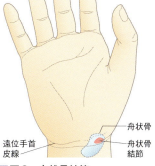

■図2 舟状骨結節（ランドマーク）

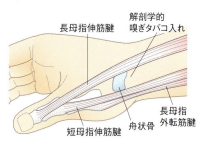

■図3 解剖学的嗅ぎタバコ入れ内の舟状骨（ランドマーク）

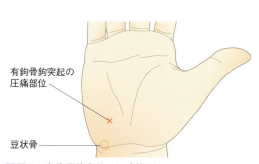

■図4 有鉤骨鉤突起の圧痛箇所

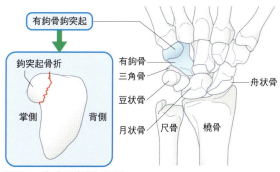

■図5 有鉤骨鉤突起骨折

検査・診断・分類

■橈骨遠位端骨折（図6）
- 単純X線撮影でほとんどの診断が可能である．
- 骨折が関節面に及んでいるときには，3D-CT検査が骨折型や転位の正確な診断に有用である．
- 骨折線が単純X線撮影では見えない潜在性の骨折もあり，MRIが骨折の有無の判定に有用である．

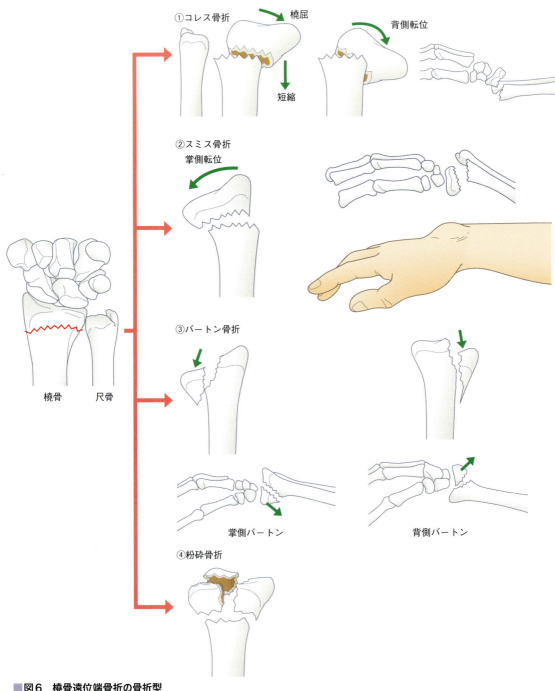

■図6　橈骨遠位端骨折の骨折型

- 骨折線が関節内に及ばない関節外骨折と，関節面に及ぶ関節内骨折がある．前者は遠位骨片が背側に転位するコレス骨折（図7）と，掌側に転位するスミス骨折がある．コレス骨折のほうが圧倒的に多い．後者にはバートン骨折や，多様な粉砕骨折がある

■ **手根骨骨折**
- 舟状骨骨折：手関節単純X線2方向では舟状骨折はわかりづらい（図8）．斜方向，または尺屈位で判明することもあるが，初診時には骨折線が見えないこともあり，見逃されることも多い．骨折が疑わしければMRI検査が有効である．骨折型を確認するには3D-CT検査を行う．
- 有鉤骨骨折（鉤突起骨折）：手関節単純X線2方向では診断できない．手根管撮影で骨折線を描出できることが多いが，CT検査を行うのが確実である．舟状骨骨折と同様に見逃されやすい骨折である．

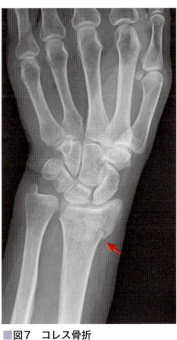
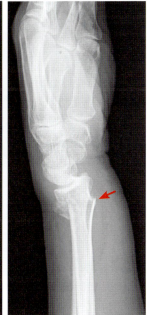

■図7　コレス骨折

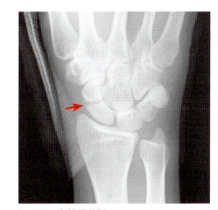

■図8　舟状骨骨折

治療

■ **橈骨遠位端骨折**
- 転位が少ない場合には，簡単な副木ないしはスプリント固定を行う．高齢者では多少の転位が残っても不自由さを訴えないことが多い．手指，肩など周辺の関節はよく動かすことに努め，余分な拘縮をつくらないことが重要である．
- 転位が大きいときには，徒手整復を行いギプス固定（図9）するか，手術療法のいずれかを選択する．
・徒手整復・ギプス固定：適切な麻酔下に手を牽引しつつ転位した骨片を整復する．4～6週間ギプス固定を行う．コレス骨折では再転位を防ぐために尺屈・掌屈位で固定する．しかし，高齢者では整復してもギプス内で再転位を起こすことが多い．

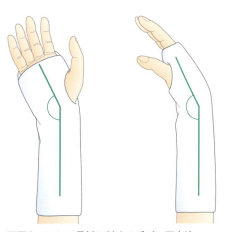

■図9　コレス骨折に対するギプス固定法

・手術療法：徒手整復・ギプス固定では良好な整復位を維持できないときに行う．関節内骨折では関節面の転位を正確に整復することが重要であり，手術療法が必須である．手術療法に用いられる内固定材により，経皮的鋼線固定(図10)，創外固定(図11)，プレート固定(図12)，髄内釘などさまざまな方法がある．近年では固定力の強い「ロッキングプレート(図13)」が開発されたことにより，プレート固定が多く行われるようになっている．

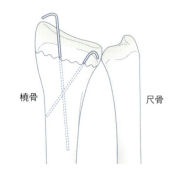
■図10　経皮的鋼線固定(Kapandji法)

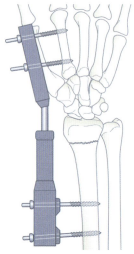
■図11　創外固定

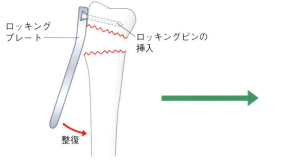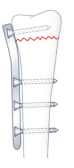
■図12　プレート固定

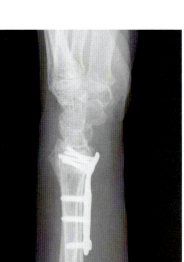
■図13　コレス骨折のロッキングプレート固定

- 橈骨遠位端粉砕骨折には，プレート固定と創外固定を併用することもある（図14）．

■ **手根骨骨折**
- 舟状骨骨折：転位が少ない場合にはギプス固定を行うが，6〜8週と長期の固定を要する．転位が大きい，もしくは転位が少なくても早期のスポーツ復帰を望む患者には手術を行う（図15）．小切開でヘッドレススクリュー（headless screw）固定を挿入する手術（図16）が一般的である．骨折が治療されないまま放置されると偽関節となる．腸骨からの骨移植を行う（Russe法）．
- 有鉤骨骨折（鉤突起骨折）：保存治療（ギプス固定）では骨癒合は得られず，また骨接合術も困難である．早期スポーツ復帰のためには骨片摘出術を行うのが一般的である．

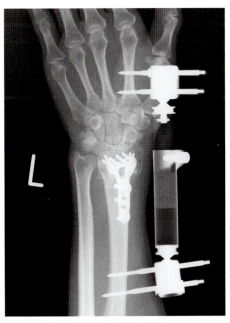

■ 図14 橈骨遠位端粉砕骨折に対するプレート固定と創外固定の併用

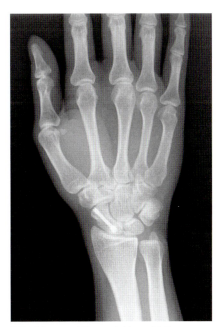

■ 図16 ヘッドレススクリュー固定

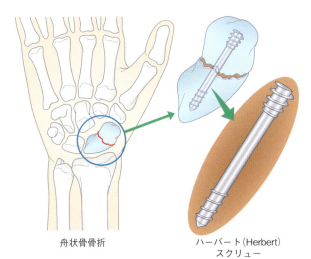

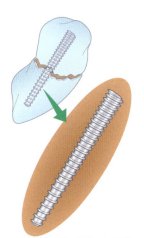

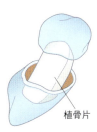

植骨片

偽関節に対する骨移植（Russe法）

舟状骨骨折　　ハーバート（Herbert）スクリュー　　アキュトラック（Acutrak®）スクリュー

■ 図15 舟状骨骨折に対する手術

手関節および手指

手指の骨折・脱臼

fracture-dislocation of the thumb and fingers

疾患概念
中手骨，基節骨から末節骨までどの骨にも骨折・脱臼は起こりうる．開放骨折でない場合，一般的には保存治療が行われることが多いが，関節内骨折や指の回旋変形を伴う骨折の場合には手術治療が選択される．

Summary Map

誘因・原因
- 転倒やボールが当たることなどにより骨折・脱臼を起こす．

症状・臨床所見
- 受傷部位の腫脹，疼痛．

検査・診断・分類
- 2方向X線撮影（正面，側面）が必須．骨折の形態評価にはCT検査が有用．

治療
- 中手骨骨折は保存治療が原則である．関節脱臼ではPIP関節の背側脱臼が最も多い．PIP関節やDIP関節脱臼は徒手整復を行う．

誘因・原因
- 転倒して指を地面についたり，ボールが当たることなどにより骨折・脱臼を起こすことが多い．
- 業務中の事故（機械への巻き込みなど）では，開放骨折が多い．

症状・臨床所見
- 受傷部位の腫脹，疼痛が高度である．
- 関節の可動域制限もみられる．

検査・診断・分類
- 受傷部位の正確な2方向X線撮影が必須である．
- 骨折の形態を正確に評価するにはCT検査が有用である．
- 指の骨折は骨折する部位によって中手骨骨折と指骨（基節骨，中節骨，末節骨）の骨折とに分かれる（図1）．
- 中手骨骨折では母指以外のMP関節近くに生じる骨折をボクサー骨折といい，母指の第1中手骨の近位部の骨折をベネット骨折という．
- 指骨の骨折では，ボールなどが指先に当たって起こる骨性槌指がある（マレット骨折）．指伸筋腱が付着する末節骨の骨片が剥離して起こる．骨折ではなく，伸筋腱が断裂してDIP関節の屈曲変形を生ずる場合を腱性槌指という．

治療
- 中手骨骨折：保存治療を行うことが多い．なるべく早期に可動域訓練を行うのがよい．変形が大きいときには手術（鋼線固定やプレート固定）を行うこともある（図2, 3）．

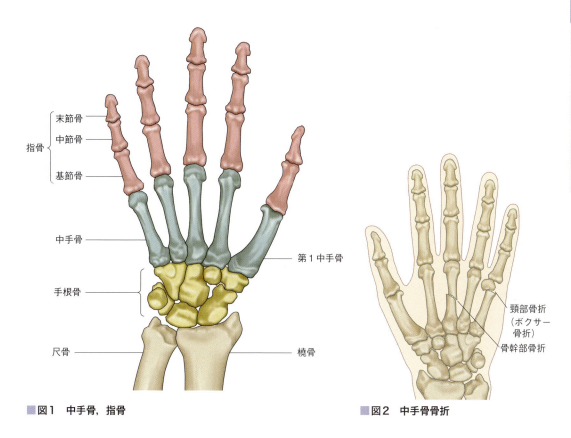

■図1　中手骨，指骨

■図2　中手骨骨折

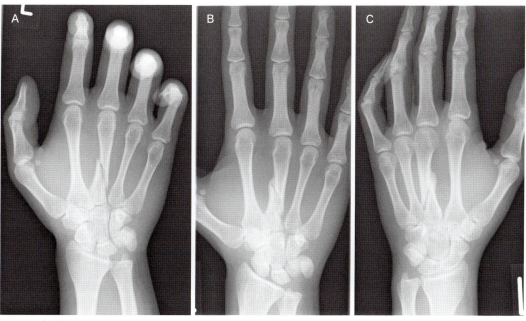

■図3　中手骨骨折X線写真
A:中手骨骨折，B, C：保存治療後

- ベネット骨折：第1中手骨の近位部の骨折で，長母指外転筋の牽引力により転位が起こる．関節面の転位を正確に整復して鋼線固定することが必要である（図4, 5）．

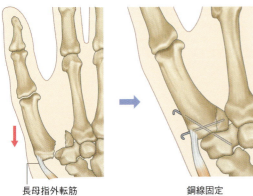

■図4　ベネット骨折

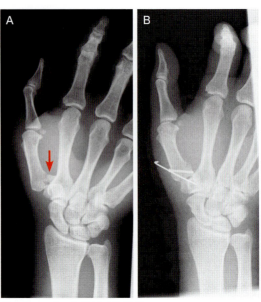

■図5　ベネット骨折X線写真
A：受傷時，B：内固定術後

- 指骨の骨折：転位が大きければ整復し，安定していれば副木やbuddy tapingで固定する．不安定な骨折は鋼線やスクリューによる内固定を行う（図6, 7）．

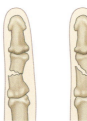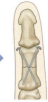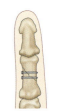

■図6　指骨の骨折

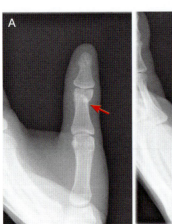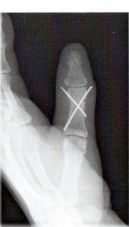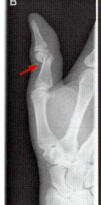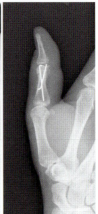

■図7　指骨の骨折X線写真

- 骨性槌指：転位が大きければ鋼線固定を行う（石黒法）（図8, 9）．
- 関節脱臼：PIP関節の背側脱臼が最も多い．PIP関節やDIP関節脱臼は徒手整復を行う．過伸展方向に牽引して整復する．整復後はテーピングなど簡単な固定でよい．MP関節脱臼は徒手整復が不能であるので観血整復を行う（図10）．

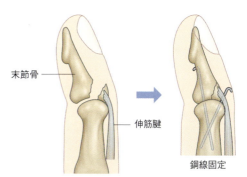

■図8　骨性槌指の手術（石黒法）

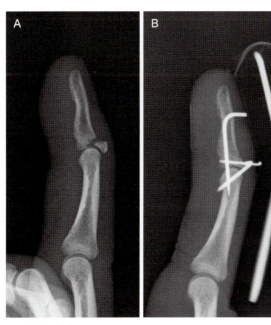

■図9　骨性槌指X線写真
A：骨性槌指，B：石黒法術後

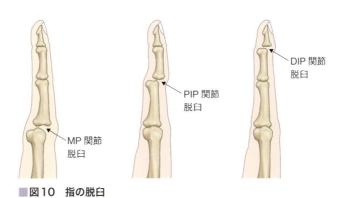

■図10　指の脱臼

遠位指節間（DIP）関節：distal interphalangeal joint　｜　近位指節間（PIP）関節：proximal interphalangeal joint　｜　中手指節間（MP）関節：metacarpophalangeal joint

手関節および手指

腱損傷

T146　tendinous injury

疾患概念
腱の断裂には開放性の断裂と，皮下断裂がある．前者の場合は早期に一次縫合を行うのが原則である．挫滅など断端の損傷が著しい場合は腱移植術や腱移行術を行う．皮下断裂では一次縫合は困難であり，やはり腱移行術や腱移植術を行う．

Summary Map

誘因・原因	●包丁，ナイフなどによる切創に伴う開放性の断裂と，腱の変性が基盤にある皮下断裂とがある．
病態	●屈筋腱が断裂すると指の自動屈曲が不能，伸筋腱が断裂すると指の自動伸展が不能となる．
症状・臨床所見	●関節の他動運動は保たれているが，自動運動ができなくなる．
検査・診断・分類	●病歴，創の状態，運動の観察により，ほとんどの場合診断可能である．
治療	●腱縫合術，腱移植術，腱移行術を行う．

誘因・原因

- 開放性の断裂は，包丁，ナイフなどによる切創に伴うことが多い．
- 皮下断裂は，腱の変性が基盤にある．長母指伸筋腱断裂は，橈骨遠位端骨折後にしばしば発生する．
- 関節リウマチでは滑膜炎によって腱の変性が起こり，小指固有伸筋，総指伸筋などが皮下断裂を起こす．

症状・臨床所見

- 関節の他動運動は保たれているが，自動運動ができなくなる．
- DIP関節の屈曲が不能であれば深指屈筋腱が断裂しているなど，運動の観察によってどの腱が断裂しているか診断可能である（図1）．

検査・診断・分類

- 病歴の聴取，創の状態や運動の観察により，ほとんどの場合診断可能である．
- 画像診断は困難であるが，皮下断裂の場合はエコー，CT，MRIが診断の補助となることもある．

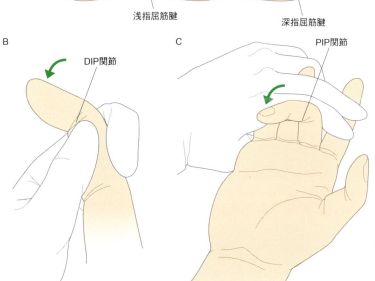

■ 図1　屈筋腱断裂の診断
A：指の屈筋腱
B：深指屈筋腱断裂の診断；DIP関節が自動屈曲可能かをみる．
C：浅指屈筋腱断裂を診断；検者が他の指を伸展位に保持し，患指のPIP関節が自動屈曲可能かをみる．

治療

■腱縫合術
- 開放性の損傷の場合，なるべく早期に一次縫合を行うのが原則である．縫合法はPart3「腱の手術(p.119)」を参考にされたい．

■腱移植術，腱移行術
- 断裂部の挫滅が強い場合や断裂から時間が経っている場合には，腱の一次縫合が不能である．その場合には腱移植術や腱移行術を行う．
- 皮下断裂でも一次縫合は困難であるので，やはり腱移植術や腱移行術を行う．

■マレット指(槌指)に対する治療
- マレット指は，指のDIP関節部での伸筋腱皮下断裂である．指先にボールが当たったときなどに発生し，DIP関節の自動伸展が不能になる．
- 原則的に保存治療を行う．シーネやスプリントにより6週間以上固定することが必要である(図2)．

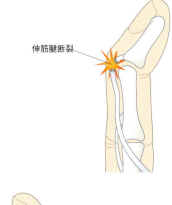

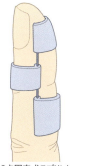

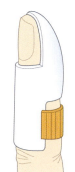

3点固定式スプリント　　　　Stackのスプリント

■ 図2　マレット指(槌指)の治療

遠位指節間(DIP)関節：distal interphalangeal joint　　|　　近位指節間(PIP)関節：proximal interphalangeal joint

Supplement

手指の拘縮
contracture of the fingers

■**誘因・原因**
- 関節の可動域が正常から減じた状態であり，さまざまな要因により発生する．

■**症状・臨床所見**
- 拘縮の原因となっている病態を見極めることは重要である．皮膚性の拘縮，腱性の拘縮，関節性の拘縮があるが，複数の要因がかかわっていることも多い(表1)．

■**検査・診断・分類**
- 拘縮が起こっている肢位によって，伸展拘縮と屈曲拘縮に分類する．

デュピュイトラン拘縮(Dupuytren's contracture)

- 手掌から指において，皮下の腱膜が線維性の硬結をつくり，手指の屈曲拘縮を起こす疾患である(図1)．
- 原因不明であり壮年期の男性に多く発症する．日常生活に不自由を感じるようになったら手術を行う．

■**治療**
- ひとたび拘縮が固定化すると，それを正常に戻すことは非常に困難である．そのため運動器疾患の治療においては可及的早期に運動を促し，拘縮の発生を防止することがなによりも重要である．

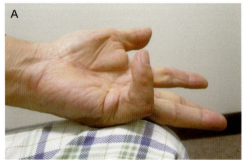
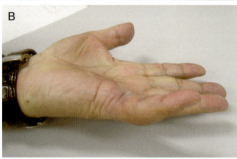

■**図1　デュピュイトラン拘縮**
A．術前：手掌から指に硬結をみる．
B．術後

■**表1　組織別にみる拘縮**

拘縮している組織	原因疾患	症状	手術治療
皮膚性拘縮	●関節を縦に横切る創 ●皮膚欠損 ●熱傷	●関節を他動的に伸ばすと皮膚が蒼白となる．	●Z形成術 ●遊離皮膚移植術など
腱性拘縮	●腱損傷，腱の癒着	●自動可動域と他動可動域に差がある． ●近位の関節を緩めると拘縮が軽減する．	●腱剥離術
関節性拘縮	●骨折，靱帯損傷，神経麻痺など	●皮膚性，腱性拘縮の症状がなく，他動可動域に制限がある．	●関節授動術

手関節および手指

手根管症候群

疾患概念
手根管内で正中神経の伝導が障害される疾患である．母指から環指のしびれ，母指球筋の筋力低下を生ずる．女性に起こる特発性のものが多い．

G56.0　carpal tunnel syndrome

Summary Map

誘因・原因	● 女性，とくに妊娠出産期や更年期に多く，女性ホルモンの影響が考えられる．
病態	● 手根管の内容物の量的変化や手根管自体の狭窄により，正中神経が圧迫される．
症状・臨床所見	● 正中神経領域のしびれ感や痛み．
検査・診断・分類	● ファーレンテスト，正中神経圧迫テスト，ティネル徴候陽性，神経伝導速度検査による，伝導速度遅延の証明．
治療	● 軽症例では安静，ビタミンB_{12}投与，副腎皮質ステロイド薬の局注など．重症例では手術．

誘因・原因

- 特発性（原因不明）が圧倒的に多い．女性，とくに妊娠出産期や更年期に多く，女性ホルモンの影響が考えられる．
- 外傷による腫脹や，関節リウマチなどの滑膜炎により生じる二次性のものもある．

症状・臨床所見

- 自覚的には正中神経領域のしびれ感や痛みを訴える．他覚的には同部位の感覚障害を生ずる．
- 進行例では母指球筋の筋力低下により対立運動（手指対立運動とは，母指と他の指を合わせてつまむ運動）の障害が出る（図1）．

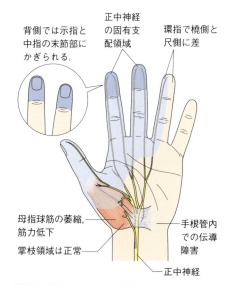

■図1　手根管症候群でみられる症状
掌側枝領域は正常で，灰色で示した範囲の感覚障害がみられる．手背部は示指と中指の末節部が障害される．環指の橈側と尺側に差を認めれば手根管症候群である可能性が高い．

検査・診断・分類

- ファーレンテスト(図2):手関節を60秒間屈曲位に保つことにより症状が増悪する.
- 正中神経圧迫テスト:手関節の掌側部を圧迫すると症状が増悪する.
- ティネル徴候(図3):手関節の掌側を打鍵器などで叩打すると末梢に放散痛が認められる.
- 正中神経の神経伝導速度検査で,手根管内での伝導遅延が認められる.

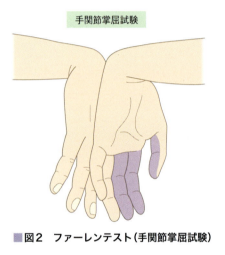

■図2 ファーレンテスト(手関節掌屈試験)

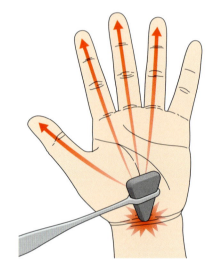

■図3 ティネル徴候

治療

- 軽症例では安静,ビタミンB_{12}投与,副腎皮質ステロイド薬の局注などにより改善することも多い.
- 症状が改善しなければ手術=手根管開放術を行う.手根管の屋根である屈筋支帯を切離して,手根管の容積を広げる手術(屈筋支帯切開法:図4)で,手掌を切開する直視下法と,鏡視下で行う方法がある.

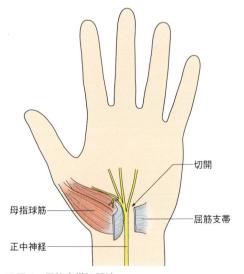

■図4 屈筋支帯切開法

狭窄性腱鞘炎（ドケルバン病，ばね指）

M65.49　M65.43　M65.34　stenotic tenosynovitis de Quervain disease trigger finger

疾患概念
腱が腱鞘内で滑動障害を起こし，指を動かす時の痛みや運動の制限をきたす疾患である．ドケルバン病は伸筋腱の橈骨茎状突起部での障害，ばね指は屈筋腱のMP関節部での障害である．

Summary Map

誘因・原因
- 発症の原因は不明であるが，手や指を酷使することも一因となる．男女比では女性に多い．

病態
- 短母指伸筋腱と長母指外転筋腱とそれらが通る腱鞘に炎症が起こるドケルバン(de Quervain)病と，指の屈筋腱を押さえている腱鞘に炎症が起こるばね指がある．

症状・臨床所見
- ドケルバン病では手関節や母指を動かしたときに，橈骨茎状突起部に疼痛を生じる．ばね指では指の屈曲，伸展時に疼痛を訴える．

検査・診断・分類
- 症状により診断は容易である．

治療
- 軽症例ではストレッチングの指導，疼痛が強ければ副腎皮質ステロイド薬と局所麻酔薬の腱鞘内注入を行う．

誘因・原因

- 腱は，力を有効に伝え，指の動きを滑らかにするよう，途中でトンネルのような腱鞘の中を通って浮き上がりを防いでいる．腱鞘内で炎症の起こる疾患が腱鞘炎である．
- 発症の原因は不明である．女性に多く，労作の量とは必ずしも関係しない．
- 近年は，パソコン作業などによる手や指を酷使することに伴って発症することが増えている．
- 腱と腱鞘のサイズの不均衡など解剖学的要因が考えられている．
- ドケルバン病は，手関節の橈側（母指側）にある腱鞘とその中を走行する短母指伸筋腱と長母指外転筋腱に炎症が起こる．
- ばね指は，指を曲げる屈筋腱と，この腱を押さえている腱鞘（A_1 pulley）との間で起こる炎症による．

症状・臨床所見

■ドケルバン(de Quervain)病
- 手関節や母指を動かしたときに，橈骨茎状突起部に疼痛を生じる．同部に圧痛が強い．
- 母指を中にして握りこぶしをつくらせ，手関節を尺屈させると強い疼痛を生じる〔アイヒホッフ(Eichhoff)テスト（従来はフィンケルシュタインテストといわれていた）：図1〕．

■ばね指
- 母指，次いで中指・環指に多くみられる．
- 指の屈曲，伸展時に疼痛を訴え，弾発現象（指の屈曲，伸展時の途中でひっかかる現象がみられ，ある一定の角度を通過すると急にバネのように屈

伸できる状態）がみられる．
- MP関節掌側に強い圧痛があり，指を自動運動させるとクリックが触知できる．重症例ではPIP関節の屈曲拘縮を起こすこともある（図2）．

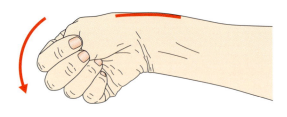

■図1　アイヒホッフテスト
母指を中にして握りこぶしをつくらせ，手関節を尺屈させると強い疼痛を生じる．

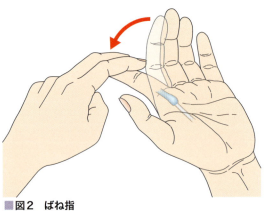

■図2　ばね指
指の屈曲伸展時に弾発現象がみられ，MP関節掌側部の腱鞘に圧痛を伴う肥厚もみられる．MP関節を過伸展させると疼痛を生じる．

検査・診断・分類

- 疼痛の症状により診断は容易である．ガングリオン（p.206参照）を合併することはしばしばある．
- 鑑別すべき疾患としては，変形性関節症による拘縮，関節リウマチ，腱損傷による弾発現象などがある．

治療

- 軽症例では，安静を保ちながらストレッチングを指導するとよい．
- 疼痛が強ければ，副腎皮質ステロイド薬と局所麻酔薬の腱鞘内注入を行う．副腎皮質ステロイド薬のなかではトリアムシノロンの有効性が高い．
- 保存治療で効果がない場合，患者が希望すれば手術を行う．局所麻酔下に狭窄部の腱鞘を切開する（図3, 4）．
- 手術の合併症として神経損傷に注意が必要である．

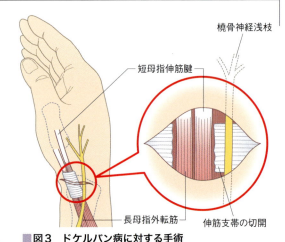

■図3　ドケルバン病に対する手術

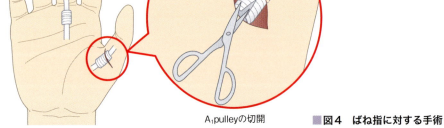

A_1 pulleyの切開　　■図4　ばね指に対する手術

MP関節：metacarpophalangea joint　　｜　　PIP関節：proximal interphalangeal joint

手の先天異常

手関節および手指

疾患概念
先天的な形態の異常である．形態異常と機能障害の程度は必ずしも一致しない．ほとんどの症例で発症の原因は不明である．治療にあたっては整容面と機能面の両者を考慮することが必要である．

Q68-70　congenital anomalies of the hand

誘因・原因

- 遺伝的要因が発症に関係することもあるが，ほとんどの症例は原因不明である．
- 骨系統疾患や症候群の一症状のこともあるので，全身的な観察も必要である．

症状・臨床所見・治療

- ほぼ出生時に診断がつく．
- 最も多いのは母指多指症であり，合指症，裂手症，先天性絞扼輪症候群などがこれに続く．

■母指多指症

- 母指の重複がみられる．分岐の位置や形態はさまざまである．多くは尺側成分が優位である（図1）．
- 手術は，1歳ころに行うことが多い．適切な皮切により橈側成分を切除，指軸を矯正，母指球筋付着部の移行により関節を安定化させる．

■合指症

- 皮膚のみの合指と骨性の合指，また2指のみの合指，3指，4指の合指があり，それぞれ後者ほど治療が困難である（図2）．
- 皮膚性合指の手術は1歳ころに行うことが多い．指間部に遊離植皮が必要である．水かき(web)をきれいに再建することが重要である．

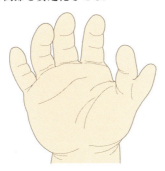

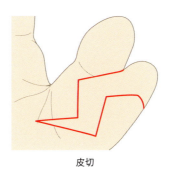
皮切

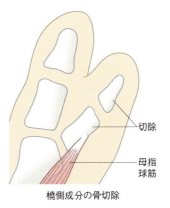
橈側成分の骨切除　切除　母指球筋

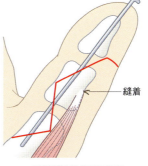
縫着
・母指球筋付着部の移行
・鋼線固定

図1　母指多指症に対する手術

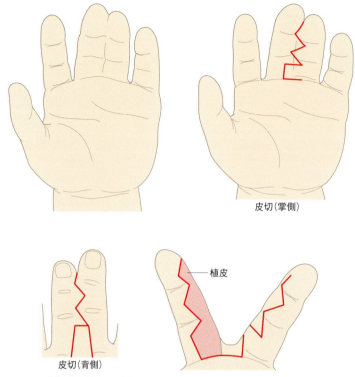

■図2　合指症に対する手術
(Bauer TB, et al：Technical modification in repair of syndacylism. Plastic and reconstructive surgery, 17：385, 1956を改変)

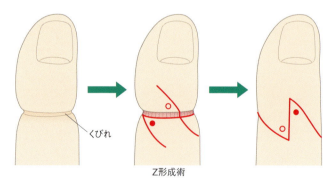

■図3　先天性絞扼輪症候群に対する手術

■先天性絞扼輪症候群
- 四肢の一部に輪状のくびれを生じ，その先の発育障害が起きる．さまざまなレベルに出現し，多発することもある．
- 絞扼が高度で循環障害が著しい場合には，生後早期に手術を行う（図3）．Z形成術（p.116参照）などにより絞扼を解除する．

骨盤の構造と機能

structure and function of the pelvis

骨盤の構造

- 骨盤（pelvis）を構成する骨は，左右の寛骨（腸骨，坐骨，恥骨）と後面の仙骨および尾骨である．
- これらの骨を，前面では恥骨結合が，後面では腸腰靱帯・後仙腸靱帯・骨間仙腸靱帯・仙腸関節が，下後方では仙棘靱帯・仙結節靱帯が強固に連結し支持している．このため，骨盤にはほとんど可動性がない．

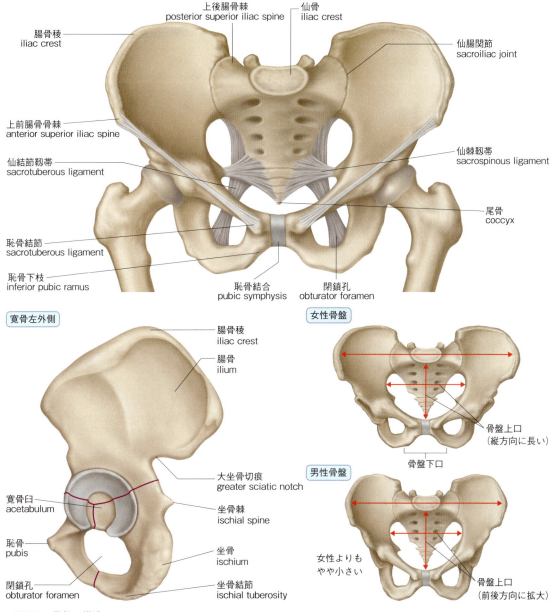

■図1　骨盤の構造

骨盤腔の神経

- 骨盤腔内に存在する脊髄神経は第2〜5腰神経(L2〜5)および第1〜4仙骨脊髄神経(S1〜4)がある．
- 仙骨神経叢はL4，L5とS1〜4より形成され，代表的なものとして坐骨神経(L4〜S3)，上殿神経(L4〜S1)，下殿神経(L5〜S2)，陰部神経(S2〜4)などがあり，骨盤骨折で損傷されることがある．

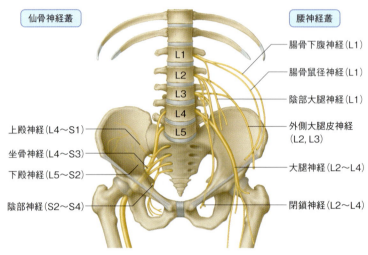

■図2　骨盤腔の神経

骨盤腔の血管

- 大動脈は第4腰椎(L4)高位で左右の総腸骨動脈となり，さらに骨盤内臓器に血液を供給する内腸骨動脈と，鼠径靱帯の血管裂孔を通り下肢に血流を供給する外腸骨動脈とに分かれている．
- 外腸骨動脈からの分岐は，深腸骨回旋動脈と下腹壁動脈の2本だが，内腸骨動脈には多数の骨盤内外にわたる分岐があり，互いに複雑に吻合しあっている．

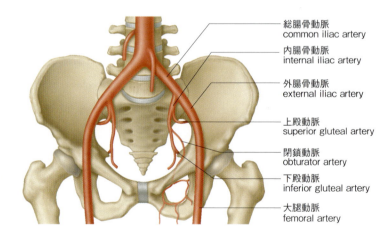

■図3　骨盤腔の血管

骨盤の機能

- 骨盤は主に次の3つの機能を果たしている．
  ①脊柱からの体重を下肢に伝達する．
  ②各種筋の付着部となっている．
  ③内臓器，血管や神経を収容・保護し，腹圧を維持する．
- 荷重の大部分は後方骨盤輪を介して伝達されるため，骨盤の安定性を評価する際には後方骨盤輪が重要な役割を果たす．恥骨枝を中心とした前方要素が荷重を伝達する比率は小さいが，骨盤輪の連続性を保つという重要な機能を担っている．

骨盤

骨盤腫瘍

| D487 | pelvic tumor |

疾患概念
骨盤部に発生する骨腫瘍は比較的まれであり，とくに原発性腫瘍は少ない．転移性腫瘍では，がんの骨転移が多い．主な原発巣は肺がん，子宮がん，乳がん，大腸がんなどである．

誘因・原因

- とくにない．
- 転移性腫瘍では，がんの骨転移によるものが多い（図1）．

症状・臨床所見

- 疼痛が初発症状であることが多い．
- 症状の進行とともに疼痛に伴う歩行障害や神経痛，麻痺などを引き起こす．

検査・診断・分類

- 腫瘍の種類によるが，単純X線にて骨溶解像から骨硬化像まで，さまざまな骨破壊像を認める（表1）．
- 病変の進展や周囲組織との関係を評価するには局所CT，MRIが有用である．
- 全身的な評価としては骨シンチグラフィや全身造影CT，腫瘍マーカーの検索が必要となる．

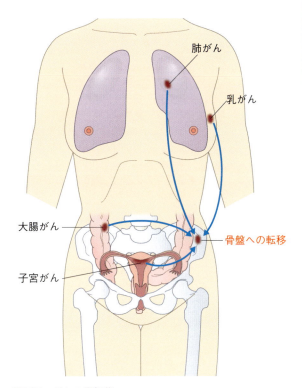

■図1　がんの骨転移

■表1　主な骨盤腫瘍

悪性腫瘍	軟骨肉腫 脊索腫 骨肉腫 ユーイング（Ewing）肉腫	骨腫瘍類似疾患	骨嚢腫 動脈瘤様骨嚢腫 骨組織球症
良性腫瘍	骨軟骨腫 骨巨細胞腫	転移性腫瘍	がんの骨転移 　肺がん 　子宮がん 　乳がん 　大腸がんなど

治療

- 転移性腫瘍の場合は原発腫瘍の種類やほかの遠隔転移の有無によって治療法が異なるが，放射線治療，化学療法とともに，根治をめざした手術療法も考慮される．
- 原発性骨腫瘍の場合も腫瘍の種類によって治療法は異なるが，放射線療法や化学療法による効果が乏しい軟骨肉腫，骨肉腫，脊索腫などでは手術療法の対象となることも多く，各種の骨盤輪再建＋患肢温存術が開発されている．

骨盤

骨盤骨折

S32.80 | pelvic fracture

疾患概念
骨盤骨折は転落・転倒・打撃など外傷により起こる．高齢者の転倒のような低エネルギー外傷に起因する安定骨折の場合は大半の患者で大きな問題なく治癒することが期待できるが，交通事故や転落による高エネルギー外傷では多発外傷になりやすく，腹腔・骨盤腔内臓器，血管，神経の損傷を合併し，全身的に重篤な状態となることも少なくない．

Summary Map

誘因・原因	●交通事故，転落，転倒，スポーツ外傷などが多い．
病態	●骨盤輪の安定が保たれていれば経過は良好であるが，交通事故や転落など高エネルギー外傷では骨折が複合的に生じることが多く，骨盤輪の破綻を伴う不安定骨折になりやすく，かつ腹腔・骨盤内臓器，血管，神経の損傷を合併し，重篤な全身症状を引き起こす場合がある． ●少年期のスポーツ活動では，筋腱の牽引力による付着部の裂離骨折が起こりやすい．
症状・臨床所見	●骨折自体の症状としては外見上の変形，疼痛，腫脹，圧痛，脚長差など．臓器・血管・神経を損傷している場合は，出血，胸腹部症状，神経症状などを合併する．
検査・診断・分類	●単純X線検査，CT，場合によっては血管造影検査を行う．
治療	●骨盤の安定性が保たれている場合は保存療法でよい．骨盤の不安定性が生じている場合は手術療法が適応となる． ●出血性ショックなどが生じている場合は全身状態の管理が最優先される．

誘因・原因

- 高エネルギー外傷：交通事故，高所からの落下など．骨盤輪の破綻を伴う不安定骨折．
- 低エネルギー外傷：高齢者の転倒，スポーツ中(必ずしも接触や転倒を伴わない)の裂離骨折など．これらは骨盤輪の破綻を伴わない安定骨折が多い．

症状・臨床所見

- 骨折による局所的症状としては，外観上の変形，疼痛，腫脹，圧痛，脚長差などが観察される．
- 高エネルギー外傷に伴う骨盤骨折では，血管・内臓器の合併損傷を伴うことも多いため，出血性ショックや，胸腹部症状，神経症状の有無を確認する．
- 骨盤骨折で合併損傷しやすい臓器は，腎臓，膀胱，子宮，腟，腸管，肛門などである．

検査・診断・分類

- 骨盤形態の評価には，単純Ｘ線で正面像と，骨盤上口からの所見（inlet view），骨盤下口からの所見（outlet view）が有用である．
- 仙腸関節などの後方要素の損傷の有無や程度の評価にはCTがきわめて重要となる．
- 合併臓器損傷の有無や評価のためにも血管造影やCTは有用である．

分類

- 作用した外力と不安定性　の種類によって分類される．タイル（Tile）分類（表1，図1）が多用されている．

■ 表1　タイル（Tile）分類
（Tile M：Acute Pelvic Fractures: I. Causation and Classification.J Am Assoc Orthop Surg, 4：143, 1996）

A型：安定（後弓部無傷）
A1：裂離損傷
A2：直達外力に起因する腸骨翼または前弓部骨折
A3：仙骨または尾骨横骨折
B型：部分的に安定（後弓部の不完全破綻）
B1：開帳（open book）損傷（外旋）
B2：側方圧迫損傷（内旋）
B2-1：同側性前後部損傷
B2-2：対側性（バケツ柄状）損傷
B3：両側性
C型：不安定（後弓部の完全破綻）
C1：片側性
C1-1：腸骨骨折
C1-2：仙腸関節脱臼骨折
C1-3：仙骨骨折
C2：両側性（一側はB型で一側はC型）
C3：両側性

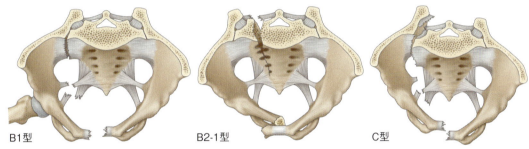

■ 図1　骨盤輪損傷のタイプの例（タイル分類）
（Tile M：Acute Pelvic Fractures: I. Causation and Classification.J Am Assoc Orthop Surg, 4：143, 1996 をもとに作成）

治療

- 内腸骨動脈損傷や膀胱損傷，大腸損傷なども起きている場合は，出血性ショックなどの全身状態の管理が最優先される．
- 初期ボーラス（急速静注）輸液投与後にも血行動態の不安定性が残存する場合には，緊急で塞栓術と創外固定器の装着を行う．
- 骨折部の治療方法は，骨盤輪の不安定性によって選択する．

- A型：保存療法が適応される．早期離床が可能なことが多い．
- B型：転位の大きいものや脚長差を大きく認める場合は手術適応となる．前方要素のみの固定で対応可能なことが多い．
- C型：前方要素，後方要素ともに不安定であり，手術により両方の安定化を行う（図2）．

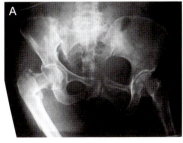
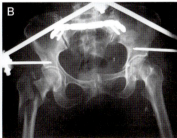

■ 図2　骨盤骨折
A：術前
B：術後
高所からの転落による高エネルギー多発外傷．骨盤C型骨折で，後方をプレート固定，前方を創外固定にて安定化をはかった．

Supplement

M1315

仙腸関節炎

arthritis of the sacroiliac joint

- 仙腸関節（図1）の関節包と靱帯付着部に初発する炎症変化に起因する腰背部痛を主訴とする疾患である．
- 安静によって改善しない腰背部痛，殿部および仙腸領域の疼痛と硬直が3か月以上持続する．

原因・誘因

- 結核菌や淋菌によるもの，血清反応陰性脊椎関節炎や亜急性骨髄炎，掌蹠膿疱症に合併するものなどがあるが，原因が明らかでないものも多い．
- 血清反応陰性脊椎関節炎とは，血清リウマチ反応が陰性，つまりリウマチが原因ではない脊椎関節炎であり，強直性脊椎炎のほか，乾癬性関節炎，ライター（Reiter）症候群，クローン（Crohn）病，潰瘍性大腸炎などがある．
- 掌蹠膿疱症は手掌（手のひら）や足蹠（足の裏）に膿疱や痂皮ができる疾患で，仙腸関節炎のほかにも，胸肋鎖骨関節炎や脊椎椎間板炎などの脊椎炎を合併することがある．

検査

- 強直性脊椎炎では，単純X線にて仙腸関節の骨性癒合と脊椎靱帯の骨化が，骨シンチグラフィにて初期より仙腸関節部の集積像が認められる．
- 血沈，CRPの亢進を認めるがリウマチ反応は陰性である．HLA-B27の陽性率が高い．
- 仙腸関節炎のX線分類を表1に示す．

■表1　仙腸関節炎のX線分類

0：	正常
1：	疑わしい変化
2：	限局した侵食像や骨硬化像
3：	進行した侵食，硬化，裂隙の拡大または狭小化
4：	完全強直

治療

- 非ステロイド性抗炎症薬（NSAIDs）を主体とした保存療法が原則であるが，変形や強直が高度な場合には手術適応となることもある．

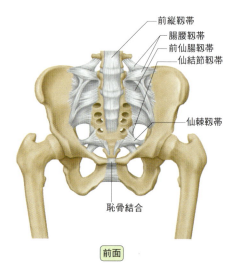

前面

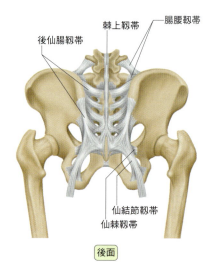

後面

■図1　仙腸関節部

股関節および大腿

股関節・大腿の構造と機能

structure and function of the hip joint, thigh

股関節と大腿骨の構造

- 股関節は骨盤と大腿骨の間の関節である．ソケットの部分に相当する寛骨臼と，ボールに相当する大腿骨頭が関節を形成する（図1A）．
- 寛骨臼と大腿骨頭の表面は硝子軟骨で覆われている．
- 関節は線維性の関節包で包まれている．関節包の内側には滑膜があり，関節の潤滑や軟骨を栄養する働きがある関節液を作っている．
- 寛骨臼縁には線維軟骨の関節唇があり，股関節の安定性を増す働きをしている（図1B）．
- 大腿骨頭の栄養は，主に大腿骨頸部後面の内側回旋動脈の分枝による．大腿骨頸部骨折では骨頭の栄養血管が損傷され，大腿骨頭壊死を生じることがある（図2）．

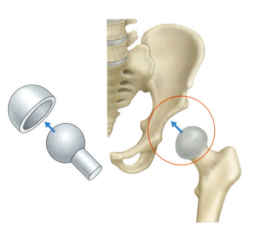
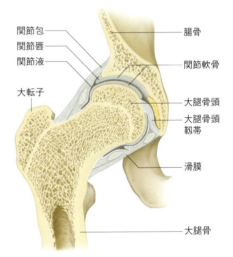

■図1　股関節の型（臼状関節）と構造

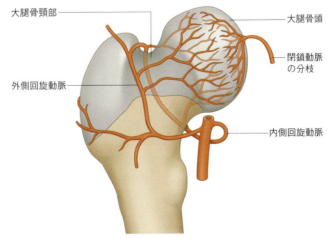

■図2　大腿骨頭の栄養血管

股関節を動かす主な筋

- 股関節を動かす主な筋には、伸展筋の大殿筋、外転筋の中殿筋、屈曲筋の腸腰筋、内転筋の大内転筋などがある(図3).
- 中殿筋は骨盤を支える重要な働きをしている.
- 中殿筋が働かないと、片脚で立ったときに反対側の骨盤が下がって体が傾いてしまう. このことをトレンデレンブルグ徴候という(図4).

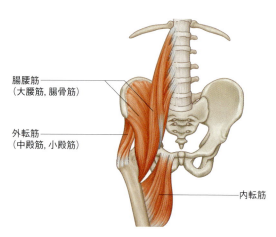

■図3 股関節を動かす主な筋

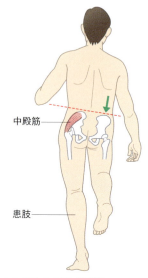

■図4 トレンデレンブルグ徴候
中殿筋筋力低下のため、患肢で片脚起立をすると、健側の骨盤が下がり、体幹も傾く徴候を示す.

股関節の可動域

- 股関節は大きな可動域をもっている. 屈曲・伸展、外転・内転、内旋・外旋の運動の方向がある(図5, p.42参照).

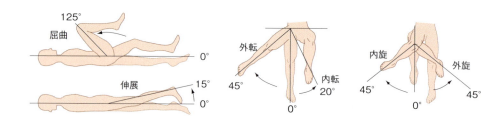

■図5 股関節の可動域

股関節の障害による異常歩行(p.44参照)

- 股関節の障害によって異常歩行(跛行)が生じる. 外転筋不全による異常歩行をトレンデレンブルグ跛行という.
- 脚長差のために肩が下がる異常歩行を墜下性跛行という.
- 股関節の疼痛のために、患肢での立脚時間を短くする異常歩行を逃避性跛行という.

Supplement

内反股・外反股

coxa vara, coxa valga

内反股

- 大腿骨骨幹部と大腿骨頸部との成す角度を頸体角という。成長とともに減少する。成人の頸体角の正常値は，125〜135°である（図1）．
- 内反股は，頸体角が正常より小さい状態をいう．直角に近づくようになる．
- 内反股は先天性内反股，くる病，ペルテス（Perthes）病，大腿骨頸部内側骨折などが原因となる．
- 股関節痛と異常歩行（跛行）が特徴的で，トレンデレンブルグ徴候は陽性になる．
- 大腿骨頭中心から足関節中心を結ぶ下肢機能軸（ミクリッツ線：Mikulicz line）が内側になり，内反膝（O脚）になる（図2）．

外反股

- 外反股は頸体角が正常より大きく，大腿骨頸部が垂直に近い状態をいう．
- 外反股は先天性股関節脱臼，くる病，骨折，多発性外骨腫，乳児化膿性股関節炎，くる病などの先天的な疾患や，二分脊椎，脳性麻痺，ポリオなどの麻痺性疾患でもみられる．
- 下肢機能軸（ミクリッツ線）が外側になり，外反膝（X脚）になる．
- 内反股・外反股は，悪化すると変形性股関節症を発症し，手術適応となる．
- 棘果長（SMD：spinomalleolus distance）と，転子果長（TMD：trochantomalleolus distance）の左右差で内反股，外反股，変形性関節症，大腿骨頸部の骨折などが考えられる（図3）．大腿骨頭の位置の異常，大腿骨頸部骨折，脱臼や大腿骨頭角の異常（内反股，外反股）が考えられる．

(図1〜3, 落合慈之：監：整形外科疾患ビジュアルブック, p.370, 学研メディカル秀潤社，2012)

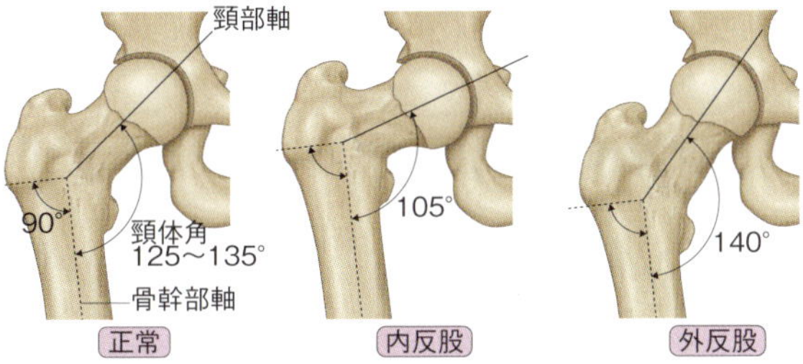

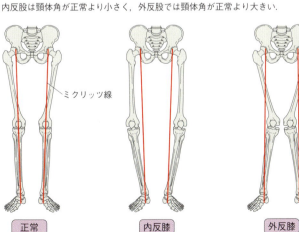

■ 図1　正常な頸体角と内反股・外反股
内反股は頸体角が正常より小さく，外反股では頸体角が正常より大きい．

■ 図2　正常な下肢機能軸と内反膝・外反膝
下肢機能軸（ミクリッツ線）は通常，膝関節の中心を通る．これが膝関節の内側に移動すると内反膝となり，膝の外側に移動すると外反膝となる．

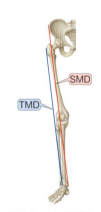

■ 図3　棘果長（SMD）と転子果長（TMD）
SMDとは上前腸骨棘から脛骨内果，TMDとは大腿骨大転子から脛骨外果をいう．

股関節および大腿

変形性股関節症

M16.9　osteoarthritis of the hip

疾患概念
変形性股関節症は，股関節の関節軟骨の変性と磨耗を生じる非炎症性の変性疾患である．進行すると反応性の骨増殖や骨吸収が関節周囲に生じ，関節は変形していく

Summary Map

誘因・原因
- 老化による軟骨の変性や，**臼蓋形成不全**などが原因になる．

病態
- 関節軟骨が進行性に**変性**，**磨耗**する．
- 周囲の骨の増殖性変化が生じ，関節軟骨に接する骨の突出（**骨棘**）が形成されたり，軟骨下の骨が硬化したりする．荷重部の軟骨下の骨内に**骨囊胞**が形成されることがある．こうした変化によって関節はしだいに変形していく．

症状・臨床所見
- **疼痛**や**可動域制限**のために日常の生活動作が不自由になる．

検査・診断・分類
- 単純X線写真で関節裂隙の狭小化などがみられる．裂隙の程度によって病期分類される．

治療
- 保存治療，**骨切り術**や**人工股関節置換術**が行われる．

誘因・原因

- 初老期以降に生じる老化による軟骨の変性が原因と考えられる一次性と，特定の原因が推定できる二次性の変形性股関節症がある．
- 二次性の変形性股関節症の原因として最も多いのは，先天性股関節脱臼や臼蓋形成不全（acetabular aplasia：図1）*などに起因する「亜脱臼性股関節症」である．

● 用語解説

臼蓋形成不全
先天性股関節脱臼に起因するものや，臼蓋の発育不全によるものがある．

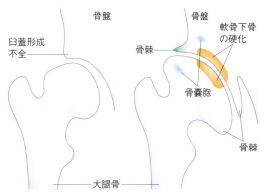

■ 図1 臼蓋形成不全による変形性股関節症
〔日本整形外科学会ホームページ：整形外科/運動器 症状・病気をしらべる，変形性股関節症．
https://www.joa.or.jp/jp/public/sick/condition/hip_osteoarthritis.html，（2016年11月4日検索）を参考にして作成〕

症状・臨床所見

- 疼痛や可動域制限が生じるために，日常生活動作が不自由になる．
- 続けて歩ける距離が短くなり，進行すると自発痛も生じるようになる．階段の昇降や，しゃがみこみ，立ち上がりが困難になる．
- 可動域制限が進行すると足の爪切りや靴下の着脱が困難になる．

検査・診断・分類

■ 単純X線検査
- 関節裂隙の狭小化，骨棘の形成，軟骨下骨の硬化，骨囊胞などがみられる．
- 関節裂隙の狭小化の程度によって，狭小化のない前期股関節症，狭小化の始まった初期股関節症，一部の関節裂隙が消失した進行期股関節症，広範に消失した末期股関節症に病期分類される（図2）．

■ 血液検査
- 明らかな異常を示さない．ほかの関節疾患を除外するために行われることがある．

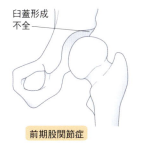
前期股関節症

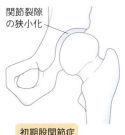
初期股関節症

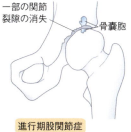
進行期股関節症

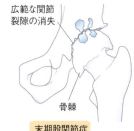
末期股関節症

■ 図2 病期分類

治療

保存治療

- 体重の減量や日常生活の調整などを行い，杖の使用も検討する．
- 非ステロイド性抗炎症薬（NSAIDs）が対症的に使われる

手術治療

- 主に骨切り術（osteotomy：図3）と人工股関節置換術（total hip arthroplasty：図4）がある．

■ 骨切り術
- 大腿骨側の骨切り術には，大腿骨近位部を内反させることによって大腿骨頭の求心性の改善する内反骨切り術や，大腿骨近位部を外反させることによって荷重部を内側に移動する外反骨切り術がある．
- 骨盤側の骨切り術には，寛骨臼をくり抜いて移動させることによって臼蓋形成不全を改善する寛骨臼回転骨切り術などがある（p.168参照）．

■ 人工股関節置換術
- 進行した例では人工股関節置換術が行われる（p.168参照）．
- インプラントの固定に骨セメントを用いるセメント固定型と，骨セメントを用いないセメントレス固定型がある．長年にわたって疼痛の著しい軽減と日常生活動作の改善が期待できる．
- 人工股関節の臨床成績は大きく向上している．現在では，術後10年間で90％以上の耐久性があるとされている．
- 除痛効果が高いために若年者に対しても行われるようになっているが，長期的には関節部分の磨耗や緩みのために再置換手術が必要になることがある．

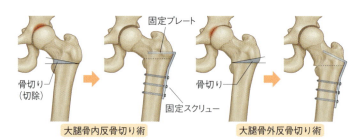

■ 図3　骨切り術

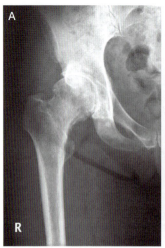
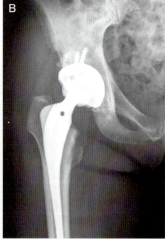
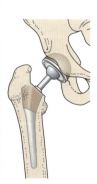

■ 図4　人工股関節置換術
A：術前；変形性股関節症．関節裂隙の狭小化がみられる．
B：術後；セメントレス型人工股関節．大腿骨と臼蓋コンポーネントからできている．

非ステロイド性抗炎症薬（NSAIDs）：nonsteroidal anti-inflammatory drugs

股関節および大腿

特発性大腿骨頭壊死

M87.05　idiopathic necrosis of femoral head

疾患概念
大腿骨頭壊死は大腿骨頭への血流が阻害されることによって起きる．大腿骨頸部骨折など原因がわかっているものは二次性（症候性）大腿骨頭壊死といわれるが，これに対して原因が不明なものを特発性大腿骨頭壊死とよぶ．

Summary Map

| 誘因・原因 | ● **ステロイド性**，**アルコール性**，**狭義の特発性**の3群に分けられる．副腎皮質ステロイド薬やアルコールによって大腿骨頭に血流障害が起こり，大腿骨頭内に壊死した部分が生じる． |

| 病態 | ● 壊死が荷重部に生じると，壊死部は骨折を起こして圧潰する．大腿骨頭と骨盤側の寛骨臼との適合性が失われ，**変形性関節症**が進行する． |

| 症状・臨床所見 | ● 股関節の**疼痛**，**可動域制限**が生じる． |

| 検査・診断・分類 | ● 単純X線検査では**帯状硬化像**などが，MRIではT1強調像で帯状低信号域がみられる． |

| 治療 | ● **骨切り術**や**人工股関節置換術**． |

誘因・原因

- 特発性大腿骨頭壊死は，ステロイド性，アルコール性，狭義の特発性の3群に分けられる．
- 副腎皮質ステロイド薬の投与やアルコール摂取が大腿骨頭の血流障害に関与していると考えられるが，発生機序についてはわかっていない．
- 血流障害によって，大腿骨頭内に壊死した部分が生じ，壊死が荷重部の広い範囲に生じると，日常生活で繰り返される荷重のために，やがて壊死部は骨折を起こして圧潰する．
- 大腿骨頭が圧潰すると球状でなくなるため，骨盤側の寛骨臼と適合性が失われる．このために次第に関節軟骨が変性，磨耗し変形性関節症が進行していく（図1）．

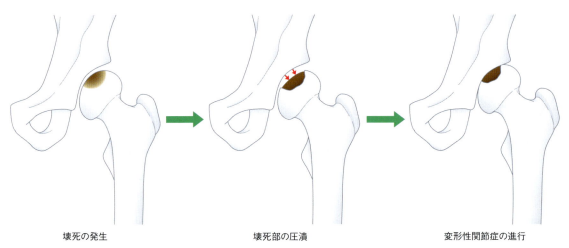

壊死の発生　　　　　　壊死部の圧潰　　　　　　変形性関節症の進行

■図1　大腿骨頭壊死症の経過
〔日本整形外科学会ホームページ：整形外科/運動器 症状・病気をしらべる，特発性大腿骨頭壊死症．
https://www.joa.or.jp/jp/public/sick/condition/femur_head_necrosis.html，（2016年11月4日検索）を参考にして作成〕

症状・臨床所見

- 股関節の疼痛，可動域制限が生じる．
- 骨頭が圧潰すると疼痛が急に増悪し，のちに変形性関節症による疼痛も加わる．進行すると関節の可動域が制限され，跛行を呈するようになる．

検査・診断・分類

■単純X線検査

- 壊死の発生直後には異常は認められない．
- 壊死に対する修復機転が始まり，健常部と接する壊死部に新生骨が添加されると帯状硬化像がみられるようになる（図2）．
- 壊死部が骨折すると骨頭の陥没変形を生じ，変形性関節症が進行すると関節裂隙が狭小化する．

■MRI検査

- 早期診断に有用である．T1強調像で壊死部と健常部の境界に帯状低信号域がみられる．

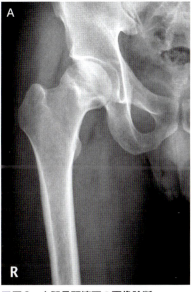
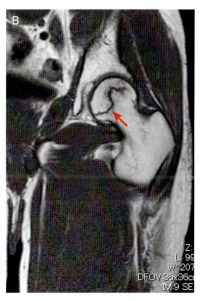

■図2　大腿骨頭壊死の画像診断
A：単純X線像；壊死部と健常部の境界に帯状硬化像がみられる．
B：MRI T1強調像；壊死部と健常部の境界に低信号帯（band像）がみられる．

治療

- 壊死の範囲が比較的狭い場合は，健常部で荷重を受けられるように骨切り術が行われる．健常部が外側にあれば内反骨切り術が，後方にあれば前方回転骨切り術（杉岡式：図3）が行われる．

- 壊死範囲が広範で骨頭が圧潰している場合，変形性関節症が生じている場合は人工股関節置換術が行われる．

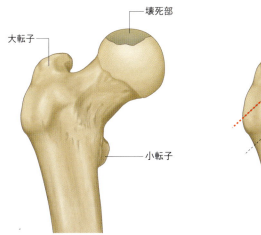
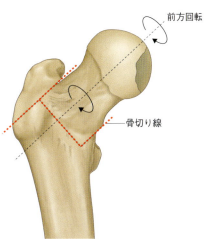

■図3　大腿骨頭前方回転骨切り術（杉岡）
〔井上　一ほか編（井上明生）：新図説臨床整形外科講座第7巻股関節．p.153, メジカルビュー社, 1994〕

股関節および大腿

発育性股関節形成不全
(先天性股関節脱臼)

Q65.2　developmental hip dysplasia, congenital hip dislocation

疾患概念
周産期や出生後の発育過程で股関節の脱臼が起こる疾患．以前は先天性股関節脱臼とよばれていたが，臼蓋形成不全や亜脱臼などの脱臼につながり得る状態を含めて，発育性股関節形成不全とよばれるようになってきている．

Summary Map

誘因・原因	●臼蓋形成不全，関節弛緩性，出生時の状況，環境因子などがある．
病態	●真の先天性の脱臼は比較的少なく，周産期および出生後の発育過程で股関節の脱臼が生じることが多い．そのため，臼蓋形成不全や亜脱臼などの脱臼につながり得る状態を含めて，一連の病態であると考えられるようになった． ●その結果，先天性股関節脱臼という疾患名に代えて，発育性股関節形成不全といわれるようになってきている．
症状・臨床所見	●肢位異常，開排制限，関節包の弛緩，姿勢や歩き方の異常
検査・診断・分類	●X線計測法，エコーによる股関節の観察
治療	●リーメンビューゲル法，牽引法，徒手整復法など

誘因・原因

- 脱臼の発生につながる先天因子には，浅い臼蓋（臼蓋形成不全：acetabular aplasia），関節弛緩性などがある．
- 骨盤位分娩（先頭が下肢や殿部からの出産，いわゆる逆子），股関節の開排が制限される窮屈なおむつなどが環境因子としてあげられる．

症状・臨床所見

- 肢位異常：みかけの脚長差，鼠径部から大腿の皮膚皺の非対称，殿部の形の非対称などがみられる（図1）．
- 開排制限：股関節を屈曲した状態で開排すると，脱臼側では開排制限がみられる（図1）．
- クリックテスト[*]：新生児では脱臼位から整復されるときにクリックを触知する．
- 年長児では腰椎の前彎の増強，トレンデレンブルグ徴候などがあるために，姿勢や歩容の異常がみられる．

用語解説

クリックテスト

患児の右股関節を検査する場合：左母指を大腿内側に，中指を大転子部に置く．右股関節を開排しながら中指で大転子を前方に押す．大腿骨頭が寛骨臼蓋に整復されると「コキッ」という感触（クリック）がある（Barlow法）．

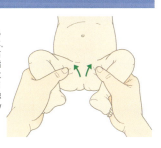

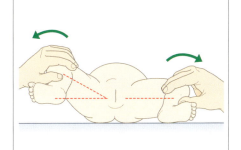

●開排制限
左大腿外側部は十分な開排ができるが，右は大腿部がベッドから浮き上がっている．右股関節開排制限（＋）とし，その角度を記録する．

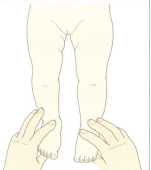

患側（脱臼側）　健側
●大腿内側の皺の左右差
右大腿内側部の皮膚溝の数が多く，深く，長い．

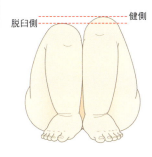

脱臼側　健側
●みかけの脚長差（Allis徴候）
右の膝の高さが低い．

■図1　股関節脱臼の診察
〔内田淳正監（松野丈夫）：標準整形外科学．第11版，p.569，医学書院，2011を改変〕

検査・診断・分類

- 単純X線検査：乳児期では，まだ大腿骨や骨盤の骨化していない部分が多いので，股関節の形を単純X線像（図2）で把握するのが難しい．そのために，ヒルゲンライナー線，オムブレダンヌ線など種々の基準線が診断に用いられている（図3）．
- エコー検査：臼蓋や関節唇，骨頭が描出される．股関節の動きを観察できる利点がある．

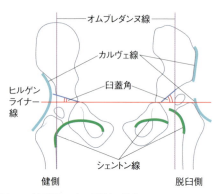

■図3　X線所見による診断の指標
ヒルゲンライナー（Hilgenreiner）線はウォレンベルグ（Wollenberg）線ともいい，両側の寛骨臼の中央のY字状の軟骨（Y軟骨）を結ぶ線で，脱臼側では骨頭はこの線より位置が上となる．
オムブレダンヌ（Ombredanne）線は大腿骨頭中心を通る垂線で，脱臼側では骨頭が外側に位置する．
脱臼側では，シェントン（Shenton）線，カルヴェ（Calvé）線は連続性が失われる．
臼蓋角はヒルゲンライナー線とオムブレダンヌ線のなす角である．
臼蓋角（acetabular angle）は脱臼側では30°以上を示すことが多い．

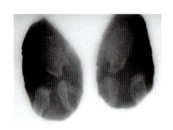

■図2　単純X線像
大腿のしわの非対称，開排制限，骨頭の位置異常や脱臼感の触知があれば，X線検査による診断を指標を用いて行う．
〔日本整形外科学会ホームページ：整形外科／運動器　症状・病気をしらべる，発育性股関節形成不全．
https://www.joa.or.jp/jp/public/sick/condition/congenital_hip_dislocation.html（2016年11月7日検索）より転載〕

治療

■新生児期
- クリックテスト陽性の場合，下肢を自由に動かせるようにして経過を観察することが多い．

■乳児期
- 多くの場合は生後3～4か月にリーメンビューゲル装具（図4）による治療が行われる．これによって80％前後の例が整復される．
- リーメンビューゲル法で整復されない例に対しては，牽引法や徒手整復法が行われる．
- これらの治療を行っても整復されない場合は，手術的に整復障害因子を取り除いて整復位を得る観血的整復が行われる．

■幼児期
- 1歳以降に診断された場合は，観血的整復が必要になる例が多い．
- 外反股による再脱臼を防ぎ，臼蓋形成を促すために大腿骨近位部での減捻内反骨切り術を追加することがある．減捻内反骨切り術は，大腿骨を転子部で骨切りし，頸部の角度を変化させる．
- 臼蓋形成不全を補正するために骨盤骨切り術（ソルター寛骨骨切り術，ペンバートン手術，キアリ骨盤骨切り術）が行われることもある．

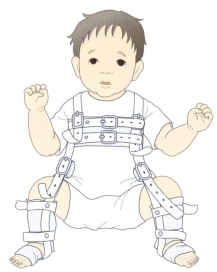

■図4　リーメンビューゲル（Riemenbügel）法
股関節を常に90°以上の屈曲位に保ち，足を伸ばそうとする力を外転力にして自然整復を得ることができる．

股関節および大腿

ペルテス病

| M91.15 | Perthes disease |

疾患概念
発育期に大腿骨近位骨端に阻血性壊死が生じる疾患．大腿骨頭の変形をきたすが，小児期では骨のリモデリングの能力が旺盛なため，成人の大腿骨頭壊死症に比べると予後がよく，軽微な機能障害を残すにとどまることが多い．

誘因・原因

- 原因は，炎症によるものや外傷によるものなど諸説あるが，解明はされていない．
- 発症年齢は2〜13歳頃で，男女比は4:1と男児に多い．

症状・臨床所見

- 股関節痛や跛行を生じる．大腿から膝の痛みを訴えることもある．
- 骨端は阻血性壊死に陥ると，やがて圧潰（図1），扁平化し大腿骨頭は変形する（図2）．
- その後，壊死した骨は吸収され，新生骨で置換される過程が始まる．小児期には骨のリモデリングの能力が高いために，ほとんどの場合，治癒の最終過程では大腿骨頭と臼蓋の形態の適合性が得られ，重い機能障害が残ることは少ない．

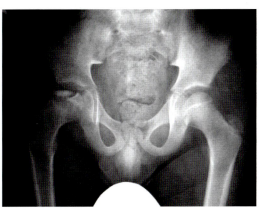

■図1　X線所見による骨頭の圧潰
8歳，男児．骨頭の圧潰を認める
（写真提供：東京慈恵会医科大学・川口泰彦先生のご厚意による）

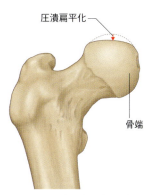

■図2　ペルテス病による大腿骨頭の変形

治療

- 自然経過が比較的良好なことが多く，原則的には保存治療が行われる．適度の安静と関節可動域の訓練を指導し，疼痛，歩容，可動域，X線所見などを注意深く観察する．
- 年長児の例や壊死が広範な例では，外転・内旋装具，SPOC装具（図3）などの免荷装具や内反骨切り術や骨盤骨切り術などの手術治療が選択されることもある．

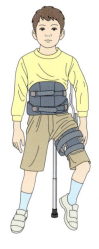

■図3　SPOC装具
滋賀県立小児保健医療センター（Shiga Pediatric Orthopedics Center）で開発された装具．股関節を外転位に保ち，大腿骨頭を臼蓋に包み込み，骨頭を修復させる．後ろの支柱に荷重して歩くことができる．

股関節および大腿

大腿骨頭すべり症

疾患概念
思春期に大腿骨近位成長軟骨板で離開が起きて，骨端が頸部に対して後方に転位する疾患．股関節の痛みと可動域制限を生じる．

M93.0　slipped capital femoral epiphysis

誘因・原因

- 思春期（10歳台前半）の男児に多くみられる．
- 肥満児に多くみられ，しばしば両側性であることからなんらかの内分泌異常の関与が考えられる．

症状・臨床所見

- 急性例は，多くの場合は外傷をきっかけに発症する．強い股関節痛を生じる．
- 慢性例では，股関節痛，大腿痛あるいは膝関節痛を訴える．運動などによって痛みが増悪する．

検査・診断・分類

- 単純X線検査で骨端核の位置を確認する．正面像で内側に転位しているものをトレソーワン徴候（図1），側面像で後下方へ転位しているものをケイプナー徴候とよぶ．
- 高度のすべりでは股関節を屈曲すると自然に下肢が開排していくために，患肢の大腿前面を腹につけることができなくなる（ドレーマン徴候）．
- 経過によって急性型，慢性型，慢性の経過中に急性悪化が起きたものに分類される．

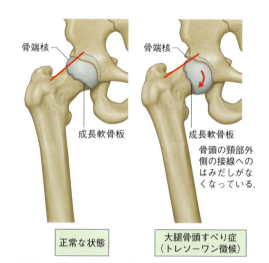

■図1　大腿骨頭すべり症（トレソーワン徴候）
通常，中空スクリュー1本を用いてそのままの位置で固定する．

治療

- すべりの程度が中等度（後方傾斜角30°）以下であれば，ピンニング（in situ pinning：図2）を行って頸部と骨頭をそのままの位置で固定する．
- 高度のすべり（30°以上）がある慢性型では，大腿骨近位部での骨切り術が行われる．

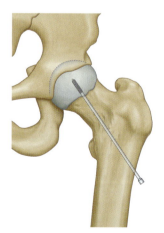

■図2　大腿骨頭すべり症に対するピンニング

股関節脱臼

S73.0　dislocation of the hip joint

疾患概念
股関節脱臼は転倒，転落，交通事故，激しいスポーツなど高エネルギー損傷が原因となることが多い．大腿骨頭，臼蓋の脱臼骨折となることが多く，また坐骨神経麻痺や大腿骨頭壊死などの合併症を生じることがある．

誘因・原因

- 交通事故や高所からの転落，激しいスポーツなど高エネルギー損傷が原因となることが多い．

症状・臨床所見

- 大腿骨骨頭骨折，寛骨臼骨折，大腿骨頭部骨折を合併することがある．
- 坐骨神経麻痺，大腿骨頭壊死，外傷性変形性関節症などの合併症を生じることがある．

検査・診断・分類

- 股関節脱臼は，後方脱臼，前方脱臼（上方，下方），中心性脱臼に分類され，後方脱臼が最も多く（図1），その割合は後方脱臼と前方脱臼で10：1である．

■後方脱臼
- 股関節が屈曲位の時に前方から大腿骨長軸に強い外力が加わった場合に起こる．
- 自動車の走行中の交通事故で，ダッシュボードで強く膝を強打したときに起こり，ダッシュボード損傷といわれる（図2）．
- 脱臼肢位は軽度屈曲・内転・内旋位をとる（図3A）．
- トンプソン・エプスタイン（Thompson & Epstein）分類（図4）が用いられる．

■前方脱臼
- 股関節が外転・外旋位で，外転を強制されるような衝撃を受けたときに生じる．
- 脱臼肢位は外転・外旋位をとる（図3B）．

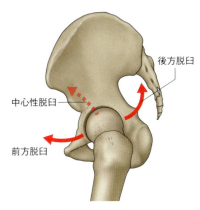

■図1　股関節脱臼の分類

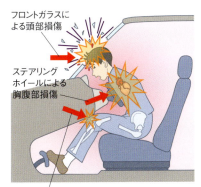

■図2　ダッシュボード損傷
（救急救命士標準テスト編集委員会編：救急救命士標準テキスト，改訂9版，p.938，へるす出版，2015をもとに作成）

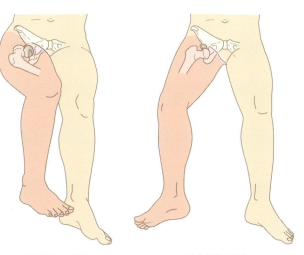

■図3　股関節脱臼の肢位
〔越智隆弘総編（白濱正博）：骨盤・股関節．最新整形外科学大系第16巻，p.362，中山書店，2006〕

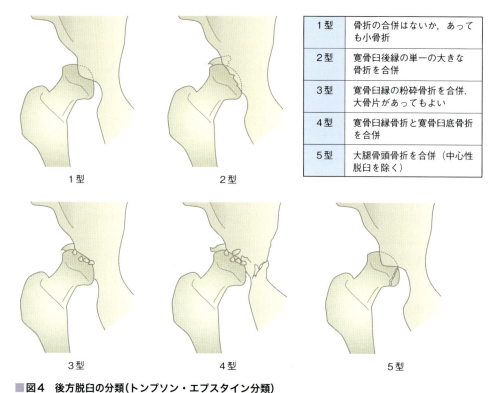

■図4　後方脱臼の分類（トンプソン・エプスタイン分類）

1型	骨折の合併はないか、あっても小骨折
2型	寛骨臼後縁の単一の大きな骨折を合併
3型	寛骨臼縁の粉砕骨折を合併．大骨片があってもよい
4型	寛骨臼縁骨折と寛骨臼底骨折を合併
5型	大腿骨頭骨折を合併（中心性脱臼を除く）

■検査
- 単純X線，CT検査で診断する．
- X線では前後像により脱臼の場合は輪郭を外れ，上縁に重なって見える．脱臼骨折の場合は斜位像により骨片が描出される．
- CTでは，関節内骨片，周囲の骨折，骨片の大きさなどが詳細に診断できる（図4）．3D-CTでは立体的に骨折，脱臼の状況が確認できる．

治療

- 大腿骨壊死を予防するため脱臼はただちに麻酔下で徒手的に整復する．徒手整復方法にはアリス（Allis）法がある（図5）．術後は，2～4週の介達牽引を行い，8～12週で部分歩行を開始する．
- 手術が適応となるのは，徒手整復が不可能な脱臼，臼蓋の陥没骨折，関節内嵌入骨片などの場合である．
- 合併症としては，坐骨神経麻痺，大腿骨頭壊死，外傷後変形性股関節症などがある．

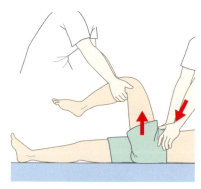

■図5　アリス法の一例

股関節および大腿

大腿骨近位部骨折

S72.90　proximal femoral fractures

疾患概念
高齢者はとくに骨が脆弱になり転倒などによる股関節骨折のリスクが高い．大腿骨を骨折により臥床生活を余儀なくされ，認知症，肺炎，尿路感染，褥瘡，深部静脈血栓，肺塞栓症や筋力低下などの発生につながる．できるだけ早期離床を開始する．

Summary Map

誘因・原因	●骨は加齢により脆弱化するため，転倒など軽微な事故で大腿骨頸部骨折を受傷することが多い． ●年齢を問わず，交通事故・転落などの事故では，開放骨折を起こすこともある．
病態	●大腿骨近位部骨折は骨折部位により，骨頭骨折，頸部骨折，頸基部骨折，転子部骨折，転子下骨折に分けられる． ●骨頭骨折，転子下骨折は若年者の交通事故や高所からの転落などで起きることが多く，頸部骨折や転子部骨折は，高齢者の転倒などで起きることが多い．
症状・臨床所見	●疼痛，立位・歩行困難．まれに歩行可能な場合もある．
検査・診断・分類	●単純X線検査，MRI検査が有用である． ●骨折部位ごとに，用いられる分類が違う．骨頭骨折はピプキン分類，頸部骨折はガーデン分類，転子部骨折にはエヴァンズ分類にしたがって治療方針を立てる．
治療	●基本は手術療法である．術後は早期離床をすすめる．術後合併症に注意する．

誘因・原因

- 大腿骨近位部骨折の部位を図1に示す．
- 大腿骨頸部骨折は高齢者に多い骨折であり，転倒など低エネルギー外傷で受傷することが多い．男女比は女性に多い．
- 骨幹部骨折は，骨幹部が周囲を大きな筋肉や皮下脂肪などの軟部組織で覆われているため，若年者による交通事故，転落事故など高エネルギー損傷によるものが多く，転子下骨折も同様に高エネルギー外傷が原因となることが多い．骨折部が皮膚を突き破り，開放骨折となることもある．

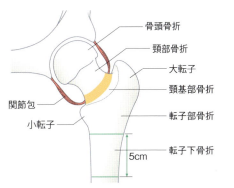

図1　大腿骨近位部骨折部位

症状・臨床所見

- 強い疼痛を訴え，ほとんどの場合，立位をとることや歩行することが不可能になる．
- まれに大腿骨頸部骨折で転位が小さい場合は歩行が可能な場合があるので注意を要する．

検査・診断・分類

■検査
- 単純X線検査が有用である．
- 大腿骨頸部骨折では不顕性骨折(occult fracture)も起こりやすい．その場合はX線検査ではわかりにくいためMRI，骨シンチグラフィが有用である．

■分類
- 骨頭骨折：ピプキン(Pipkin)分類により，1〜4型に分類される(図2)．
- 頸部骨折：骨折の発生段階に示したガーデン(Garden)分類が用いられStage 1〜4に分類される(図3, 4)．
- 頸基部骨折：前方部の骨折線の位置が転子部骨折との鑑別点であるが，CTが必要である．
- 転子部骨折：エヴァンズ(Evans)分類が用いられ，安定性骨折と不安定骨折に分類される(図5)．
- 転子下骨折：Seinsheimer分類が用いられ，骨片の数によりTypeI〜Vの5つに分けられる(図6)．

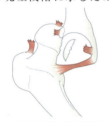
1型：骨頭窩よりも尾側に骨頭骨折を合併して脱臼

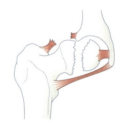
2型：骨頭窩よりも頭側に骨頭骨折を合併して脱臼

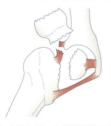
3型：1型または2型に大腿骨頸部骨折を合併

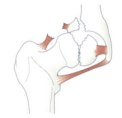
4型：1型または2型に臼蓋縁骨折を合併

■ 図2　骨頭骨折の分類(ピプキン分類)
(越智隆弘総編[白濱正博]：骨盤・股関節．最新整形外科学大系第16巻，p.362，中山書店，2006)

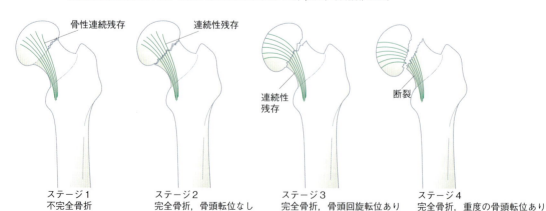

■ 図3　頸部骨折の分類(ガーデン分類)
(Garden RS: Low-angle fixation in fractures of the femoral neck, J Bone Joint Surg Br 43: 647-663, 1961)

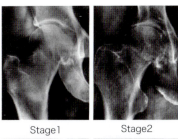

■図4　ガーデン分類
(近藤泰児監[松本卓也]：整形外科ビジュアルナーシング．p.302，学研メディカル秀潤社，2015)

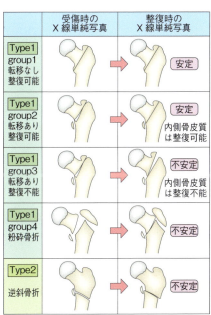

■図5　エヴァンズ分類
(Evans EM, et al: The treatment of trochanteric fractures of the femur. J Bone Joint Surg Br 31: 190-203, 1949)

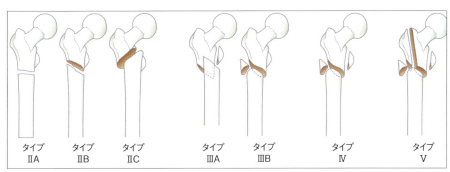

■図6　Seinsheimer分類
タイプⅡA：横骨折，タイプⅡB：斜・螺旋骨折(小転子が近位骨片)，タイプⅡC：斜・螺旋骨折(小転子が遠位骨片)，タイプⅢA：螺旋骨折(小転子が骨片となって遊離)，タイプⅢB：螺旋骨折(小転子以外の部位が骨片として遊離)，タイプⅣ：転子下骨折(4つ以上に粉砕)，タイプⅤ：転子下骨折(転子部に骨折が及ぶが，骨折の型は問わない)
(Seinsheimer F: Subtrochanteric fractures of the femur. J Bone Joint Surg Aw 60: 300-306, 1978)

治療

- 骨頭骨折では股関節脱臼の整復後，骨片摘出し，整復固定が可能であれば，吸収ピンやスクリュー固定を行う．
- 頸部骨折では骨接合術が選択され，ピンニング，人工骨頭置換術や人工股関節全置換が行われる．
- 頸基部骨折では骨頭内に髄内釘2本を挿入することが多い．
- 転子部骨折では内固定術(CHS，γ型髄内釘)が行われることが多い．
- 症例にもよるが術後は早期離床をすすめ，機能回復を目指す．

■術後合併症

- 局所合併症として手術部位感染症(SSI)，偽関節の発生に注意する．また骨融合後の骨頭壊死に注意する．
- 全身合併症として誤嚥性肺炎，静脈血栓塞栓症に注意する．

内固定術(CHS)：compression hip screw ｜ 手術部位感染症(SSI)：surgical site infection

股関節および大腿

大腿骨骨幹部骨折

疾患概念
交通外傷や転落などの高エネルギー損傷で青壮年に多い骨折である．手術による出血や脂肪塞栓症や肺塞栓など重篤な合併症．

S7230　femoral diaphyseal fracture

Summary Map

誘因・原因	●交通事故や転落などの**高エネルギー外傷**で青壮年に多い．
病態	●骨幹部に**横骨折**，**斜骨折**，**螺旋骨折**などが生じる． ●出血による血圧低下ショック，術後に脂肪塞栓症や肺塞栓などの合併症を起こすことがある．
症状・臨床所見	●大腿部の**激しい疼痛**，**特有の肢位・転位**，**変形歩行困難**，出血あるいは皮下出血など．
検査・診断・分類	●単純X線検査診断は容易であるが開放骨折か否か鑑別する．
治療	●骨折部分は筋作用で**特有の肢位転位**を起こす．保存療法として牽引療法やギプス固定が行われる．手術療法はネイル（髄内釘）固定，創外固定． ●幼児から小児では牽引療法，ギプス療法でよい場合もあるが，多くは手術療法の適応となる．

誘因・原因

●交通事故や転落などの高エネルギー外傷で生じ，青壮年に多い．

症状・臨床所見

●大腿骨の激しい疼痛，腫脹，特有の肢位・転位（図1），変形，歩行困難など，開放骨折では出血を伴う．

●閉鎖性骨折でも，出血によりショック状態・血圧低下を起こすことがある．

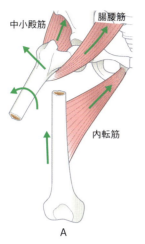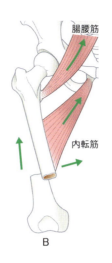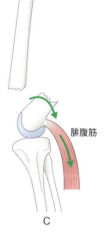

■図1　大腿骨骨折の特有の転位
A：近位1/3の骨折では，近位骨片は中小殿筋に引かれて外転し，腸腰筋に引かれて屈曲・外旋する．遠位骨片は短縮するとともに内転筋に引かれて内方に転位する．
B：内転筋付着部より遠位の骨折では，近位骨片は内転，腸腰筋に引かれて内転し腸腰筋の牽引力で軽度の屈曲をする．遠位骨片は短縮する．
C：顆上部の骨折では，遠位骨片は腓腹筋に引かれて後方に回転するとともに短縮する．

(内田淳正監[玉井和哉]：標準整形外科学第11版．p.759，医学書院，2011)

検査・診断・分類

- 単純X線検査で診断は容易であるが，開放骨折か否か鑑別する．
- 大腿骨骨幹部骨折の分類には一般的にAO分類（図2）が用いられている．
  タイプA：単純骨折
  タイプB：楔状骨折；楔状の第三骨片をもつ骨折．整復により主要骨片の間にある程度の接触がある．
  タイプC：複雑骨折；整復しても主要骨片の間に接触がない．

治療

- 保存療法として牽引療法（図3），ギプス固定が行われる．
- 手術療法：ネイル（髄内釘）固定，プレート固定，創外固定（図4）などが行われる．
- 術後合併症として脂肪塞栓症や肺塞栓，深部静脈血栓に注意が必要である．

 A1 単純骨折，螺旋
 B1 楔状骨折，螺旋楔状
 C1 複雑骨折，螺旋

A2 単純骨折，斜骨折（≧30°）
B2 楔状骨折，屈曲楔状
C2 複雑骨折，分節

 A3 単純骨折，横骨折（<30°）
B3 楔状骨折，多骨片楔状
 C3 複雑骨折，不規則

■図2　AO分類
(Müller MEほか：骨折治療のためのAO分類法．p133, 135, 137, シュプリンガー・フェアラーク東京．1991をもとに作図)

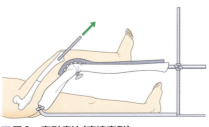

■図3　牽引療法(直達牽引)

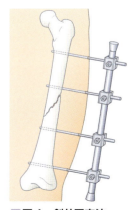

■図4　創外固定法

股関節および大腿

坐骨神経麻痺

疾患概念
坐骨神経麻痺の原因としては，外傷，注射針などによる医原性損傷や，股関節脱臼による圧迫損傷，また絞扼性神経障害として梨状筋症候群がある．

G57.0　sciatic nerve palsy

- 坐骨神経は，感覚は下腿外側以下の知覚，運動は足関節以下の運動を支配する（図1）．
- 坐骨神経とその支配筋を図2に示す．
- 坐骨神経麻痺の原因としては，外傷，注射針などによる医原性損傷や股関節脱臼による圧迫損傷，また絞扼性神経障害として梨状筋症候群がある．
- 坐骨神経が麻痺すると足関節は尖足位となり，膝関節の屈曲もほとんど不能となるため，歩行は腸腰筋と大殿筋の作用で可能ではあるが，鶏歩（steppage gait：図3）となる．

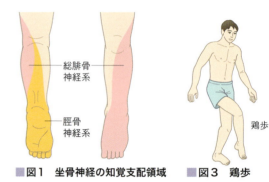

■図1　坐骨神経の知覚支配領域　　■図3　鶏歩

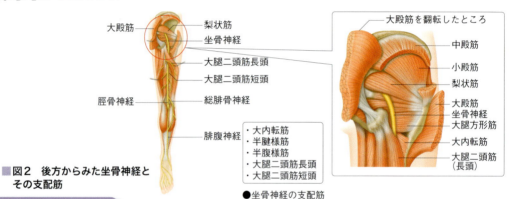

■図2　後方からみた坐骨神経とその支配筋

●坐骨神経の支配筋
- 大内転筋
- 半腱様筋
- 半膜様筋
- 大腿二頭筋長頭
- 大腿二頭筋短頭

Supplement

M22.2

梨状筋症候群

piriformis syndrome

- 坐骨神経が梨状筋に覆われて走行している部分での絞扼性神経障害である（図1）．
- 外傷や梨状筋の先天的な異常が原因で起こる．
- 臀部痛や下肢痛が主訴になることが多く，運動麻痺や知覚麻痺をきたすことは少ない．
- 股関節を他動的に内旋させると，梨状筋が緊張し，絞扼がより強まり，症状が増強する．

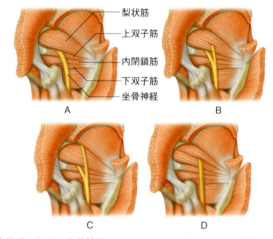

■図1　梨状筋症候群における坐骨神経のバリエーションおよびその頻度
A：正常型（90%）
B：脛骨神経部分と腓骨神経部分に分かれ，片方が筋を貫いている（7.1%）
C：筋を挟んで出ている（2.1%）
D：二筋に分かれた梨状筋間より出る（0.8%）

(Beaton, LE, 1938)

膝関節および下腿

膝関節および下腿の構造と機能

structure and joint of the knee joint, lower leg

膝関節の構造（図1）

- 膝関節は，大腿と下腿の間に位置する，人体で最も大きな可動関節である．
- 膝関節を構成する主要な骨は大腿骨，脛骨，膝蓋骨である．大腿脛骨関節と膝蓋大腿関節の2つの関節を構成する．腓骨は膝関節の運動に直接関与しないが，靱帯や腱の付着部として重要である．
- 関節面は軟骨組織で覆われ，関節の動きを滑らかにするとともに衝撃を緩和する．さらに，大腿骨と脛骨の間には外側半月と内側半月という2つの線維軟骨があり，クッションの役割を果たしている．
- 肩関節や股関節のような球関節に比べると，膝関節の構造は不安定である．膝関節の安定性は，主に靱帯・関節包・筋肉・半月によってもたらされている（図2）．
- 関節包の内側は滑膜となっており，滑膜から産出される関節液は関節内を充たし，関節軟骨を栄養している．

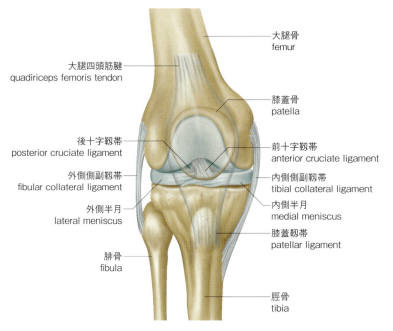

■図1　膝関節の構造（右膝正面）

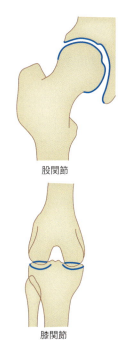

■図2　股関節と膝関節の構造の違い
股関節は腰骨（寛骨）臼蓋の中に大腿骨頭の球体が納まっているが，膝関節は脛骨の浅いくぼみに大腿骨がのる構造である．

膝関節の機能

- 膝関節は，膝の屈伸運動を可能にし下肢を動かす機能（可動性）と，体重を支える機能（支持性）という，2つの大切な機能を担っている．
- 立位のとき，膝関節にはほぼ全体重がかかり，平地歩行では体重の1.5〜2倍，階段昇降では2〜3倍，走行・ジャンプ・着地などの運動時には最大で7倍の負荷となることがある．

膝関節周辺の靱帯と腱の構造（図1）

- 膝関節の1つである大腿脛骨関節は，外側側副靱帯，内側側副靱帯，前十字靱帯，後十字靱帯の4本の靱帯で強く結合されている．
- 膝関節の周囲には，大腿四頭筋（大腿直筋，外側広筋，中間広筋，内側広筋）と大腿部膝屈筋（大腿二頭筋，半膜様筋，半腱様筋）がある．
- 大腿部膝屈筋の脛骨付着部はアヒルの足に似ていることから鵞足部とよばれる（図3）．

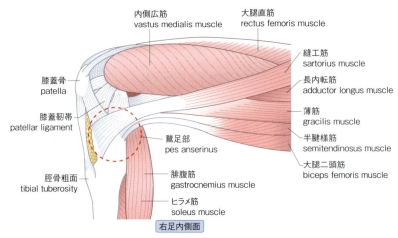

■図3　膝の屈伸にかかわる筋肉と腱（右足内側面）

膝関節周辺の靱帯と腱の機能

- 外側側副靱帯，内側側副靱帯，前十字靱帯，後十字靱帯の4本の靱帯は，体重を支え，関節を安定させ，かつ運動時の自由度を得る機能をはたしている．
- 膝の屈伸は膝周囲の筋肉や腱で行われる．膝の伸展は大腿四頭筋の収縮により，大腿四頭筋腱と膝蓋腱を介して膝関節の動きとなる．このとき膝蓋骨は滑車の役割をする．膝の屈曲は大腿部膝屈筋の収縮による．

膝関節の障害とADLの関係

- 膝関節は立つ・座る・歩くといった基本動作に大きな役割を果たすため，痛みや関節可動域制限が起こるとADLへの影響が大きい（図4）．
- 加齢による膝関節の退行性変化は，高齢者のADL低下をもたらす重要な要因の1つである．
- 青壮年層においてはスポーツや事故などによる膝関節障害が多いが，放置すると慢性化したり増悪して長期にわたりADLに支障をきたす原因になる．

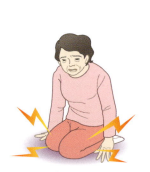
正座ができない

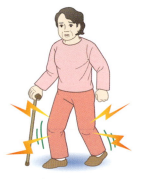
歩くのがつらい

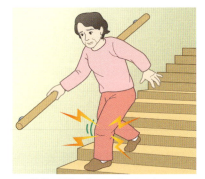
階段の昇降や立ったり座ったりがつらい

■図4　膝関節疾患によるADLの障害例

日常生活動作（ADL）：activities of daily living

膝関節および下腿

変形性膝関節症

M17.9　osteoarthritis of the knee

疾患概念
加齢により膝関節機能が低下して，軟骨の磨耗，半月の変性・断裂，骨の変性・変形が生じる疾患である．関節炎を起こし，進行すると関節の変形が顕著になり，慢性的な疼痛や関節可動域制限により歩行が困難になるなどADLが著しく障害される．患者数700万人以上と推計される．

Summary Map

誘因・原因
- 加齢による膝関節機能の低下，とくに軟骨組織の退行変性による．

病態
- 加齢により，軟骨の磨耗，半月の変性・断裂，骨の変性・変形などが生じ，慢性的な関節炎を発症する．
- 初期は，階段昇降や歩きはじめで疼痛が起こる．関節液が過剰となり関節水腫となることもある．
- 進行すると関節変形が著明になり，歩行障害や関節可動域制限によりADLが著しく障害される．

症状・臨床所見
- 初期には歩きはじめや階段昇降時に疼痛がみられ，進行すると関節を動かすたびに痛む．触診で関節裂隙に圧痛を認める．

●用語解説
関節裂隙
大腿骨と脛骨のすきま．軟骨がすり減ると関節裂隙は狭くなり，最終的には骨と骨がこすれ合うことになる．

検査・診断・分類
- 問診，視診，触診，関節液検査，X線検査，血液検査，MRIなど．

治療
- 保存療法（生活指導・物理療法・薬物療法・装具療法・運動療法），手術．

誘因・原因

- 加齢による緩徐な膝関節機能の低下が主な原因である．
- 軟骨の磨耗，半月の変性・断裂，骨の変性・変形が徐々に生じ，疼痛を伴う膝関節炎を発症する（図1）．
- 加齢以外の明らかな原因があって発症するものを二次性膝関節症という．主な原因としては，膝関節内骨折，靱帯損傷，化膿性膝関節炎，痛風などの疾患があげられる．

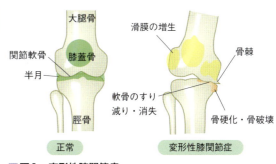

図1　変形性膝関節症

症状・臨床所見

- 初期には，歩行開始時や坐位からの立ち上がり時に膝の内側に痛みがみられる．
- 症状が進行すると，歩行や階段昇降など関節の運動に伴い常に疼痛が生じる．
- 骨の変形が進むと，立位での膝関節屈曲，O脚などが顕著になる．
- 触診で関節裂隙の圧痛，関節の腫脹を認める．ときに関節液が過剰になり関節水腫を呈する．

検査・診断・分類

- 診断は，問診，視診，触診，関節液検査，X線検査，血液検査，MRIで判断する．
- 関節リウマチ，単純性関節炎，半月板損傷，靱帯損傷，化膿性関節炎，痛風や偽痛風による結晶性関節炎などとの鑑別診断が必要である（**表1**，**図2**）．

■表1　膝関節にみられる痛みの鑑別

痛みの分類		考えられる原因
痛みの場所	内側	半月板損傷，変形性膝関節症，特発性大腿骨顆部骨壊死，鵞足炎*
	外側	外側半月板損傷，腸脛靱帯炎，特発性大腿骨顆部骨壊死
	前方	膝蓋大腿関節障害，膝蓋靱帯炎
	膝窩	膝関節後方の構成要素の異常を必ずしも意味しない
痛みの出る状況	安静時・夜間	関節リウマチ，痛風，偽痛風，感染性関節炎，骨髄炎，腫瘍性疾患
	歩き始め・動き始め	膝蓋軟骨軟化症，変形性膝関節症
	長時間の歩行・立位	変形性膝関節症
	階段昇降時・椅子から立ち上がるとき	膝伸展機構の障害

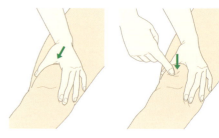

■図2　膝関節水腫の触診法

膝蓋上嚢をわしづかみ，下腿・膝窩方向へ圧迫力を加えながら，反対側の手指で膝蓋骨を押す．関節内に水か血が溜まっていれば，膝蓋骨が水上を浮遊する感触が手に伝わる．

（窪田　誠ほか編［鈴木秀彦］：骨・筋肉・皮膚イラストレイテッド．p.34, 学研メディカル秀潤社，2011）

●用語解説

鵞足炎

膝の内側，脛骨上部の縫工筋・薄筋・半腱様筋が付着している部分を，その形状がアヒルの足に似ていることから鵞足部という．ランニングやサッカーなどで下肢に過度の負荷がかかると鵞足炎を起こすことがある．膝の内側に痛みを感じる．

治療

- 保存療法（**表2**）を行い，効果がない場合に手術を検討する．
- 手術は，関節鏡による鏡視下手術，骨切り術や人工関節置換術などがある．人工関節置換術は，関節表面全体を置き換える全置換術（**図3**）と一部分を置き換える単顆置換術の2種がある（**図4**）．
- 疼痛やADL制限が持続すると，うつや認知症を誘発することがある．

■表2　主な保存療法

生活指導	過度の運動の制限，肥満解消など
物理療法	温熱療法，冷療法など
薬物療法	内服薬，関節内注射など
装具療法	サポーター装着など
運動療法	筋力トレーニング，関節可動域訓練など

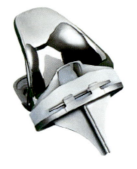

■図3　全置換型人工膝関節

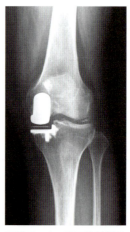

■図4　人工膝関節単顆置換術後の左膝関節X線像（正面）

膝関節および下腿

特発性大腿骨顆部壊死

疾患概念
大腿骨顆部に骨壊死が起こる疾患である。原因は不明だが，顆部骨髄に栄養血管進入路が限られている解剖学的な特性や，膝にかかる荷重によって起こりうる軽微な骨折もその1つと考えられている。膠原病などで投与される副腎皮質ステロイド薬によって起こる骨壊死は，ステロイド性骨壊死とよばれる。

| M87.95 | idiopathic necrosis of condyle of femur |

誘因・原因

- 原因は不明だが，血流障害や繰り返される外傷などが骨壊死を進行させていると考えられる．
- 中高年女性に多くみられることから，骨粗鬆症による骨の脆弱化が背景にあり，軟骨下骨に骨折が起こることで発症するともいわれる．
- 発症部位は，体重のかかる内側顆部に多い(図1)．

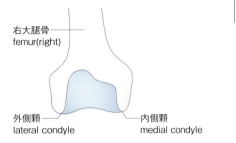

図1　大腿骨顆部

症状・臨床所見

- 主に膝内側の突然の鋭い疼痛で発症する．疼痛は歩行時に強いが，夜間痛を伴うこともある．
- 疼痛や関節水腫の合併によって関節可動域が制限されることもある．
- 広範囲な陥没した骨壊死を放置すると，軟骨変性，骨棘形成により変形性膝関節症に進行する．

検査・診断・分類

- 早期診断にはMRIが有用である．
- X線像では，発症後1～2か月は変化はみられないが，進行すると関節面の陥凹と骨透亮像がみられる(図2)．

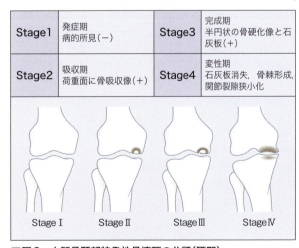

図2　大腿骨顆部特発性骨壊死の分類(腰野)

治療

- 壊死の範囲が小さい場合には，足底板によって下肢の荷重軸を内側から外側に移動させたり，杖の使用，体重のコントロール，筋力訓練，鎮痛薬の使用など保存的治療で症状の軽減をはかる．
- 顆部の破壊が進行して疼痛が軽快しない場合は，症状に応じて骨切り術，人工膝関節単顆置換術・全置換術を行う．

Supplement

ロコモティブシンドローム
locomotive syndrome

定義と概念

- ロコモティブシンドローム（以下ロコモ）とは運動器の障害のため，移動機能の低下をきたした状態で，進行すると介護が必要となるリスクが高まるものと定義されている．

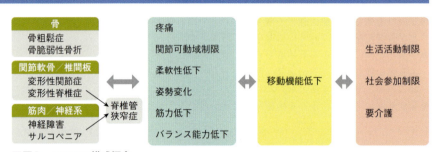

■図1　ロコモの構成概念
（公益社団法人日本整形外科学会／ロコモチャレンジ！推進委員会：ロコモパンフレット2015年度版）

- その概念は以下のようなものである．すなわち運動器を構成する骨，関節，神経，筋などに高齢者でのcommon diseaseである骨粗鬆症，変形性関節症，変形性脊椎症，脊柱管狭窄症，サルコペニアなどの運動器疾患が起こるとそれらが連鎖，複合して運動器の痛みや，機能低下をきたし，また機能低下が運動器疾患をさらに悪化させたりしつつ，移動機能低下（歩行障害）に進展し，さらに悪化すると最後には介護状態に至るというものである（図1）．

ロコモの判定法

ロコモーションチェック（ロコチェック）

- 一般の人が自分でロコモに気づくための質問票で，2010年に発表された．ロコチェックはロコモを普及させることを目的としており，疫学調査や介入研究などには適していない．次の7項目にどれか1つに常に当てはまればロコモであるとしている（表1）．

ロコモ度テスト

- 2013年に発表された2つの運動機能検査（図2，3）と1つの身体状態や生活状況に関する質問票（図4）からなるロコモの判定法である．

■表1　ロコチェック

1. 片脚立ちで靴下がはけない
2. 家の中でつまずいたりすべったりする
3. 階段を上がるのに手すりが必要である
4. 家のやや重い仕事が困難である
5. 2kg程度の買い物をして持ち帰るのが困難である
6. 15分くらい続けて歩くことができない
7. 横断歩道を青信号で渡りきれない

7項目のうち，どれか1つに常に当てはまればロコモであるとされている．
（9公益社団法人日本整形外科学会／ロコモチャレンジ！推進委員会：ロコモチャレンジWebサイト　https://locomo-joa.jp/check/lococheck/　より，2017年10月5日検索）

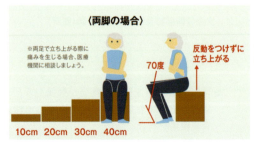
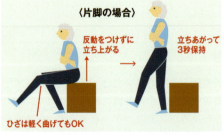

■図2　立ち上がりテスト
（公益社団法人日本整形外科学会／ロコモチャレンジ！推進委員会：ロコモ度テスト）

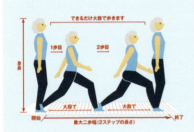

■ 図3　2ステップテスト
(公益社団法人日本整形外科学会／ロコモチャレンジ！推進委員会：ロコモ度テスト)

ロコモの対処法

- 疾患に対する予防や治療を行うのは当然であるが，運動機能の低下に対処するために2つのトレーニングを推奨している．

ロコモーショントレーニング(ロコトレ)

- 定期的なスポーツややや強めの生活活動を行っていない人に最低限これだけはやって欲しいと推奨しているものである．
- ロコトレは自宅で特別な器具を使わずでき，覚えやすいように種目を2種類のみとしている．
- バランスのトレーニングである開眼片脚起立を片脚1分ずつ，筋力トレーニングであるスクワット5回を1セットとして，1日3セットを推奨している．

- ロコモの始まりである「ロコモ度1」は立ち上がりテストで片脚で40cmができない，2ステップテストが1.3未満，ロコモ25が7点以上，のどれか1つでも当てはまるもの．
- 移動機能低下が進行した「ロコモ度2」は立ち上がりテストで両脚20cmができない，2ステップテストが1.1未満，ロコモ25が16点以上，のどれか1つでも当てはまるもの．

■ この1ヵ月のからだの痛みなどについてお聞きします．

Q1	頚・肩・腕・手のどこかに痛み(しびれも含む)がありますか．	痛くない	少し痛い	中程度痛い	かなり痛い	ひどく痛い
Q2	背中・腰・お尻のどこかに痛みがありますか．	痛くない	少し痛い	中程度痛い	かなり痛い	ひどく痛い
Q3	下肢(脚のつけね，太もも，膝，ふくらはぎ，すね，足首，足)のどこかに痛み(しびれも含む)がありますか．	痛くない	少し痛い	中程度痛い	かなり痛い	ひどく痛い
Q4	ふだんの生活でからだを動かすのはどの程度つらいと感じますか．	つらくない	少しつらい	中程度つらい	かなりつらい	ひどくつらい

■ この1ヵ月のふだんの生活についてお聞きします．

Q5	ベッドや寝床から起きたり，横になったりするのはどの程度困難ですか．	困難でない	少し困難	中程度困難	かなり困難	ひどく困難
Q6	腰掛けから立ち上がるのはどの程度困難ですか．	困難でない	少し困難	中程度困難	かなり困難	ひどく困難
Q7	家の中を歩くのはどの程度困難ですか．	困難でない	少し困難	中程度困難	かなり困難	ひどく困難
Q8	シャツを着たり脱いだりするのはどの程度困難ですか．	困難でない	少し困難	中程度困難	かなり困難	ひどく困難
Q9	ズボンやパンツを着たり脱いだりするのはどの程度困難ですか．	困難でない	少し困難	中程度困難	かなり困難	ひどく困難
Q10	トイレで用足しをするのはどの程度困難ですか．	困難でない	少し困難	中程度困難	かなり困難	ひどく困難
Q11	お風呂で身体を洗うのはどの程度困難ですか．	困難でない	少し困難	中程度困難	かなり困難	ひどく困難
Q12	階段の昇り降りはどの程度困難ですか．	困難でない	少し困難	中程度困難	かなり困難	ひどく困難
Q13	急ぎ足で歩くのはどの程度困難ですか．	困難でない	少し困難	中程度困難	かなり困難	ひどく困難
Q14	外に出かけるとき，身だしなみを整えるのはどの程度困難ですか．	困難でない	少し困難	中程度困難	かなり困難	ひどく困難
Q15	休まずにどれくらい歩き続けることができますか(もっとも近いものを選んでください)．	2〜3km以上	1km程度	300m程度	100m程度	10m程度
Q16	隣・近所に外出するのはどの程度困難ですか．	困難でない	少し困難	中程度困難	かなり困難	ひどく困難
Q17	2kg程度の買い物(1リットルの牛乳パック2個程度)をして持ち帰ることはどの程度困難ですか．	困難でない	少し困難	中程度困難	かなり困難	ひどく困難
Q18	電車やバスを利用して外出するのはどの程度困難ですか．	困難でない	少し困難	中程度困難	かなり困難	ひどく困難
Q19	家の軽い仕事(食事の準備や後始末，簡単なかたづけなど)は，どの程度困難ですか．	困難でない	少し困難	中程度困難	かなり困難	ひどく困難
Q20	家のやや重い仕事(掃除機の使用，ふとんの上げ下ろしなど)は，どの程度困難ですか．	困難でない	少し困難	中程度困難	かなり困難	ひどく困難
Q21	スポーツや踊り(ジョギング，水泳，ゲートボール，ダンスなど)は，どの程度困難ですか．	困難でない	少し困難	中程度困難	かなり困難	ひどく困難
Q22	親しい人や友人とのおつき合いを控えていますか．	控えていない	少し控えている	中程度控えている	かなり控えている	全く控えている
Q23	地域での活動やイベント，行事への参加を控えていますか．	控えていない	少し控えている	中程度控えている	かなり控えている	全く控えている
Q24	家の中で転ぶのではないかと不安ですか．	不安はない	少し不安	中程度不安	かなり不安	ひどく不安
Q25	先行き歩けなくなるのではないかと不安ですか．	不安はない	少し不安	中程度不安	かなり不安	ひどく不安
	回答数を記入してください →	0点=	1点=	2点=	3点=	4点=
	回答結果を加算してください →	合計　　　点				

ロコモ25©2009自治医大整形外科学教室All rights reserved：複写 可．改変 禁．学術的な使用，公的な使用以外の無断使用 禁

■ 図4　ロコモ25
・25項目の自記式質問票　・1問ごとに5つの選択肢　・選択肢に0〜4点が配点
・合計点(0〜100点)で評価　・点数が低いほど良好
(公益社団法人日本整形外科学会／ロコモチャレンジ！推進委員会：ロコモ度テスト)

膝関節および下腿

靭帯損傷

S83.6　ligamentous injury of knee joint

疾患概念
生理的可動域を超えた運動が膝関節に強制されると，前十字靭帯，後十字靭帯，内側側副靭帯が損傷されやすい．損傷の程度によって軽度の損傷，部分断裂，完全断裂に分けられる．主にスポーツや交通事故などが原因となる．

Summary Map

誘因・原因
- スポーツや交通事故による損傷が多い．

病態
- 生理的可動域を超えた運動が関節に強制されると，靭帯が部分的あるいは完全に断裂する．膝関節の靭帯損傷の好発部位は前十字靭帯，後十字靭帯，内側側副靭帯である．
- 受傷後3か月を過ぎると慢性期となり，関節の不安定性が残る場合がある．とくに前十字靭帯は膝くずれが起き，二次的に半月損傷や軟骨損傷を引き起こすことがある．

症状・臨床所見
- 受傷時に断裂音(POP音)が聞かれることがある．受傷直後から膝関節痛，膝関節血腫，膝くずれや不安定感が生じる．

検査・診断・分類
- 各種の徒手検査法，関節内血腫，ストレスX線像，MRI像，関節鏡など．

治療
- 保存治療が基本であるが，膝くずれが頻回に起きる場合は手術を検討する．

用語解説
膝くずれ(giving way)
急に膝がガクッと折れて姿勢が保てなくなる現象をいう．靭帯損傷後，関節が不安定なままスポーツを続けたり日常生活を送ると，膝くずれを繰り返し，二次的に半月や関節軟骨を損傷することになる．放置すると若年でも変形性膝関節症となる可能性がある．

誘因・原因

- スポーツや交通事故による損傷が多い．
- 前十字靱帯は，膝関節の安定と位置覚を司る．バレーボールやバスケットボールなどの着地やジャンプ，急な方向転換など，大腿骨と脛骨がねじれる状態になったときに損傷しやすい．
- 後十字靱帯は，脛骨の後方移動の制動と，膝関節の内旋動作の安定を司る．ダッシュボード損傷など接触型の事故で損傷しやすい．
- 内側側副靱帯は，膝関節の内側を支えているため，外反を強制されたときに損傷しやすい．

症状・臨床所見

- 受傷時に，断裂音（POP音）が聞かれることがある．
- 膝関節痛，膝関節血腫，膝くずれや不安定感が生じる．

検査・診断・分類

- 検査は，各種の徒手検査法，関節内血腫，ストレスX線検査，MRI検査，関節鏡などで総合的に判断する（図1）．
- 徒手検査法の一例として，前十字靱帯損傷では「ラックマンテスト」「前方引き出しテスト」，後方十字靱帯では「重量テスト」「後方押し込みテスト」があげられる．
- 靱帯損傷は3段階に分類される（表1）．
- 受傷後3か月を過ぎると慢性期になるが，関節の不安定性が残る場合がある．とくに前十字靱帯は，膝くずれが起きると，二次的に半月板損傷や軟骨損傷を引き起こす．

■表1　靱帯損傷の分類

重症度分類	異常可動性 (不安定性)	ストレスX線撮影 関節裂隙開大
第1度靱帯損傷 （最小限度の断裂）	−	−
第2度靱帯損傷 （部分断裂）	＋	＋
第3度靱帯損傷 （完全断裂）	＋＋	＋＋

（American Medical Association）

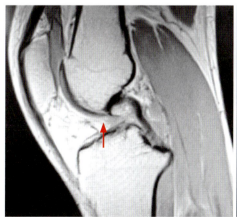
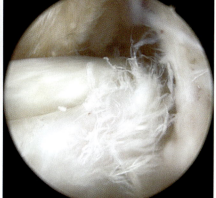

■図1　損傷した前十字靱帯
（左）MRI像，（右）膝関節鏡像．断裂前十字靱帯，大腿付着部で断裂している．

膝関節および下腿

半月板損傷

| S83.2 | meniscus injury |

疾患概念
半月板は膝関節を安定させるとともに衝撃吸収という役割を有し、活動性の高いスポーツ選手にとってきわめて重要な組織である。膝関節を強く捻り損傷する急性症状だけでなく、中高年で生じる変性断裂などの慢性症状もある。症状は、運動時の疼痛、ロッキング（嵌頓）、可動域制限などである。

誘因・原因

- スポーツ外傷など，膝関節を強く捻り損傷する急性症状だけでなく，中高年で生じる変性断裂などの慢性症状もあり，その際は明らかな受傷機転がないことも多い．また，円板状半月のように解剖学的破格によって生じる場合もある．
- スポーツ外傷では，受傷機転をできるだけ明らかにすることが重要である．たとえば，比較的軽微な外傷なのか，直達外力やジャンプ着地や切り返しでの膝の内外反や伸展を伴う重度な外傷だったかなどである．また，スポーツ活動中の受傷の場合は，プレー続行が可能であったかも重症度判定の参考になる．
- 膝関節の構造を示す（図1）．

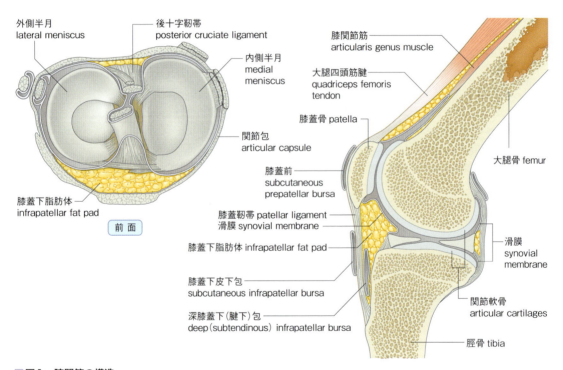

■図1　膝関節の構造

症状・臨床所見

- 主な症状は膝痛，動作時のひっかかり感（catching）や，損傷した半月が嵌頓し生じるロッキング，ばね膝（弾発膝）*，可動域制限などがある．
- そのほかの臨床所見には，関節水腫，大腿四頭筋の萎縮，関節裂隙の圧痛，膝関節伸展強制時痛などがある．

用語解説

ばね膝
ある角度までは抵抗があり，その角度を過ぎるとばねが押すように急に屈伸ができるようになる現象である．弾発膝ともいう．

検査・診断・分類

- 断裂形態としては，縦断裂，水平断裂，横断裂，フラップ状断裂，バケツ柄断裂，複合断裂，変性断裂などがある（図2, 3）．
- 診断にはMRIが有用である．またX線においても，外側円板状半月では大腿骨外顆部の低形成・平坦化などがみられることがある．
- 徒手筋力テスト（MMT）には，マクマレーテスト（McMurray test）（図4），アプライテスト（Apley test）（図5）などがある．

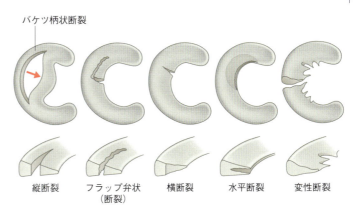

■図2　半月板の断裂形態

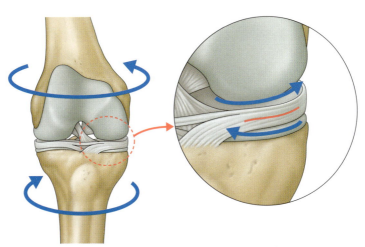

■図3　半月板の水平断裂のようす

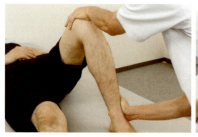

■図4　McMurrayテスト
下腿を内旋，外旋させ，痛みを調べる．

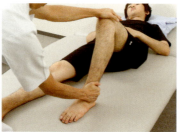

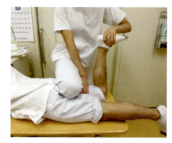

■図5　半月板Applyテスト
下腿を内旋，外旋させ，痛みを調べる．

治療

■ 保存療法
- 不全断裂で損傷部が安定している場合や症状が軽微で日常生活にさほど支障をきたしていない場合などでは保存的に経過観察することがある．
- 一般的には薬物療法，関節内注射，運動療法などを行いながら，疼痛に応じて日常生活動作を許可しながら経過観察する．症状残存や増悪がみられるようであれば手術療法を考慮する．

■ 手術療法
- 関節鏡視下半月板部分切除術と関節鏡視下半月板縫合術が一般的である（図6）．
- 半月板は関節包寄りの辺縁には血行があるが（red zone），そのほかの部位に血行はない（white zone）（図7）．そのため，損傷範囲がwhite zoneのみであれば部分切除，red zoneにかかっており縫合可能と判断された場合は縫合術が選択されることが多い．ただ，半月板は荷重や関節運動に重要な役割を果たしており，全切除してしまうと変形性関節症になりやすいため，温存可能な部分は極力残すことが望ましいとされ，縫合術の適応範囲も拡がってきている．
- 一般的には，若年者は可能であれば半月板縫合を行う．また，前十字靱帯損傷を合併している場合などでは，半月板縫合だけでは再断裂のリスクが高くなるため前十字靱帯再建術も同時に行う．一方で，中高年者は半月板に変性をきたしていることが多いため部分切除にいたる場合が多い．
- 円板状半月に対しては，損傷が辺縁までいたっていない場合は中央部のみ切除し健常部を残すようにする．辺縁も損傷している場合は半月板の形成的部分切除を行う．

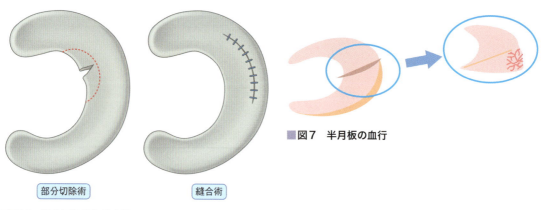

■図6　部分切除術と縫合術

■図7　半月板の血行

Supplement

S83.6

膝内障

internal derangement of knee joint

■ **疾患概念**
- 膝関節の半月，側副靱帯，十字靱帯，棚，関節包の損傷・障害を総称して膝内障という．ただし，損傷・障害箇所が特定できればそれぞれの疾患名でよばれるので，診断がつく前の呼称であり，最近はあまり使われなくなってきている．
- 靱帯損傷以外の膝内障としては，半月損傷，関節内遊離体，離断性骨軟骨炎，膝蓋軟骨軟化症，膝特発性骨壊死，棚障害，関節内腫瘍や腫瘤，大腿四頭筋断裂，膝蓋腱断裂などがある．

■ **棚障害**
- 膝関節内にあるの滑膜ひだ（棚とよばれる）の形態に異常がある場合，大腿骨関節面に障害が生じ，膝の関節運動に際してひっかかりを伴った疼痛や弾撥が起きることがある（図1）．
- ストレッチ，アイシング，リハビリテーションによる保存治療を行う．保存治療の効果がなければ関節鏡手術を行う．

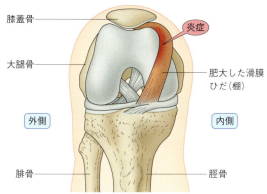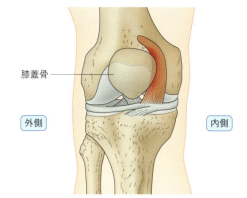

■ 図1　棚障害（右膝正面図）

膝関節および下腿

膝蓋大腿関節障害

| M22.2 | patellofemoral joint disorders |

疾患概念
膝蓋骨不安定症は，膝蓋骨の関節面の適合性に問題があり，膝蓋骨の亜脱臼や脱臼を繰り返す症例である．若年層に多い．その他の膝蓋大腿関節障害としては膝蓋軟骨軟化症，滑膜ひだ障害（棚障害）などがある．

誘因・原因

- 膝蓋骨不安定症（unstable patella）は，膝蓋骨の関節面の適合性に問題があり，膝蓋骨の亜脱臼や脱臼を繰り返す症例である．
- 原因としては，大腿骨と膝蓋骨の関節面の形状が合っていないことのほかに，膝蓋骨を固定する靱帯や関節包が緩んでいる，ランニングの着地が内足（内股）になっていることなどが考えられる．

症状・臨床所見

- 膝の屈曲時に膝前方に疼痛があり，脱臼・亜脱臼を繰り返す．
- 脱臼への恐怖感，膝の違和感を訴えることが多い．

検査・診断・分類

- 診断は坐位，仰臥位で自動的と他動的に膝蓋骨の不安定性やトラッキングを調べ，圧痛を確認する（図1）．
- 上前腸骨棘（骨盤の端）と膝蓋骨の中心を結んだ線と，膝蓋骨から脛骨粗面（膝蓋骨の下にある骨の隆起）を結んだ線とが交わる角度をQ角（アングル）という（図2）．Q角の平均は，男性10°，女性15°前後であるが，膝蓋骨不安定症の患者ではQ角が広い場合が多い．

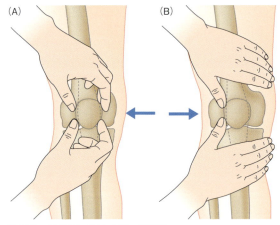

■図1　膝蓋骨の不安定性の診断法
膝蓋骨を外側(A)，内側(B)に押して不安定性をみる．問題となるのはほとんどが外側への不安定性である．
（「福井尚志：膝関節，整形外科外来勤務ハンドブック（織田弘美編）．p.125，2007，南江堂」より許諾を得て改変し転載）

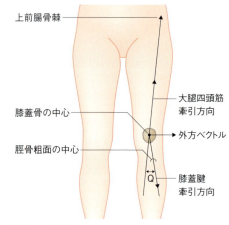

■図2　Q角
Q角が大きくなるほど，外方ベクトル（膝蓋骨を外側に引く力）も大きくなる．
（「福井尚志：膝関節，整形外科外来勤務ハンドブック（織田弘美編）．p.125，2007，南江堂」より許諾を得て改変し転載）

治療

- 膝蓋大腿関節に負担のかかる動作や運動を避ける，サポーターを装着するなどのほか，大腿四頭筋強化訓練が有効である．
- 脱臼を繰り返すようであれば，骨切り術を行うこともある．

膝関節および下腿

膝関節内遊離体（膝関節ねずみ）

S23.49　loose body of the knee joint, knee joint mouse

疾患概念
何らかの原因で砕けた関節内の骨軟骨片が関節面にひっかかり，疼痛を引き起こす疾患である．膝蓋骨脱臼や変形性膝関節症が遊離体発生の原因となりやすい．

誘因・原因

- 遊離体が発生する原因は，骨軟骨骨折，離断性骨軟骨炎，変形性関節症，滑膜骨軟骨腫症などである．遊離体は関節内をねずみのように移動するので「関節ねずみ」と呼ばれる．
- 骨軟骨骨折は関節内で発生する小さな骨折のことで，ほとんどが膝蓋骨脱臼によって起こる．
- 骨や軟骨の遊離体が関節に嵌頓すると（ひっかかると）疼痛が生じる（図1, 2）．

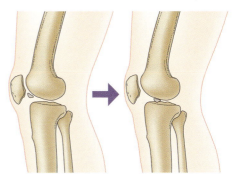

■図1　膝関節内遊離体の嵌頓

症状・臨床所見

- 突然，関節に激しい疼痛とロッキング（運動制限）が起こる．何かの拍子に遊離体が外れれば痛みはなくなる．

検査・診断・分類

- 問診，触診，X線検査などで判断する．ただし，遊離体が軟骨片だけの場合は，X線像だけでは診断がつかない．

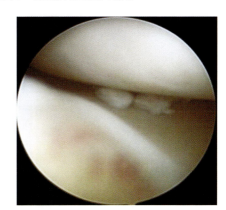

■図2　嵌頓した膝関節内遊離体（膝関節鏡画像）

治療

- 遊離体を関節鏡で摘出する．骨軟骨片が大きい場合は関節切開して摘出，固定する．

Supplement

色素性絨毛結節性滑膜炎

- 関節・腱鞘・滑液包の滑膜が，限局性（結節性）あるいはびまん性に異常増殖する原因不明の疾患である．炎症か腫瘍かで議論があるが，悪性腫瘍ではない．発症箇所は膝関節が最も多い．
- 滑膜組織が異常増殖し，関節内に血液が溜まり関節血腫や疼痛が起こる．隣接する骨に浸潤する傾向があり，骨破壊へと進行する．患部の組織にはヘモグロビン由来の色素ヘモジデリンが含まれているため，組織が血で染まっているようにみえる．
- 症状は関節の腫脹，疼痛やひっかかり感である．若年層で関節血腫を繰り返す場合は本症を疑う．MRI検査，関節鏡検査で診断する．
- 治療は滑膜切除術などを行う．ただし切除しても再発することがある．骨に浸潤し，変形性膝関節症に進行した場合は人工関節置換術が必要になる．

膝関節および下腿

膝関節部の骨折・脱臼

S82.00, S83.1　fracture/dislocation of knee joint

疾患概念
膝関節部の骨折・脱臼には，大腿骨顆上・顆部骨折，膝蓋骨骨折，膝関節脱臼，膝蓋骨脱臼，脛骨近位端骨折（脛骨プラトー骨折）などがある．各症状に応じ保存療法や手術療法を行う．

誘因・原因

■**大腿骨顆上・顆部骨折**
● 大腿骨遠位端に交通事故や高所からの転落などにより直達外力が加わって起こる．顆上骨折は関節外，顆部骨折は関節内骨折になることが多い（図1）．

■**膝蓋骨骨折**
● 多くの場合は膝前面の打撲による直達外力，または急激な膝関節屈曲による介達外力により起こる（図2）．直達外力の骨折では粉砕骨折になることが多いが，骨片の離散は少ない．

■**膝関節・膝蓋骨脱臼**
● 膝関節脱臼は，交通事故などにより脛骨が大腿骨に対してずれることで起こり，多くは膝関節部周辺の靱帯が損傷している．また骨折を伴っていることも多い．
● 膝蓋骨脱臼は，スポーツなどで下腿が外旋され，大腿四頭筋が収縮したときに膝蓋骨が外側に脱臼して起こる．

■**脛骨近位端骨折（脛骨プラトー骨折）**
● 脛骨の荷重面（膝関節面）の骨折であり，同時に膝関節靱帯や半月板の損傷を伴うことが多い（図3）．交通事故や転倒などにより発症する．膝関節部に過度の外力が加わり，大腿骨顆部と脛骨顆部が衝突し，脛骨顆部が骨折する．

■ 図1　大腿骨顆上・顆部骨折の部位

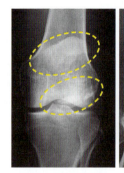

■ 図2　膝蓋骨骨折
（近藤泰児監[伊賀　徹]：整形外科ビジュアルナーシング．p.308, 学研メディカル秀潤社，2015）

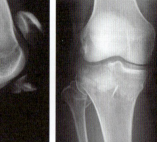

■ 図3　脛骨近位端骨折
（近藤泰児監[伊賀　徹]：整形外科ビジュアルナーシング．p.308, 学研メディカル秀潤社，2015）

症状・臨床所見

■**大腿骨顆上・顆部骨折**
● 受傷により膝関節上部から膝関節に腫脹が起こり，歩行不可能となる．顆上骨折では，遠位部は腓腹筋の付着部分であり，後方の凸変形が起こりやすい．顆部骨折では内反または外反変形が生じる．

■**膝蓋骨骨折**
● 膝関節の伸展が不可となり，膝前面に強い疼痛が起こる．時間経過とともに膝関節内に血液が貯留し，膝関節が腫脹する．

■**膝関節・膝蓋骨脱臼**
● 膝関節脱臼は強い疼痛や変形が認められる．膝蓋骨脱臼は疼痛や膝の不安定性を訴える．

■**脛骨近位端骨折（脛骨プラトー骨折）**
● 受傷後に起立が歩行不可能となる．局所の疼痛，腫脹，膝可動域が制限される．

検査・診断・分類

◾大腿骨顆上・顆部骨折
- 前後側面のX線撮影を行う．またCTにより骨折の状況を把握する．

◾膝蓋骨骨折
- X線撮影により，膝伸展位における骨片の離散程度を確認する．膝蓋骨の骨折は縦骨折，横骨折，星状骨折（粉砕骨折）に分類される（図4）．

◾膝関節・膝蓋骨脱臼
- 膝関節脱臼ではX線撮影し，骨折の有無も確認する．
- 膝蓋骨脱臼ではX線撮影し，膝蓋骨の偏位の有無を確認する．

◾脛骨近位端骨折（脛骨プラトー骨折）
- X線撮影を行い，関節面の形状の判断にCTを用いる．分類としてはHohl分類が用いられる（図5）．

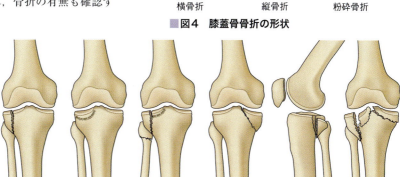

◾図4　膝蓋骨骨折の形状

◾図5　Hohl分類

治療

◾大腿骨顆上・顆部骨折
- 保存的治療として，鋼線牽引のうえ，ギプス固定を行う．手術療法では観血的整復固定としてネールプレート（nail plate）や髄内釘を行う．

◾膝蓋骨骨折
- 骨片離散が少なければ保存的治療として，膝関節伸展位でシリンダーキャスト（筒状のギプス）による固定を行う．横骨折で離散がある場合は，鋼線による表面締結法や引き寄せ締結法を行う（図6）．

◾膝関節・膝蓋骨脱臼
- 膝関節脱臼では全身麻酔下で整復固定を行う．膝蓋骨脱臼では膝関節を伸展させて，膝蓋骨を外側から内側に押すことで整復し，2週間程度の固定を行う．

◾脛骨近位端骨折（脛骨プラトー骨折）
- 転位が少なければ血性関節液を除去し，ギプス固定を行う．外・内側顆が縦に骨折，関節面の圧潰，陥没骨折の症例では手術療法を行う．骨が欠損している場合は骨移植が必要となる．また変形性膝関節症の発症を防ぐことが重要である．

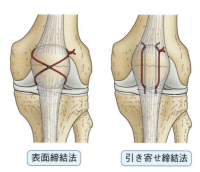

◾図6　鋼線による表面締結法と引き寄せ締結法

膝関節および下腿

下腿骨骨幹部骨折

S82.2　fracture of body of crus bone

疾患概念
下腿骨骨幹部骨折は外傷を受けやすい部位で，頻度の高い骨折である．脛骨は皮下浅層にあるため，開放骨折やコンパートメント症候群が起こりやすい．診察時は皮膚の腫脹や挫傷の有無，部位，程度を評価し，あわせて末梢循環障害および神経障害の有無を確認する．

Summary Map

誘因・原因	● 交通事故で**直達外力**が加わり，脛骨や腓骨が横骨折や粉砕骨折する．また，スキーなどで**介達外力**が捻転力として加わり螺旋骨折する．
病態	● 高エネルギー外傷では開放骨折になりやすく，**コンパートメント症候群***を併発しやすい．
症状・臨床所見	● 受傷後，歩行・起立が困難，**運動(屈伸)制限**，骨折部の**疼痛**，**腫脹**，**変形**などがみられる．
検査・診断・分類	● 膝関節および足関節を含む2方向単純X線撮影(前後像，側面像)を行う． ● 骨折型および骨折部位の分類には**AO分類**を用い，開放骨折は**ガスティロ(Gustilo)分類**により重症度分類を行う．
治療	● 仮骨形成が見込まれるものは保存療法．徒手整復を行い，ギプス固定後に**PTB(patellar tendon bearing)ギプス装着**や**機能装具(functional brace)**による早期荷重． ● 手術療法として，**髄内釘固定**，**プレート固定**，**創外固定**が行われる．

用語解説

コンパートメント(区画)症候群

外傷などの原因(出血，炎症，圧迫，悪阻)で，四肢にあるコンパートメント(骨，筋膜，骨間膜，筋間中隔)の内圧が上昇して循環障害が生じ，筋，神経障害が生じることをいう．筋肉は6〜8時間以上の悪阻時間で不可逆となし，12時間以上で壊死し神経麻痺となり，重症な後遺症を残す．

誘因・原因

● 交通事故などの高エネルギー外傷で直達外力が加わった場合に脛骨や腓骨が横骨折や粉砕骨折することがある．また，スキーなどで介達外力が捻転力として加わった場合に螺旋骨折することがある．

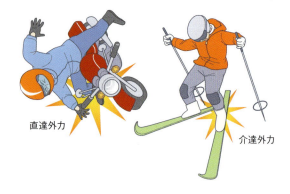

直達外力　　介達外力

症状・臨床所見

- 受傷後，歩行・起立が困難，運動(屈伸)制限，骨折部の疼痛，腫脹，変形などがみられ，同部位の異常可動性や圧痛が認められる．
- 高エネルギー外傷では開放骨折になりやすく，神経血管の損傷や受傷後の時間経過による出血，圧迫，炎症，浮腫などで下腿筋の筋膜に囲まれた内圧が上昇し，コンパートメント症候群を併発しやすい．

検査・診断・分類

- 症状と受傷歴から診断は可能である．
- 膝関節および足関節を含む2方向単純X線撮影(前後像，側面像)を行い，骨折部位の診断を行う(図1)．
- 血管外傷を疑う場合，造影CTを行う．
- 骨折型および骨折部位の分類にはAO分類を用いる．
- 開放骨折はガスティロ(Gustilo)分類(表1)により重症度分類を行う．

■表1　開放骨折の重症度分類：ガスティロ分類

タイプⅠ	開放創が1cm未満で清浄．
タイプⅡ	開放創が1cm以上であるが，広範な軟部組織損傷や弁状創を伴わない．
タイプⅢ-A	広範な軟部組織損傷，弁状創あり，皮下組織の汚染，軟部組織で骨折部を被覆可能．
タイプⅢ-B	広範な軟部組織損傷，骨膜の剥離あり，著しい汚染創，軟部組織で骨折部を被覆することが困難．
タイプⅢ-C	開放創の大きさにかかわらず，修復を要する動脈損傷を伴う．

(Gustilo RB：The Fracture Classification Manual. Mosby, 16, 1991を改変)

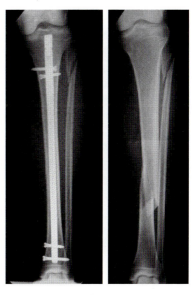

■図1　脛骨骨幹部骨折
55歳男性，雪道で転倒．髄内釘により固定した．

治療

■大腿骨顆上・顆部骨折
- 転位が軽度の場合は保存療法を行う(ギプス固定)．
- 手術療法には，創外固定，プレート固定，髄内釘，螺子固定などの方法が挙げられるが，各種のメリット・デメリットを評価したうえで選択していくことが大切である．

■脛骨高原(プラトー)骨折
- 膝関節の受け皿の役目をもつため，骨欠損部に対しては骨移植が必要となる．転位のないものは保存的にギプス固定(外固定)が選択されることもあるが，多くは手術療法(プレート固定，内固定)となる．ただし，強固な内固定は得られにくい．
- 治療において，最終的な膝関節の可動域制限が最低限で済むようにすることが大切である．また，関節内骨折であるため，変形性膝関節症の発症を防ぐことも重要になる．適切な治療方法を選択し，関節面の正確な整復および安定性を獲得することで，早期からの可動域訓練が行えるように計画していく．

膝関節および下腿

腓骨神経麻痺

疾患概念
総腓骨神経は，背側から外側を通り前方へ腓骨頭に巻きつくようにして皮膚直下を走行するため，同部位での圧迫（側臥位の状態が長く続く，ギプス固定など）により麻痺を起こしやすい．

| G57.3 | fibular neuroparalysis |

Summary Map

誘因・原因
- 腓骨頭部の外部からの圧迫によって生じるものが多く，ギプス固定や術中術後の体位が原因で生じることもある．

病態
- 総腓骨神経は，膝窩の上縁までに脛骨神経と分岐する．腓骨頭の背側から外側を通り前方へ腓骨頭に巻きつくように皮膚直下を走行して，深腓骨神経と浅腓骨神経に分かれる．
- 総腓骨神経は皮膚の直下を走行しているため，外部からの圧迫による麻痺を起こしやすい．

症状・臨床所見
- 下腿の外側から，足背ならびに足趾背側にかけて感覚が障害され，しびれたり触った感じが鈍くなったりする．また，足首（足関節）と足趾の背屈ができなくなる．

検査・診断・分類
- 問診のほか，神経伝達速度，MRI，筋電図検査により診断する．

治療
- 圧迫の回避・除去，局所の安静，薬物療法，運動療法などの保存的療法を行う．また，神経損傷がある場合は，神経剥離，神経縫合，神経移植などの手術が行われる．

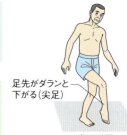

足先がダランと下がる（尖足）

●下垂足

誘因・原因

- 腓骨頭部（膝外側）の外部からの圧迫によって生じるものが多い．下肢牽引などで仰臥位かつ下腿外旋の状態や，ギプスや術中・術後の体位による腓骨頭部の圧迫で生じることがあり，注意を要する．

症状・臨床所見

- 総腓骨神経は，感覚（下腿外側，足背）や運動（足関節および足趾の背屈）を支配している（図1, 2）．
- 下腿の外側から，足背ならびに足趾背側にかけて感覚が障害され，しびれたり触った感じが鈍くなったりする．また，足首（足関節）と足趾の背屈ができなくなり，下垂足（drop foot）となる．

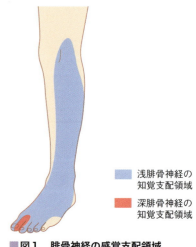

■ 浅腓骨神経の知覚支配領域
■ 深腓骨神経の知覚支配領域

■図1　腓骨神経の感覚支配領域

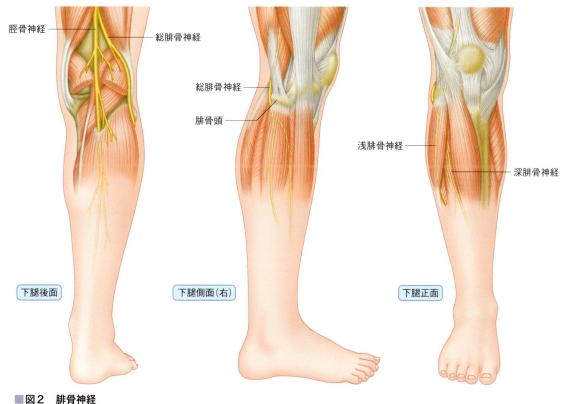

■図2　腓骨神経

検査・診断・分類

- 問診により病状の進行状態を把握する．とくに，局所のティネル(Tinel)徴候で同麻痺を疑う．
- 神経伝達速度，MRI，筋電図検査により診断する．

治療

- 圧迫の回避・除去，局所の安静，薬物療法，運動療法などの保存的療法と手術療法がある．骨折や脱臼などに併発している例では，すみやかに骨折や脱臼の手術を行い，神経機能の回復条件を整える．
- ガングリオンなどの腫瘤による神経障害に対しては，原因となる圧迫因子を手術時に取り除く．
- 神経損傷がある場合は，神経剥離術，神経縫合術，神経移植などの手術が行われる．

Supplement

D48.0

膝関節近傍骨腫瘍

bone tumors of the distal femur and proximal tibia

- 膝関節部にある大腿骨遠位，脛骨近位，腓骨近位の骨端線は，人体で一番骨の長軸方向の成長量が大きい(図1)．そのため，膝関節周辺に好発する骨腫瘍は多い(図2, 3)．
- 悪性では，小児期の骨肉腫，成人の悪性線維性組織球腫が代表的である．
- 良性では，小児期には骨軟骨腫や線維性骨皮質欠損などの骨腫瘍類似疾患，成人では骨巨細胞腫などが好発する．がんなどの転移は比較的少ない．

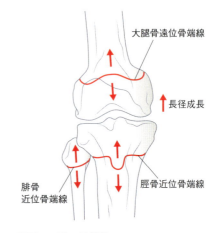

■図1　膝の骨端線

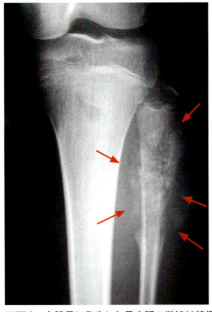

■図2　左腓骨に発生した骨肉腫の単純X線像

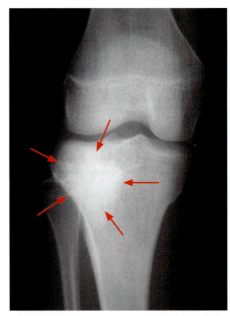

■図3　左脛骨に発生した骨肉腫の単純X線像

足部・足関節の構造と機能

structure and function of foot, foot joint

足部

- 足部の関節は荷重を直接受ける距腿関節，距骨・踵骨と舟状骨・立方骨との間の横足根関節〔ショパール（Chopart）関節〕，足根骨と中足骨との間の足根中足関節〔リスフラン（Lisfranc）関節〕，中足趾節間関節，趾節間関節からなる（図1）．
- 足部には内側縦アーチ，外側縦アーチ，横アーチの3つのアーチ構造がある（図2）．これらのアーチは衝撃の吸収，体重の分散，足部の力の地面への伝達，姿勢の保持などに重要な役割を果たす．
- これらのアーチ構造がなんらかの理由で低下すると，外反母趾，扁平足，足底腱膜炎などのさまざまな疾患の原因となる（本章「扁平足」「外反母趾」p.456，457参照）．

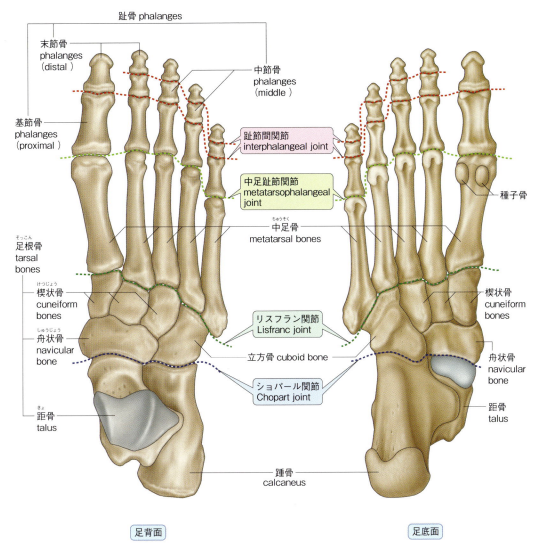

■ 図1-1　足部・足趾の骨と関節

- 足部は歩行に伴い形態を変えることで，衝撃の吸収や荷重の伝達という役割を果たす．着床時は後足部が外反し，足底腱膜が弛緩し，縦アーチが低下するため，足部への衝撃が分散し吸収される．また離床時は母趾が背屈し，足底腱膜の緊張が高くなり，縦アーチが増大する．これにより足部の構造が強固となり，床からの反力を有効に伝達することが可能になる(図3)．

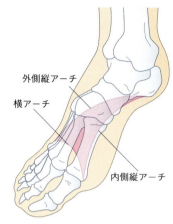

■図2　足部のアーチ構造

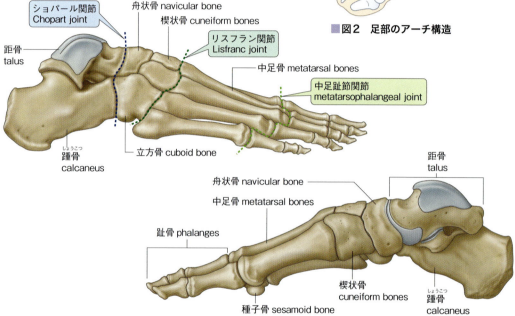

■図1-2　足部・足趾の骨と関節

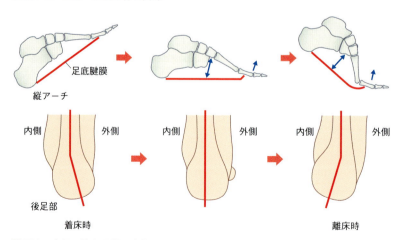

■図3　歩行に伴う足部の変化
(越智光夫編著[高尾昌人]：カラーアトラス膝・足の外科. p.369-370, 中外医学社, 2010を改変)

足関節

- 足関節は足部の関節と共働して直接荷重を地面に伝え，反力を受ける．また，歩行時の衝撃の吸収や，重心の微妙な調整などの役割も担っている．
- 足部には多くの関節があるが，足関節という場合，通常，距腿関節のことを指す．距腿関節は距骨滑車，脛骨，腓骨からなる（図4）．
- 足関節を安定させるために，内側には三角靱帯，外側には前・後距腓靱帯と距踵靱帯があり，足関節が過度に内外反することを防いでいる（図5）．
- 捻挫などで過度の内反力を受けると，前距腓靱帯と距踵靱帯が損傷しやすい．
- 足関節においては距骨滑車が前方で広く，後方で狭い形状をしているため，足関節背屈位ではより安定性が高く，自由度が低くなり，底屈位ではより不安定で自由度が高くなる（図6）．

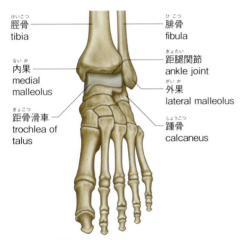

■図4　距腿関節

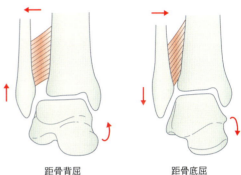

■図6　足関節背底屈に伴うankle mortise（脛骨と腓骨により作られる果間関節窩）の変化（右足関節を前方からみた図）

（[君塚　葵：足関節・足　総論，整形外科クルズス（中村耕三監修，織田弘美，高取義雄編集，津山直一，黒川高秀編集顧問），改訂第4版，p.600, 2003，南江堂]より許諾を得て転載．）

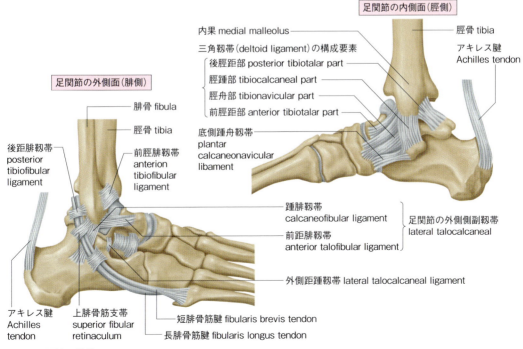

■図5　足関節の構造

足関節および足

先天性内反足

Q66.8　congenital clubfoot

疾患概念
出生1,000～2,000人に1人の割合で発生する原因不明の先天性足部変形で，男女比は2対1である．両側性と片側性はほぼ1対1で発生する．尖足（必発），内転，内反，凹足の4つの変形要素よりなる．矯正困難な形態異常である．

Summary Map

誘因・原因	● 原因不明の先天性足部変形．

症状・臨床所見	● 両側性と片側性はほぼ1対1で発生．尖足（必発），内転，内反，凹足の4つの変形要素よりなる．矯正困難な形態異常である．

検査・診断・分類	● 視触診により診断可能．X線検査では，足部側面像で距骨と踵骨のなす角度（側面距踵角）が減少し，背底面像でも距骨と踵骨のなす角度（正面距踵角）が減少する．

治療	● 初期治療として，矯正ギプス治療が行われる． ● 近年，わが国でもPonseti（ポンセティ）法が普及し良好な短期成績をおさめている． ● 欧米では本法後45年以上での良好な成績も報告されている．

●用語解説

Larsen syndrome
（ラーセン症候群）
1950年にLarsenらにより報告されたFilaimB（*FLNB*）遺伝子（3p14.3）の変異による特徴的な顔貌を伴い，多発性関節脱臼を主訴とする先天性骨系統疾患．

誘因・原因

● 原因不明の先天性足部変形である．

症状・臨床所見

● 先天性内反足は，尖足，内転，内反，凹足の変形要素よりなり（図1），初診時に尖足は徒手的に中間位まで戻すことができない．

検査・診断・分類

● 視触診により診断可能である．
● 単純X線検査では，足部側面像で距骨と踵骨のなす角度（側面距踵角）が減少し，背底面像でも距骨と踵骨のなす角度（正面距踵角）が減少するとともに，これらの骨の重なりが大きくなる．
● Pirani分類（変形の重症度評価）やDemeglio分類（内反足各部位ごとの変形を評価）が有用である．

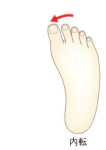
内転

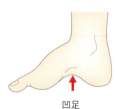
凹足

■図1　先天性内反足の変形要素（右足）

治療

- 初期治療として，矯正ギプス治療が行われる．近年，わが国でもPonseti（ポンセティ）法が普及し良好な短期成績をおさめている．
- 従来の矯正ギプス法では，plantigrade foot（足底接地性足：足の裏全体を地面につけて歩くこと）を獲得するために，約半数で距骨下関節全周解離術等の解離手術を必要としていたが，ポンセティ法では解離手術なしで約90％がplantigrade footを獲得できるといわれている．
- ポンセティ法は，1週間ほどに1回の矯正ギプス治療を5〜7回ほど行い，凹足，内転，内反変形を矯正後，局所麻酔または全身麻酔下にアキレス腱皮下切腱術を行い，残存する尖足変形を矯正する治療体系である（図2）．
- アキレス腱切腱後は前足部外転70°，足関節背屈20°の肢位で大腿から足先までのギプス固定を3週間行った後，足部外転装具治療を4歳まで行う（最初の3か月はほぼ終日，以後は1日12時間の装具装着が推奨されている）（図3, 4）．
- この治療体系では，足部外転装具装着中や装具治療終了後にdynamic supinationによる外側接地を生じることがある．この場合は，4歳ころ以降に前脛骨筋腱外側移行術を考慮する必要がある．
- 二分脊椎，先天性多発性関節拘縮症，Larsen症候群*などの基礎疾患を伴う場合は治療抵抗性である．

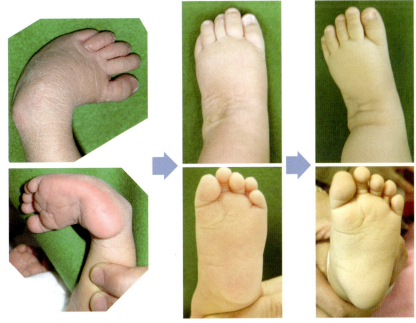

■図2　ポンセティ法による治療前後の臨床像の変化（左足）

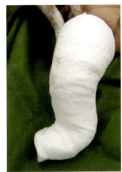

■図3　アキレス腱皮下切腱術後のギプス（右足）
前足部外転70°，足関節背屈20°で固定している．

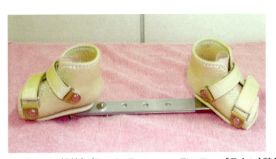

■図4　足部外転（Denis Browne，デニス・ブラウン）装具
患側前足部外転70°，健側外転40°で装着（写真は右側例の場合）する．

足関節および足

扁平足

| M21.47 | flatfoot |

疾患概念
足部の縦アーチの低下，もしくは消失した状態をいう．荷重にかかわらずアーチが低下している場合と，荷重時のみ低下する場合がある（静力学的扁平足）．小児・若年者で無症候性の場合，多くは治療の対象とならず，成長に伴い改善する可能性もある．

誘因・原因

- 足部内在筋の筋力低下，体重の増加，長時間の立位・歩行，妊娠，加齢などが誘因で，足部の縦アーチ（土踏まず）の低下，もしくは消失した状態をいう（図1）．
- 成人の場合，内側縦アーチの低下には後脛骨筋腱の機能不全が関与していることが多い．

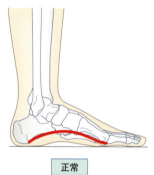
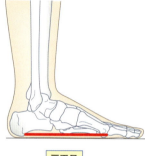
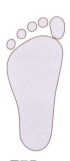
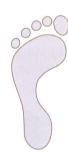

正常　扁平足　扁平足のフットプリント　正常のフットプリント

■図1　扁平足

症状・臨床所見

- 運動や長時間立位後の足部の腫脹，鈍い疼痛，だるさを認める．立位における足部の外観において，縦アーチの低下が確認できる．

検査・診断・分類

- 立位側面の単純X線撮影において，縦アーチの消失を確認する．
- 内果後方にて後脛骨筋腱の腫脹や圧痛の有無を確認する．
- Too many toes sign（患側がより多くの足趾が見える（図2））やsingle heel rising test（片足をつま先立ちする検査）でつま先立ちができない（陽性）

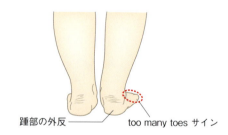

■図2　Too many toes sign

かを確認する．
- 分類としては，発症時期により小児期，思春期，成人期に分類されており，主に治療の対象となるのは成人期扁平足である．

治療

- 内在筋筋力低下に対してタオルギャザーなどの筋力強化訓練を行う（図3）．装具として足底板（アーチサポート）がよく用いられる．扁平足位での拘縮がみられる場合，踵骨骨切り術，距骨下関節固定術，三関節固定術などが行われる場合もある．

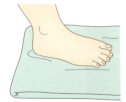
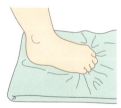

■図3　タオルギャザー
足全体を用いながら，足趾でタオルをたぐりよせるようにする訓練である．

足関節および足

外反母趾

M20.1　hallux valgus (HV)

疾患概念
母趾が第1中足趾節(MTP)関節で外側に偏位している状態を指す．進行により第1中足骨が内反し，MTP関節部が内側に突出することにより，同部の滑液包炎(バニオン)を生じる．とくに中高年の女性に多く，ライフスタイルの変化によりわが国でも患者が増加している．

Summary Map

誘因・原因	●内的誘因〔遺伝(母趾が第2趾と比べて長い，扁平足，第1中足骨の内反など)〕と外的誘因(ハイヒールや幅の狭い靴による圧迫，体重増加など)がある．
病態	●母趾が第1中足趾節(MTP)関節で外側に偏位し，進行により第1中足骨が内反する．中高年の女性に多い(男女比は約1:10)．ライフスタイルの変化により，患者が増加している．
症状・臨床所見	●第1中足骨頭内側部に疼痛がある．進行すると扁平足および第2・第3中足骨頭部の足底に**有痛性の胼胝**を伴うことがある．
検査・診断・分類	●荷重位での足部正面，側面のX線撮影を行う．主な画像計測法として外反母趾角(hallux valgus angle：HV角)と第1・第2中足骨角(M1-M2角)がある．
治療	●幅の狭い靴を避けることや**矯正装具**，母趾周囲筋の**筋力強化**などを行う． ●手術療法は，MTP関節周囲の**軟部組織解離術**や**第1中足骨骨切り術**，もしくは両方行う場合がある．

誘因・原因

●女性に多く，ハイヒールや幅の狭い靴の使用，扁平足との関連が示唆されている(図1)．変形性膝関節症や変形性股関節症との関連を示す報告[1)2)]や，肥満者で比較的有病率が少ないとする報告[1)]がある．

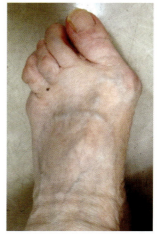

■図1　外反母趾
(近藤泰児監[安井哲郎]：整形外科ビジュアルナーシング，p40，学研メディカル秀潤社，2015)

症状・臨床所見

- 主に第1中足骨頭内側部の疼痛があり，進行すると扁平足および母趾の機能不全から第2・第3中足骨頭部の足底に荷重がかかることで有痛性の胼胝（たこ：callosity）を伴うことがある．さらに母趾と第2趾のオーバーラップや，母趾背側部の感覚障害を認める場合もある（図2）．

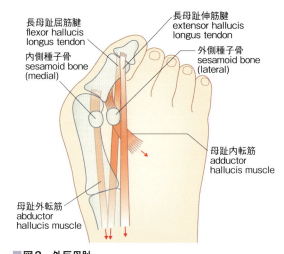

■図2　外反母趾

（越智光夫編著[小松　史]：カラーアトラス膝・足の外科．p.412, 中外医学社, 2010）

検査・診断・分類

- 荷重位での足部正面，側面のX線撮影を行う（図3）．
- 主な画像計測法として，外反母趾角（hallux valgus angle：HV角）と第1・第2中足骨角（M1-M2角）があり，これらの値により治療法の選択を行う．HV角が20〜30°を軽度，30〜40°を中等度，40°以上を高度と分類する[3]．

治療

- 保存的治療を行うことが原則であり，幅の狭い靴を避けることや矯正装具，横アーチのサポート，母趾の外転方向へのストレッチや母趾周囲筋の筋力強化などを行う．
- 改善がない場合の手術療法としては，軽度の症例ではMTP関節周囲の軟部組織解離術（McBride法など）や遠位中足骨骨切り術が，中等度〜高度の症例では骨幹部中足骨骨切り術，近位中足骨骨切り術などが行われる（図4）．

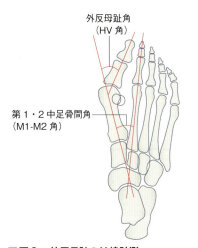

■図3　外反母趾のX線計測

（「城　良二：外反母趾，整形外科クルズス（中村耕三監修，織田弘美，高取義雄編集，津山直一，黒川高秀編集顧問），改訂第4版，p.605, 2003, 南江堂」より許諾を得て転載）

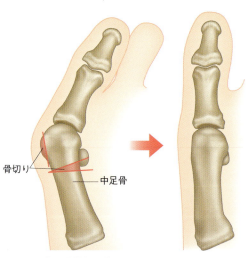

■図4　中足骨骨切り術

Supplement

M21.67

足部の変形

foot deformation

誘因・原因

- 足部の変形には以下のようなものがあり，それぞれ原因となる疾患が異なる（図1）．
- **外反足**：足部が外がえし（足底が外側を向いている）の状態．
- **内反足**：足部が内がえし（足底が内側を向いている）の状態．
- **外転足**：前足部が外転している状態．
- **内転足**：前足部が内転している状態．
- **扁平足**：足部の縦アーチが低下している状態．
- **凹足**：足部の縦アーチが増加している状態．
- **尖足**：足関節が底屈位で拘縮している状態．
- **踵足**：足関節が背屈位で拘縮している状態．
- このうち内反足，外反足，内転足，凹足，踵足については先天性のものが多い．複数の要素が重なり内反尖足，外反踵足となることもある．
- 尖足は下肢の麻痺（脳梗塞，脊髄損傷など）が生じた後に，底屈位で放置されることによって起こる場合がある．このような際には危険を予測し，可動域訓練や装具などによる中間位での保持を行う．
- 足部の横アーチが低下した状態（外反母趾などに伴う）は開張足とよばれる．

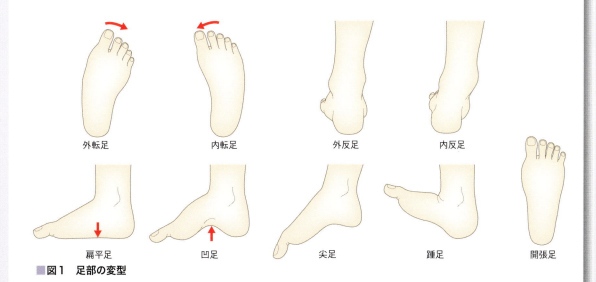

■図1　足部の変型

Supplement

M79.67

足底部痛

foot deformation

モートン（Morton）病（図1）

- 20〜50歳ぐらいの女性に多く，ハイヒールなどの靴を履き続けることが誘因となる．
- 足趾間の感覚障害で発症する．とくに第3・4趾間に多く，次に第2・3趾間に発症する．
- 歩行により深横中足靱帯により足底神経が継続的にこすられることにより変性し，偽性神経腫を形成する．
- 診断には趾間の圧迫による痛みの誘発，エコー，MRIなどが有用である．
- 保存療法として中足骨頭部近位へのパッドや足底板の使用，ステロイド注射などを行う．疼痛が激しい場合は神経ブロックを行う．無効の場合，神経腫切除が行われる．

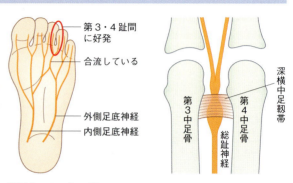

■ 図1　モートン病
（「立花新太郎：絞扼神経障害，整形外科クルズス（中村耕三監修，織田弘美，高取吉雄編集，津山直一，黒川髙秀編集顧問），改訂第4版，p.412, 2003, 南江堂」より許諾を得て転載）

Metatarsalgia

- 中足骨頭部の疼痛をきたす疾患全般を指し，第1趾に生じる場合（外反母趾など）と第2〜5趾に生じる場合がある．
- 第2〜5趾に生じる場合にはハイヒールなどによる過負荷，疲労骨折，足趾の屈曲変形（ハンマートゥなど），中足骨頭壊死（Freiberg病），関節リウマチ，神経筋疾患などさまざまな原因がある．
- 治療としては足底板による装具療法を行い，無効の場合原因によって種々の手術療法を行う場合がある．

足底腱膜炎（図2）

- 荷重時や歩行時の足底部痛にて発症し，踵骨内側の足底腱膜付着部に圧痛を認めることが多い．ランニング，急な運動，運動環境の変化などが誘因となる．
- 治療として局所安静，アイシング，ストレッチ（腱の柔軟性改善），アーチサポート（腱膜の緊張軽減），局所ステロイド注射などが行われる．難治例には体外衝撃波療法（ESWL），手術による足底腱膜の切離などが行われる．

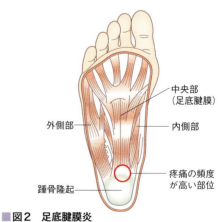

■ 図2　足底腱膜炎
（「石橋英明：足底筋膜炎，整形外科クルズス（中村耕三監修，織田弘美，高取吉雄編集，津山直一，黒川髙秀編集顧問），改訂第4版，p.607, 2003, 南江堂」より許諾を得て転載）

| 体外衝撃波療法（ESWL） | extracorporeal shock wave therapy |

足関節および足

足関節部の骨折・脱臼

S82.80, S93.0　fracture/dislocation of foot joint

疾患概念
足関節部は脛骨，腓骨，距骨を指す．骨折は脛骨，腓骨の骨折（足関節骨折），果部骨折（内果骨折・外果骨折・後果骨折），脛骨下端の骨折などがある．過大な外力がかかると脱臼骨折や開放骨折となることや骨折を伴わない脱臼が発生することがある．

誘因・原因

- 足関節をひねること，たとえば階段での転倒・転落や交通事故，またはスポーツで足関節に過大な外力が加わり受傷することが多い．また，繰り返し弱い外力を受け続けることによる疲労骨折も生じやすい．
- 高齢者では骨粗鬆症，骨腫瘍などで骨強度が低下していると軽微な外力でも脆弱性骨折・病的骨折が発生することがある．

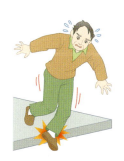

症状・臨床所見

- 脛骨・腓骨骨折では，骨折部の発赤と腫脹，骨折線に一致した強い圧痛（Malgaigne［マルゲーニュ］圧痛）があり，関節可動性の低下や変形を認める．疼痛のため患肢に体重をかけて歩行することが不可能となる．
- 果部（くるぶし）骨折では（図1），内果や外果に皮下出血や腫脹を伴う．受傷から時間が経つと腫脹部に水疱を伴うことがあり注意が必要である．

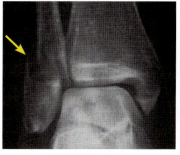

■図1　足関節果部骨折
51歳女性，階段を踏み外した．内果・外果の骨折を認める．
（近藤泰児監［伊賀　徹］：整形外科ビジュアルナーシング．p.310, 学研メディカル秀潤社, 2015）

検査・診断・分類

■**触診**
- 圧痛箇所の確認．変形，皮下出血や腫脹の確認を行う．靱帯損傷，関節脱臼などを合併することがある．

■**X線検査**
- 正面像と側面像を撮影する．この際，遠位脛腓関節の評価を行うために果間関節窩（mortise view）撮影が望ましい（足関節を15〜20°内旋させて行う撮影）．骨折が不明確な場合は，正面像と側面像に加えて斜位像を撮影する．
- 内果骨折や三角靱帯損傷の有無を確認するため，重力ストレスX線撮影を行い，内果関節面と距骨間が4mm以上であれば三角靱帯損傷とする．

■**CT検査**
- 大きさや形状が確実に診断できる．

■**MRI検査**
- 遠位脛腓靱帯損傷など，軟部組織損傷の診断に有効である．
- 果部骨折の分類は，受傷時の足関節の肢位（回外位，回内位）と外力による距骨の運動方向（外旋，内転，外転）から，骨折と靱帯損傷を関連づけて分類したローグ・ハンセン（Lauge-Hansen）分類が広く用いられている．回外―外旋骨折，回外―内転骨折，回内―外旋骨折，回内―外転骨折の4つ分類したうえで損傷の程度（1〜4ステージ）で分類している（図2）．

461

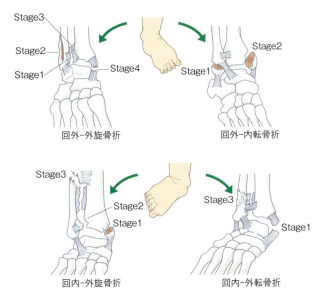

	Stage 1	前脛腓靱帯損傷
回外－ 外旋骨折	Stage 2	外果の螺旋骨折
	Stage 3	後脛腓靱帯断裂あるいは後果骨折
	Stage 4	内果骨折もしくは三角靱帯断裂
回外－ 内転骨折	Stage 1	腓骨遠位横骨折もしくは距腓靱帯の断裂
	Stage 2	内果斜骨折
回内－ 外旋骨折	Stage 1	内果骨折もしくは三角靱帯断裂
	Stage 2	前脛腓靱帯損傷もしくはその付着部の裂離骨折
	Stage 3	腓骨近位の螺旋骨折
	Stage 4	後果骨折もしくは後脛腓靱帯の損傷
回内－ 外転骨折	Stage 1	内果横骨折もしくは三角靱帯断裂
	Stage 2	小骨片を伴う前脛腓靱帯の断裂，後脛腓靱帯の断裂，後果骨折
	Stage 3	腓骨果上部の斜骨折

■図2　ローグ・ハンセン(Lauge-Hansen)分類
＊最初の用語「回外・回内」は受傷時の足部の肢位を，2番目の用語「外旋・内転・外転」は足部にかかる外力の方向（＝距骨の動き）を表す．

（窪田　誠，安部正敏監：骨・筋肉・皮膚イラストレイテッド．p.71，学研メディカル秀潤社，2011を改変）

治療

■応急処置
● RICE処置が原則である．RICEとはR(Rest)：安静，I(Icing)：冷却，C(Compression)：圧迫，E(Elevation)：挙上である．受傷後の時間経過とともに足関節周囲に水疱が形成されることがある．水疱は手術時に感染のリスクファクターになるので注意する．

■徒手整復
● 骨折し転位した（ずれた）骨片をできるだけ転位のない状態に戻す．脱臼している場合はすみやかに整復する．

■保存的治療
● 骨片の転位がない場合や，徒手整復で整復が得られる転位の少ない骨折では，約8週間下腿下方から足先までギプスによる固定を行う．術後2～3週間程度で松葉杖を使用した荷重歩行を始める（仮骨ができはじめているか注意する）．ギプスを取り外した後は関節可動域訓練と部分荷重を開始し，徐々に全荷重へ進める．

■手術治療
● 転位があるものに対して行う．手術はリスクをさけて腫脹の少ない時期に行う．

● 内果骨折では骨片を整復した後，スクリュー固定法やテンションバンド（キルシュナー鋼線と軟鋼線による8の字締結用の固定具）によるワイヤー固定を行う．

● 外果骨折では腓骨が短縮しないように形態再建する．スクリューやプレートを用いて固定する（図3）．

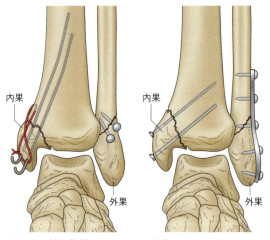

■図3　外果骨折のスクリュー固定

足関節および足

足部の骨折・脱臼

疾患概念
足部の骨折と脱臼は、疲労骨折、外傷による距骨骨折、踵骨骨折、中足骨骨折、趾骨骨折、MTP関節脱臼などがあげられる。本項では最も多い踵骨骨折を中心に述べる。

| S92, S93.1, S93.3 | fracture/dislocation of foot |

誘因・原因

- 足部は26個の骨で構成され、前足部（趾骨、中足骨）、中足部（舟状骨、楔状骨、立方骨）、後足部（踵骨、距骨）にわけられる（図1）。
- 前足部と中足部をつなぐ関節部分をリスフラン関節（Lisfranc、足根中足）といい、後足部と中足部をつなぐ関節部分をショパール関節（Chopart、横足根）という。
- 足部の骨折と脱臼は、疲労骨折（図2）、外傷による距骨骨折、踵骨骨折（図3）、中足骨骨折、趾骨骨折、MTP関節脱臼などがあげられる。
- 踵骨骨折は足部骨折のなかで最も多く、高所などの転落で発生することが多い。骨粗鬆症の高齢者などでは軽い捻挫でも発生することがある。

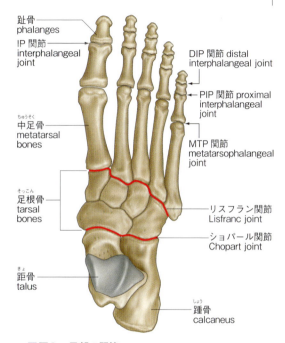

■図1　足部の関節

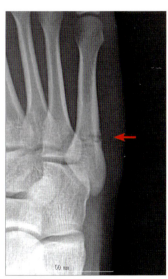

■図2　疲労骨折（第5中足骨基部）
（近藤泰児監［安井哲郎］：整形外科疾患ビジュアルナーシング．p311、学研メディカル秀潤社、2015）

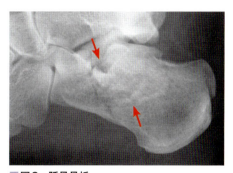

■図3　踵骨骨折
（近藤泰児監［安井哲郎］：整形外科疾患ビジュアルナーシング．p312、学研メディカル秀潤社、2015）

症状・臨床所見

- 踵骨骨折では強い痛みとそれによる歩行障害が認められ、徐々に踵骨部の腫脹が出現することがある。

検査・診断・分類

- X 線検査を側面像，軸射像，アントンセン（Anthonsen）撮影の 3 方向から行う．
- アントンセン撮影は後距踵関節面の評価に必要である（図4）．
- 側面像は全体像の把握や後距踵関節面の陥没の有無，程度の観察を行う．その際，ベーラー角（Böhler 角）はよく用いられる指標の 1 つである．
- ベーラー角は，踵骨隆起中上面と後距踵関節面後縁を結んだ線と前距骨関節面上端と後距踵関節面の頂点と結んだ線のなす角，正常値は 20〜40°である（図5）．
- CT では骨形態が複雑なものや詳細の情報を知るために有用で，CT による踵骨骨折の分類としてサンダース（Sanders）分類は治療方針や予後予測に有用とされ，最もよく使われている（図6）．
- 踵骨骨折は関節外骨折と関節内骨折にわけられ（表1），関節内骨折は X 線での分類であるエセックス・ロプレスティ（Essex-Lopresti）分類が用いられる（図7）．

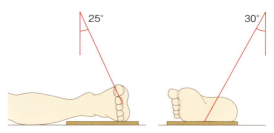

■図4　アントンセン（Anthonsen）撮影
内果部直下から頸部に 25°，背部に 30°の照射方向で撮影する．

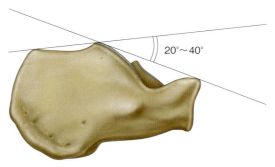

■図5　ベーラー角（Böhler 角）

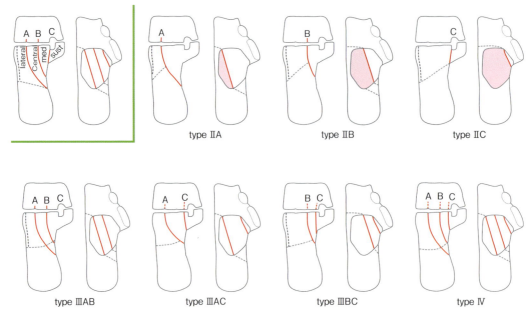

■図6　サンダース（Sanders）分類

■表1　踵骨骨折の分類

関節外骨折 (骨折が後踵関節 に及ばないもの)	踵骨突起骨折
	骨折が踵立方関節に及ぶもの
関節内骨折 (骨折が後距踵関 節に及ぶもの)	転位のないもの
	舌状型
	陥没型
	載距突起単独骨折
	粉砕型

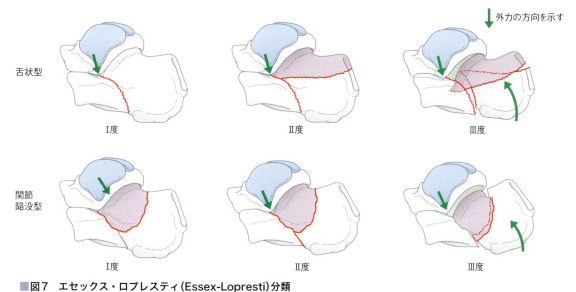

■図7　エセックス・ロプレスティ(Essex-Lopresti)分類
(Essex-Lopresti P: The mechanism, reduction technique, and results in fractures of the os calcis. British Journal of Surgery, 39: 395～419, 1952を参考に作成)

治療

- 徒手整復法(大本法)：腰椎麻酔下にて腹臥位で，膝関節を90°屈曲し，術者の一人が患者の大腿部を把持し，もう一人の術者が踵部を把持し，内反力と外反力を加えながら上方に牽引する．
- 保存療法：転位がわずかである場合や徒手整復で整復可能であった場合は，ギプスによる外固定により保存療法が適応となる．
- 手術療法：ヴェストウエス(Westhues)法と呼ばれ，2本のスタインマン(Steinmann)釘で，踵骨を持ち上げた状態で設置する(図8)．

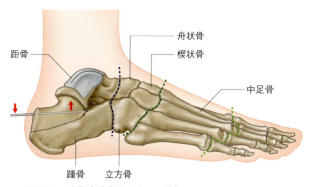

■図8　手術療法(Westhues法)

引用文献・参考文献一覧

Part 1 運動器の基礎知識

Chapter 1 骨の構造と機能候
骨組織の形成と修復
1) 内山安男ほか監訳：Ross組織学原書第5版．p.219, 223, 南江堂, 2010.
2) 佐藤達夫ほか監訳：臨床のための解剖学．p.24, 25, メディカル・サイエンス・インターナショナル, 2008.

Chapter 3 筋肉・腱・靭帯の構造と機能
筋の構造と機能，腱の構造と機能，靭帯の構造と機能
1) 落合慈之監：整形外科疾患ビジュアルブック．p.10-13, 学研メディカル秀潤社, 2012.

Chapter 4 神経の構造と機能候
脊髄の構造と機能
1) 落合慈之監：整形外科疾患ビジュアルブック．p.31-34, 学研メディカル秀潤社, 2012.

痛みの神経機構
1) 松平 浩ほか：日本における慢性疼痛の実態—Pain Associated Cross-sectional Epidemiological(PACE)survey 2009 JP. ペインクリニック, 32(9): 1345-1356, 2011.

Part 2 症状と診断

Chapter 1 主な症状と徴候
関節機能の異常
1) 山口 徹ほか編：今日の治療指針2010年版．p.874, 医学書院, 2010.

異常歩行・跛行
1) 寺山和雄ほか監：標準整形外科学．第7版, 医学書院, 1999.
2) 上谷雅孝編：骨軟部疾患の画像診断．秀潤社, 1999.
3) 中村耕三監：整形外科クルズス．改訂第4版, 南江堂, 2003.
4) 越智隆弘ほか編：NEW MOOK 整形外科 9．腰部脊柱管狭窄(症)．金原出版, 2001.
5) 関節外科．vol.15, 11月増刊号, メジカルビュー社, 1996.

一般画像検査
1) 落合慈之監：整形外科疾患ビジュアルブック．p.61-68, 学研メディカル秀潤社, 2012.

造影検査
1) 落合慈之監：整形外科疾患ビジュアルブック．p.69-72, 学研メディカル秀潤社, 2012.

シンチグラフィー
1) 落合慈之監：整形外科疾患ビジュアルブック．p.73, 学研メディカル秀潤社, 2012.

関節鏡検査
1) 落合慈之監：整形外科疾患ビジュアルブック．p.74, 学研メディカル秀潤社, 2012.

骨密度測定
1) 落合慈之監：整形外科疾患ビジュアルブック．p.75, 学研メディカル秀潤社, 2012.

Part 3 治療法

Chapter 1 保存療法
安静
1) 日本医療機能評価機構：ガイドラインライブラリ, (旧版)科学的根拠(EBM)に基づいた腰痛診療のガイドラインの策定に関する研究http://minds.jcqhc.or.jp/n/med/4/med0021/G0000052/0015より2017年11月24日検索
2) 落合慈之監：整形外科疾患ビジュアルブック．p.80, 学研メディカル秀潤社, 2012.

薬物療法
1) 落合慈之監：整形外科疾患ビジュアルブック．p.81, 学研メディカル秀潤社, 2012.

運動器リハビリテーション
1) 米本恭三ほか：関節可動域表示ならびに測定法(平成7年4月改訂)．リハビリテーション医学, 32(4)：207-217, 1995
2) 日本整形外科学会：関節可動域表示ならびに測定法(平成7年4月改訂)．日本整形外科学会雑誌, 69：240-250, 1995
3) 奥宮暁子ほか監：脊髄損傷, Nursing Selection11リハビリテーション看護, p.246-264, 学研メディカル秀潤社, 2003.
4) 二瓶隆一ほか編著：頸髄損傷のリハビリテーション 改訂第2版, p.160, 166, 180, 236, 協同医書出版社, 2006.
5) 細田多穂ほか編：脊髄損傷, 理学療法ハンドブック 第3巻 疾患別・理学療法プログラム, p.413-487, 協同医書出版社, 2001.
6) 田中尚文：脊髄損傷患者の評価, 総合リハ, 40(5), 532-537, 2012.
7) 住田幹男ほか編：脊損慢性期マネジメントガイド, NPO法人日本せきずい基金, 2010.
8) 国立障害者リハビリテーションセンター：作業療法士研修会 平成22年度資料, 2010.
9) 澤 俊二編：作業療法士イエローノート 専門編 2nd edition, メジカルビュー社, 2013.
10) 落合慈之監：リハビリテーションビジュアルブック．p.194-202, 学研メディカル秀潤社, 2011.
11) 川村次郎編：義肢装具学．第4版, 医学書院, 2009.
12) 細田多穂：義肢装具学テキスト シンプル理学療法学シリーズ．p.213-239, 南江堂, 2009.
13) 森田定雄：下肢切断の原因と切断術の概要．理学療法32(4)：292-299, 2015.
14) 寺村誠治：下腿切断者に対する理学療法—評価から生活指導まで．理学療法32(4)：322-333, 2015.
15) 手塚勇輔：大腿切断者に対する理学療法—評価から生活指導まで．理学療法32(4)：310-321, 2015.
16) 立花慶太：股関節離断者に対する理学療法—評価から生活指導まで．理学療法32(4)：300-309, 2015.
17) 大峯三郎：下肢切断 理学療法診療ガイドライン．理学療法学42(3)：296-304, 2015.
18) 荒木聡子：リハビリテーション—フットケアに留意すべき状況の患者．診断と治療100(4)：658-663, 2012.
19) 落合慈之監：リハビリテーションビジュアルブック．p.203-211, 学研メディカル秀潤社, 2011.

徒手矯正と徒手療法
1) 落合慈之監：整形外科疾患ビジュアルブック．p.99, 学研メディカル秀潤社, 2012.

牽引療法
1) 落合慈之監：整形外科疾患ビジュアルブック．p.100, 学研メディカル秀潤社, 2012.

固定法
1) 落合慈之監：整形外科疾患ビジュアルブック．p.101-102, 学研メディカル秀潤社, 2012.

義肢装具療法
1) 日本工業規格：JIS T0101福祉関連機器用語・義肢・装具部門.p.2, 日本工業標準調査会, 2015

神経ブロック
1) 長沼芳和：硬膜外ブロック ペインクリニック 第2版(大瀬戸清茂編). p.50-55, 医学書院, 2000.
2) 安部洋一郎：胸神経根ブロック．ペインクリニック．32(Supple)：263-272, 2011.
3) 大野健次：関節ブロック・関節内注射(椎間関節・仙腸関節・肩関節・股関節・膝関節)．ペインクリニック, 27(Supple)：488-500, 2006.

Chapter2 手術療法
靭帯の手術
1) 落合慈之監：整形外科疾患ビジュアルブック．p.111-112, 学研メディカル秀潤社, 2012.

脊椎の手術
1) Ozgur BM, et al：Extreme Lateral Interbody Fusion (XLIF): a novel surgical technique for anterior lumbar interbody fusion, Spine J, 6(4)：435-443, 2006

脊髄の手術
1) 越智隆弘総編：最新整形外科学大系 第6巻 手術進入法と基本手術手技—脊椎・脊髄．p.86-87, 135, 148-151, 172-177, 194, 339-355, 中山書店, 2009.
2) 長島親男監：脊椎脊髄の手術．p.111-113, 153, 173-176, 247, 265-268, 277-281, 357-359, 三輪書店, 2002.

Part 4 運動器疾患総論

Chapter 1 四肢脊椎の先天奇形

四肢脊椎の先天奇形

1) Sadler TW（安田峯生訳）：ラングマン人体発生学．第9版，p.137-140, p.167-177, メディカル・サイエンス・インターナショナル，2006.
2) 近藤達郎：奇形徴候の診かた．小児内科，37(10)：1305-1310, 2005.
3) 滝川一晴：軸性骨格を主体とした限局性病変（異骨症）-概説．目でみる骨系統疾患2004．小児内科，36(Supple)：288, 2004.
4) 滝川一晴：脊椎骨分節障害（Klippel-Feilを含む）．小児内科，36増刊号，目でみる骨系統疾患2004：446-447, 2004.

Chapter 2 骨系統疾患

骨系統疾患

1) 芳賀信彦：骨形成不全症の病態と治療．日本医事新報，4306号：57-61, 2006.
2) 西村 玄：骨系統疾患X線アトラス．p.13-17, p.35-39, p.43-46, p.93-96, p.177-179, 医学書院，1993.
3) 日本小児整形外科学会小児整形外科委員会編：骨系統疾患マニュアル改訂第2版．p.22-23, p.28-29, p.54-55, p.112-113, p.134-135, 南江堂，2007.

Chapter 5 慢性関節疾患

痛風・偽痛風

1) 落合慈之監：整形外科疾患ビジュアルブック．p.155-156, 学研メディカル秀潤社，2012.
2) 土屋弘行ほか編：今日の整形外科治療指針第7版．p.160-162, 医学書院，2016.

神経病性関節症

1) 落合慈之監：整形外科疾患ビジュアルブック．p.159, 学研メディカル秀潤社，2012.
2) 土屋弘行ほか編：今日の整形外科治療指針第7版．p.166-167, 医学書院，2016.
3) 内田淳正監：標準整形外科学第11版．p.262, 医学書院，2011.

血友病性関節症

1) 落合慈之監：整形外科疾患ビジュアルブック．p.159, 学研メディカル秀潤社，2012.
2) 内田淳正監：標準整形外科学第11版．p.262-263, 医学書院，2011.

Chapter 6 関節リウマチと類縁疾患

関節リウマチ

1) Aletaha D, et al：2010 rheumatoid arthritis classification criteria: an American College of Rheumatology/European League Against Rheumatism collaborative initiative. Ann Rheum Dis. 69(9)：1580-1588, 2010

Chapter 9 四肢循環障害

閉塞性動脈硬化症

1) 日本循環器学会．循環器病の診断と治療に関するガイドライン2006-2007年度合同研究班報告：血管炎症候群の診療ガイドライン http://www.j-circ.or.jp/guideline/pdf/JCS2008_ozaki_h.pdf（2017年12月閲覧）
2) 日本脈管学会編訳：下肢閉塞性動脈硬化症の診断・治療指針Ⅱ．メディカルトリビューン，2007.
3) 落合慈之監：循環器疾患ビジュアルブック．学研メディカル秀潤社，2010.

バージャー病

1) 日本循環器学会．循環器病の診断と治療に関するガイドライン2006-2007年度合同研究班報告：血管炎症候群の診療ガイドライン http://www.j-circ.or.jp/guideline/pdf/JCS2008_ozaki_h.pdf（2017年12月閲覧）
2) 難病情報センター：バージャー病 http://www.nanbyou.or.jp/sikkan/099.htmより2016年10月4日検索

深部静脈血栓症

1) 佐藤 洋ほか編：超音波エキスパート6 下肢静脈疾患と超音波検査の進め方．医歯薬出版，2007.
2) 日本整形外科学会肺血栓塞栓症/深部静脈血栓症（静脈血栓塞栓症）予防ガイドライン改訂委員会編：日本整形外科学会静脈血栓塞栓症予防ガイドライン．南江堂，2008.
3) 冨士武史編：整形外科術後肺血栓塞栓症・深部静脈血栓症マニュアル．南江堂，2005.
4) Wells PS, et al：Does this patient have deep vein thrombosis? JAMA, 295(2)：199-207, 2006.

Chapter 10 腱・腱鞘等の疾患

腱鞘炎・滑液包炎

1) 落合慈之監：整形外科疾患ビジュアルブック．p.204-205, 学研メディカル秀潤社，2012.
2) 内田淳正監：標準整形外科学第11版．p.460-461, 医学書院，2011.
3) 近藤泰児監：整形外科ビジュアルナーシング．p.233-234, 学研メディカル秀潤社，2015.

ガングリオン

1) 落合慈之監：整形外科疾患ビジュアルブック．p.206, 学研メディカル秀潤社，2012.
2) 土屋弘行ほか編：今日の整形外科治療指針第7版．p.530-531, 医学書院，2016.
3) 内田淳正監：標準整形外科学第11版．p.370-371, 医学書院，2011.

Part 5 運動器の外傷

Chapter 2 骨折の合併症

1) 落合慈之監：整形外科疾患ビジュアルブック．p.233-235, 学研メディカル秀潤社，2012.

Chapter 7 腱・靱帯損傷

1) 落合慈之監：整形外科疾患ビジュアルブック．p.218-219, 学研メディカル秀潤社，2012.
2) 内田淳正監：標準整形外科学第11版．p.715-717, 719-720, 医学書院，2011.

Chapter 8 スポーツ障害

1) 落合慈之監：整形外科疾患ビジュアルブック．p.226-229, 学研メディカル秀潤社，2012.
2) 近藤泰児監：整形外科ビジュアルナーシング．p.240-242, 学研メディカル秀潤社，2015.
3) 内田淳正監：標準整形外科学第11版．p.839-846, 医学書院，2011.

Chapter 10 脊椎・脊髄損傷

1) 落合慈之監：整形外科疾患ビジュアルブック．p.223-225, 学研メディカル秀潤社，2012.
2) 内田淳正監：標準整形外科学第11版．p.789-809, 医学書院，2011.

Part 6 運動器疾患総論

Chapter 2 頸椎・脊椎

斜頸

1) 石井 賢：環軸関節回旋位固定．整形外科，64(8)：921-927, 2013.

Chapter 3 胸椎

胸椎椎間板ヘルニア

1) 伊藤達雄ほか編：臨床脊椎脊髄医学．p.279-280, 三輪書店，1996.
2) 越智隆弘総編：最新整形外科学大系，第11巻，頸椎・胸椎．p.311, 323, 中山書店，2007.
3) 内田淳正監：標準整形外科学．第11版．医学書院，2011.

胸椎後縦靱帯骨化症，黄色靱帯骨化症

1) 伊藤達雄ほか編：臨床脊椎脊髄医学．p.279-280, 三輪書店，1996.
2) 越智隆弘総編：最新整形外科学大系，第11巻，頸椎・胸椎．p.311, 323, 中山書店，2007.
3) 内田淳正監：標準整形外科学．第11版．医学書院，2011.

Chapter 4 腰椎

腰椎椎間板ヘルニア

1) 落合慈之監：整形外科疾患ビジュアルブック．p.324-326, 学研メディカル秀潤社，2012.

変形性腰椎症

1) 落合慈之監：整形外科疾患ビジュアルブック．p.327-328, 学研メディカル秀潤社，2012.

腰部脊柱管狭窄症

1) 落合慈之監：整形外科疾患ビジュアルブック．p.329-332, 学研メディカル秀潤社，2012.

腰椎変性すべり症

1) 落合慈之監：整形外科疾患ビジュアルブック．p.333-334, 学研メディカル秀潤社，2012.

腰椎分離症・分離すべり症

1) 落合慈之監：整形外科疾患ビジュアルブック．p.335-336, 学研メディカル秀潤社，2012.

Chapter 6 肩関節および上腕

肩関節および上腕の構造と機能

1) 落合慈之監：整形外科疾患ビジュアルブック．p.238-239, 学研メディカル秀潤社，2012.
2) 土屋弘行ほか編：今日の整形外科治療指針第7版．p.370, 医学書院，2016.

引用文献・参考文献一覧

肩関節部の骨折・脱臼
1) 落合慈之監：整形外科疾患ビジュアルブック．p.240-243，学研メディカル秀潤社，2012．
2) 土屋弘行ほか編：今日の整形外科治療指針第7版．p.386，医学書院，2016．
3) 内田淳正監：標準整形外科学第11版．p.414-416，医学書院，2011．
4) 近藤泰児監：整形外科ビジュアルナーシング．p.245-247，学研メディカル秀潤社，2015．

反復性肩関節脱臼
1) 落合慈之監：整形外科疾患ビジュアルブック．p.245-247，学研メディカル秀潤社，2012．
2) 土屋弘行ほか編：今日の整形外科治療指針第7版．p.387，医学書院，2016．
3) 内田淳正監：標準整形外科学第11版．p.414-416，医学書院，2011．
4) 近藤泰児監：整形外科ビジュアルナーシング．p.249-250，学研メディカル秀潤社，2015．

肩関節周囲炎
1) 落合慈之監：整形外科疾患ビジュアルブック．p.244，学研メディカル秀潤社，2012．
2) 土屋弘行ほか編：今日の整形外科治療指針第7版．p.407，医学書院，2016．
3) 内田淳正監：標準整形外科学第11版．p.420-421，医学書院，2011．
4) 近藤泰児監：整形外科ビジュアルナーシング．p.248，学研メディカル秀潤社，2015．

腱板断裂
1) 落合慈之監：整形外科疾患ビジュアルブック．p.249，学研メディカル秀潤社，2012．
2) 内田淳正監：標準整形外科学第11版．p.417-419，医学書院，2011．
3) 近藤泰児監：整形外科ビジュアルナーシング．p.251-252，学研メディカル秀潤社，2015．

上腕骨骨幹部の骨折
1) 落合慈之監：整形外科疾患ビジュアルブック．p.250-251，学研メディカル秀潤社，2012．
2) 内田淳正監：標準整形外科学第11版．p.729-730，医学書院，2011．

Chapter 7 肘関節および前腕

肘関節および前腕の構造と機能
1) 坂井建雄ほか監訳：プロメテウス解剖学アトラス．p.208-338，医学書院，2009．
2) 井上 博：小児四肢骨折治療の実際．改訂第2版．p.57-119, 金原出版，2001．
3) 龍 順之助ほか：肘周辺骨折の診断と治療．関節外科，28(1)：30-60，2012．
4) 落合慈之監：整形外科疾患ビジュアルブック．p.254-255，学研メディカル秀潤社，2012．

上腕遠位端骨折
1) 落合慈之監：整形外科疾患ビジュアルブック．p.256-259，学研メディカル秀潤社，2012．
2) 内田淳正監：標準整形外科学第11版．p.730-731，医学書院，2011．

内反肘，外反肘
1) 落合慈之監：整形外科疾患ビジュアルブック．p.260，学研メディカル秀潤社，2012．
2) 土屋弘行ほか編：今日の整形外科治療指針第7版．p.440-441，医学書院，2016．

肘関節部の骨折・脱臼
1) 落合慈之監：整形外科疾患ビジュアルブック．p.261-263，学研メディカル秀潤社，2012．
2) 近藤泰児監：整形外科ビジュアルナーシング．p.254-255，学研メディカル秀潤社，2015．
3) 内田淳正監：標準整形外科学第11版．p.730-734，医学書院，2011．
4) 土屋弘行ほか編：今日の整形外科治療指針第7版．p.432-438，医学書院，2016．

肘内障
1) 落合慈之監：整形外科疾患ビジュアルブック．p.264，学研メディカル秀潤社，2012．
2) 土屋弘行ほか編：今日の整形外科治療指針第7版．p.439，医学書院，2016．

上腕骨外側上顆炎
1) 落合慈之監：整形外科疾患ビジュアルブック．p.266-267，学研メディカル秀潤社，2012．
2) 近藤泰児監：整形外科ビジュアルナーシング．p.256-257，学研メディカル秀潤社，2015．
3) 土屋弘行ほか編：今日の整形外科治療指針第7版．p.439-440，医学書院，2016．

前腕部の骨折
1) 落合慈之監：整形外科疾患ビジュアルブック．p.268，学研メディカル秀潤社，2012．
2) 内田淳正監：標準整形外科学第11版．p.734-736，医学書院，2011．

Chapter10 股関節および大腿

内反股・外反股
1) 落合慈之監：整形外科疾患ビジュアルブック．p.370，学研メディカル秀潤社，2012．

股関節脱臼
1) 落合慈之監：整形外科疾患ビジュアルブック．p.371-372，学研メディカル秀潤社，2012．
2) 内田淳正監：標準整形外科学第11版．p.749-758，医学書院，2011．
3) 土屋弘行ほか編：今日の整形外科治療指針第7版．p.729，医学書院，2016．

大腿骨近位部骨折
1) 落合慈之監：整形外科疾患ビジュアルブック．p.373-375，学研メディカル秀潤社，2012．

大腿骨骨幹部骨折
1) 落合慈之監：整形外科疾患ビジュアルブック．p.376，学研メディカル秀潤社，2012．
2) 内田淳正監：標準整形外科学第11版．p.759，医学書院，2011．
3) 土屋弘行ほか編：今日の整形外科治療指針第7版．p.748-749，医学書院，2016．

Chapter11 膝関節および下腿

膝関節部の骨折・脱臼
1) 落合慈之監：整形外科疾患ビジュアルブック．p.386-387，学研メディカル秀潤社，2012．
2) 内田淳正監：標準整形外科学第11版．p.760-764，医学書院，2011．
3) 土屋弘行ほか編：今日の整形外科治療指針第7版．p.765-768，医学書院，2016．

下腿骨骨幹部骨折
1) 落合慈之監：整形外科疾患ビジュアルブック．p.388-389，学研メディカル秀潤社，2012．
2) 内田淳正監：標準整形外科学第11版．p.765-767，医学書院，2011．
3) 土屋弘行ほか編：今日の整形外科治療指針第7版．p.804-805，医学書院，2016．

Chapter 12 足関節および足

先天性内反足
1) Ponseti IV, et al：Congenital club foot：The results of treatment．J Bone Joint Surg 45-A：261-275，1963．
2) 岡田慶太ほか：Ponseti法を用いた先天性内反足治療の短期成績．日小整会誌，17：226-231，2008．

外反母趾
1) Golightly YM, et al：Factors associated with hallux valgus in a community-based cross-sectional study of adults with and without osteoarthritis.Arthritis Care Res (Hoboken), 67(6)：791-798, 2015
2) Nishimura A, et al：Prevalence of hallux valgus and risk factors among Japanese community dwellers. J Orthop Sci,19(2)：257-262, 2014
3) 日本整形外科学会ほか監：日本整形外科学会診療ガイドライン 外反母趾診療ガイドライン2014 改訂第2版．p.8-9，南江堂，2014

足関節部の骨折・脱臼
1) Robert W, et al(eds)：Rockwood and Green's Fractures in Adults, sixth edition. p.2157, p.2159, Lippincott Williams & Wilkins, 2005．
2) 冨士川恭輔ほか編：骨折・脱臼改訂2版．p.881-911，南山堂，2005．
3) Weinlein J, et al：What's New in Orthopaedic Trauma. J Bone Joint Surg Am, 92：2247-2260, 2010．

足部の骨折・脱臼
1) 冨士川恭輔ほか編：骨折・脱臼改訂2版．p.881-911，南山堂，2005．

索引

数字・欧文

21 トリソミー	133
3 点固定式スプリント	393
4-two's	236
5P	368
AARF	301
ABI	222, 223
ACL	121
ADI	276
ADL	77
AFO	108
Allis 法	422
ALS	217
SMD	409
Anthonsen 撮影	464
AO 分類	427
Apley test	439
ASD	190
ASH	285
ASIA スコア	312
Bado 分類	376
BMC	70
BMD	70
CA	369
chair テスト	375
chance 骨折	313
Chopart 関節	451
claw hand	373
CNS	23
Cobb 角	338, 339
Cobb 法	338
Crandall の分類	281
CRPS	112, 220
CSF	24
CT	62
DIP 関節	377
DISH	285
DM	185
DMARDs	179
Down 症候群	276
DSA	299
DXA	70
EAD	299
Eichhoff テスト	230
EMG	31
Essex-Lopresti 分類	464
ESWL	460
Evans 分類	424
Felty 症候群	189
Fielding 分類	302
Finkelstein テスト	230
FLAIR 像	63
FNS テスト	317
FO	108
Fontaine 分類	222
Frankel の分類	96
Garden 分類	424
Grisel 症候群	290
Guyon	373
HKAFO	109
HLA-B27	181
HO	109
Hohl 分類	445
Horner 徴候	257
IGHL	353
IP 関節	377
JIA	189
KAFO	108
Klippel-Feil 症候群	275
KO	108
Kulowski 分類	146
Lauge-Hansen 分類	462
Lisfranc 関節	451
LLIF	129
LOVE 法	318
Malgaigne 圧痛	461
Marique-Taillard 法	328
MAS	99
McBride 法	458
McMurray test	439
MCTD	185
MCV	71
MESS	249
Metatarsalgia	460
Meyerding 法	328
MIS	122
MMT	46, 80, 261, 439
Morrey 分類	371
Morton 病	460
MPQ	57
MPS	115
MP 関節	377
MRA	188
MRI 検査	63
NCT	71
needle EMG	71
NSAIDs	75
OALL	285
OPLL	284, 307
OYL	285, 307
pain	368
Pain DETECT	59
paleness	368
paralysis	368
Papineau 法	139
paresthesia	368
pelvis	401
PG	75
Pipkin 分類	424
PIP 関節	377
PLIF	128
PM	185
Ponseti 法	455
Pott 麻痺	308
PPS	203
PSB	99
PTH	7
PTH 薬	195
pulselessness	368
Q 角	442
RANK	5
RANKL 抗体	5, 156
RA 分類基準	178
RICE	85, 244, 252, 462
Risser 法	340
ROM	77
S-S shunt	130
SAC	276
SCV	71
Seddon の分類	256
Seinsheimer 分類	424
SGB	112
SLE	184
SLR テスト	316
SNAP	71
SPOC 装具	419
SSI	143
Stack のスプリント	393
Steinmann 釘	465
TFCC	16, 378
Thompson & Epstein 分類	421
Tile 分類	405
Tinel 徴候	256
TMD	409
too many toes sign	456
U 字型副子	359
Westhues 法	465
Z 形成術	116, 400

あ行

アーチサポート	456, 460
アイヒホッフテスト	230, 397
亜急性骨髄炎	406
アキレス腱断裂	251, 254
アキレス腱反射	54
アキレス腱縫合術	120
悪性関節リウマチ	188
悪性軟部腫瘍	159
悪性末梢神経鞘腫瘍	160
足関節	453
足関節上腕血圧比	223
アセトアミノフェン	75
亜脱臼性股関節症	411
圧潰	419
圧挫症候群	248
圧痛	35, 236
圧迫骨折	237
圧迫性神経障害	212
圧迫麻痺	256, 361
軋轢音	236
アドソンテスト	268
アプライテスト	439
阿部の分類	366
アライメント異常	282
アリス法	422
アルコール性骨壊死	171
アルコール性大腿骨頭壊死	414
アロディニア	27
鞍関節	10
安静療法	74
アントンセン撮影	61, 464
易感染性宿主	142
石黒法	391
移乗動作	98
異常歩行	44
異所性骨化	100
痛み	27
ーの質的評価	57
ーの量的評価	56
痛みスケール	56
一次性関節症	166
一過性神経不動化	71
遺伝性くる病	198
陰性 4 徴候	218
インピンジメントテスト	357
ウイリアムズの腰痛体操	89
ウィルヒョウの 3 徴	225
ウェイターチップポジション	258
ヴェストウエス法	465
ウォルフの法則	6
内山法	120
運動学	31
運動機能スコア	95, 96
運動障害	259
運動神経線維	22
運動神経伝導速度測定	71
運動線維	18
運動ニューロン	18
運動麻痺	45, 259
運動力学	31
運動療法	77
エヴァンズ分類	424
腋窩神経	348
腋窩神経麻痺	212
エコー	64
壊死性筋膜炎	148
エストロゲン	7
エセックス・ロプレスティ分類	464
エデンテスト	268
遠位指節間関節	377
遠位手根列	377
遠位中足骨骨切り術	458
炎症性斜頸	290
遠心性線維	18
延髄型筋萎縮性側索硬化症	217
円錐神経腫瘍	333
円板状半月	438
横骨折	426
黄色靱帯	272
黄色靱帯骨化症	285, 306
凹足	454, 459
横足根	463
横足根関節	451
横断裂	439
横突肋骨窩	303
横紋筋肉腫	159, 160
オーバーユース	253, 374
オムブレダンヌ線	418
温痛覚	50
温熱療法	85, 320

か行

ガーデン分類	424
ガードルストーン手術	143
下位運動ニューロン障害	45
回外	362
回外ー外旋骨折	462
回外筋	363
回外ー内転骨折	462
回外法	372
下位型麻痺	257

外在筋	379	一の筋群	346	関節突起間部	327	胸椎骨折	313
外傷性肩関節脱臼	255, 350	肩関節周囲炎	355	関節軟骨	8	胸椎前方除圧固定術	127
外傷性頚部症候群	296	肩腱板断裂	251	関節ねずみ	443	胸椎損傷	312
外傷性肩鎖関節脱臼	350	肩装具	108	関節半月	9	胸椎脱臼骨折	313
外傷性骨壊死	171	片開き式	283	関節包	10, 362, 407	胸椎椎間板ヘルニア	304
外傷性骨折	234	片麻痺	46, 202	関節面断裂	356	強皮症	185
外傷性脱臼	234, 240	滑液包炎	229	関節リウマチ	88	胸部固定帯	267
開窓拡大術	127	滑膜関節	10	関節裂隙	431	胸部帯状痛	305
開窓術	324	滑膜骨軟骨腫症	443	乾癬性関節炎	190	胸腰仙椎装具	109
外側側副靭帯	16, 430	滑膜肉腫	159	感染性偽関節	241	胸腰椎移行部損傷	312
外側縦アーチ	451	滑膜ひだ	441	完全断裂	252	棘果長	35, 409
外側端骨折	265	下殿動脈	402	環椎	273	棘間靭帯	272
外側半月	429	可動域制限	356	環椎歯突起間距離	276	局所安静	74
介達牽引法	238	可動性の関節	10	環椎十字靭帯	273	棘状筋テスト	357
介達痛	236	過度のスポーツ活動	327	がんの骨転移	403	棘上靭帯	272
外腸骨動脈	402	ガドリニウム造影MRI像	309	寒冷療法	85	局所疼痛症候群	112
外転	347	化膿性関節炎	140, 144	キアリ奇形	338, 344	棘突起縦割式	283
外転足	459	化膿性椎間板炎	147	キアリ骨盤骨切り術	418	挙筆筋反射	55
外転歩行	93	カフェオレ斑	343	奇異呼吸	267	距骨	451, 463
回内	362	果部骨折	461	キーンベック病	172	距骨滑車	453
回内—外旋骨折	462	カラードプラエコー	64	気管食道瘻	132	挙上運動	347
回内—外転骨折	462	渦流浴	86	偽関節	235, 241, 327, 364	距踵靭帯	453
回内筋	363	ガワーズ徴候	219	起居動作	98	距腿関節	453
回内筋圧縮試験	207	感覚異常	368	義肢	110	ギヨン管症候群	210, 373
回内筋症候群	207	感覚異常性大腿痛	211	義肢装具	107	ギラン・バレー症候群	216
臥位排便	100	感覚障害	50	義手	83, 85, 111	キルシュナー牽引	102
外反股	409	感覚伝導路	26, 51	偽性副甲状腺機能亢進症	199	キルシュナー鋼線	462
外反足	459	ガングリオン	208, 231, 398	義足	111	キルシュナー鋼線牽引法	238
外反肘	364, 369	間歇性跛行	44, 221	義足異常歩行	93	近位指節間関節	377
外反母趾	457	間欠的空気圧迫法	227	義足歩行練習	92	筋萎縮	34
外表奇形	132	観血的授動術	243	偽痛風	169	筋萎縮性側索硬化症	217
解剖学的嗅ぎタバコ入れ	381, 383	寛骨	10, 401	機能的作業療法	83	筋区画症候群	446
開放骨折	240	寛骨臼	407	亀背変形	308	筋原繊維	12
開放性の断裂	392	寛骨臼回転骨切り術	124, 168	ギプス	104	筋性拘縮	241
開放創	256	環軸椎亜脱臼	276	ギプス固定	385	筋繊維	12
カウザルギー	220	環軸椎回旋位亜脱臼	290	ギャップ結合	4	筋損傷	247
下顎反射	54	環軸椎回旋固定	290, 301	臼蓋形成不全	410, 411, 417	筋電図	31
果間関節窩	461	環軸椎前方亜脱臼	297	球海綿体反射	55	筋の部分断裂	253
下関節上腕靭帯	353	環軸椎脱臼	276	球関節	10	筋紡錘	21
鉤爪変形	373	荷重訓練	92	求心性繊維	18	筋膜性疼痛症候群	115
架橋ギプス	104	眼性斜頸	301	急性炎症性脱髄性多発根ニューロパチー	216	筋膜切開	246
核上性麻痺	45	関節	10	急性灰白髄炎症	203	筋力維持	86
角膜反射	55	関節位置覚	50	急性化膿性骨髄炎	138	筋力強化	92, 98
下降運動	347	関節液	36	急性期のリハビリテーション	97	筋力強化増強	87
仮骨延長法	139	関節液生化学検査	141	急性脊髄性前角炎	203	筋力増強運動	82, 91
仮骨形成	235	関節円板	9	胸郭出口症候群	268	筋力低下	80
下肢機能軸	409	関節可動域	36, 77	狭義の特発性骨壊死	171	空洞—くも膜下腔シャント術	130
下肢伸展挙上テスト	316	—と測定方法	40	強剛型脳性麻痺	201	区画症候群	246
下肢切断	89	—の制限	38	胸鎖関	345	区画内測定	246
下肢装具	108	関節可動域運動	78, 90	胸鎖関節脱臼	264	屈曲	347
下肢長	35	関節鏡下手術	69	狭窄性腱鞘炎	229, 397	屈筋	363
下肢の関節可動域運動	79	関節鏡検査	69	鏡視下授動術	243	屈筋腱	379
荷重練習	86	関節鏡視下半月板部分切除術	440	胸神経	23	屈筋腱断裂	392
下垂手	213, 358, 361	関節鏡視下半月板縫合術	440	胸髄神経	303	屈筋腱縫合法	119
下垂足	448	関節強直	39	胸髄損傷	312	屈筋支帯切開法	396
ガス壊疽	148	関節腔	9, 10	胸髄の腫瘍	311	靴べら型装具	214
ガスティロ分類	447	関節拘縮	34, 39, 77, 241	矯正ギプス治療	455	クラウゼ小体	21
鵞足炎	432	関節唇	9, 407	矯正ギプス包帯	104	クラッシュシンドローム	248
家族性くる病	198	関節水腫	167, 433	矯正骨切り術	369	グリセル症候群	290
鵞足部	430	関節性拘縮	39, 241, 394	強直性脊椎炎	180	グリソン牽引	103
片脚立位バランス	92	関節切開	122	強直性脊椎骨増殖症	285	クリック	398, 417
下腿義足	111	関節穿刺	36	胸椎	271, 303	くる病	197, 409
下腿骨骨幹部骨折	446	関節洗浄	122	—の手術	127	クローヌス	201, 305, 306
下大静脈フィルター	228	関節造影	65	—の腫瘍	310	クロストリジウム性ガス壊疽	148
肩インピンジメント症候群	174	関節脱臼	87	胸椎後縦靱帯骨化症	306	クロナキシー	212
肩関節	11, 345	間接的の骨折治癒	234			頸基部骨折	425

項目	ページ
頸胸椎装具	109
頸肩腕症候群	296
脛骨	429, 453
脛骨近位端骨折	444
脛骨高原骨折	447
脛骨プラトー骨折	444, 447
頸神経	23
頸髄型筋萎縮性側索硬化症	217
頸髄腫瘍	292
頸髄症	275
頸髄損傷	293
痙性片麻痺歩行	288
痙性四肢麻痺	281
痙性斜頸	301
痙性対麻痺歩行	44, 288
痙直型脳性麻痺	201
頸椎	271
頸椎アライメント	278
頸椎カラー	296
頸椎後縦靱帯骨化症	293
頸椎症性筋萎縮症	281
頸椎症性神経根症	278
頸椎症性脊髄症	278
頸椎前方除圧固定術	126
頸椎装具	109
頸椎損傷	293
頸椎椎間板ヘルニア	287
頸椎弓形成術	126
頸椎弓切除術	127
頸椎椎体間	274
頸椎捻挫	296
経皮椎間板摘出術	318
経皮的鋼線固定	386
頸部脊椎症性神経根症	279
頸部脊椎症性脊髄症	279
ケイプナー徴候	420
鶏歩	428
血液凝固異常症	225
血液凝固能亢進	225
結核性関節炎	142
結核性脊椎炎	308
血管柄付き骨移植	124
血腫	157
血管全層炎	223
血管造影	66
血管損傷	245
血気胸	267
血行性感染	138
血行性骨髄炎	138
結合組織性拘縮	241
結合組織内骨化	6
楔状骨	463
楔状骨折	359, 427
月状骨軟化症	172
血清反応陰性脊椎関節炎	190, 406
血友病性関節症	173
血流停滞	225
腱	14
減圧症	171
腱移行術	120
腱移植術	120
牽引損傷	256
滑液包面断裂	356
肩関節回旋筋腱板断裂	356
肩甲胸郭関節	345
肩甲骨	345
肩甲骨骨折	350
肩甲上神経	348
肩甲上腕関	345
肩甲上腕神経ブロック	113
肩甲難産	257
顕在性二分脊椎	336
肩鎖関	345
肩鎖関節脱臼	264
幻肢痛	250
腱鞘炎	229
腱鞘切開術	230
腱性拘縮	394
腱損傷	251, 392
腱内断裂	356
原発性頸椎腫瘍	291
原発性骨粗鬆症	193
原発性腫瘍	164, 310
原発性副甲状腺機能亢進症	199
原発性腰椎腫瘍	332
腱板断裂	356
腱ひも	14
腱縫合術	119
腱紡錘	21
腱傍組織	14
抗RANKL抗体薬	195
抗TNF製剤	182
高位脛骨骨切り術	168
更衣動作	99
高位腓骨骨切り術	124
高エネルギー外傷	404, 426
高エネルギー損傷	421
後外側脊髄動脈	25
後距腓靱帯	453
抗菌薬	76
膠原病	183
合指症	399
後十字靱帯	430, 437
後縦靱帯	272
後縦靱帯骨化症	284
拘縮予防	86, 87, 98
後脊髄動脈	25
鋼線固定	390
後仙腸靱帯	401
咬創	247
後足部	463
巧緻運動障害	288
鉤椎関節	274
後天性	39
後天性脱臼	234
高尿酸血症	169
広範囲脊柱管狭窄症	324
高分子ヒアルロン酸製剤	76
後方押し込みテスト	437
後方除圧術	282
後方侵入腰椎椎体間固定術	128
後方脱臼	264, 370, 421
後方椎体間固定術	328
硬膜外アミロイド沈着	299
硬膜外腫瘍	162, 292
硬膜外ブロック	114
硬膜腫瘍	311
硬膜内髄外腫瘍	162, 292, 311
硬膜内脱出	316
肛門反射	55
絞扼性神経障害	205, 206, 428
絞扼性神経麻痺	373
後彎変形	319
ゴーシェ病	171
股関節	407
股関節脱臼	421
後骨間神経麻痺	208
五十肩	355
骨移植術	123
骨液包	15
骨壊死	242, 433
骨塩量	70
骨外性骨肉腫	160
骨格筋	13
骨化形成	319
骨芽細胞	2, 4, 197
骨化巣	286
骨化浮上術	286
骨間仙腸靱帯	401
骨幹部骨折	423
骨棘	410
骨棘形成	288, 319
骨巨細胞腫	150, 331
骨切り術	123
骨形成不全症	134
骨形態異常	275
骨系統疾患	134
骨硬化	153
骨硬化像	156, 164
骨細胞	2, 4
骨髄炎	138
骨髄槌指	391
骨性バンカート病変	354
骨折	86, 234
骨接合術	123
骨増殖	319
骨粗鬆症	192
骨粗鬆症改善薬	76
骨代謝改善薬	76
骨代謝マーカー	5, 193
骨端軟骨	8
骨転移	155
骨頭骨折	425
骨透亮像	433
コッドマン三角	153
コッドマンの逆説	347
ゴットロン徴候	185
骨軟化症	197
骨軟骨骨折	443
骨軟骨腫	150
骨肉腫	153, 403
骨囊胞	410
骨パジェット病	152
骨盤	401
骨盤位分娩	257
骨盤下口からの所見	405
骨盤腔の血管	402
骨盤牽引	103
骨盤骨折	404
骨盤腫瘍	403
骨盤上口からの所見	405
骨盤帯長下肢装具	109
骨盤輪損傷	404
骨盤輪の破綻	404
骨皮質	3
骨片摘出術	387
骨膜関節	297
骨膜切除術	122
骨密度	70
骨密度測定	193
骨密度測定装置	70
骨癒合	327
骨溶解像	156, 164
骨量	70
固定法	104
コトレル牽引	103
コブ角	338, 339
コブ法	338
コルセット	105, 318
コレス骨折	383
混合型神経障害	324
混合型脳性麻痺	201
混合性結合組織病	185
混合性疼痛	28
根性坐骨神経痛	328
コンタクトスポーツ	255, 353
コンパートメント症候群	244, 446
コンパートメントブロック	112

さ行

項目	ページ
サーモンピンク皮疹	190
最小侵襲手術	122
坐位排便	100
坐位保持	98
作業用義手	111
作業療法	83
鎖肛	132
鎖骨	345
坐骨	401
鎖骨遠位部骨折	265
鎖骨骨折	264, 350
坐骨神経痛	316
坐骨神経ブロック	115
坐骨神経麻痺	213, 428
鎖骨バンド	266
挫創	247
擦過傷	247
左方移動	141
挫滅症候群	248
サルコメア	12
猿手変形	209
三角靱帯損傷	252
三角線維軟骨複合体	16, 378
三肢麻痺	202
シーネ	74
シェーグレン症候群	187
原発性ー	187
続発性ー	187
ジェファーソン骨折	293
視蓋脊髄路	18
自家骨移植	124
色素性絨毛結節性滑膜炎	443
軸索	12
軸索流	21
軸椎	273
自己抗体	184
趾骨	463
指骨の骨折	388
自己尿導尿法	261
四肢痙性不全麻痺	297
四肢周囲径	35
四肢脊椎の先天奇形	132

四肢切断	249	手関節背側のランドマーク	381	伸筋	363	髄内腫瘍	162, 292, 311
四肢長	35	手関節部の骨折	382	伸筋腱	379	髄内釘固定	239
四肢麻痺	202, 259	手根管	378	伸筋腱断裂	392	随伴障害	260
自助具	84	手根管症候群	174, 209, 395	神経移行術	125	水平断裂	439
視診	34	手根骨	377	神経移植術	125	髄膜腫	161, 333
指神経	380	手根骨骨折	383	神経幹伝達試験	71	頭蓋牽引	102
ジストロフィンタンパク	219	手指屈筋反射	54	神経筋原性脊柱変形	344	頭蓋底陥入症	275
指関間関節	377	種子骨	2	神経筋接合部	22	杉岡式	415
自然底屈位	255	手指対立運動	395	神経根	274, 303	スキンステープラー	116
刺創	247	手指の拘縮	394	神経根圧迫	321	スクリュー固定	239, 390
持続牽引	286	手術部位感染	143	神経根型神経障害	324	スタインマン釘	465
膝蓋腱断裂	251	手掌の動脈	380	神経根刺激	297	スティムソン法	101
膝蓋腱反射	54	手掌の皮線	381	神経根ブロック	114	ステロイド性骨壊死	171
膝蓋骨	429	腫脹	34, 35	神経刺激症状	321	ステロイド性大腿骨頭壊死	414
膝蓋骨骨折	444	手内筋	379	神経周膜縫合術	125	ストレス撮影	244
膝蓋骨脱臼	443	シュワン細胞	20	神経終末側	22	砂時計腫瘍	162, 292, 311
膝蓋骨不安定症	442	循環障害徴候	368	神経除圧術	326	スパーリングテスト	268, 281
膝蓋大腿関節	429	上位運動ニューロン障害	45	神経障害性疼痛	27	スピードトラック牽引	103, 238
膝蓋大腿関節障害	442	上位型麻痺	257	―薬物療法ガイドライン	28	スピクラ	153
膝蓋跳動	35	症候性骨壊死	171	神経性鞘	157, 161, 333	スプリント固定	385
膝蓋跳動テスト	141	踵骨	451, 463	神経上膜縫合術	125	スペーサー	283
疾患修飾性抗リウマチ薬	179	上肢型筋萎縮性側索硬化症	217	神経性間歇跛行	322	すべり変形	325
膝関節	429	上肢切断	95	神経性拘縮	241	スポーツ外傷	253
膝関節・膝蓋骨脱臼	444	上肢装具	107	神経繊維	20	スポーツ障害	253
膝関節近傍骨腫瘍	450	上肢長	35	神経線維腫症	343	スミス骨折	384
膝関節水腫	432	硝子軟骨	407	神経脱落症状	321	生活指導	87
膝関節内遊離体	443	上肢の関節可動域運動	78	神経痛様疼痛	319	生活の質	77
失調型脳性麻痺	201	掌蹠膿疱症	406	神経伝導速度検査	71	脆弱性骨折	234, 461
膝内障	441	上前腸骨棘	442	神経剥離術	125	星状神経節ブロック	112, 269
自動	36	踵足	459	神経病性関節症	173	正常歩行	29
指動脈	380	掌側皮膚	379	神経ブロック	112, 289, 318, 324	成人 Still 病	190
歯突起骨	275, 276	上殿動脈	402	神経縫合術	125	脊髄造影	65
シナプス	12	腕橈骨反射	54	人工関節形成術	122	正中神経	380
刺入部位	36	上橈尺関節	11, 362	人工関節全置換術	168, 172	正中神経圧迫テスト	396
脂肪腫	157	静脈内皮障害	225	人工関節置換術後の感染	142	成長軟骨	2
斜角筋ブロック	269	小脳	18	人工股関節置換術	412, 415	成長骨板	6
ジャクソンテスト	268	上皮小体機能亢進症	199	人工骨	283	静的圧迫	280
若年性特発性関節炎	189	上皮小体ホルモン	7	人工骨頭置換術	172	生物学的反応残存型偽関節	242
少関節型―	189	静脈造影	66	進行性球麻痺	217	生物学的反応消失型偽関節	242
全身型―	189	上腕骨	345	進行性筋ジストロフィー	219	生理的後彎	271
多関節型―	189	上腕骨遠位端骨折	364	進行期股関節症	411	生理的前彎	271
斜骨折	359, 426	上腕骨外顆骨折	365	人工膀胱	96	脊索腫	153, 403
斜視	301	上腕骨外側上顆炎	374	深指屈筋腱	14, 392	脊髄	18, 23, 271
車軸関節	10	上腕骨顆上骨折	364	浸潤像	153	脊髄型筋萎縮性側索硬化症	217
尺骨	377	上腕骨近位端骨折	350	振戦型脳性麻痺	201	脊髄視床	26
尺骨管症候群	210	上腕骨骨幹部骨折	358	振戦	201	脊髄腫瘍	161
尺骨神経	380	―の AO 分類	359	靱帯	16	脊髄髄膜瘤	336
尺骨神経麻痺	373	上腕骨内側上顆炎	374	靱帯性腱鞘	14, 379	脊髄性進行性筋萎縮症	217
周囲径	35	上腕骨内側上顆骨折	365	靱帯損傷	251, 436	脊髄損傷	95
舟状月状靱帯	16	上腕三頭筋反射	54	靱帯縫合術	121	脊髄の構造	23
重症虚血肢	221	上腕二頭筋反射	54	シンチグラフィ	68	脊髄麻痺症状	297
舟状骨	463	初期股関節症	411	伸展	347	脊髄余裕空間	276
舟状骨結節	383	職業前作業療法	85	振動覚	50	脊柱管狭窄	326
舟状骨骨折	383	食事動作の自立	99	深部感覚	50	脊柱管形態の変化	322
重心移動	92	触診	35	深部感覚検査	52	脊柱管内靱帯骨化症	306
自由神経終末	21	褥瘡	100	深部腱反射	53	脊柱後方矯正固定術	339
収束状筋	13	褥瘡予防	261	深部静脈血栓症	225	脊柱側彎症	338
縦断裂	439	触覚	50	深部静脈血栓予防	86	脊柱の不撓性	145
シューホーン装具	214	ショパール関節	451, 463	心理判定員	202	脊椎	271
終末機関	21	自律神経過反射	100	髄核組織	271	脊椎インストゥルメンテーション手術	330
重量テスト	437	自律神経線維	18, 19	髄鞘	20	頸椎カラー固定	286
重力ストレス X 線撮影	461	自律性膀胱	96	錐体外路系	18	脊椎カリエス	308
手関節掌屈試験	209	シリンダーキャスト	445	錐体路	18, 25	脊椎感染症	147
手関節掌側のランドマーク	381	心因性疼痛	28	水中運動	88	脊椎固定術	318, 326
手関節装具	107	侵害受容性疼痛	27	水治療	88	脊椎腫瘍	163
手関節背屈試験	209	腎奇形	132	髄内固定	376		

脊椎神経	23
脊椎転移	291
脊椎分節異常	132
石灰性腱炎	355
切開排膿	149
切創	247
切断	89
切断指再接着	249
切断四肢重症度スコア	249
セドンの分類	22, 256
セミリジッドドレッシング	90
セメントスペーサー	143
ゼロポジション法	101, 352
線維性結合	10
線維束攣縮	217
線維軟骨	9
線維輪	9, 315
─の亀裂	315
遷延治癒	235
前角細胞	18
全型麻痺	257
前期股関節症	411
仙棘靱帯	401
前距腓靱帯	453
仙結節靱帯	401
仙骨	10
前骨間神経麻痺	207
仙骨神経	23
仙骨神経叢	402
潜在性二分脊椎	336
浅指屈筋腱	14
前十字靱帯	16, 121, 430, 437
前十字靱帯再建術	121
前縦靱帯	272
前縦靱帯骨化症	285
染色体異常	133
全身持久力トレーニング	92
全身性エリテマトーデス	184
仙髄回避	293
潜水病	171
前脊髄動脈	25
尖足	454, 459
尖足位	428
前足部	463
剪断力	325
全置換型人工膝関節	432
仙腸関節	401
仙椎	271
前庭脊髄路	18
先天性関節拘縮	39
先天性筋性斜頸	301
先天性絞扼輪症候群	399
先天性股関節脱臼	409, 416
先天性骨性斜頸	301
先天性疾患	341
先天性脊柱変形	341
先天性脊椎骨端異形成症	136
先天性脱臼	234
先天性内反股	409
先天性内反足	454
前方移動	98
前方除圧固定術	282, 289
前方脱臼	264, 421
前方引き出しテスト	437
造影CT	66
造影MRI	66

創外固定	386
装具	83
装具療法	87, 320
総指神経	380
総指動脈	380
装飾用義手	111
総腸骨動脈	402
蒼白	368
掻爬術	151
総腓骨神経麻痺	214
ソーイング期	355
足角	29
足関節	244
足関節上腕血圧比	222
足根中足	463
足根中足関節	451
足底腱膜	452
足底腱膜炎	460
足底接地性足	455
足底装具	108
足底板	456
足底部痛	460
続発性骨粗鬆症	194
続発性副甲状腺機能亢進症	199
側方移動	98
側方腰椎椎体間固定術	129
側彎症用装具	110, 340
足根管症候群	211
足根中足関節	11
スティムソン法	352
ソトス症候群	133
ソフトドレッシング	90
ソルター寛骨骨切り術	418

た行

ダーマトーム	117
体外衝撃波療法	460
体幹ギプス	196
体幹装具	109
退行性変化	319, 321
退行変性	277, 288
体性感覚誘発電位	72
体操療法	320
大腿義足	111
大腿脛骨関節	429
大腿骨	429
大腿骨顆上・顆部骨折	444, 447
大腿骨近位部骨折	423
大腿骨頸部骨折	423
大腿骨骨幹部骨折	426
大腿骨頭	407
大腿骨頭すべり症	415
大腿骨頭前方回転骨切り術	415
大腿骨頭の圧潰	414
大腿骨内反骨切り術	412
大腿四頭筋	430
大腿神経錯知覚症	211
大腿神経伸展テスト	317
大腿動脈	402
大腿部膝屈筋	430
大殿筋	408
大殿筋のストレッチ	79
大内転筋	408
ダイナミックフラミンゴ療法	196
大脳	18

代表的悪性骨腫瘍	152
対立装具	107
タイル分類	405
ダウン症候群	133
唾液腺シンチグラフィ	187
楕円関節	10
タオルギャザー	456
たこ	458
脱臼	234
脱臼骨折	237
脱出	316
脱出髄核	289
ダッシュボード損傷	421
縦アーチ	378, 452, 456
他動	36
他動的関節可動域運動	77
棚障害	441
多羽状筋	13
多発性筋炎	185
多発性骨端異形成症	136
多発性骨軟骨腫	150
多発性神経炎	205, 215
多発性単神経炎	205
多発性軟骨性外骨腫症	135
多発性ニューロパチー	215
玉ねぎの殻様骨膜反応	153
短下肢装具	108
短骨	2
単純X線撮影	60
単純骨折	427
探触子	64
弾性ストッキング	227
短対立装具	107
断端形成術	250
断端痛	250
端々縫合	258
断端マネジメント	90
弾発膝	439
弾発指	229
単麻痺	46, 202
知覚機能スコア	95
知覚神経活動電位	71
知覚神経スコア	96
知覚神経伝導速度測定	71
蓄尿	26
恥骨	401
地図状骨破壊	153
遅発性尺骨神経麻痺	367
肘外偏角	369
肘関節	362
肘関節脱臼	370
中指伸展テスト	375
中手骨骨折	388
中手指節間関節	377
中心性頸髄損傷	293
中心性脱臼	421
中心性ヘルニア	337
中枢神経系	18, 23
中足骨	463
中足部	463
中殿筋	408
肘頭骨折	370
肘内障	372
肘部管症候群	206, 373
長下肢装具	108
長管骨	2

腸骨	401
長対立装具	107
蝶番関節	10, 362
重複奇形	132
重複歩	29
長母指伸筋腱断裂	392
腸腰筋	408
腸腰筋膿瘍	328
腸腰筋肢位	330
腸腰靱帯	401
直接的骨折治癒	234
直達牽引	102
直達牽引法	238
陳旧性脱臼	240
椎間関節	314
椎間関節の変性	325
椎間関節ブロック	115
椎間板	9
椎間板の変性	325
椎弓形成術	130, 286
椎弓根スクリューシステム	128
椎弓切除術	299
椎骨動脈	274
椎体形成術	335
椎体の形成異常	341
椎体の分節異常	341
対麻痺	46, 202, 259
痛風関節炎	169
痛風結節	169
痛風発作	169
土踏まず	456
つまみ動作	207
ティネル徴候	35, 205, 256, 396
底背屈運動	227
低容量ショック	248
手関節	377
デスモイド腫瘍	158
デニスのthree column theory	312, 334
テニス肘	253, 374
デノスマブ	156, 195
手の先天異常	399
デブリードマン	139
デュピュイトラン拘縮	394
転移性頸椎腫瘍	291
転移性骨腫瘍	155
転移性腫瘍	164, 310, 403
転移性腰椎腫瘍	332
転位下骨折	423
転子果長	35, 409
テンションバンド	462
頭位分娩	257
等運動性筋収縮	82
凍結期	355
解凍期	355
凍結進行期	355
橈骨	377
橈骨遠位端骨折	383
橈骨遠位端粉砕骨折	387
橈骨手根関節	11
橈骨神経	380
橈骨神経麻痺	213, 358, 360
橈骨頭骨折	370
橈骨列欠損	132
ドゥシェンヌ型筋ジストロフィー	219, 344

等尺性筋収縮	82	二次性骨壊死	171	バンカート病変	353	フォルクマン拘縮	
透析アミロイド関節症	174	二次性膝関節症	431	ハングマン骨折	293		246, 364, 366, 370
透析脊椎症	299	二重膝作用	30	半月板損傷	254, 438	フォレスティエ病	285
導線牽引	102	二重X線吸収法	70	反射	53	フォンテイン分類	222
等張性筋収縮	82	日常生活動作	77	反射性交感神経性ジストロフィー		不完全骨折	237
疼痛	356, 368	二分脊椎	336		220	複合感覚	50
疼痛性側弯	316	乳児化膿性股関節炎	409	反射中枢	53	複合感覚検査	52
動的圧迫	280	乳児化膿性骨髄炎	140	絆創膏牽引	103	複合関節体	362
動的狭窄	280	ニューラプラキシア	71	反張膝	94	副甲状腺機能亢進症	199
登攀性起立	219	ヌーナン症候群	133	反応性関節炎	190	副甲状腺ホルモン	7
動脈造影	66	ネールプレート	445	半羽状筋	13	副甲状腺ホルモン薬	195
動揺関節	39	熱感	35	反復性肩関節脱臼	353	複合性局所疼痛症候群	220
透亮期	375	ネックカラー	74	反復性脱臼	240, 353	複合断裂	439
特発性骨壊死	171	粘液型脂肪肉腫	159	ピアノキーサイン	352	複雑骨折	427
特発性手根管	395	捻挫	244	皮下骨折	237	副腎皮質ステロイド	75
特発性側弯症	338, 339	脳幹	18	皮下断裂	392	不随意運動型脳性麻痺	201
特発性大腿骨顆部壊死	433	脳性麻痺	201	非観血的授動術	243	不全断裂	440
特発性大腿骨頭壊死	413, 414	脳脊髄液	24	非感染性偽関節	241	フットプリント	456
特発性脱疽	223	脳底動脈	274	腓骨	453	物理療法	
ドケルバン病	229, 397	能動義手	111	非外傷性頸髄損傷	293	不動の関節	10
徒手矯正	101	脳波	72	尾骨神経	23	部分断裂	252
徒手筋力テスト	48, 80, 261, 439			腓骨神経の感覚支配領域	448	プラダー・ウィリー症候群	133
徒手整復	101, 462	■ は 行		腓骨神経麻痺	448	フラップ状断裂	439
徒手整復法（大本法）	465			膝折れ	94	フランケル分類	294, 312
突出	316	バージャー病	223	膝関節固定帯	74	フリージング期	355
トムゼンの手技	375	バートン骨折	384	膝くずれ	437	フレイルチェスト	267
ドレーマン徴候	420	敗血症	145	膝靱帯損傷	254	プレート固定	239, 386
トレソーワン徴候	420	排泄管理	99	膝装具	108	フローズン期	355
ドレナージ	139	背側皮膚	379	肘装具	108	フローゼのアーケード	360
トレンデレンブルグ徴候		排尿	26	皮質骨	2	プローブ	64
	44, 408, 417	排膿	139	皮質脊髄路	18	プロスタグランジン	75
ドロップアームテスト	357	背部痛	305	非ステロイド性抗炎症薬	75	フロマン徴候	206
トンネル症候群	205	廃用症候群	74	尾椎	271	粉砕骨折	237, 359, 384
トンプソン・エプスタイン分類		一の予防	79	ひっかかり感	439	分娩麻痺	257
	421	廃用性筋萎縮	82	皮膚移植術	117	分回し歩行	93
トンプソンテスト	255	破壊性脊椎関節症	299	皮膚温	35	分離期	375
		バケツ柄断裂	439	皮膚炎	185	分離すべり症	327
■ な 行		跛行	44	ビブキン分類	424	平滑筋肉腫	159
		破骨細胞	2	腓腹筋のストレッチ	79	閉鎖式持続洗浄	142
内在筋	379	挟み込み機構	280	皮膚性拘縮	241, 394	閉鎖動脈	402
内側側副靱帯	16, 430, 437	8の字包帯	266	皮膚損傷	247	閉塞性動脈硬化症	221
内側縦アーチ	451	発育性股関節形成不全	416	皮膚分節	50	平面関節	10
内側半月	429	発育性脊柱管狭窄	280	皮膚縫合	116	ベーラー角	464
内腸骨動脈	402	白血球分画検査	141	ヒポクラテス法	101, 352	ベックウィズ・ヴィードマン症候群	
内転膝	454	ばね膝	439	びまん性突発性骨増殖症	285		133
内転足	459	ばね指	229, 397	表在感覚	50, 52	ヘッドレススクリュー固定	387
内軟骨種	38, 150	ばね様固定	236	表在反射	53	ベネット骨折	390
内反	454	馬尾	271	病巣掻爬	139	ヘバーデン結節	167
内反股	409	パピノー法	139	病的骨折	234, 461	ヘリオトロープ疹	185
内反尖足	288	馬尾型神経障害	324	病的脱臼	234	ヘリカルCT	62
内反足	459	馬尾腫瘍	162, 337	病的反射	53	ペルテス病	409, 419
内反肘	364, 369	馬尾症候群	337	表面筋電図	31	ヘルニア摘出術	127
内反捻挫	244	馬尾神経圧迫	321	ヒラメ筋のストレッチ	79	変形性関節症	38, 166, 443
軟骨	8	馬尾神経腫瘍	333	ヒラメ静脈	227	変形性頸椎症	277
軟骨下骨	166	馬尾神経損傷	333, 334	疲労骨折	234, 253, 255, 327	変形性股関節症	410
軟骨終板	271	バビンスキー徴候	337	ピンニング	420	変形性膝関節症	88, 431
軟骨内骨	8	バビンスキー反射		ファーター・パチニ小体	21	変形性腰椎症	319
軟骨内骨化	6		55, 201, 305, 306	ファーレンテスト	209, 396	変形癒合	241
軟骨肉腫	153, 403	パラドックス	347	不安定課題	89	変性断裂	438, 439
軟骨無形成症	134	バランス練習	89, 92	不安定骨折	404	片側椎弓切除術	130
軟部組織解離術	458	針筋電図	71	フィラデルフィアカラー	105	胼胝	458
軟部組織感染症	148	バルーン椎体形成術	335	フィンケルシュタインテスト	230	ペンバートン手術	418
ニア分類	350	ハロー牽引	102	フェルティ症候群	189	扁平骨	2
ニーブレース	74	ハロー固定	105	フェルプスの定義	201	扁平足	456, 459
肉離れ	253	ハローベスト固定	302	フォガティーカテーテル	228	峰下関	345
二次性関節症	166	バンカート損傷	353	フォーク状変形	383	蜂窩織炎	149

方形筋	13
放散痛	297, 316, 396
放射性同位元素	68
放射線の被曝	60
紡錘状筋	13
膨隆	316
ポータブルスプリングバランサー	99
ホーマン徴候	226
ポーランド症候群	270
歩隔	29
ボクサー骨折	388
歩行解析	31
歩行器	92
歩行ギプス包帯	104
歩行訓練	99
歩行周期	29
歩行障害	44
母指多指症	399
母指の手根中手関節	11
ポストポリオシンドローム	203
ポット麻痺	308
骨切り術	172, 412
骨の突出	166
歩幅	29
ホフマン反射	55
ポリオ	203
ポリニューロパチー	215
ホルネル徴候	257
ポンセティ法	455

ま行

マイスナー小体	21
マギル痛み質問票	57
マクマレーテスト	439
股装具	109
末期股関節症	411
マッケンジーの腰痛体操	89
末梢神経	18
―の機能	21
―の構造	20
末梢神経障害	205
末梢神経線維	21
末梢神経損傷	22
末梢神経麻痺	46
マニピュレーション	355
麻痺	368
マルゲーニュ圧痛	461
マルファン症候群	133, 270, 344
マレット骨折	388
マレット指	393
慢性化膿性骨髄炎	138
慢性疼痛	28
ミエリン鞘	20
ミオシン重鎖	13
ミクリッツ線	409
脈拍消失	368
無緊張型脳性麻痺	201
虫食い像	153
むち打ち症	296
メルケル盤	21
免荷ギプス	104
網状植皮	117
網様体脊髄路	18
モートン病	460
モービルアームサポート	99
モーレイテスト	268
モデリング	6
モンテジア骨折	376

や行

野球肩	253
野球肘	374
薬物療法	75
ユーイング肉腫	152
遊脚期	29
有茎皮弁移植	118
有鈎骨鈎突起骨折	383
有鈎骨骨折	383
有髄繊維	20
有窓ギプス	104
遊走性静脈炎	223
遊離期	375
遊離脱出	316
遊離皮膚移植	117
遊離皮弁移植	118
指交叉皮弁移植	118
指切断	249
指装具	107
腰神経	23
腰神経叢	402
腰仙椎装具	110
腰椎	271, 314
―の手術	127
腰椎圧迫骨折	196
腰椎コルセット	74
腰椎腫瘍	331
腰椎損傷	333, 334
腰椎椎間板ヘルニア	315
腰椎分離症	327
腰椎分離すべり症	327
腰椎変性すべり症	325
腰痛症	89, 320
―の生活指導	320
腰部脊柱管狭窄症	321, 337
横アーチ	378, 451
吉津1法	119

ら行

ライトテスト	268
ラウエンシュタイン像	61
ラセーグ徴候	317
らせん骨折	359, 426
ラックマンテスト	437
ラブ法	318
ランナー膝	253
リーメンビューゲル装具	418
リウマチ性脊椎炎	297
リウマトイド因子	181, 188
理学療法	77
リジッドドレッシング	90
梨状筋症候群	428
リスフラン関節	451, 463
離断性骨軟骨炎	443
立位訓練	99
立脚期	29
リッサー法	340
立方骨	463
リモデリング	6
隆起性皮膚線維肉腫	160
流注膿瘍	308
良肢位	94
良肢位保持	98
良性骨腫瘍	150
良性軟部腫瘍	157
両側片麻痺	202
両羽状筋	13
両麻痺	202
輪状括約筋	13
類骨	197
類骨骨腫	150
ルーステスト	268
ループス腎炎	184
ルゲンライナー線	418
ルシュカ関節	274, 277, 280
ルフィニ小体	21
冷感	35
冷膿瘍	308
レイノー現象	184
レックリングハウゼン病	343
裂手症	399
裂離骨折	365
漏斗胸	270
ローグ・ハンセン分類	462
ローゼンバーグ撮影	61
肋骨窩	303
ロコモーションチェック	434
ロコモーショントレーニング	435
ロコモティブシンドローム	434
ロコモ度テスト	434
ロッキング	230, 254, 439, 443
ロッキング症状	374
ロッキングプレート	386
ロックウッド分類	265, 352
肋骨骨折	267

わ行

ワイヤー固定	239
ワズワース分類	366
ワトソン・ジョーンズの分類	366
彎曲変形	297
腕尺関節	11, 362
腕神経叢損傷	257
腕神経叢ブロック	113
腕橈関節	362

整形外科疾患ビジュアルブック 第2版

2012年 2月10日 初　版　第1刷発行
2017年 1月31日 初　版　第7刷発行
2018年 2月 5日 第2版　第1刷発行
2024年 1月30日 第2版　第5刷発行

監　修	落合　慈之（おちあい　ちかゆき）
発行人	土屋　徹
編集人	小袋　朋子
発行所	株式会社Gakken 〒141-8416　東京都品川区西五反田2-11-8
印刷・製本	TOPPAN株式会社

●この本に関する各種お問い合わせ
本の内容については，下記サイトのお問い合わせフォームよりお願いします．
https://www.corp-gakken.co.jp/contact/
在庫については　Tel 03-6431-1234（営業部）
不良品（落丁，乱丁）については　Tel 0570-000577
　学研業務センター　〒354-0045　埼玉県入間郡三芳町上富279-1
上記以外のお問合わせは　Tel 0570-056-710（学研グループ総合案内）

©C. Ochiai 2018　Printed in Japan
●ショメイ：セイケイゲカシッカンビジュアルブックダイニハン
本書の無断転載，複製，複写（コピー），翻訳を禁じます．
本書に掲載する著作物の複製権・翻訳権・上映権・譲渡権・公衆送信権（送信可能化権を含む）は株式会社Gakkenが管理します．
本書を代行業者等の第三者に依頼してスキャンやデジタル化することは，たとえ個人や家庭内の利用であっても，著作権法上，認められておりません．

　本書に記載されている内容は，出版時の最新情報に基づくとともに，臨床例をもとに正確かつ普遍化すべく，著者，編者，監修者，編集委員ならびに出版社それぞれが最善の努力をしております．しかし，本書の記載内容によりトラブルや損害，不測の事故等が生じた場合，著者，編者，監修者，編集委員ならびに出版社は，その責を負いかねます．
　また，本書に記載されている医薬品や機器等の使用にあたっては，常に最新の各々の添付文書や取り扱い説明書を参照のうえ，適応や使用方法等をご確認ください．
株式会社Gakken

JCOPY 〈出版者著作権管理機構委託出版物〉
本書の無断複写は著作権法上での例外を除き禁じられています．複写される場合は，そのつど事前に，出版者著作権管理機構（電話 03-5244-5088，FAX 03-5244-5089，e-mail：info@jcopy.or.jp）の許可を得てください．

学研グループの書籍・雑誌についての新刊情報・詳細情報は，下記を御覧ください．
学研出版サイト　https://hon.gakken.jp/